es 1309

edition suhrkamp

Neue Folge Band 309

Seit Molière ist ein Lieblingsthema jeder aufklärerischen Kritik die Medizin, vor allem der Hinweis auf die Diskrepanz zwischen dem – angeblichen – Wissen der Medizin und ihrem wirklichen Vermögen: Sie kennt Worte, Konzepte, aber mit ihrem Handeln ist kein Staat zu machen. Dieses Problem wurde in der Folgezeit immer wieder diskutiert: Mit dem Kurieren der Privatpersonen alleine konnte die Medizin nie die gesellschaftliche Bedeutung und staatliche Anerkennung erlangen, die sie aus professionspolitischen Gründen der Statussicherung und Einschränkung der Konkurrenz des Heilpersonals fordern muß. Wie aber ist die Nützlichkeit der Medizin dem Staat gegenüber zu begründen? Diese Frage ist nur durch einen Blick in die Geschichte zu beantworten. Und dabei zeigt sich, daß die Geschichte der Gesundheitsvorstellungen die Rückseite der Geschichte der ärztlichen Professionspolitik darstellt – und das führt zu der Frage, was das Geschäft der Ärzte eigentlich ist. Deshalb analysiert die vorliegende Arbeit im historischen Kontext die mit Gesundheit verknüpften Interessen, Sichtweisen und Strategien und behauptet: Die Geschichte der Gesundheitsvorstellungen ist zugleich eine Geschichte der sozialen Obsessionen des Bürgertums. Im Gesundheitsthema kondensieren sich die Ängste und Hoffnungen aus einer dauerhaft unsicheren Welt.

Gerd Göckenjan, geb. 1946, ist wissenschaftlicher Mitarbeiter am Wissenschaftszentrum Berlin.

Gerd Göckenjan

Kurieren und Staat machen

Gesundheit und Medizin in der bürgerlichen Welt

Suhrkamp

edition suhrkamp 1309
Neue Folge Band 309
Erste Auflage 1985

Erstausgabe

Satz: IBV Satz- und Datentechnik, Berlin
Druck: Nomos Verlagsgesellschaft, Baden-Baden
Umschlagentwurf: Willy Fleckhaus
Printed in Germany

1 2 3 4 5 6 – 90 89 88 87 86 85

Inhalt

Vorwort

Wenn das gesellschaftliche Wissen in zunehmend kürzeren Zyklen umschlägt, welche Relevanz kann dann eine Untersuchung langfristiger Entwicklungsprozesse haben, wie sie hier vorgelegt wird? Wenn häufig schon vielfältige »nachbürgerliche«, »postmoderne« u. ä. Gesellschaftsverhältnisse diagnostiziert werden, welchen Ertrag kann dann noch der Nachweis erbringen, wie sehr »Gesundheit« und Krankheitsbewältigung integrale Aspekte bei der Durchsetzung der bürgerlichen Gesellschaft gewesen sind? Und muß nicht zuletzt im Zeichen des überall modischen Gestus des Fortschrittszweifels den Verweisen auf die Vergangenheit besonders mißtrauisch begegnet werden?

Gegenüber vorwiegend empirisch-analytisch angelegten Forschungen ist es die besondere Leistung historisch-sozialwissenschaftlicher Arbeiten zu zeigen – und an diesen Fragen orientiert sich der Autor –, wie weit und welche Aspekte gesellschaftlicher Verhältnisse über z. T. sehr lange Zeitphasen konstant bleiben. Dieser Zugang ist gerade dann wichtig, wenn, wie im Medizinbereich üblich, eine Fortschritts- und Wandlungsperspektive dominiert und Rückblicke wesentlich dazu dienen müssen, den Fortschritt in allen Details auszuschmücken. Analysen der letzten Jahre haben immer wieder gezeigt, daß ein Strukturverständnis der Medizin nicht vordringlich zu gewinnen ist vom Standpunkt der Explosion der medizinischen Kenntnisse, der Krankenversorgung nicht durch die Kostenproblematik, aber auch nicht durch hypostasierte Konzepte von menschlichen Grundbedürfnissen. Der historische Zugriff kann hier den Beitrag leisten, die in aktuellen Momentaufnahmen immer verwobenen Ebenen von Interessen, Institution und Ideologien auseinanderzuziehen und den je spezifischen Bedingungen ihrer Verknüpfung nachzugehen.

Dieser hier dargestellte Problemzugang zeigt sehr einprägsam, wie Körpersichten, Krankheitswahrnehmung und damit Perspektiven und Interessen des medizinischen Personals gesellschaftlich bestimmt werden; wie die Dauerkonflikte zwischen Arzt und Patient um interaktive und interpretative Kompetenzen, um das Ausmaß der auszuhaltenden Leiden und aufzuwendenden Ressourcen sich mit Regulations- und Kontrollinteressen gesellschaftlicher

Vormächte verbinden; wie entsprechend politisch und ökonomisch formulierten Bedarfslagen immer wieder medizinische Kenntnisbestände, Problemkonzeptionen und Dominanzbeziehungen neu konstituiert werden. Mehr als in jeder anderen mir bekannten Arbeit zum Thema wird hier vorgeführt, wie ertragreich es sein kann, heutige Selbstverständlichkeiten auf ihre historisch-genetische Grundstruktur zurückzuverfolgen und daß sich die Machthaltigkeit der Medizin, die regulative Rolle der Ärzte, der politische Wert »Gesundheit« als Bezugspunkt auch gegenwärtiger Problemkonstellationen nur auf dem Hintergrund langfristiger Entwicklungen angemessen wissenschaftlich analysieren lassen. So wenig in diesem Band eine nostalgische Reise in die Vergangenheit angetreten wird, so sehr kommt die Methode des Autors doch auch dem nicht unwesentlichen Interesse an farbig plastischer Historizität entgegen, denn er schreibt vom historischen Material aus, läßt seine Quellen selbst sprechen. Nicht zuletzt auch deshalb bleibt mir nur, mit Diderot zu sagen: »Lesen Sie, lesen Sie alles, es wird Ihre Tugend nicht kosten.«

Wissenschaftszentrum Berlin *Frieder Naschold*

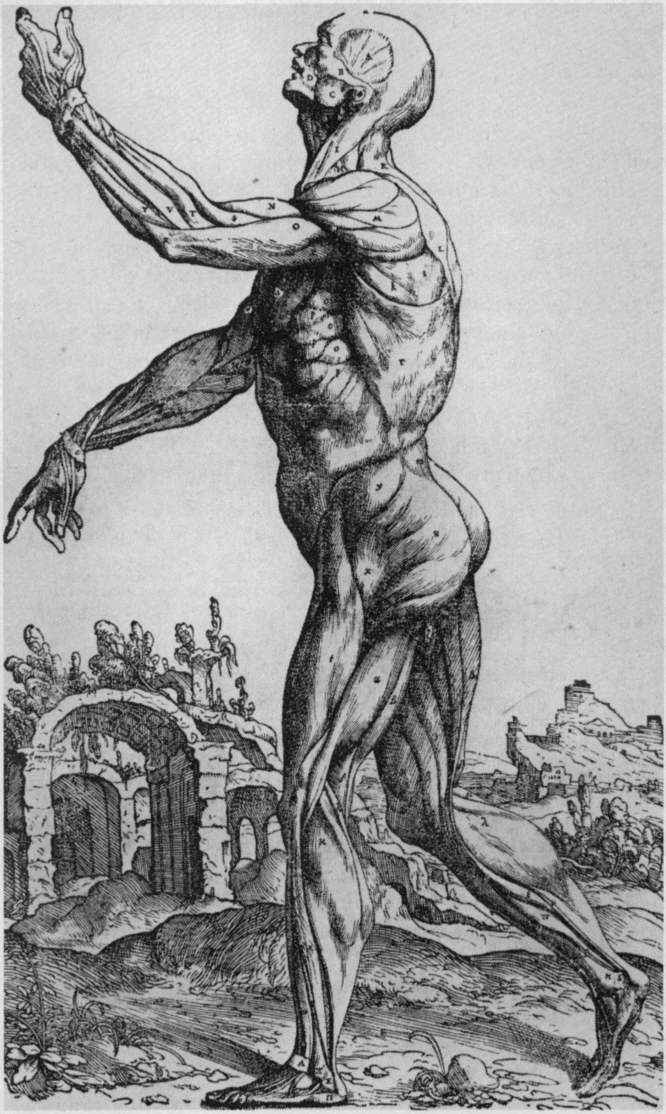

Muskelmann und Feudalruine, Vesal 1543

1. Einleitung

Gesundheit, Ärzte, Staat – sind im folgenden das Thema; in historischer Perspektive wird verfolgt werden, wie diese drei gesellschaftlichen Funktionskomplexe – Ideologien, Interessen, Institutionen – zu einem kaum entwirrbaren Beziehungsgeflecht zusammengewachsen sind. In erstaunlicher Kompaktheit des Vorurteils ist Gesundheitspolitik lange Zeit wesentlich mit Krankenversorgung, Gesundheit mit Ärzten assoziiert worden. Und als praktische Konsequenz wurde vor allem Medizinpolitik und nicht Gesundheitspolitik betrieben. Diese Gleichsetzung scheint, auf den ersten Blick, vorwiegend auf jahrzehntelange, erfolgreiche Verbandspolitik der ärztlichen Standesvertretung zurückzugehen: Bei hoher Wertschätzung der Gesundheit profitiert die ärztliche Profession mit bedeutendem sozialen Ansehen und großen persönlichen Einkünften. Zugleich beinhaltet diese Gleichsetzung aber ein hohes Anspruchsniveau gegenüber den ärztlichen Fähigkeiten, einen Wechsel auf die Volksgesundheit, dessen Einlösung – falls wirklich gefordert – Schwierigkeiten machen muß. Das wird von aufmerksamen Ärztevertretern auch gesehen, und inzwischen werden Gesundheitsforderungen als Utopie und Überforderung der Ärzte schon präventiv abgewiesen. Diese Rückzüge sind aber eher punktuell, verbinden sich weder mit einer prinzipiellen, kritischen Selbstvergewisserung medizinischer Tätigkeit – was tun Ärzte eigentlich und was können sie tun im Hinblick auf die dominierenden Gesundheitsprobleme der Zeit? –, noch ist hier die professionelle Mehrheitsmeinung ausgedrückt. Also die der Schulmedizin, die auch für die herrschenden Meinungen über Gesundheit, Krankheit und den Anteil ärztlicher Fachkompetenz an solchen existentiellen Lebensumständen verantwortlich ist. Gesundheitsschutz gilt weithin immer noch als Tätigkeit der Ärzte, insbesondere der niedergelassenen Ärzte, die die Kranken-Regel-Versorgung bestimmen, ist also weiterhin Medizinpolitik. In dem Umfang aber, in dem – heute initiiert u. a. durch die chronische Finanzierungskrise der bestehenden Medizin-Apparate – die Medizin an ihrem Anspruch gemessen wird, das gesundheitspolitische Gewissen der Gesellschaft darzustellen und nach diesem eine rationale Gesundheitspolitik zu betreiben, wird deutlich, daß eine

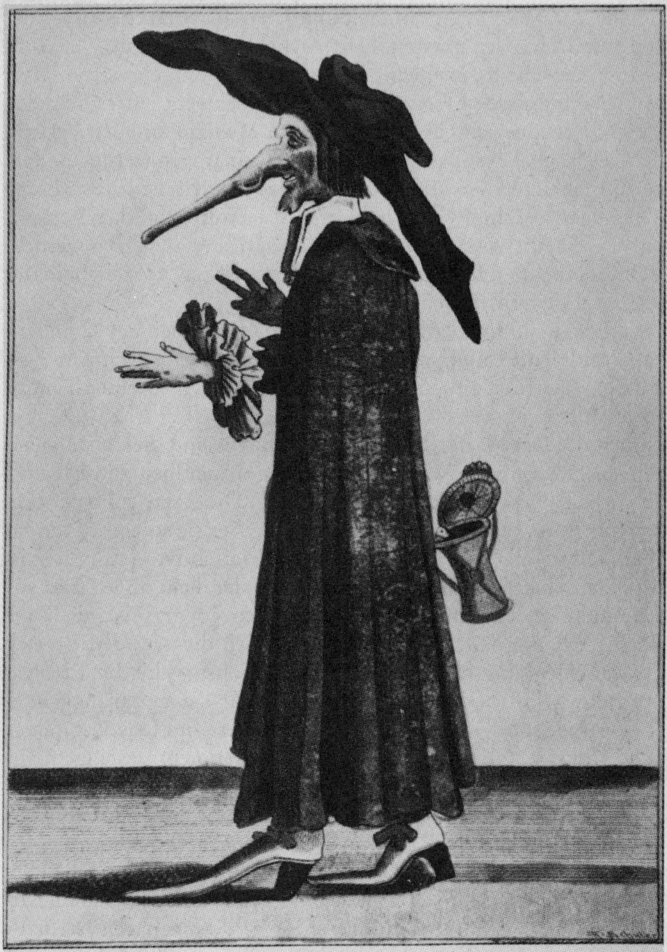

Für Gsunde Leüth bin ich ein Arzt, Gott helff den Krancken,
Mein grosser Hut umbfasst die Vielheit der Gedancken,
Mein gantzes Kleid zeigt an die Kunst die in mir steckt.
Was der Urin verbirgt, mein Lange Nas entdeckt.

Anzahl von Fragen, Gesundheit und Krankheit betreffend, wieder neu gestellt werden müssen. Neue Sichtweisen können sich jedoch hier, wie es scheint, in einem von Vorurteilen und sehr parteiischen Mißverständnissen besetzten Gebiet nur schlecht entwickeln. Zu diesem Lernprozeß – über die Rolle der Medizin und der Ärzte in der Gesellschaft – soll mit diesem Band beigetragen werden, indem der bestehenden Vorurteilsstruktur ihre historische Entwicklung vor Augen geführt wird. Es besteht die Hoffnung, daß Verhältnisse, zur Selbstverständlichkeit verfestigt, eher bewegbar werden, wenn sich ihre Herkunft und ihr historischer Prozeßcharakter plausibel demonstrieren lassen.

Die Diskussionen der letzten Jahre um die Krisen der Krankenversorgung, die Enteignung der Gesundheit, die Arroganz und Ineffizienz der Medizin, die Unbezahlbarkeit des medizinisch-industriellen Komplexes, die Pathogenität der Gesellschaft zeigen eines immer wieder: Man kann nicht die Medizin und die Ärzte »prügeln«, ohne die hohe Wertschätzung der Gesundheit zu verletzen. So verläuft diese Kritik schnell im Sande: Die Ärzte sollen es besser, humaner, billiger machen als bisher, aber sie sollen weitermachen. Die wieder so sehr geschätzte, hoch-affektive Gesundheit ist ein gesellschaftlich-biologischer Diskurs, der nicht ohne Arzt auskommt. Der Herzinfarkt des trainierten Joggers ist auch die Rechtfertigung der Sportmedizin, obgleich diese in den Bereich der Hochleistungstechnologie für physisch-psychische Erfolgsprodukte gehört. Der Mensch bleibt sterblich, aber darum geht es eben gerade nicht in diesem Diskurs, sondern um Leistungsfähigkeit, Tatkraft, Glücksgefühl auch noch, viel mehr um allgemeine Werte aus dem bürgerlichen Kulturkreis als um individuelle biologische Zustände, auf die es doch angeblich so sehr ankommt. Die andere hochplausible Kritik an dem falschen Institutionsgefüge der Krankenversorgung, in der Gesundheitspolitik zu machen behauptet, aber tatsächlich nur schlecht kuriert wird, läuft in unendliche irritierende Spiralwindungen. Die Forderung nach systematischer Verminderung der Krankheitsursachen aus der Arbeits- und Lebensumwelt zielt auf gesellschaftliche Vormächte, deren Einfluß in den staatlichen und halb-staatlichen Institutionen im Sinne einer Verbesserung der Volksgesundheit reduziert werden soll. Und man trifft überall wieder vor allem die Ärzte. Nicht nur weil weniger Krankheitsgefahren überflüssige Ärzte bedeuten könnten, sondern weil auf jedem wirklichen oder nur scheinbaren Realisierungsschritt präventiver Gesundheitspolitik ärztliche, chemisch-biologische Expertise gebraucht und mißbraucht wird. Alle Umweltbelastungen z. B. müssen auf diesen Weg gebracht werden, bevor sie politisch »entscheidungsreif« sind, selbst wenn auch die Experten für »Leben« überfordert sind oder nur einfache Plausibilitäten liefern können. Die staatlichen Regelungsinteressen müssen noch einmal die Form »neutraler« Expertise annehmen. Und so trifft man staatlich gewordene Funktions- und Kontrollinteressen dort, wo eigentlich ärztliche Expertenentscheidung angezielt ist. Auch in jedem Arbeitsunfähigkeitsfall ist das fraglos der Fall, aber bei den Praktiken und Entscheidungen der hoch-artifiziellen Apparate-Medizin, der 3-Minuten-Bagatell-Medizin ärztlicher Sprechstundenpraxis? Staatliches Regelungsinteresse wird sicher oft schlecht vertreten, die Verknüpfungen zwischen staatlichen und Professions-Interessen sind häufig unklar und indirekt, manchmal unmittelbar entgegengesetzt. Aber die sog. Hochleistungsmedizin ist einer der wenigen Triumphe der Vorstellung unbeschränkter Steuerbarkeit und Beherrschbarkeit des »Lebens«, Fortschritt in einem sehr empfindlichen Bereich, in einer Gesellschaft knapper Erfolge – schon das ist ein bißchen staatstragend. Die Krankenversicherung hat chronische Finanzierungsprobleme, besonders im Krankenhausbereich, aber die teure und nur partiell erfolgreiche Technik der In-vitro-Fertilisation wird kaum, daß sie überhaupt angewandt wird, zur Krankenkassenleistung. Eine nicht ganz freiwillig von den Krankenkassen akzeptierte Leistung, aber ein sehr öffentlichkeitswirksames Thema, mit vermutlich kleinem Adressatenkreis – und dies obgleich hiermit das »Geburtenproblem« der Bundesrepublik sicher nicht behoben werden wird.

Die Geschichte der ärztlichen Profession zeigt, daß diese gesellschaftliche Grenzstellenfunktion der Ärzte nicht alt ist. Erst seit »1900 [ist] der Durchschnittsmensch in fast allen Phasen seines Lebens, von der Wiege bis zum Grabe, ob beim Essen oder Trinken, in der Schule oder bei der Arbeit, in gesunden Tagen oder als Kranker im Krankenhaus« mit ärztlichem Wirken konfrontiert. (Ackerknecht 1957, 117) Erst um 1900 entstand der Eindruck, daß der Arzt als freier »Mensch und Künstler« ausgespielt habe, seine bisherige Rolle eines freiwilligen Helfers veraltet ist. »Wohltaten geben und Wohltaten empfangen sind eine niedere Stufe gesellschaftlicher Entwicklung, soziale Undinge.« (Sticker 1913, 8) Aber dieses Stadium vor Einbindung der Medizin in alle gesellschaftlichen Herrschaftsapparate war nicht so idyllisch, wie hier behauptet. Gewiß, der Arzt wird auch jetzt noch zum Heilen gebraucht, aber das ist fast ein Randbereich geworden:

»Die Gesellschaft braucht den Arzt als Sachverständigen zur Feststellung der Gesundheit und zur Aufdeckung von Krankheiten, Schäden und Schwächen. Auftraggeber im Namen der Gesellschaft sind Staatsverwaltungen, Heeresverwaltungen, Gemeindeverwaltungen, Krankenkassenverwaltungen, Versicherungskassen, Gerichte usw. Ihnen hat er seine Diagnose gegen Gehalt oder Entgelt, freiwillig oder unfreiwillig, mitzuteilen; sei es, daß er die Tauglichkeit eines Menschen zu bestimmten Leistungen vor der Einstellung in die Schule, in das Heer, in ein Gewerbe, in den Staatsdienst und dergleichen untersucht; sei es, daß er den Gesundheitsgrad eines Anwärters für Amt oder Lebensversicherung bestimmt; sei es, daß er die Zurechnungsbreite eines Angeklagten für das Gericht klarstellt; sei es, daß er die Ungefährlichkeit oder Gemeingefährlichkeit eines Menschen im Haushalt, in der Fabrik, in der Schule, im Kurort, im Bordell begutachtet; sei es, daß er die Unheilbarkeit eines Kranken, die Pflegebedürftigkeit eines Schwachen zum Zweck der öffentlichen Versorgung feststellt; sei es, daß er einen Todesfall bestätigt oder eine Todesursache bescheinigt.« (8 f.)

Um 1800 dagegen erscheint der Status der Ärzte so unsicher, daß man sie für »herumziehende Musikanten halten [könnte], welche man zur Hochzeit bestellt, und so lange im Vorhause warten läßt, bis den Gästen der Kitzel zum Tanzen ankommt«. (Rademacher 1804, 83) In der Zeit zwischen diesen beiden Daten müßten die Entwicklungen stattgefunden haben, die uns heute in ihren Ergebnissen begegnen. Und durch ihre Rekapitulation muß es möglich sein, die Rolle der Medizin und der Ärzte in der Gesellschaft besser zu verstehen: die Genese einer gesellschaftlich bestimmten Herrschaftsform, die als solche weitgehend unabhängig wirkt von der Person des einzelnen Arztes, die auch von vielfältigen ökonomischen Interessen funktionalisiert ist, der Pharmaindustrie etwa, über die im übrigen schon 1900 geklagt wird, daß sie medizinfremd unstatthaft die Entwicklung der Medizin beeinflusse. (Landmann 1898; Naunyn 1900) Jene Medizin, die als eine bestimmte, zur öffentlichen Institution gewordene naturwissenschaftlich-technische Sichtweise der Gesellschaft dem Interpretationsbedarf entspricht und zugleich von diesem überlastet wird. Schon die Reflexion der eigenen Ängste über Krankheit und Tod überzeugt sehr schnell davon. »Er sagte sich, daß sie sie sicher retten würden, die Ärzte würden sicher ein Mittel finden. Er erinnerte sich der wunderbaren Heilungen, von denen man ihm erzählt hatte.«

(Flaubert, Madame Bovary) Erwartungen, von denen auch die Ärzte immer gelebt haben.

Die Untersuchungen gehen aus von der Beobachtung, daß Gesundheit, als identifizierbarer gesellschaftlicher Diskurs, und Ärzte, nur eine der Professionen, die sich mit Leben und Sterben beschäftigen, immer miteinander verbunden sind. Die zu behandelnden Themen werden von der Behauptung geleitet, daß die Geschichte der Gesundheitsvorstellungen zugleich eine Geschichte der sozialen Obsessionen des Bürgertums ist. Im Gesundheitsthema kondensieren sich die Ängste und Hoffnungen aus einer dauerhaft unsicheren Welt. An dieses Thema, wie psycho-physische Leistungsfähigkeit als Grundlage des innerweltlichen Erfolgs – und kein anderer hat Bedeutung – zu sichern, ggf. herzustellen sein mag, können die Ärzte systematisch anknüpfen, selbst wenn sie als Teilnehmer an diesem Diskurs ausdrücklich ausgeschlossen werden sollen. Die neue bürgerliche Zeit erfordert flexible Menschen, gehärtete und handlungsdienliche Körper, wie Rousseau, der ein notorischer Kritiker der Ärzte ist, 1762 sagt: »In Anbetracht der Wandelbarkeit der Umstände, in Anbetracht dieses unruhigen und in fortwährenden Umwälzungen begriffenen Jahrhunderts« ist es lächerlich, daß der Mensch immer noch so tut, als sei er im »Boden angewachsen«, die Zeit erfordert, »in der eisigen Kälte Islands oder auf den glühenden Felsen Maltas« gleichermaßen leben zu können. (1762, 117) Der systematische Anfang wird also bei Rousseaus Begriff des Naturzustandes gemacht, der die optimistische Perspektive unbegrenzter physisch-psychischer Leistungsfähigkeit begründet. Als systematischer Abschluß gilt der erste Vertrag zwischen den Krankenkassen- und Ärzteverbänden 1913, der die heutige defensive und resignative Lösungsform einer bürokratischen Verwaltung der existentiellen Lebensrisiken – als effektive Krankenversorgung definiert – einleitet. Die Rolle der Medizin und der Ärzte wird dabei verfolgt als Träger dieses spezifischen Diskurses über die Gesellschaft, die zugleich personell an deren Ergebnissen profitieren wollen und müssen. Als gesellschaftliches Interesse an der Medizin können die Folgen bezeichnet werden, die sich als Ergebnisse der ärztlichen Professionspolitik niederschlagen: als Forderungen an ihre Tätigkeit, an ihren Sozialstatus, an ihre Sichtweisen und die folgenden Zuweisungen an Ressourcen, Zuständigkeiten, Entscheidungskompetenzen. Denn im Gegensatz zu den meisten Professionalisierungsansätzen wird davon ausgegangen, daß die Medizin und die Ärzte in ihre universellen gesellschaftlichen Zuständigkeiten durch die herrschenden Interessenkonstellationen kooptiert wurden und daß diese Kooptation einen radikalen Wandel im Professionscharakter voraussetzte. Dieser Wandel, der im Gegensatz zu den alten, immer klassenspezifisch orientierten und ganz individualistischen Nützlichkeiten ihrer Kenntnisse und Praktiken abstrakte, a-gesellschaftliche, eben naturwissenschaftliche Sichtweisen beinhaltet, kann als die Entwicklung einer »neuen Nützlichkeit« der Medizin aufgefaßt werden.

Einige Orientierungspunkte sind für die folgende Untersuchung wichtig gewesen. McKeown (1982) hat einen wesentlichen Anstoß gegeben mit dem Nachweis, daß für die Entwicklung der Lebenserwartung seit etwa Ende des 18. Jahrhunderts nicht die Fortschritte der Medizin verantwortlich waren. Die steigende Lebenserwartung wird erreicht durch die Abnahme der Infektionskrankheiten im Zuge vielfältiger kultureller Innovationen. Effektive medizinische Therapien folgen erst viel später. Diese Behauptung kann zurückverfolgt werden, und man wird feststellen, daß die Ärzte zwar immer bedeutende Kenntnisse und gute Erfolge für sich reklamiert haben, aber nicht, daß sie dazu in der Lage waren, bestimmte Krankheiten auszurotten, wie es in der Gegenwart immer wieder behauptet wird. Die Medizin ist also keineswegs essentiell für Gesundheit und Krankheit. Aber was ist dann das eigentliche, das wichtigere Geschäft der Medizin und der Ärzte? Foucault (1973) hat den entscheidenden Anhaltspunkt gegeben: Die Medizin interpretiert die Welt und damit die Rolle des Menschen in ihr. Und auch dieser Gedanke läßt sich erstaunlich klar zurückverfolgen. In diesem Diskurs geht es zweifellos um soziale Kontrolle, aber welches sind die Gegenstände, was wird diszipliniert, gibt es Abfolgen von Themen, Zielen, Objekten? Aber auch – und diese Ebene fehlt fast vollständig in Foucaults Überlegungen – wie mußten sich die Interessen der Ärzte wandeln, um dem gesellschaftsformierenden Disziplinarinteresse gerecht zu werden? Wie läßt sich dieses Disziplinarinteresse begründen und an deutschen Verhältnissen belegen? Hat es doch den Anschein, als seien die deutschen Obrigkeiten bis ins letzte Drittel des 19. Jahrhunderts kaum an den Ärzten interessiert? Wenn aber schnell deutlich ist, daß der gesuchte gesellschaftspolitische Diskurs der Medizin um »Gesundheit« organisiert ist, was bedeutet dann dieses Konzept oder anders, welche sozialen Bewertungen bewirken, daß dieser Begriff so schlecht faßbar ist, dauernd zu changieren scheint? Die Ansätze der Geschichte der Professionalisierung der Medizin oder gar die Chronologien der Professionsentwicklung helfen hier nicht weiter. Hier wird in der Regel, selbst noch in kritischer Absicht (Huerkamp 1980; Unschuld 1978) der Gegenstand isoliert und überhöht als fundamental menschlicher Bedarf, als Aspekt neuzeitlicher gesellschaftlicher Rationalität, ja u. U. noch als ein autonomes Repressionsinstrument. Damit gerät der wichtigste Aspekt aus den Augen, daß die Medizin in ihrer institutionellen Form wie in ihren Kenntnissen, Techniken, Sichtweisen, ihrem Sozialstatus und berufspolitischen Wünschen selbst nur eine Antwort ist auf die sozialen Verhältnisse.

So würde man sich besser auf die vielfarbige professionspolitische Literatur verlassen können – wenn es gelänge, sie richtig zu interpretieren. Wenn, wie Foucault sagt, die alten Texte verläßlich sind, weil in diesen dem Bürgertum noch sein Stolz die Feder führt, zu sagen, welche Ziele es verfolgt, welche Wege es versucht. Und es vor allem die Gelegenheitsschriften sind und die zweitklassigen Autoren, die unmißverständlich sprechen. Möglichst viele Originaltexte sind so verwandt worden, werden ziemlich umfangreich zitiert in der Hoffnung, daß sie selbst das Zeitbild am plausibelsten machen können und vielleicht auch etwas die Freude an dem »Kramen« in alten Texten vermitteln, die den Autor immer wieder ergriff. So sollen also die popularisierenden Gesundheitsschriften, die endlos monotonen ärztlichen Professionsschriften und die immer wiederkehrenden Entwürfe für eine bessere Medizin Auskunft geben über die Gesellschaft, für die sie alle »Medizin« sein wollen. Immer wurde davon ausgegangen, daß sich hier nicht museale Geschichten finden, sondern unsere Geschichte, die in verfestigten Institutionen fortwirkt, heute noch nicht zu Ende ist. Wie sich auch die Fragestellung der Arbeit aus den heute ökologisch formulierten Ansprüchen an Lebensqualität entwickelt hat, denen die Medizin und die Ärzte in ihrer Rolle als Verwalter des neurotischen Problems des modernen Menschen, wie Foucault sagt, den Prozessen zum Tode, nur zynisch, restriktiv und disziplinarisch begegnet und sich damit selbst zum Ärgernis macht: zynisch, wie immer seit die Medizin profitwirtschaftlich betrieben wird; restriktiv, insofern sie ihre eigene Geschichte verleugnet und behauptet, sie könne nichts weiter sehen als kranke Organe oder defekte Funktionskomplexe; disziplinarisch, weil sie vorgibt, in freier, neutraler Entscheidungskompetenz über Gesundheit und Krankheit der Menschen oder sogar des Gesellschafts-Körpers zu wachen – eine Rolle, die sie, wie wir alle wissen, nicht hat und nicht haben kann.

Die Untersuchung hat von vielen Hinweisen und zahlreicher Unterstützung profitiert, für die ich mich zu bedanken habe. Dennoch habe ich einige Mängel nicht beseitigen können. Bei »Staat machen«, in dem institutionellen Sinne, wäre z. B. viel stärker an die Militärmedizin zu denken gewesen, auch hier gab es Vorbildfunktionen seit den sechziger Jahren des 19. Jahrhunderts, die für die Professionalisierung wichtig waren. Ebenso sind die Querverbindungen zu anderen Bereichen staatlicher Infrastruktur nicht gezogen, den Pfarrern z. B., auf deren kommunale Sicherheit und Einfluß die Ärzte zunächst neidisch und wütend sein konnten, allerdings nicht auf deren Einkünfte. Dann den Juristen, die in der preußischen Beamtenhierarchie vor allem immer den Vorzug hatten, weil sie besser als die Ärzte wußten, was dem Staate frommt. Aber das nur nebenbei. An dem Zustandekommen der Arbeit waren zu viele Personen und Institutionen unterstützend beteiligt, aber auch fordernd »schuld«, um sie alle aufzuzählen oder sie zu beklagen. Zu danken habe ich für vielfältige Anstöße Herrn Prof. Dr. Wolf-Dieter Narr; vor allem Herrn Prof. Dr. Florian Tennstedt, ohne dessen Sachkenntnis und häufige Ermunterung die Arbeit in einer bedeutend rudimentäreren Form steckengeblieben wäre. Ich danke dem Wissenschaftszentrum Berlin, Internationales Institut für Vergleichende Gesellschaftsordnung, Schwerpunkt Arbeitspolitik, in der Person des Direktors Prof. Dr. Frieder Naschold für großzügige Unterstützung wie meinen Kollegen, insbesondere Ulrich Jürgens, Christian Rabe, Friedrich Hauß, Rolf Rosenbrock. Den beiden letzten danke ich auch für ihre Nachsicht einem manchmal sehr entfernten Thema gegenüber und ihrer Bereitschaft, mich von anderen wichtigen Arbeiten zu entlasten. Unseren Sekretärinnen, stellvertretend Hannelore Rees, habe ich dafür zu danken, daß sie eine Menge zusätzliche Arbeit auf sich genommen haben. Vor allem der Unterstützungsbereitschaft und unbeirrten Sympathie meines Bruders Gunter und meiner Freunde Eva, Gert-Joachim, Thomas und Dick verdanke ich, daß die Fertigstellung dieses Buches nicht zur unerträglichen Strapaze geworden ist.

2. Geschichte der Gesundheit – Geschichte der Ärzte

Ärzte und Medizin sind zentral für unsere Gesundheit, Gesundheit ist das Wichtigste für jeden von uns, also sind die Ärzte unsere wichtigsten Helfer und Beschützer. Diese Argumentationsfigur hat durch die Medizinkritik der vergangenen Jahre an Ausstrahlung verloren, dennoch ist die Grundannahme meist unberührt geblieben. Die Medizin mag aus überzeugenden Gründen ihre Funktionen schlecht wahrnehmen, ihre Kenntnisse mögen oft unzureichend, ihre Vertreter falsch motiviert sein, ihre grundsätzliche Bedeutung für unsere Gesundheit wird selten bezweifelt.

Dabei konnte der britische Sozialmediziner und Medizinhistoriker McKeown statistisch genau folgendes nachweisen: Nicht die Medizin ist ausschlaggebend für unsere Gesundheit, diese wird vielmehr von ganz anderen Determinanten bestimmt. Die wichtigsten Bewegungen der Bevölkerungsgeschichte seit ca. 1800, also zunächst ein absolutes Wachstum der Bevölkerung, dann, Mortalitätsrückgang und Veränderungen in der Lebenserwartung, hat zumindest mit der Entwicklung der Medizin im engeren Sinne nichts zu tun. Die Infektionskrankheiten, die ausschließlich verantwortlich sind für die hohe Sterblichkeit, sind unabhängig vom Stand medizinischer Wissenschaft zurückgegangen. (Kantorowicz 1932; McKeown, Record 1963; McKeown 1982; Lee 1980; Spree 1981) Zwar verfügte die zeitgenössische Medizin durchaus über nützliche Therapien und Kenntnisse. Diese kamen aber fast ausschließlich den Oberschichten zugute, hatten damit wenig Einfluß auf die Volksgesundheit. Die Behandlungsformen beruhten wesentlich auf Diätetik und gelten heute nicht als spezifische medizinische Therapien. Effektive Therapien existieren erst, seit die Mortalitätszahlen stark gesunken sind, wie z. B. für Tuberkulose, Bronchitis, Ruhr als die wichtigsten Todesursachen, zu denen allerdings ebenfalls die Cholera gehört, die ganz ohne medizinische Intervention verschwindet. (McKeown 1982, 63ff., 136, 141f.) Ähnlich ist es mit dem wichtigsten Teil der Kinderkrankheiten. Selbst die Bedeutung der 1796 von Jenner (1749-1823) eingeführten Pockenimpfung – »dieses unschätzbare Verfahren [das] wie durch einen Zauberschlag plötzlich Schranken [setzte]« (Marx

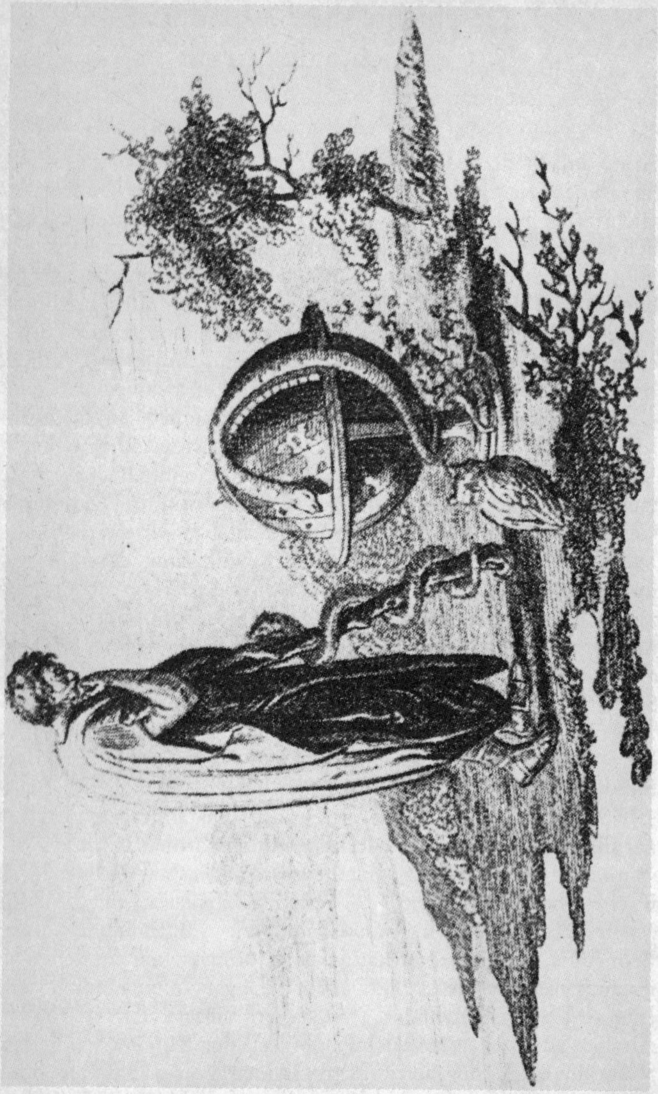

Arzt, Weltkugel und Wissenschaften, 1792

1845, 95) – ein immer schon zentrales Argument für die Erfolgsfähigkeit der Medizin, reduziert sich bei genauerer Betrachtung: Der rapide Mortalitätsrückgang seit dem späten 18. Jahrhundert steht in keinem Verhältnis zu der zunächst sehr punktuellen und technisch unentwickelten Impfung. Vom Zeitpunkt der Existenz exakter Daten, von 1852 an, beträgt die Pocken- nicht einmal ein Zehntel der Tuberkulosemortalität. Eine effektive Massenimpfung erfolgt in England, auf das sich die Zahlen beziehen, wegen der massiven Widerstände nur in den siebziger und achtziger Jahren des 19. Jahrhunderts, und insgesamt ist der Rückgang der Pockenmortalität an dem Rückgang der Gesamtmortalität auch nur mit 1,6% beteiligt. (McKeown 1982, 63, 72, 145 ff.)

McKeown hat mit diesen Untersuchungen allerdings nur neue exakte Daten vorgelegt. Die Einschätzung des geringen Anteils der Medizin an der Kontrolle der Infektionskrankheiten widerspricht zwar der öffentlichen Meinung, auch der der Profession, ist aber nicht so ungewöhnlich oder neu. »Aus der Tatsache der Abnahme der Infektionskrankheiten haben manche Kollegen wohlgefällig unserer Wissenschaft Lorbeerkränze geflochten. Sie sind meist unverdient und fordern Kennern der Seuchenhistorie ein ironisches Lächeln ab.« (Vogt 1969, 65) Auch die Sichtweisen der zeitgenössischen Ärzte sind entsprechend. Die Geschichte der Selbsteinschätzung der medizinischen Möglichkeiten durch die Profession zeigt in der Regel Zurückhaltung, obgleich für sie wie für andere »freie« Professionen gilt, daß »Klappern« zum Handwerk gehört. So ist eine Stellungnahme des Medizinprofessors in Göttingen und Medizinhistorikers H. F. H. Marx (1796-1877) zeittypisch: Die medizinische Wissenschaft mache große Fortschritte und die Pockenimpfung sei ein Beleg, aber der allgemeine Rückgang der Krankheiten muß den – emphatisch betont – »Zivilisationsfortschritten« zugeschrieben werden. (Marx 1845, 43 ff.) Die Menschen sind so gesund wie die Verhältnisse, in denen sie leben. Das hat den Charakter einer anthropologischen Konstante: Menschen sind an die Lebensbedingungen, in denen sie leben, angepaßt; sie sind gesund, wenn sie die kritische Phase der Geburt überleben; sie verfügen über einen selbststeuerungsfähigen, an Anforderungen anpassungs- und entsprechend ausbildungsfähigen Körper. Es »besteht tatsächlich wenig Notwendigkeit, direkt einzugreifen, da unter günstigen Bedingungen die große Mehrheit derer, die lebend geboren werden, auch am Leben bleiben«. (McKeown 1982, 29)

McKeown kommt, nach einem Ausschließungsverfahren vorgehend (genetisch-nichtgenetisch), zu dem Ergebnis, daß die zentralen Determinanten der Gesundheit außerhalb der Reichweite der Medizin liegen müssen, vor allem in Ernährungsbedingungen begründet sind und in zweiter Linie auf ein breites Spektrum von Veränderungen der Umwelt zurückgehen, die im Gefolge von Verstädterung und Industrialisierung eingetreten sind.

Der Umfang der Veränderungen geht weit über die meist genannte sanitäre Kontrolle von Wasser und Nahrungsmitteln, Wohn- und Arbeitsbedingungen hinaus. So wurde z. B. die Beheizung der Stadthäuser erst seit den zwanziger Jahren des 18. Jahrhunderts durch verbesserte Kamine möglich. Bis dahin gab es nur die für die Beheizung ungeeigneten Feuerstellen bzw. die vergiftungsgefährlichen offenen Kohlepfannen der Armen. »The people died of cold like flies« im Paris von 1709. (Braudel 1977, 217) Erst 1715 stellt der berühmte Arzt Friederich Hoffmann (1660-1742) die weitbeachtete These über die offenen Kohlepfannen auf, nach der es das Kohlenmonoxyd ist, das zu den Vergiftungserscheinungen führt und nicht der Teufel, der sich Opfer sucht und erwürgt. Es dauert dann noch einmal bis in die sechziger Jahre des 19. Jahrhunderts, bis mit dem eisernen Sparherd für breitere Schichten eine brennstoffgünstige Koch- und Heizeinrichtung verfügbar ist. Einige Produkte der insbesondere in England gegen Ende des 18. Jahrhunderts einsetzenden Massengüterindustrie wirken ebenfalls als Verbesserung des allgemeinen Zustandes. Billige Baumwollbekleidung wird auch für die Armen erreichbar und erleichtert einen höheren Standard individueller Hygiene; die Einführung eiserner Bettgestelle vermindert die Infektionsgefahren; die neue Ziegelbauweise in den großen Städten wirkt in die gleiche Richtung. (Shryock 1979, 89)

Als dritten Einflußbereich nennt McKeown Wandlungen im Lebensstil, wie Sexualverhalten und Geburtenkontrollen, die ebenfalls auf langfristige Änderungen der Lebensverhältnisse zurückgehen.

»Die Beurteilung der Einflüsse auf die Gesundheit in den letzten drei Jahrhunderten veranlaßte uns zu der Annahme, daß wir die Verbesserung der Gesundheit nicht dem verdanken, was geschieht, wenn wir krank sind, sondern der Tatsache, daß wir nicht oft krank werden. Außerdem bleiben wir nicht deshalb gesund, weil uns spezifische Maßnahmen wie Impfungen und Schutzimpfungen zur Verfügung stehen, sondern weil wir einen höheren Ernährungsstandard haben und in einer gesünderen Umwelt leben. Auch verhalten wir uns in mindestens einer wesentlichen Beziehung, nämlich der Reproduktion, verantwortungsvoller.« (McKeown 1982, 120)

»Gesundheit« und Ärzte sind also nicht ein und dasselbe, und die Behauptung, daß die Geschichte der Gesundheit mit der Geschichte der Ärzte zusammenfallen soll, ist selbst Historie und systematisch zu untersuchen. Eine Geschichte der Gesundheit, wenn man sie schreiben sollte, hätte zum Gegenstand die Entwicklung der materiellen Verhältnisse: Ernährung, Wohnungsverhältnisse, Bedingungen der Bekleidung, Körperhygiene usw. auf der einen Seite; Arbeitsbedingungen, politische, soziale und ökologische Anforderungen an die körperliche und psychische Leistungsfähigkeit der betrachteten Personengruppen und Bevölkerungsklassen auf der anderen Seite. Ärzte und Medizin kommen hier nur am Rande vor. Eine Geschichte der Ärzte hat dagegen die Geschichte eines gesellschaftlichen Funktionsbedarfs zu beschreiben, die sich oft wenig mit materiellen Bedürfnissen deckt. Die Geschichte der Expertenfähigkeit und Entlohnungswürdigkeit der Ärzte – ein zentrales Kriterium für einen »freien« Beruf – ist gebunden an eine Reihe von Elementen der beiden großen Wandlungsprozesse des 19. Jahrhunderts, der Industrialisierung und Verstädterung. Dennoch aber viel weniger durch die Anhäufung und Umschichtung des objektiven Bedarfs – obgleich dieser etwa an der hohen Kindersterblichkeit oder durchschnittlich niedrigen Lebenserwartung gemessen – erschreckend hoch ist. Der Aufstieg der Ärzte als »Stand« im 19. Jahrhundert ist ein Reflex des neuen gesellschaftlichen Integrationsbedarfs, ein eher politisch bestimmter Sichtwandel den Ärzten gegenüber, deren Kenntnisse, Problemkonzeptionen und Dienstleistungen zunehmend als unverzichtbar bewertet werden. Diese Entwicklungen stehen im Mittelpunkt der folgenden Darstellungen.

Die gesellschaftliche Relevanz der Ärzte im 19. Jahrhundert steigt, weil sie sich den sozialen Problemen zuwenden. Nicht daß sie diese »lösen« könnten, aber in der Regel stellen sie sich mit neuen Beschreibungen und Prioritätenmodellen zur Verfügung. Immer charakterisieren zwei Momente diesen Entwicklungsprozeß. Durch den Wechsel von Wohnort und Arbeitsverhältnis ergeben sich für breite Bevölkerungsschichten Entwicklungsbrüche mit in der Regel gravierenden Anpassungsproblemen und weitverbreiteten Elendsverhältnissen. Allein der Wechsel in diese neuen

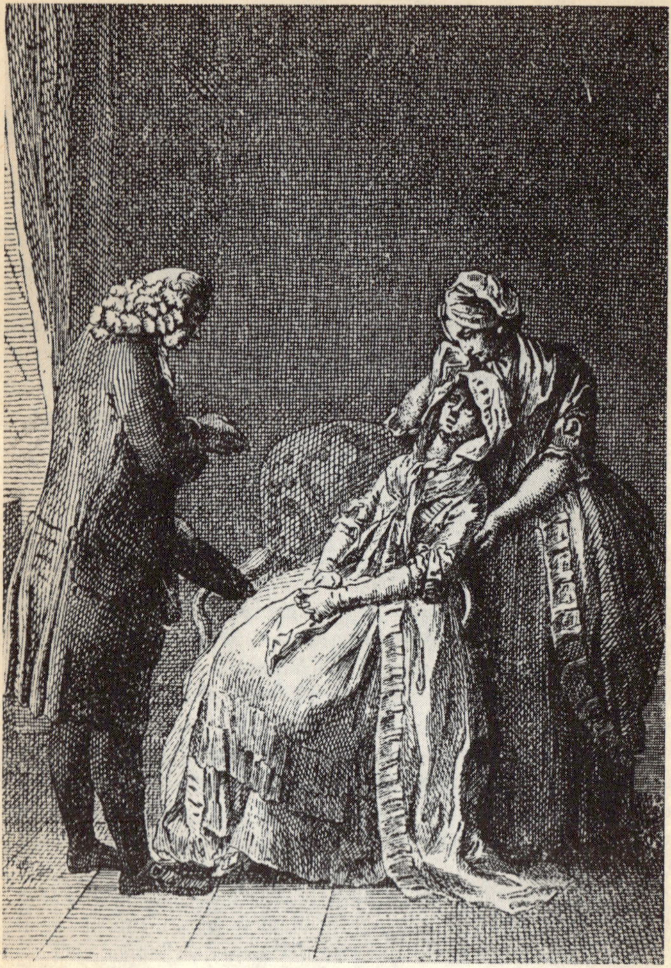

Arzt vor einer Kranken, Kupferstich nach Daniel Chodowiecki

Lebens- und Leistungsanforderungen entwertet vielfach das vorhandene soziale Orientierungsvermögen, auch Erfahrungswissen, zerreißt in einem dauerhaften, feindlichen, konkurrenten und individualisierenden Milieu die alten sozialen Hilfs- und Stützorganisationen, den erweiterten Familienverband, die Dorfgemeinschaft. Hier sind neue Unterstützungsformen und neue Expertisen nötig. »Dies Verschwinden der sogenannten Rücksichten« in einer schnellwachsenden Stadt, wie in Berlin 1846, so beschreibt Dronke (1822-1891) die neuen Anforderungen und Reize, »hat etwas Unheimliches, was Grauenhaftes. Sie löst die Bande ruhig und geräuschlos, ohne daß man von außen sie doch gelöst sehen könnte.« (Dronke 1974, 15f.) Das ist das eine Moment, das materielle Gewicht eines diffusen, eigendynamischen Entwicklungsprozesses.

Die neuen Experten, die neuen Unterstützungsformen, die selbst wieder Einfluß haben auf die Gesamtszenerie, haben dagegen eine politisch strukturierte Entwicklungsdynamik. Ihre Bedeutung und ihre Formen sind stark abhängig von staatlicher, obrigkeitlicher Unterstützung, von der Einschätzung der sozialen Attraktivität oder aber Staatsgefährlichkeit ihrer Ziele »von oben«. Das ist das zweite Moment. Die Interaktion beider wird im folgenden immer wieder angesprochen werden. Die Ärzte werden zu neuen, legitimen Experten für die vielfältigen Auswirkungen der Entwicklungsbrüche durch den Wandel ihres Professionscharakters und durch neue staatliche Institutionen. Es wird im folgenden entscheidend sein, die Anknüpfungspunkte in diesem Dreieck der Interessen herauszufinden: des gesellschaftlichen Bedarfs nach Experten, wie er sich aus Strukturwandlungen ergibt, dem Professionalisierungsinteresse der Ärzte und dem staatlichen Interesse der Steuerung sozialer Prozesse.

Der Eckpunkt »gesellschaftlicher Bedarf« ist allerdings sehr verwinkelt. Denn einmal existiert dieser »Bedarf« häufig nur, insofern er von »Experten« auf die »richtige« Weise thematisiert wird. Sonst gelten Notstände und Reformforderungen nur zu oft als Interessenpolitik, Übertreibung, Agitation. Zum anderen besteht dieser Bedarf vordringlich als ideologischer, als Interpretationsbedarf, häufig ohne daß klar wäre, welche Wirkung aus der spezifischen Thematisierung eines Problems resultierte. Die arbeitenden Unterschichten leben bis ins 20. Jahrhundert immer wieder am Rande des Existenzminimums, ganz unabhängig von der Entdeckung der »Ernährungsfrage« oder der »Wohnungsfrage« seit der

Jahrhundertmitte. »Gesellschaftlicher Bedarf« hat dazu in den hier behandelten Bereichen immer bestanden. Die Ärzte als neue Experten verdrängen nur etwa die Philosophen aus wesentlichen Bereichen der Interpretation der Welt, vor allem aber die Theologen aus der bisher von ihnen wahrgenommenen »Verwaltung« der physischen und psychischen Leistungsfähigkeit und -bereitschaft der Bevölkerung. Natürlich gibt es auch neuen medizinischen Bedarf, für den das bestehende Erfahrungswissen nicht ausreicht, aber hier ist auch die Medizin zunächst überfordert.

Das ärztliche Professionalisierungsinteresse richtet sich auf die wichtigsten Aspekte der Lebensbedingungen. Das war aber schon immer so. Neu ist im 19. Jahrhundert, daß es den Ärzten gelingt, sich in allen Aspekten der Lebensverhältnisse wirklich festzusetzen, als normierende, überwachende Instanzen der Ernährungsgewohnheiten, Wohnungs- und Arbeitsverhältnisse, den vielfältigen Bereichen der Hygiene. Die Medizin wird eine soziale Leitungswissenschaft. Allerdings sind die neuen Experten nicht überall gleich erfolgreich. Zum Teil müssen die Ärzte ihre Ansprüche an andere Professionen abtreten, Ingenieure zumeist. Zum Teil trennen sich Tätigkeitsbereiche ab, bekommen eigenen Professionsstatus und haben im folgenden mit dem »ärztlichen Beruf« nichts mehr zu tun, wie Chemiker und Biologen, aber auch wie die ärztlichen Sachverständigen der Versicherungsanstalten, die nur noch Behinderungen, Unfallfolgen zumeist, »schätzen«. Die eigentlichen Arbeitsbedingungen bleiben dagegen der ärztlichen Professionspolitik nahezu ganz verschlossen, hier wird ärztliche Expertise gar nicht als normrelevant akzeptiert. Die Interaktion von »Bedarf«, Professionalisierungsinteresse und Staat wird im folgenden an zwei zentralen Bereichen, Ernährung und Wohnung, verfolgt. Anschließend kann an der Tuberkulose das Dilemma der Medizin in ihrem traditionellen Bereich angeführt werden: Die Tuberkulose läßt sich recht klar als Mangelkrankheit und Überforderungsfolge feststellen, aber zu ihrer Bekämpfung können die Ärzte wenig beitragen, ihre Expertise ist nicht verwendungsfähig.

2.1 Ernährung

Am Anfang des Betrachtungszeitraums, Ende des 18. Jahrhunderts, beruhen die Ernährungsverhältnisse überall noch weitgehend auf Selbstversorgung. Es dominieren lokale Kostformen, den regionalen Gewohnheiten und Wachstumsverhältnissen entsprechend: Getreide und Hülsenfrüchte, Suppen, Brei- und Musstandard genannt, obgleich auch Kaffee und Kartoffeln schon relativ verbreitet sind.

Dies ist wohl eine für den größten Teil der Bevölkerung relativ eintönige Ernährung. So kann es dem Weltreisenden Georg Forster (1754-1794) 1788 als Akt sinnlicher Aufklärung erscheinen, als allgemeine Zivilisation, daß der Bestand der verfügbaren Nahrungsmittel durch fremde Produkte, Früchte vor allem, aus anderen Ländern, ausgeweitet wird:

»Die edlen Früchte aller Art, wo der Honigsaft mit einer lieblichen Säure, mit feurigen oder mit schleimartigen Ölen in tausend verschiedenen Verhältnissen versetzt, durch unzählige Veränderungen den Gaumen bald kühl erquickt, bald mit Würze durchdringt, bald wieder die gereizten Nervenspitzen mild umhüllt und zu neuem Genusse stärkt!« (Forster 1788, 179)

Dagegen treten für einen angesehenen Arzt wie Franz Anton May (1742-1814) mit dem schon absehbaren Abgehen von traditionellen Ernährungsweisen Gefahren ein: Das »Girren der Kaffeemühlen« ist für ihn 1803 Symbol durchaus bedrohlicher neuer Verhältnisse. (May 1803, 7f.)

Am Ende des Betrachtungszeitraums, um 1900, sind die Ernährungsverhältnisse weitgehend über Markt und Kaufkraft organisiert. Ein städtischer Kosttyp, charakterisiert durch einen möglichst hohen Fleischanteil, hat sich herausgebildet. Industrielle Verfälschung der Nahrungsmittel, die Ökonomie der Nährwerte, Vergeudung durch Unwissen und falsche Vorlieben sind dominierende Themen. Als ein zentraler sozialer Themenbereich ist im Laufe des Jahrhunderts die »Ernährungsfrage« entstanden und mit dieser, sowohl als Träger dieser Themen, als auch als akzeptierte Problembearbeiter, neue Experten: Hygieniker, Ernährungsphysiologen, Ernährungschemiker, Ärzte in der Regel, zumindest von ihrer Ausbildung her. Sie sind Wissenschaftler und Propagandisten, sie untersuchen alle Unterabteilungen der Ernährungsfrage, die Fleischfrage und die Milchfrage, das Problem relativer Unterernährung und falscher Ernährungsweise, und sie propagieren die rationelle Ernährung für eine moderne Zeit: leicht, kleine Portionen, schnell verzehrt, schnell verdaut. Diese Expertisen reagieren fraglos auf einen materiellen gesellschaftlichen Bedarf, ohne daß den Bedürftigen damit geholfen wäre. Wie haben sich die materiellen Verhältnisse gewandelt?

Die vorindustrielle Zeit und die Industrialisierung beginnen in Deutschland in der Mitte der dreißiger Jahre des 19. Jahrhunderts – verstärkt erst seit 1850 – und zeigen in vieler Hinsicht unbewegte Verhältnisse, mit rigiden Auswirkungen. Sie ist ein »biological regime« genannt worden, »a collection of restrictions, obstacles, structures, propotions and numerical relationships«. (Braudel 1977, 37) Leben ist unmittelbar abhängig von der Art der lokal angebauten oder gewinnbaren pflanzlichen Lebensmitteln, von den hier gehaltenen oder in der unmittelbaren Nachbarschaft erreichbaren Tiere bzw. animalischen Produkten. Die sozialen Lebensbedingungen sind wichtig, ebenso die Wahrscheinlichkeit von Kriegen, aber am wichtigsten sind Saaten und Ernten. Der Schatz an Lebensmitteln ist auf gesellschaftlicher Ebene nur geringfügig und mit großen zusätzlichen Anstrengungen zu vergrößern, der hypothetische Anteil des einzelnen daran wird mit wachsender Bevölkerung kleiner. Durch nahezu regelmäßig auftretende Mißernten wächst der Bestand der dauernd vorhandenen Unterernährten, Armen und Entwurzelten. Solange Nahrungsspielräume bestehen, wächst die Bevölkerung, sind diese ausgeschöpft, folgt ein scharfer Bevölkerungsrückgang.

»A growing increase in the number of people often ends, and always ended in the past, by exceeding the capacity of the society concerned to feed them [...] A balance between mouths to be fed and the difficulties of feeding them, between manpower and jobs, is re-established by epidemics and famines. The second proceding or accompaning the first.« (Braudel 1977, 2)

Dieser Auf- und Abschwung um eine hypothetische Balance hat einen »biologischen« Charakter, denn die Wachstumsgrenzen sind kaum bewegbar.

Im Laufe des 18. Jahrhunderts wird dieses biologische Regime von Bevölkerungszahl und Lebensmittelressourcen in Zentraleuropa aufgeweicht. Die Reformen der Stein-Hardenbergischen Zeit (in Preußen: Agrarreform seit 1807, Städteordnung 1808, Gewerbefreiheit 1810/11; Deutscher Zollverein 1834) schaffen die rechtlichen und institutionellen Voraussetzungen für eine auf Kapitalverwertung und Marktchancen orientierte Nahrungsmittelproduktion. Die dominant obrigkeitlich-dirigistischen Produktionsverhältnisse hatten ihre ökonomischen Begrenzungen durch unsichere Besitzverhältnisse, ständische Vorrechte, Handels- und Produktionsmonopole. Die Produktion für den Markt führt nun zu einer langsamen Ausweitung des Nahrungsspielraumes und zusammen mit den Kolonialimporten und Einfuhren aus den europäischen Randbereichen zu der Überwindung der »natürlichen« Hungerkrisen. In Deutschland gab es in den vierziger Jahren des 19. Jahrhunderts das letzte Mal eine Krise diesen Typs, schon überlagert durch die erste »neue« Konjunkturkrise. Die Produktion von Nahrungsmitteln für den Markt bindet den Ernährungszustand der Bevölkerung an deren Kaufkraft. So wandelt sich für breite Unterschichten mit geringer und nur sehr langsam – wesentlich erst seit den sechziger Jahren – steigender Kaufkraft der Ernährungszustand: von zyklischen, existenzbedrohenden Hungerkrisen zum relativ gesicherten Existenzminimum, das allerdings durch Beschäftigungskrisen, Arbeitsunfähigkeit oder auch durch übermäßige Arbeitsanforderungen immer gefährdet ist, in chronische Unterernährung überzugehen. Es ändert sich aber mehr als das. Die stabilen lokalen Kosttypen lösen sich auf, mit der Folge zusätzlicher Ernährungsdefizite, Unsicherheit der Nahrungsauswahl, neuen Anforderungen an Konsumverhalten usw.

Die vorindustrielle Ernährungssituation hat durch den Druck der immer bestehenden Drohung einer Katastrophe durch Mißernten oder individuelle und soziale Unglücksfälle sehr dauerhafte lokale Konsumtypen ausgeprägt, die eine rationale und erfolgreiche Ernährungsweise sichern sollten. Pflanzen, Tiere, Werkzeuge und Gewohnheiten waren Resultat der unmittelbaren Lebensbedingungen und deren rationaler Bewältigung. Eine Welt, die zum kollektiven Charakter wird, weil sie aus den Erfolgen und Beschränkungen der vorhergehenden Generationen herausgewachsen ist. Hierhin gehört die detaillierte Kenntnis des Umgangs mit den ansässigen Nahrungsmitteln und auch die unüberwindbaren Vorurteile gegenüber »fremden«, der Butter etwa, die die Bewohner des Mittelmeerraumes ablehnen, des Reis, der von dem ganzen brotessenden Europa verachtet wird. (Braudel 1977, 144, 120)

Mögen die Betroffenen »ganz oder nur teilweise selbst bauen, was sie essen, stets ist die Verbindung mit dem Grund und Boden, der Heimat, deren Gebräuchen und wirtschaftlichen Strukturen noch so eng, daß die freie Wahl der Nahrungsmittel außerordentlich beschränkt und der Ernährung ein bestimmtes lokales Gepräge aufgedrückt wird. [...] Die Cerealien-Nahrung steht durchaus im Vordergrund. Hinter ihr tritt die Kartoffel selbst dort zurück, wo sie stark angebaut wird, weil sie dann mehr zur Schweinemast als zur unmittelbaren Ernährung verwandt wird. Fett und Fleisch sind infolge der Schweinemast auch zureichend vorhanden. Wo die natürlichen Bedingungen diese hindern, ermöglicht die Kuhhaltung stärkere Heranziehung der Molkereiprodukte zur Fettversorgung. Leguminosen, Gemüse und Früchte werden reichlich genossen, Zucker dagegen nur ausnahmsweise.« (Grotjahn 1902, 28; Auswertung von Budgetuntersuchungen aus der Mitte des 19. Jahrhunderts)

Der Nahrungsbedarf an Eiweiß, Fett und Kohlehydraten wird also im Normalfall, d. h. außerhalb der unmittelbaren Hungerzeiten, durch ausreichende, ortsüblich variierende Nahrungsmittel gedeckt, die Substitution von Getreide durch die geringerwertige Kartoffel findet wesentlich beim Viehfutter statt, der Bedarf an tierischem Eiweiß und Fett kann trotz geringer Tierhaltung relativ flexibel gedeckt werden. Darüber hinaus könnte der relativ hohe Gemüse- und Obstverbrauch erstaunen, denn die Bedeutung von Vitaminen und Mineralstoffen ist noch unbekannt. Diese Entdekkung, die als eine zentrale Errungenschaft der Medizinwissenschaft gilt, steht noch aus.

Diese lokalen Konsumtypen werden auch von den Wohlhabenden und selbst der Aristokratie geteilt, der Klassenunterschied besteht meist in der Quantität der Speisen, in der Qualität der Bestandteile, viel weniger in der Art der Zusammensetzung. Und daß nur zwangsweise von diesen Konsumtypen abgewichen wird, reflektiert den sozialen Status der Umstellung: Die am weitesten am Rande der Gesellschaft existierenden Schichten sind zuerst gezwungen, ihre Ernährung zu ändern: »Diatary customs and taboos touch the very roots of civilisations. [...] The poor are the first to bear the brunt of the experiment.« (Braudel 1977, 113) Zum Beispiel beim Übergang zum Hafer, wenn der Weizenpreis steigt, zur Kartoffel, wenn Getreide überhaupt unbezahlbar wird. Das Landestypische ist das spezifisch Erfolgreiche. Das gilt auch in großem Maßstab. Die europäische Getreide- und Fleischnahrung (Viehhaltung ist ausschlaggebend für Düngung) wie die asiatische Reis- und Gemüsenahrung (der hohe Ertrag der Hydrokulturen auf den kleinen Flächen wird erreicht mit enormem Aufwand an organisierter Arbeitskraft) sind viel weniger Geschmacksache als durch die Landesverhältnisse erzwungen. Falls sich allerdings wichtige Determinanten der materialen Welt ändern, dann kann der Konservativismus der regionalen Konsumtypen eine Falle werden. Natürlich haben sich auch die lokalen Ernährungstypen verändert, aber eben in einer sehr langfristigen Entwicklung. Vor allen Dingen variiert der Fleischverbrauch über lange Zeiträume. Er geht, mit steigenden Bevölkerungszahlen, seit der Mitte des 16. Jahrhunderts zurück, wird allerdings kompensiert durch einen erhöhten Getreidekonsum in der Form von Grütze, »gekochtes Brot«. Für die Unterschichten wird also Getreide zum nahezu ausschließlichen Nahrungsmittel: Corn »was the manna of the poor [...] if corn gave out, everything gave out«. (Braudel 1977, 191; Abel 1981) Dieser jetzt erreichte Nahrungsstandard verändert sich weiter für große Bevölkerungskreise seit dem Ende des 18. Jahrhunderts und verschlechtert sich bis mindestens in die fünfziger Jahre des 19. Jahrhunderts: Anzahl und Umfang der Mahlzeiten wird reduziert, die sich jetzt durchsetzende Kartoffel substituiert in großem Umfang Getreideverbrauch, Kaffee bzw. Aufgüsse von Surrogaten wie Zichorien und »Butter-«, d. h. Fett-Brote, verdrängen die Grützen und dicken Suppen, der Fleischverbrauch sinkt weiter ab und steigt erst wieder – dann aber rapide – seit 1860. (Teuteberg 1976)

Um 1850 schneiden sich nun zwei Entwicklungslinien: Die lokalen Konsumtypen, die ländlichen Nahrungsgewohnheiten lösen sich durch Markteinflüsse, die die Zusammensetzung der Nahrung verändern, auf. Zugleich werden sie zunehmend von städtischen oder industriellen Konsumtypen ersetzt, die ganz anderen Rationalitäten folgen. Es ist wohl notwendig, diese beiden Entwicklungen auseinanderzuhalten, weil sie sich sowohl überlagern als auch in einer gewissen zeitlichen Abfolge stehen. Die härtesten Veränderungen erfolgen in der Zeit von 1770 bis 1830, der Frühindustrialisierung, als für breite Bevölkerungskreise der alte Brei- und Musstandard, zumindest für die Nebenmahlzeiten, durch Zichorienkaffee und Brot durchbrochen wird: Die »Arbeiter- und Armentriologie ›Kartoffeln, Brot und Zichorienbrühe‹« setzt ein. (Wiegelmann 1972, 329) Seit der Mitte des 19. Jahrhunderts, forciert seit den siebziger Jahren, setzen sich dann städtische Kosttypen durch, die durch städtisch-industrielle Lebensbedingungen und Marktversorgung geformt sind. Je mehr die Lebensverhältnisse noch ländlichen Charakter haben, je eher bleiben Ernährungstraditionen erhalten, bleibt der Ernährungszustand durch Reste von Eigenproduktion relativ gut. Je mehr aber der Ernährungsbedarf durch Kaufkraft organisiert werden muß, desto deutlicher verändern sich die Ernährungsgewohnheiten durch den Einfluß der Marktverhältnisse. In städtischen Lebensverhältnissen treffen allerdings noch eine Anzahl von zusätzlichen Aspekten zusammen, die Einfluß auf die Ernährungsgewohnheiten bekommen und die Reste und Nischen ländlicher Gewohnheiten unmöglich, zum Gegenstand kultureller Distinktionsstrategien oder zu Opfern von Hygienemaßnahmen machen. Ein häufig genanntes Beispiel ist die beliebte Schweinehaltung in den englischen Industriestädten und Arbeitervierteln. Gestank und manchmal vorkommende Trinkwasserverunreinigung sind Anlaß für kommunale Maßnahmen. Die Schweinehaltung wird im Verlauf radikaler Stadtsanierungen in den sechziger Jahren und durch Verbot der Hausschlachtung beendet. Hier gehen Fortschritte in den städtischen Hygieneverhältnissen einher mit Verschlechterung der Ernährungslage der Arbeiterbevölkerung. (Grotjahn 1902, 37; Henriques 1979, 140, 144)

Drei Problemkreise sind zu nennen, die die Ernährung zu einem städtisch-industriellen Typus formieren. Zunächst bedeuten die städtischen Wohnbedingungen Hemmnisse und Einschränkungen. Häufig boten die Wohnungen der neuen städtischen Unterschichten überhaupt keine Kochmöglichkeiten. Noch 1880 gehen Ernährungsreformer davon aus, daß Arbeitern Kochen fast ganz unmöglich ist. (Meinert 1880, 2. Bd., 94) Zwar ist der »eiserne Sparherd« seit den fünfziger Jahren als wichtige Innovation verfügbar, verdrängt aber offensichtlich das kostspielige und unökonomische offene Feuer in den Arbeiterhaushalten erst langsam. Es ist die Regel, wenn überhaupt gekocht werden kann, daß nur einfache Speisen, bereits für mehrere Tage im voraus, gekocht werden müssen. Später, etwa wenn in den neuen Berliner Mietskasernen seit den achtziger Jahren »Kochmaschinen« zur Wohnungsgrundausstattung gehören, sind die Kochmöglichkeiten wie bisher durch Überbelegung und Schlafgängerwesen stark beschränkt. (Rubner 1913, 121) Zusätzlich erschweren immer die Probleme der Lebensmittelvorratshaltung und -konservierung in Etagenwohnungen (ohne entsprechende Keller, ohne Kühlschrank) ökonomisches Kochen.

Der zweite Problemkreis enthält die Veränderungen, die durch die industriellen Arbeitsbedingungen entstehen. Die räumlichen

Distanzen großstädtischer Verhältnisse, zusammen mit überlangen Arbeitszeiten, erzwingen veränderte Speisenfolgen. Beide Reaktionsformen, Speiselokale zu benutzen und zu kalten Hauptmahlzeiten, insbesondere zur »Brötchen-Nahrung« überzugehen, ziehen Abhängigkeiten und finanzielle Probleme nach sich. Der Bedarf an warmen Mittagsmahlzeiten für breite Bevölkerungsschichten bringt eine Umwandlung der älteren, karitativen Armenbeköstigung in oftmals auf Non-profit-Basis arbeitende Volksküchen, Suppenanstalten und sehr billige Speiseanstalten. Diese Einrichtungen wurden allgemein als nahezu einzige Möglichkeit angesehen, den betroffenen Kreisen eine ausreichende Ernährung zu ermöglichen. Die gebotenen, seit den achtziger Jahren möglichst »wissenschaftlich« zusammengestellten Speisen werden von den Konsumenten allerdings häufig nur als Notbehelf akzeptiert, z. T. mußten sie, in Fabrikküchen, sogar mit Druckmitteln durchgesetzt werden. Diese Einrichtungen haben wesentlich an der Herstellung der neuen Konsumtypen mitgewirkt. (Rubner 1913, 94, 101 ff., 116f.; Individuelle Hygiene 1898, 247f.) Die andere Abhilfevariante, die Dominanz der kalten Küche, vor allem in der Form der »Brötchen-Nahrung« gilt als völlig unökonomisch. Ihr Anteil am Ernährungsbudget wird bei den städtischen Unterschichten regelmäßig so groß, daß für die Resternährung kaum mehr als Kartoffeln übrigbleiben. Dabei wird auch noch dem Bedürfnis nach Fleisch nur in der minderwertigen und relativ kostspieligen Form der Wurstwaren nachgekommen.

Der dritte Problemkreis besteht in der angesprochenen Organisation des Nahrungsmittelangebots durch Marktbedingungen und Kaufkraft. Die Stabilität der lokalen Konsumtypen beruht auf der dominierenden Selbstversorgung mit Grundnahrungsmitteln, ihre Rationalität ist ihr erfolgreich bewiesener Gebrauchswert. Eine Kaufversorgung ist abhängig von wechselndem Warenangebot und Preisen, das Warenangebot folgt Ertragserwartungen. Der Gebrauchswert eines Nahrungsmittels wird durch seinen Preis relativiert, das Konsumverhalten muß entsprechend flexibler werden. Der Markt folgt also zahlungsfähigem Bedarf und baut diesen weiter aus. In der Bewertungsskala hoch rangierende Nahrungsmittel können so tatsächlich billiger werden und wachsende Marktanteile bekommen, zu denken ist an Zucker und Zuckerwaren, bestimmte Weizen- und Fleischprodukte. Andererseits definieren Vermarktungsbedingungen selbst wieder das Angebot und formieren Konsumgewohnheiten, z. B. sind beliebte lokale Produkte auf überregionalen Märkten nicht zu bekommen. Die Kaufversorgung erzwingt eine neue Form der Ökonomie der Lebensressourcen, andererseits entstehen »freie« Wahlmöglichkeiten, entwickelt sich ein größerer Spielraum für neue, »sozial« determinierte Bedarfspräferenzen. Vielfältige Verdrängungs-, Umwertungs- und Substitutionsprozesse finden statt: Sobald die einzelnen Nahrungsmittel auf die überlokalen, großstädtischen Märkte gelangen, wälzen sich ihre Anteile um. Einzelne Nahrungsmittel werden zu Delikatessen, verschwinden von den Tischen der Unterschichten, zu denken ist an Molkereiprodukte, u. a. Butter, aber auch Süßwasserfische, Wildvögel usw. Andere lokale Produkte werden durch Produktivitätsüberlegungen verdrängt und verschwinden ganz, wie Buchweizen oder »alte« Getreide, wie Dinkel und Hirsearten, wie eine Vielzahl von Obst- und Gemüsesorten. Die Märkte bieten auch neue Industrieprodukte an: Billigere oder auch nur besser vermarktbare Konserven nehmen Einfluß auf die Konsumgewohnheiten. Das beginnt mit den unendlichen Kaffeesurrogaten, später folgen Butterersatz (1869 wird die Margarine erfunden), Milchsurrogate, Stärkesirup, Kunsthonig, Wurstwaren, Fleischpulver usw.

Dieser Substitutionsprozeß setzt sich bis heute fort. Obgleich durch den internationalen Lebensmittelmarkt und die perfektionierten Konservierungsmethoden (Kühlkette, Spritzen, Wachsen usw.) die Saisongebundenheit vieler Lebensmittel aufgehoben ist, auch manchmal neue Sorten auftauchen (exotisches Obst, Neuzüchtungen), geht insgesamt die Varietät der noch über den Markt vermittelten Lebensmittel weiter zurück. Paradebeispiel ist das Apfelangebot, das von vielen hundert Sorten auf drei bis vier »rationalisiert« ist. (Köhler 1980)

Der neue städtisch-industrielle Konsumtyp wird als Fleisch-, Weizenbrot- und Zuckerstandard bezeichnet. Eine »Modernisierung« der Nahrungsgewohnheiten, die fortführt von den abwechslungsarmen, schweren, auf ländlichen Arbeitsrhythmus und entsprechenden Kraftanforderungen bezogenen Kostformen. Noch gegen Ende des 19. Jahrhunderts wird die Kost der Westfalen »schwarzes Brot und geräucherter Speck« genannt, die ungenießbar sei für Fremde. (Deutsche Naturforscherversammlung Leipzig 1891, 449) Insbesondere die städtischen Unterschichten partizipieren aber, vor allem, wenn Verköstigung außer Haus notwendig ist, keineswegs vorteilhaft an dem neuen Kosttyp. Sie sind auf die billigsten und minderwertigsten Bereiche des Nahrungsmittelangebots verwiesen. Zeitgenössische Betrachter stellen meistens unzureichende Ernährung fest. »Die gewöhnliche Form des europäischen Hungers ist nicht vollständiger Nahrungsmangel, sondern schlechte, einseitige Nahrung. [...] Den akuten Hungertod stirbt man nur in Asien, im zivilisierten Europa dagegen den chronischen Hungertod.« (Meinert 1880, 2. Bd., 180) Noch um 1900 scheint eine laufende Verschlechterung der Ernährungslage breiter Industriearbeiterschichten feststellbar: Nur die bestbezahlten Arbeiter können im Rahmen der industriellen Konsumtypen einen guten ausgewogenen Ernährungsstandard erreichen.

»Weite Schichten der industriellen Arbeiterschaft bleiben in diesem Übergang stecken; sie essen nicht mehr genug Brot, Kartoffeln, Leguminosen, Mehlspeisen und Fett und noch nicht genug Fleisch, Weizenbrot, Butter und Zucker, so daß ein Zustand der chronischen Unterernährung resultiert. [...] Die enorme Verbesserung, die die Ernährung der handarbeitenden Bevölkerung nach weit verbreiteter Anschauung im Laufe des 19. Jahrhunderts erfahren haben soll, ist häufig weiter nichts als eine Umwandlung zureichender, derber, Lokalcharakter tragender Landkost in eine Ernährung, die qualitativ die der wohlhabenden Klassen nachahmt, aber sie quantitativ doch nicht erreicht.« (Grotjahn 1902, 34; Wiegelmann 1976, 16, 18)

Wie können die Ärzte auf diese Situation reagieren, was können sie tun?
Das Professionsinteresse der Ärzte an der Ernährung ist so alt wie die Medizin. Ebenso gehört die Lebensmittelkontrolle zu den Aufgaben der mittelalterlichen Stadtärzte bis zu den beamteten Physikatsärzten des 19. Jahrhunderts. Allerdings wurden sie in der Regel nur bei Streitfällen, Vergiftungen, Massenerkrankungen hinzugezogen, denn Lebensmittelkontrolle war ein Aspekt der Zunftdisziplin und verfiel mit deren Verfall zum Ende des 18. Jahrhunderts. (Schmauderer 1976, 155, 176) Aber erst im Laufe des 19. Jahrhunderts gewinnt die »Ernährungsfrage« zentralen Stellenwert für die ärztlichen Professionalisierungsinteressen. Diese »Ernährungsfrage« ist ein Unteraspekt der »sozialen Frage«, der Frage nämlich, welche Bedeutung die neuen arbeitenden Unterschichten in der bürgerlichen Gesellschaft haben sollen und welche Lebensverhältnisse folglich für sie angestrebt werden müssen. Im folgenden wird es immer wieder um diese Frage gehen.

Bei allgemeinem Wohlstand ist Ernährung in der Regel kein Problem, denn der Körper bekundet selbst seinen eigenen Bedarf. Nahrungsaufnahme ist ein tägliches Experiment, die Körperreaktionen bilden den Erfahrungsschatz individueller, richtiger Ernährung, falls die Bereitschaft besteht, Körperreaktionen zu beobachten und zu befolgen, und selbstverständlich nur, falls die Nahrungsauswahl überhaupt variieren kann. Natürlich gibt es die Überfütterten in den reicheren Klassen, aber hier herrscht Genußsucht, besteht kein Bedarf an richtiger Ernährung. Ein solcher Bedarf muß angenommen werden, wenn keine freie Nahrungsauswahl möglich ist (Gefängnisse, Militär und andere Anstalten) oder wenn mit knappen Mitteln der Körperzustand möglichst lange aufrechterhalten werden muß (vor allem Armutsproblem). Das ist die dominierende Meinung der hygienisch interessierten Ärzte. (Oesterlen 1851, 381; Grotjahn 1902, 11; Fischer 1925, 95) Es ist der Mangel, es sind die fehlenden Subsistenzmittel, die in wechselnden Anstößen und Anlässen die Entwicklung der naturwissenschaftlichen Ernährungsphysiologie und -chemie begründen, antreiben, und schließlich zur unerläßlichen Disziplin machen.

»Die Einhaltung einer unteren Grenze und die Vermeidung jeder Luxusernährung (!) (ist) geboten durch die Beschränkung der pekuniären Mittel. [...] Die Ernährung des ärmeren Arbeiters bewegt sich so an der Grenze des für die Erhaltung seines Körperbestandes und seiner Leistungsfähigkeit unbedingt Nötigen. In solchen Fällen reichen dann die instinktiven Empfindungen des Einzelnen häufig nicht aus. [...] Dagegen ist es möglich, daß hier vielleicht eine rationelle, mit genauer Kenntnis der Nahrungsgesetze vorgenommenen Auswahl der Kost noch vollauf den Nahrungsbedarf deckt und die Leistungsfähigkeit unterhält, wo der nach seinen Gelüsten wählende Arbeiter bereits dem Siechtum verfällt.« Für die »rationelle Beköstigung« seien aber noch weitere Untersuchungen nötig, um zu »sicheren Durchschnittswerten« für die angestrebte »Kostnormierung« zu gelangen. (Flügge, in: Eulenberg, 1. Bd. 1881, 590, 596)

Zwei allgemeine Themenbereiche sind für die Entwicklung der »Ernährungsfrage« wichtig: Die Notwendigkeit, Lebensmittelfälschungen zu kontrollieren – der erste Bereich – ist, wie bereits gesagt, alt, erhält aber neue Dimensionen, wenn die Marktorganisation der Lebensmittelversorgung zunimmt. Hohe Lebensmittelpreise, eine ungeheuer ansteigende Aufnahmefähigkeit städtischer Märkte und der Zusammenbruch der alten Kontrollpraktiken fördert die Lebensmittelverfälschung um die Mitte des Jahrhunderts enorm. Und das Thema wird noch weiter stimuliert, wenn seit den siebziger Jahren die Industrialisierung der Nahrungsmittel einsetzt, eine Flut von Surrogaten und neuen chemischen Fremdstoffen auf den Markt kommen. Insbesondere mit Nachahmungen, wie Kunstwein, Kunsthonig, Kunstbutter, d. i. Margarine, stellen sich neue Probleme. Nicht mehr nur, daß Fremdstoffe, die strekken, Aussehen und Gebrauch schönen, zugesetzt werden, seien diese schädlich oder nicht – die Milch- und Weinpanschereien sind Beispiele –, ist das Problem. Jetzt, bei chemisierten, industriellen Produkten wären Nährwertfeststellungen zu machen, um zu klären, ob der Käufer nicht betrogen wird. Das allerdings war immer Sinn der Kontrollen. Verfälschungen ließen sich ganz häufig durch Sinnenbefund und natürlich ausreichende Erfahrungskenntnisse feststellen, die Nährwertprüfung erfordert ernährungsphysiologische Kenntnisse und exakte Feststellungsverfahren. Verfälschungen treffen im Prinzip das allgemeine Publikum, obgleich sich zahlungskräftige Käufer auch hier besser helfen können, z. B. indem Kostproben verlangt werden. Surrogate aber spitzen das Problem der Wertminderung zu und treffen in der Regel nur die ärmeren Käuferschichten.

Die Nährwertprüfung ist also der zweite, neue Bereich des Professionalisierungsinteresses der Ernährungsfrage. »Die Fortschritte auf dem Gebiete der Naturwissenschaften und vorzüglich der Chemie, haben die Verfälschungen der Lebensmittel etc. ins Unglaubliche vermehrt«, heißt es 1860 in einem typischen Statement. (zit. Schmauderer 1976, 183) Die Chemie als anwendungs- und industrieorientierte Wissenschaft stimulierte durch Liebig (1803-1873) seit den fünfziger Jahren zuerst die Herstellung neuer Zusatzstoffe von Saccharin bis zu Färbemitteln (Teerfarbstoffe) und neuen Konservierungsstoffen und in deren Gefolge neue Lebensmittel, bevor sie etwa seit 1880 auch die Kenntnisse und Methoden zur exakten Prüfung der Lebensmittelqualität entwickelte. Beide Seiten, die Lebensmittelindustrie und die Händler wie ihre Kritiker, berufen sich auf die ärmeren Bevölkerungsschichten, deren drängendem Bedarf, gesundheitlichem Wohl und Schutz gegen betrügerische Absichten nachgekommen werden muß.

Wichtig ist, daß Medizin und Chemie erst im Laufe des 19. Jahrhunderts getrennte Wege gehen. Die Chemie ist zunächst eine Unterabteilung der Medizin, alle akademischen Chemiker sind Ärzte, bis z. B. 1896 der Beruf des Lebensmittelchemikers staatlich geschaffen wird. Die selbständige Entwicklung der Chemie wird seit Mitte des 19. Jahrhunderts von der Medizin auch als ihr Erfolg, als der einer gemeinsamen Naturwissenschaft aufgefaßt und in ihre Professionalisierungsinteressen eingebaut.

Die Nährwertprüfung ist keine akademische Frage, es geht um sozialpolitische Prioritäten. Für die damit befaßten Ärzte ist die »Ernährungsfrage« sehr bald nur mehr die wissenschaftliche Begründung der »unteren Grenze« des Ernährungsbedarfs und der Bestimmung einer »ökonomischen« Kostform. Der wissenschaftliche Kernpunkt ist die Frage nach dem ernährungsphysiologischen Ausnutzungswert von Nahrungsmitteln, also der Differenz zwischen der konsumierten Nährstoffmenge und der Menge der vom Körper wieder ausgeschiedenen, nicht resorbierten Nährstoffe. Die entsprechenden Untersuchungen von Pettenkofer (1818 bis 1901) und Voit (1831-1908) führen seit den siebziger Jahren zu dem Eindruck, ein solches rationelles Kostmaß gefunden zu haben. Jetzt wird unter großer öffentlicher Aufmerksamkeit vorgerechnet, wieviel zuviel und wieviel zuwenig ist, wie zu mischen ist und in welcher Zubereitung der Ausnutzungswert gesteigert wird. Es wird festgestellt, wie unökonomisch die Unterschichten leben mit ihrer dominierenden Pflanzenkost (vor allem Kartoffeln) und wie die subjektive Wahrnehmung, das als nötig empfundene Speisevolumen und Sättegefühl, den Übergang zur ökonomischen Mischnahrung erschwert. (Forster 1882, 104ff., 122ff.) Diese Idealkostvorstellungen, manchmal radikalisiert auf eine »wissenschaftliche Diät«, einer exakt bestimmten Menge reiner Nährstoffe, macht die Ernährungsfrage bis gegen Ende des 19. Jahrhunderts zur Fleischfrage, obgleich über das Proteinminimum noch lange gestritten wird. Fleisch, die Erhöhung des Fleischanteils an der Volksernährung mit allen Mitteln, z. B. auch durch Surrogate wie Fleischmehl, mit dem die südamerikanische Fleischproduktion für den europäischen Markt besser erschlossen werden kann, erscheint um 1880 als Zentralpunkt nationaler Entwicklung und Zivilisation. Auf die Formel gebracht: Je arbeitsamer, leistungsfähiger und moralisch integerer eine Bevölkerung ist – oder sein soll –, je mehr Fleisch braucht sie. (Meinert 1880, 1. Bd., 143ff.) Erst um 1900 ändern sich diese Meinungen, und es wird zugegeben, daß diese durch Fleisch dominierte »Normalkost« eine falsche Verallgemeinerung mittelständischer Konsumgewohnheiten ist. (Rubner 1908, 55ff.) Fleisch, ein Element des städtisch-industriellen Kosttyps, hat Anfang des 20. Jahrhunderts immer noch einen geringen Anteil an der Ernährung der Unterschichten, allerdings hat Fleischkost schließlich die höchste allgemeine Präferenz erreicht. »In Deutschland wird nun aber von den weiten Volksmassen ein starkes Bedürfnis nach dem leichtverdaulichen Fleisch empfunden.« (Fischer 1925, 99)

Die mit der Ernährungsfrage befaßten Ärzte treffen mit ihren Forderungen nach Ernährungsreform viel weniger auf einen Bedarf ihrer Unterschichtadressaten. Die Ernährungspräferenzen sind zunächst andere, Kochmöglichkeiten sind eingeschränkt, der geforderte höhere Fleischanteil wird finanziell erst langsam erreichbar, das alles ist angesprochen worden. Für öffentliche Anstalten ist es eher zweifelhaft, ob die Reformvorschläge Einfluß hatten: In Kasernen und Hospitälern ist die Ernährung schon früher verbessert worden, in der allgemeinen Armenpflege und in Gefängnissen bleiben die Standards schlecht, der Fleischanteil niedrig. Die ideale Normalkost-Vorstellung hatte vor allem ideologische Bedeutung. Sie liefert pseudo-wissenschaftliche Bezugsgrößen, mit denen nicht nur soziale Reformen (Lohnsteigerung, aber auch Lebensmitteleinkaufsgenossenschaften) gefordert werden, sondern vor denen sich Ernährungs- und das heißt immer auch Lebensgewohnheiten vor allem als unnötig irrational diffamieren. Die Ernährung der Unterschichten könnte viel besser sein, wenn die vorhandenen knappen Mittel ökonomischer verwandt würden. Die schlechte Ernährung der Arbeiter sei »Gott sei Dank« nicht auf Armut zurückzuführen, sondern auf »Gewohnheit, Unwissenheit, traurigste Torheit«; das Einkommen der Arbeiter ist angestiegen, aber das habe sich vor allem ausgewirkt als Anstieg des Genußmittelverbrauchs, der Spirituosen, Bier, Zigarren, Tabak. (Meinert 1880, 2. Bd., 188, 178; Teuteberg 1976, 285, 287) Der »objektive« Bedarf einer »rationellen« Ernährung wird zum zusätzlichen Argument der sozialen Frage und ergänzt die nur moralisierende Betrachtungsweise der Lebenskultur der arbeitenden Unterschichten. Betrachtern städtisch-industrieller Verhältnisse schien eigentlich immer die Industriearbeiterschaft von schlechten Vorbildern verführt, sittlich-moralisch verdorben, genußsüchtig, weit über ihre finanziellen Mittel hinausgehend. »Aber verlockt durch die Sitte und das Beispiel der Reichen strebt der Arbeiter in den Städten nach Genüssen, die seiner Stellung durchaus unangemessen sind, Ordnung und Sparsamkeit sind ihm meist fremd.« (Harkort 1844, 70; schon: Süßmilch 1752 über die Berliner Textilarbeiter) Es gibt ein Mißverhältnis zwischen einem hohen Branntwein- und Bierkonsum, ja Schlemmereien an Sonntagen und einem kümmerlichen Leben während des Rests der Woche. Es gibt den erstaunlichen Aufwand der unverheirateten Fabrikmädchen für Sonntagskleidung, der kontrastiert mit ihren armseligen Ernährungs- und Wohnverhältnissen. Das ist eine Stereotype während des ganzen 19. Jahrhunderts, in die sich die objektivierenden Normen der Ernährungsphysiologie einfügen, diese »verwissenschaftlichen«. Würden die Arbeiter weniger Branntwein saufen, könnten sie sich besser ernähren; wären sie sparsamer, würden sie es zu etwas »bringen« – z. B. aufsteigen in die Reihen der selbständigen Handwerker und kleinen Gewerbetreibenden. Die sogenannte Branntwein-Pest wird zeitgenössisch aber auch als Aspekt im Wandel der Arbeitsanforderungen, der Zunahme und den Veränderungen der Arbeitsbelastungen gesehen. Es wird darauf verwiesen, daß schwere körperliche Arbeit unter schlechten Ernährungsbedingungen bald nur noch unter Alkoholeinfluß möglich zu sein scheint: Insbesondere die dominierende Kartoffelnahrung deckt nicht den Körperbedarf, es besteht die Gefahr, daß zwar »der Hunger gestillt, aber die Muskelkraft nicht reproduziert und versucht wird, diese Lücke durch Alkoholgenuß zu ergänzen«. (Grotjahn 1902, 61; Vollmar 1888, 356)

Gerade am Beispiel Alkoholismus lassen sich auch abweichende Kulturelemente festmachen, denn dieser ist zugleich Ausdruck eines veränderten Glücks- und Euphoriebedarfs unter städtisch-industriellen Verhältnissen. Vor allem der Wochendrausch der Industriearbeiter ist nicht zuletzt ein säkularisiertes Abbild der alten Fest-Räusche unter statisch ländlichen Verhältnissen, aus denen die Arbeiter überwiegend stammen. (Jeggle 1978; Roberts 1980) Alkoholisierung ist nicht zuletzt eine Vergnügungsform, die vielleicht der Logik städtisch-industrieller Arbeitsanforderungen entspricht, jedenfalls nicht aufgeht in rein »materialen« Bedarf, ist nicht nur »soziale Not«. »Unrationelles Konsumverhalten« kann eben, an einem umfassenden Begriff der Lebensbedürfnisse gemessen, durchaus rational sein. Nahrung und Genußmittel müssen als Basisbedürfnis auch andere Funktionen mit erfüllen, neben dem Ersatz des täglichen Bedarfs an Nährsubstanz. Ernährungsweisen sind auch mit Sinnfragen überdeterminiert, sind nicht auf die Optimierung von Sattsein, nicht mal von Behaglichkeit zu reduzieren, haben zusätzlich den Innovations-, Glücks- und Luxusbedarf abzudecken – und das um so mehr, je mehr die Ausgaben für Nahrung den Hauptanteil am Konsumtionsfond ausmachen, wie das bei der Arbeiter- und Unterschichtspopulation der Fall ist.

Orwell, ein bürgerlicher Schriftsteller, der immer wieder im persönlichen Erleben die klassenspezifischen Differenzen durchmessen hat, schreibt dazu: »Ein Mensch ist in erster Linie ein Sack zum Essenreinstopfen.« (1982, 89) Allerdings ist Essen unter verschiedenen Lebensbedingungen etwas Unterschiedliches:

»Wenn man arbeitslos ist, also unterernährt, unruhig, gelangweilt und elend, will man keine langweiligen, gesunden Nahrungsmittel. Man will etwas, das ein bißchen ›schmeckt‹. Und es gibt immer etwas, das nett ist und billig und das einen verführt. Essen wir doch für drei Pennies Chips! Geh rasch und kauf uns ein zwei-Penny-Eis! [...] Eine Tasse Tee oder auch nur ein Aspirin sind als zeitweiliges Stimulanz besser als eine Kruste Vollkornbrot.« (93 f.)

Hier spielen wieder zwei schon genannte Aspekte zusammen: Die Marktverhältnisse haben bestimmte »Luxus«-Artikel, d. h. nicht unbedingt notwendige Dinge verbilligt, während der allernotwendigste Lebensbedarf relativ teuer wird.

»Für den Preis einer richtigen Mahlzeit kann man zwei Pfund billige Süßigkeiten bekomnmen. Für Threepence bekommt man nicht viel Fleisch, aber eine Menge Fisch-and-Chips. Milch kostet Threepence und sogar ein ›leichtes‹ Bier kostet Fourpence, aber für einen Penny bekommt man sieben Aspirin.« (87)

Wie Orwell beobachtet, ist besonders in ökonomischen Zwangslagen diese »irrationale Ernährungsweise« eine Überlebensmöglichkeit, eine Möglichkeit, den Selbstrespekt, eine Art psychischer Gesundheit zu erhalten, die allerdings auf Kosten der physischen geht.

2.2 Wohnen

Wohnen ist, wie Ernährung, durch Industrialisierung und Verallgemeinerung der Markt- und Geldbeziehungen gravierend verändert worden. Dabei gilt Wohnen in Großstädten zumindest seit Rousseau als Inbegriff der sozialen Gefahren einer neuen Zeit. Die riesenhaft erscheinenden Ansammlungen und Zusammendrängungen von Menschen sind Metaphern der Verstöße gegen göttliche oder naturgemäße Ordnung. Dabei gab es für den einzelnen auch zuvor nie viel individuellen Wohnraum – insbesondere, wenn

Heizung und Licht nötig sind. Es sind eben die Fremden in den neuen Mietskasernen, die anstößig für Moral und Gesundheit sein sollen. Etwa diese vielen Familien auf einem Flur, in den sogenannten »Familienhäusern«, Wohnkasernen für die arbeitenden Unterschichten, wie sie z. B. in Berlin seit 1822 bestehen. Oder noch schlimmer, das Untermieter- und Schlafgängerwesen, das seit den sechziger Jahren zunimmt, weil die betroffenen Wohnungsmieter ihre überhöhten eigenen Mietzahlungen aufbringen, indem sie Wohnungsteile weitergeben oder unter Umständen nur Betten vermieten. Wie das Ernährungsproblem hat die Wohnungsnot, wie sie seit der Mitte des Jahrhunderts diskutiert wird, prinzipiell zwei Aspekte. Eine faktische Seite ist, daß die Wohnverhältnisse weiter Bevölkerungsteile schlecht sind und sich im Laufe des Jahrhunderts z. T. verschlechtern. Aber es gibt ebenfalls eine ideologische Seite, denn Familie, Privatheit, Distanz, auch Rückzug der Körperlichkeit werden zunehmend wichtige Werte der bürgerlichen Kultur, an denen sich auch die traditionellen Wohnverhältnisse als skandalöse Zivilisationsrückstände reiben.

Klöden (1786-1856), der erste Direktor der Berliner Gewerbeschule, beschreibt die Wohnung seines Berliner Lehrherrn, einem Goldschmied, 1802: Es gibt eine Stube nach vorne heraus, die als Werkstatt, mit einem großen Amboß und einer Ziehbank, und Wohnraum der Familie dient (zwei Erwachsene, drei Kinder) und eine Stube zum Hof, in der die Großmutter wohnt; dazwischen liegt die kleine Küche ohne eigenes Licht. Er selbst schläft auf dem Dachboden, für ihn eine Oase der Ruhe, zum Lesen und Träumen, selbst wenn er nachts kein Licht (Talglichte) anmachen darf und im Winter den Schnee vom Bett schütteln muß. Auch in Klödens Augen sind dies kleine, ärmliche Verhältnisse zweifellos, aber keinesfalls Armuts- und Elendsbedingungen. (Die Familie hat 400 Taler Jahreseinnahmen, 90 Taler kostet die Miete.) Und die Enge stört ihn noch am wenigsten, er lernt auch in der Stube alle Arten von Büchern zu lesen. (Klöden 1976, 216-230) Das sind traditionelle Wohnverhältnisse städtischer Handwerker, die durch die folgenden Entwicklungen noch verschlechtert werden können. Die gleiche Personenzahl wohnt vielleicht in kleineren Räumen, in denen aber nur noch »gewohnt« wird, die Kammer ist vermietet, in der Küche steht ein Bett für den Schlafgänger.

Wohnen wird für die absolute Mehrheit der Bevölkerung während des 19. Jahrhunderts zur Mietangelegenheit, damit abhängig von Zahlungsfähigkeit und Wohnungsmarkt, Boden- und Baupreisen. Wohnen und Arbeiten werden in der Regel zu getrennten Bereichen, es sind zurückgebliebene Berufstätigkeiten, in denen diese Trennung nicht eintritt (Kleingewerbe, später Heimarbeit). Ländliche und kleinstädtische Wohnverhältnisse bleiben lange traditionell, stehen aber auch nicht im Zentrum sozialpolitischer Aufmerksamkeit, bis zu den Choleraepidemien 1848 und 1866, wenn die ausgeschickten Ärzte über bedeutende Elendsverhältnisse berichten. Dennoch gelten ländliche Verhältnisse den bürgerlichen Reformern als vorteilhafter. Das Land, »ein uraltes, urdeutsches Bedürfnis«, kompensiert viele Wohnungsmängel,

»man leidet nicht unter dem immerwährenden Durcheinander der vielen zusammengepferchten, sich fremden Menschen in den großen Häusern und Straßen der Stadt. Ein Gärtchen steht zur Verfügung, wo man nach Herzenslust Zierpflanzen oder Nutzgewächse ziehen kann, auf dem Dachboden kann ein kleiner Taubenschlag errichtet werden. [...] In solchen Hütten, wären sie auch noch so niedrig und verfallen, fühlen sich die Inwohner wohl und heimisch.« (Zeuner 1894, 49)

Das ist auch die Programmatik, mit der Arbeiterkolonien, verstärkt seit den sechziger Jahren, errichtet werden, z. B. für Bergleute im Ruhrgebiet, nicht unpassend »innere Kolonisierung« genannt. Siedlungsbauweise oder Mietkasernen, das ist auch noch nach 1900 die Streitfrage in den jetzt aktiven gemeinnützigen Wohnungsbaugenossenschaften.

Die städtischen Wohnverhältnisse ändern sich äußerlich zunächst kaum, z. B. steht noch 1850 im wesentlichen das »alte Berlin«. Freistehende Häuser, Parterre und zwei Stockwerke hoch, in der Mitte der Front ein zweiflügeliges Einfahrtstor, man betritt das Haus über eine meist hölzerne Außentreppe. Keller werden von Gewerbe und Handlungen genutzt, unter den Dächern und in Hofgebäuden sind Schlafplätze. Die großstadttypischen vier- bis sechsstöckigen Häuserzeilen, Mietskasernen, mit mehreren Hinterhöfen, entstehen in den siebziger Jahren. Überall dort, wo Industrien expandieren, sammeln sich Arbeitskräfte aus den ländlichen Regionen. Die so entstehende Wohnungsknappheit, verstärkt durch Grundstücksspekulationen, zwingt dazu, Wohnverhältnisse so zu akzeptieren, wie sie gerade sind.

Zwei Impressionen von 1853 aus einem mitteldeutschen Industriedorf: Auf dem Hof, in einem Hintergebäude, ist eine Stube zu vermieten:

»wir waren mitten im Sommer, aber die Wände trieften von Feuchtigkeit; zwei kleine Fenster führten in einen schmalen Gang, kein Sonnenstrahl drang in die Stube, [...]. Eine Art Kamin im Hause, in den man halb hineinkriechen mußte, vertrat die Stelle der Küche. Außerdem war dicht neben der Stube ein Schweinestall, und ein fürchterlicher Gestank verpestete die ganze Wohnung.«

Und ein weiteres Wohnangebot:

»Das Haus war eine Art Kaserne und enthielt nichts als Arbeiterwohnungen. Eine Schar halbnackter, vom Schmutz starrender Kinder lag vor der Türe umher, und man hatte Mühe, sich zwischen ihnen hindurchzuwinden. [...] Die Dielen starrten vom Schmutze, das Fensterglas war blau und grün vom Dunste, die Decke war schwarz, wie in einer Rauchkammer. [...] Ich machte, daß ich fortkam.« (Neumann 1853, 54f.)

Deutschland hatte, im Gebiet des späteren Deutschen Reiches, in der Mitte des 18. Jahrhunderts 16 bis 18 Millionen Einwohner. 1800 waren die Bevölkerungszahlen auf 22 bis 24 Millionen, 1900 auf 56 Millionen angewachsen. Der größte Teil der Bevölkerung lebt um 1800 auf dem Lande, in Preußen zwischen 50 und 80 v. H., in Mitteldeutschland etwa 60 v. H.; 1910 lebten 66 v. H. der Bevölkerung in der Stadt. Der Verstädterungsprozeß setzt verstärkt in den sechziger Jahren ein. In Preußen steigt der Bevölkerungsanteil der Städte von 29,6 v. H. im Jahr 1858 auf 63,6 v. H. 1894. Dabei ist insbesondere das Anwachsen von Großstädten bemerkenswert. Deutschland hatte 1816 zwei Großstädte, Berlin und Hamburg, mit 1,5 v. H. der Gesamtbevölkerung; 1905 existierten 41 Großstädte mit 11,5 Millionen Einwohnern, das sind 19 v. H. der Gesamtbevölkerung. Diese 41 Großstädte hatten 1816 erst 1,26 Millionen Einwohner (Sachße, Tennstedt 1980, 179f.) Zwischen 1816 und 1905 wachsen die Bevölkerungszahlen in Berlin von ca. 200000 auf ca. 2 Millionen, in Breslau von 75000 auf 470000, in Barmen von 19000 auf 156000, in Hannover von 15000 auf 250000. In Berlin lebten 1871 von 1000 Bewohnern 171 in nur einem beheizbaren Zimmer mit sechs bis zehn Bewohnern, 275 in zwei beheizbaren Zimmern mit zehn bis zwanzig Bewohnern. Von 1000 Haushaltungen bestehen 576 nur aus Familienmitgliedern, 152 leben mit Dienstboten, 42 mit Gewerbegehilfen, 85 mit dauernden Einmietern, 205 mit Schlafgängern. Die absoluten Zahlen steigen durch das Bevölkerungswachstum in allen Kategorien, wobei der Anteil von nur aus Familienmitgliedern bestehenden Haushalten wächst (bis 1905 auf 670) und die Anteile der Wohngemeinschaften fallen (mit Dienstboten auf 107; mit Schlafgängern auf 121). (Tennstedt 1981, 122, 159)

Die Mißstände bestehen also zunächst darin, daß alte Einfamilienhäuser zu Mietskasernen werden. Alte Häusr bleiben stehen, weil sie noch vermietbar sind und z. T. höhere Mieten bringen als neuere Häuser mit größeren Wohnungen und höherem Wohnstandard. »Diese kleinräumigen, dumpfen, feuchten, sonnenlosen Wohnungen ohne Abzugskanäle in den abgelegenen Gassen und Winkeln, über welche der an Besseres gewöhnte Mensch zu erschrecken pflegt, gehören in ihrer großen Masse zu jenen Überlieferungen aus einer vergangenen Zeit.« (Knies 1859, 85) Nach hygienischen Maßstäben geurteilt, behauptet ein Arzt 1866, müßten daher ganze Straßen, Dörfer und Städte abgerissen werden. (Zit. Tennstedt 1981, 122) Dann, um die Mitte des Jahrhunderts, wenn die begrenzenden Stadtmauern und Tore abgerissen werden, Vorstädte geplant, in diese hinausgebaut wird, wird nicht mehr nach »Wohnbedürfnis«, sondern mit Spekulationsinteressen gebaut. So beginnen sich die Städte in den sechziger Jahren nach großbürgerlichen, bürgerlichen und proletarischen Vierteln abzutrennen: zunächst nur Buden und Baracken um die neuen Fabriken und die feineren Neubaugebiete, beides außerhalb der alten Stadtbereiche. In Berlin werden seit den sechziger Jahren fünfstökkige (Vorder-) Häuser gebaut, aber dem Dauerruf nach Neubauten, insbesondere kleiner Wohneinheiten für die arbeitenden Unterschichten kommt erst der Bauboom seit den siebziger Jahren nach (durch französische Reparationszahlungen am Ende des Deutsch-Französischen Krieges 1870/71 angeheizt). Der Berliner Bebauungsplan von 1862 zum Beispiel hatte nur die Straßenverläufe in den Erschließungsgebieten festgelegt, es waren relativ tiefe Grundstückszuschnitte vorgesehen, denn man erwartete im Inneren der Häuserkarrees, Ställe, Remisen, Wirtschaftshöfe und Gartenanlagen – vorstädtische, auch vorindustrielle Verhältnisse. (Geist, Kürvers 1980, 504) Diese Karrees werden seit den siebziger Jahren bis auf kleine Höfe, in denen nach der Feuerschutzauflage eine Spritze wenden kann (5,5 m mal 5,5 m), zugebaut. Die neuen Mietskasernen seit den achtziger Jahren sind dann zwar besser als die alten, aber genauso übervölkert.

Und wie wohnt das besser situierte Bürgertum? In den Hygieneschriften wird seine Situation kaum beschrieben, von Einzelfällen abgesehen. Etwa, wenn in der Jahrhundertmitte empfohlen wird, die beliebten grünen Tapeten (arsenhaltige Farben) besser nicht ins Schlafzimmer zu kleben. Für die oberen Gesellschaftsschichten kenne er keine Hygiene, sagt der bedeutende Hygieniker Rubner um 1900. Wohnungshygiene, wie sie mit dem sozialpolitischen Dauerthema Wohnungsnot prosperiert, ist ein Problem des Mangels, der Unterschichten mithin. Gesundheitlich günstige Wohnverhältnisse ergeben sich von alleine, wenn ausreichende Finanzen zur Verfügung stehen, aber bei knappen Ressourcen seien Expertisen erforderlich zu hygienischen Mindeststandards, zur Risikoabschätzung und Prioritätensetzung. Der Ansatzpunkt ärztlichen Professionalisierungsinteresses ist in der Frage des Wohnens wie der Ernährung der gleiche.

Die Wohnungshygiene liegt auf einer eigentümlichen Schnittstelle zwischen privater und öffentlicher Gesundheitspflege, betrifft Verhaltenseinstellungen der Wohnenden – also Lüften, Heizen, Beleuchten, Sauberkeitsstandards – und bauliche Bedingungen, wie sie in Bauordnungen, architektonischen und baumaterialmäßigen Anforderungen bestehen. Hier entfaltet die naturwissenschaftlich orientierte Hygiene seit den achtziger Jahren eine sehr umfangreiche Untersuchungstätigkeit, die auf eine Normierung von Gesundheitsstandards zielen soll, denn der Zusammenhang von Wohnverhältnissen und Krankheitsgefahren gilt als zweifelsfrei. Wärme- und Luftbedarf werden gemessen, Ventilations- und Heizungstechniken untersucht, Lichteinfall und Techniken künstlicher Beleuchtung, ebenso alle Baumaterialien in bezug auf Feuchtigkeit, Dämmwirkung, Anfälligkeit für Bakterien usw. Der Einfluß aller möglichen Wohnparameter, Staub, Dünste, Luftfeuchtigkeit, Wohndichte, Wohnlage, Stockwerk, Zustand der Betten, der Toiletten und Waschgelegenheiten usw., werden analysiert im Hinblick auf die Entstehung von Krankheitsarten (insbesondere Tbc) und Häufigkeiten. Gefahren werden so eng wie möglich lokalisiert. Und so erscheint dann nach 1900 nicht der Zustand der Gesamtwohnung ausschlaggebend für eine Tbc-Gefährdung, sondern die Beschaffenheit der Schlafeinrichtung. Nicht die hohe Bebauungsdichte sei das Hauptproblem, sondern, falls diese dazukommen, die ungelüfteten, schmutzigen Wohnräume. (Fischer 1925, 127)

Die Erfolge solcher Definitionsbemühungen sind aber nur sehr indirekt. Es wird weiter zu eng gebaut, der Lichteinfall ist zu gering, die Wohnungen werden zu früh bezogen, die Wohnungsbelegung ist zu hoch. Die gesundheitspolitische Expertise findet in diesem Bereich keinen »Bedarf«, die Gesundheitsargumente können die Rentabilitätsfrage nicht überspielen, die Bestimmungen der Bauordnungen bleiben zu allgemein. (Rubner 1895, 255 ff.) Die Hygieniker sind hier insbesondere in ihrer deutlichen Ablehnung der engen Kasernenbauweise – trotz ihrer lokalistischen, naturwissenschaftlich orientierten Methoden – eine beachtliche Kritikinstanz. Andererseits wirken sie in großem Umfang auch als Agitatoren bürgerlicher Kultur, der Werte Ordnung, Sauberkeit, Familienleben, denen unter der Hand ihre objektiven Ergebnisse in die vordringliche Anschuldigung der unhygienischen Verhalteinstellungen der Betroffenen umschlagen kann. Vor allem aus pragmatischen Gründen – irgendwo muß angefangen werden – erscheinen nach 1900 hygienische Erziehungsprogramme sinnvoll, da gegen privates Hauseigentum und profitwirtschaftliche Verwertung der Wohnungsnot nicht angegangen werden kann.

Insbesondere den Frauen sei

»beizubringen, wie eine Wohnung zu lüften und zu reinigen ist, wie gefährlich schmutzige Gardinen sind und sonstige Staubfänger, herumliegende Sachen im Zimmer, trocknende Wäsche und Kleidungsstücke, wie sehr schlecht verwahrte Nahrungsmittel und überhitzte Stuben Gesundheit und Leben gefährden usw. [...] Alle Sonnabend müßte ein Arbeiterviertel von ihren (Ortskrankenkassen) Krankenkontrolleuren überschwemmt werden, müßten die Frauen bei der Treppen-, Zimmer-, Hausreinigung beobachtet und belehrt werden über die Gefahren [...]; da, wo man auf Widerstand stößt, müßte immer wieder kontrolliert und gemeldet werden, und so im Laufe eines Jahres ganz Berlin abgesucht und zur hygienischen Kultur erzogen werden.« (Zadek 1913; zit. Tennstedt 1983, 458 f.)

Erziehung zu höheren Peinlichkeitsschwellen, höherem Intimitätsbedarf, trotz enger Wohnverhältnisse, aus Gesundheitsgründen, ist ein weiteres Ziel: »Daß der Mensch zum Menschen eine gewisse Distanz halten muß«, proklamiert Grotjahn; »das Zusammenschlafen der Menschen (sei) aus der Bevölkerung herauszutreiben«, wie überhaupt alle Arten von »enger Berührung« wie z. B. »der Kommunismus des Handtuchs«, oder übliche Liebkosungen: Man sollte »den Kuß auf das erotisch Unvermeidliche beschränken«. (Grotjahn 1920, zit. Tennstedt 1983, 463) Die Tbc-Gefahr wirkt als zentraler Hebel zur sozialen Zivilisierung der Unterschichten.

Diese Hygienekampagnen hatten wichtige Impulswirkungen für

die ärztliche Professionalisierung, sie waren getragen von allgemeiner Aufmerksamkeit und Anerkennung. Dennoch war dieses zivilisatorische Defizit, dem die Hygieniker durch Erziehung begegnen wollten, in der Regel ohne großen Anklang bei ihren Adressaten, kein rein erfundener Bedarf, nicht nur bürgerliche Arroganz. Ein großer Teil der städtischen Unterschichten waren ländliche, bäuerliche Verhältnisse gewöhnt, die Anforderungen einer Etagenwohnung sind neu: ein Leben ohne Nebenräume, zum Waschen, zum Stapeln nicht mehr oder gerade nicht benutzter Gegenstände, Aufbewahrung von Lebensmitteln, unter der Notwendigkeit dauerhafter Rücksicht auf Mitbewohner in den gemeinsamen Toiletten, Hausfluren usw. Nicht nur Verwahrlosung aus Armut, Apathie aus Hoffnungslosigkeit – Elemente, auf die die Hygieniker auch hinweisen –, auch simple Eingewöhnungsprobleme, verschärft durch die geforderte neue Zeitökonomie, durch neue körperliche und psychische Belastungen, kommen hier zusammen. »Vielfach sind es gar nicht einmal Indolenz und Armut, die eine Wohnung so verkommen lassen, sondern Unkenntnis und Unerfahrenheit mit den einfachsten Prinzipien der Wohnungspflege.« (Wernicke 1913, 117) Nicht einmal richtig auskehren können sie, wirbeln den Staub auf, statt naß aufzuwischen (Zadek 1913, zit. Tennstedt 1983, 459), nicht einmal die Toiletten spülen sie. Die Wash-Out-Closets haben vor allem den Vorteil,

»daß dieser mit wenig Wasser gefüllte Teller, auf den die Exkremente fallen, die wiederholte Benutzung des Closets ohne Spülung unmöglich macht. Zumindest ist der zweite oder dritte, der das Closet benutzen will, gezwungen, vorher zu spülen, weil sich die Exkremente auf dem Teller so anhäufen, daß er sich geradezu in dieselben hineinsetzen müßte, wenn er die Spülung unterlassen wollte. Auch der unreine Mensch wird es vermeiden, mit den Exkrementen in direkten Kontakt zu treten. Durch dieses einfache Mittel wird also die regelmäßige Spülung erzwungen und dadurch allein kann die ungestörte Funktionierung des Closets garantiert werden.« (Emmerich 1894, 459f.)

Allerdings stellt sich hier – wie bei der Ernährungsfrage – das gleiche Problem. Zwar ziehen Entwicklungsbrüche in der Lebensumwelt für große Bevölkerungskreise einen neuartigen Expertenbedarf nach sich. Aber solange die materiellen Mittel fehlen, helfen auch Expertenratschläge wenig. Neben diesem Expertenbedarf durch Entwicklungsbrüche der Lebensumwelt stimuliert das Dauerthema Wohnungsnot den Krankenhausbau und damit auch hier weiteren Bedarf an Ärzten. Die Forderung der Hygieniker nach gesunden Wohnungen, die immer einhergeht mit der Forderung nach Krankenhauspflege für erkrankte Arbeiter mit schlechten Wohnbedingungen, zeigt hier Wirkung. Auch das ist eine pragmatische Ersatzstrategie, was Rubner ausspricht: »Nicht in uferlosem Krankenhausbau, sondern im Bau von Häusern für Gesunde liegt die Hoffnung der Zukunft.« (zit. Wernicke 1913, 114)

2.3 Tuberkulose

»Die Lungenschwindsucht, diese eigentliche Verzehrungskrankheit des menschlichen Geschlechts« (Marx 1845, 70), ist seit Anfang des 19. Jahrhunderts als eine Krankheit der Städte aufgefaßt worden, dieser gefährlichen, künstlichen Sümpfe, wie J. P. Frank (1745-1821), der große zeitgenössische Hygieniker sagt. (1804, 38f.) Eine Krankheit der Armen, obgleich sie sich nie strikt an die Klassenschranken halten will, eine »soziale Krankheit« also, »eine großstädtische Wohnungs-, Fabrik- und Gefängniskrankheit«. (Zadek 1916, 83) Das scheint fraglos, selbst wenn erst gegen Ende des 19. Jahrhunderts die Debatte um die zentralen Kausalitäten beginnt. Die Sozialepidemiologie der Tuberkulose gibt ein Panorama der Industrialisierung:

> »The need for labour in the new factories brought about a huge and sudden shift of population from rural to industrial areas. [...] In the mushrooming cities, the immigrants found the most dreadful working and living conditions. Long hours of exhausting toil were exacted of them in the suffocating atmosphere of coal mines, in the dark factories and the damp offices. Malnutrition prevailed in the shabby, filthy and crowded tenements and the bleakness of life was relieved only by gin and vice. [...] Tuberculosis was, in effect, the social disease of the nineteenth century, perhaps the first penalty that capitalistic society had to pay for the ruthless exploitation of labour!« (Dubos 1952, 207)

Um 1800 dient die Tuberkulose als Symbol der chronischen Entkräftung der Menschen, des fortschreitenden Verfalls durch falsche Kulturentwicklung und soziale Verhältnisse. »Ein Sklavenvolk ist ein kachektisches Volk. Der leere Name ›ein freier Mensch‹ wird hier niemandem Eindruck machen, der die Schwindsucht aus dem Antlitz der ganzen arbeitenden Klasse schon beim ersten Blick erkennt.« (Frank 1790, 41) Die ersten Mortalitätsstatistiken der zwanziger und dreißiger Jahre des 19. Jahrhunderts bestätigen diese Verfallswahrnehmungen aber nicht: Weil andere Krankheiten wie Pest, Flecktyphus und Malaria im 18. Jahrhundert stark zurückgehen, tritt die Tuberkulose in den Vordergrund, absolut aber sinkt die Tuberkulosesterblichkeit kontinuierlich, seit dem Zeitpunkt der statistischen Erfassung.

In London sinken die Tuberkulosemortalitätszahlen seit der Mitte des 18. Jahrhunderts, mit einem Höchstanteil von ca. 28 v. H. an der Gesamtmortalität; sie stagnieren in England zwischen 1830 und 1870 von ca. 8 v. H. auf ca. 4 v. H. an der Gesamtmortalität und halbieren sich noch einmal bis 1900, dem Zeitpunkt des Einsetzens größerer Tuberkulosekampagnen. (Marx 1845, 70ff.; Ackerknecht 1963, 92ff.; McKeown 1982, 136ff.) Preußen hat in den achtziger Jahren ungefähr den Tuberkulosemortalitätsstand Englands der fünfziger Jahre; dieser Stand halbiert sich in Preußen in zwanzig Jahren, in England in 30 Jahren; das Deutsche Reich liegt 1905 um ca. 60 v. H. über der Tbc-Mortalität Englands; 1927 haben beide Länder ungefähr den gleichen Stand, der weiter um ca. 35 v. H. gesunken ist. (Mosse 1913, 561; Kantorowicz 1932, 224) Bekanntlich isoliert Robert Koch (1843-1910) 1882 den Tuberkuloseerreger und beweist empirisch den infektiösen Charakter der Tbc. Die schon vorher benutzte Bezeichnung »Tuberkel« ist nur das lateinische Wort »Knoten«, noch nicht der Name für einen spezifischen Erreger. Eine effektive Chemotherapie gegen Tbc existiert erst seit 1947 und wird seit 1954 generell angewandt.

Wir sehen, daß die Lungentuberkulose, nachdem sie überhaupt als erschreckende Seuche Aufmerksamkeit auf sich gelenkt hat, in ihrer Bedeutung abnimmt. Und sie geht zurück auch ohne die »Verteidigungskunst« der Ärzte. Es zeigt sich zunächst, daß die Tbc-Sterblichkeit eine eigene Entwicklungslinie hat, die nicht mit der Gesamtsterblichkeit oder der bestimmter anderer Krankheiten korrespondiert. Die Tbc wird kaum beeinflußt durch Maßnahmen der Stadtsanierung, Kanalisation, neue Wasserleitungen u. ä., obgleich diese Maßnahmen immer Hinweise auf verbesserte Lebensbedingungen geben, indirekt nützlich gewesen sein müssen. Auch die Verbesserung der Arbeitsbedingungen, insbesondere die Reduzierung der Dämpfe und Staubemissionen – Zufuhr von Licht und Luft, das zentrale Arbeitsschutzthema des 19. Jahrhunderts – nützen nicht viel. In ganzen Branchen ist die Tuberkulose endemisch – wie bei Feilenhauern, Quecksilberarbeitern, Bürstenmachern, Berg- und Steinbrucharbeitern, Nähmaschinenarbeiterinnen usw. – und scheint sich in den Arbeiterfamilien zu vererben. Dann wiederum verschwindet die Tuberkulose, und für die Bergleute z. B. scheint der Kohlestaub geradezu ein gesundheitsdienliches Heilmittel, leider bekommen sie Staublungen davon. Verstädterung und Zunahme industrieller Tätigkeit haben den entscheidenden negativen Einfluß auf die Tuberkulosesterblichkeit. Allerdings besteht auch ein Gegentrend, der die negativen Auswirkungen fast aufhebt: Je besser die Wohnverhältnisse und je geringer die Überbelegungen der Wohnungen sind, je geringer wird die Tbc-Rate sein. Und auch dieser Aspekt ist nur von relativem Gewicht, denn falls es einen Trend zur Abnahme der Tuberkulosesterblichkeit gibt, spielen auch bedeutende Wohnungsmißstände keine Rolle – wie günstige Wohnbedingungen nicht immer gegen die Sterblichkeitszunahme vorbeugen können. Die alteingesessenen städtischen Unterschichten sind ein Beispiel, vor allem jüdische Populationen, die trotz der Elendsverhältnisse der Judengasse hohe Resistenzen zeigten. Der Einfluß der Ernährungslage ist ebenfalls sehr zwiespältig. Einerseits ist gezeigt worden, daß die Mortalitätszahlen mit den Weizenpreisen schwanken. Andererseits folgt die Sterblichkeitsentwicklung nicht immer der Lohnentwicklung, korrespondiert auch nicht immer mit dem Pro-Kopf-Nahrungsmittelverbrauch. Für Deutschland ist der rapide Sterblichkeitsrückgang auch nicht auf die Einführung der Arbeiterversicherung, vor allem der damit seit 1900 einhergehenden Expansion der Lungensanatorien zurückzuführen. Es zeigt sich, daß es nur gelingt, den Eintritt der Invalidität um ein paar Jahre zu verschieben, während Kranke im Anfangsstadium auch ohne Sanatorium gesund werden können. (Mosse 1913, 551ff.; Kantorowicz 1932, 180ff.) Die Tuberkulose wird wie zu Beginn des Jahrhunderts als Armutssyndrom und als Folge vielfältiger Überlastungen aufgefaßt, mit multikausalen Verursachungen: Die »soziale Disposition zur Tuberkulose« ist allgemein anerkannt! Und die möglichen Abhilfemaßnahmen sind vor allem sozialpolitische, egal welche Hauptfaktoren in der je spezifischen Situation dominieren mögen: »Die Tuberkulose als sozial bedingte Krankheit kann erfolgreich nur durch soziale Maßnahmen bekämpft werden.« (Mosse 1913, 551, 603)

Den epidemiologisch orientierten Autoren um 1900 war klar, daß die »soziale Disposition« mit einer individuellen zusammentreffen muß, ohne daß dieser Zusammenhang bekannt war. Neuere Untersuchungen konnten den grundlegenden sozialen Selektionsmechanismus aufklären. Die untersuchten Branchen und Berufe, aber auch ganze Populationen, zeigten historisch abweichende Tuberkulosemortalitätskurven, je nachdem, ob diese Population in Industrialisierungswellen hineingezogen wurden oder ob die Beschäftigten vor allem zentralisiert eingesetzt wurden und unter industrielle Lohn- und städtische Wohnverhältnisse gerieten. Wichtig ist dabei, daß auch unter Industriebedingungen noch lange an alten Berufstraditionen »genealogisch« festgehalten wurde. Ebenfalls stellten die Gewerbe sehr unterschiedliche körperliche Anforderungen, und die neu in die Industrie einströmenden Arbeiter verteilen sich auch nach solchen Kriterien. Damit konnte sich eine forcierte negative Resistenzselektion ergeben. Zum Beispiel waren die körperlichen Anforderungen in der Bekleidungs-, Tabak- und Heimindustrie niedrig, und gerade in diesen Bereichen fallen niedrige Löhne, überlange Arbeitszeiten, allgemein schlechte Arbeitsbedingungen und hohe Tbc-Mortalität zusammen. Umgekehrt konnten einige stark belastete Berufe mit hohen körperlichen Einstellungsanforderungen und relativ hohem Lohnniveau wie Bergbau oder Brauereiarbeit Tbc-resistent erscheinen. Dennoch zeigte sich, daß die Faktoren selbst in bezug auf die Tbc-Anfälligkeit noch einmal variierten nach der Dauer des Kontakts mit den industriellen Verhältnissen: Die aus traditionalen Lebensbedingungen kommenden Arbeiterpopulationen haben die höchste Mortalität. Die hier erlittenen kulturellen und individual-psychologischen Brüche, der fehlende Gewohnheitsgrad, können anscheinend auch durch günstige Lohnverhältnisse und einhergehende bessere Ernährung nicht immer kompensiert werden. (Dubos 1952, 185ff., 267f.)

Diese alte Risikofaktorendiskussion zeigt, daß nicht die häufig plausiblen, eindimensionalen Erklärungsmuster, sondern am Ende doch wieder das Spektrum der ökologischen Krankheitsverursachungen, durch Arbeits-, Wohnungs- und allgemeine Lebensumwelt herbeigeführt, sich als ausschlaggebend herausstellten – durchaus den alten Zusammenhangsvermutungen entsprechend. »Daß die Tuberkulose eine Magenfrage ist und eine Wohnungsfrage« (Mosse 1913, 603), legt den Akzent auf die wichtigsten gesundheitspolitischen Determinanten der Zeit. Ernährungslage und Wohnverhältnisse sind vor allem Leitwerte des gesamten Lebens-

und Sozialstandards. Es sind aber keine isolierbaren Faktoren, die vielleicht einen sauberen sozialtechnologischen Reformzugriff erlauben oder Maßstäbe bieten können, um über »rationales« Verhalten der Betroffenen entscheiden zu können.

Die Entwicklungsgeschichte der Tuberkulosesterblichkeit, als eine Geschichte der Veränderung eines ganzen sozialpolitischen Szenariums, erlaubt nun eine geradezu idealtypische Beurteilung der Rolle der Medizin und der Ärzte insbesondere für die Volksgesundheit. Diese Rolle ist absolut marginal, auch in der Beurteilung der zeitgenössischen Ärzte. Das gilt besonders, wenn man die noch immer gültige Spezifitätstheorie als Bewertungsmaßstab heranzieht: Konnte eine bestimmte Krankheitsursache, ein Erreger, gefunden werden und mit einer bestimmen Technik, Arzneien oder chirurgischem Eingriff, Heilung erzielt werden? Marx z. B. hat 1845 gehofft:

»Die Tuberkel-Ablagerung, welche in den meisten Fällen ihr (der Tbc) zugrunde liegt, ist so allseitig untersucht und so gründlich in ihrer Entstehung und Fortwucherung erforscht worden, daß die Hoffnung noch immer genährt werden darf, es möchte endlich gelingen, diese krankhafte, fast unorganische Masse in ihrer wachsenden Anhäufung rückgängig, zur Aufsaugung und Entfernung geschickt zu machen.« (Marx 1845, 72)

Das spezifische Mittel (zuerst Streptomycin) ist erst hundert Jahre später greifbar, und ein zeitgenössisch berühmter Tuberkulosekranker wie Orwell stirbt noch 1950 daran, aber die Tuberkulose ist nicht mehr die alte Volksseuche. »Unspezifische« Mittel dagegen, wie Ruhe, Gymnastik, Atemübungen, Diäthetik, die im alten Sinne alle Lebens-Mittel umfaßt, sind lange bekannt und werden auch mit Erfolg angewandt. Aber auch obskurere Mittel helfen, heilen vielleicht nicht, aber verlängern die Lebenserwartung. Der berühmte Sydenham (1624-1689) empfahl z. B. Reiten und Stalluft und auch Frauenmilch. Tuberkulosekranke hielten sich Ammen, noch bis zum Ende des 18. Jahrhunderts. (Ackerknecht 1963, 97) Hermann Brehmer eröffnet 1854 in Schlesien, auf der Basis solcher physikalisch-diäthetischer Sichten, das erste Lungensanatorium für ein bürgerliches Publikum, Peter Dettweiler 1876 ein zweites im Taunus. Insbesondere Dettweiler wird zum Propagandisten dieser Methode, mit der 1882 die erste Volksheilanstalt gegründet wird und damit eine Tendenz, die sich seit 1900 zu einer Heilstättenbewegung auswächst. 1924 gibt es für Erwachsene 198 Lungenheilstätten mit ca. 20000 Betten, für Kinder 257 mit 19000 Betten, dazu hunderte Walderholungsheime, Waldschulen, Landkolonien, Genesungsheime, Beobachtungsstationen, Tbc-Krankenhäuser, Invalidenheime, Pflegestätten. (Fischer 1925, 374) Durchgeführt wird vor allem eine »Ruhe-Kur«, eine »vorsichtige Lebensweise«, aber auch »Mast-Kur« bei Appetitlosigkeit, später bei Unterernährung, leitend sind ganz traditionelle Sichtweisen.

Wenn also die Rolle der Medizin beschränkt ist, dann nicht wegen der Ineffektivität des Kenntnisstandards, sondern wegen der Art der Kenntnisse. Denn diese sind ja nicht unabhängig von den sozialen Bedingungen, unter denen sie angewendet werden sollen: Für die am härtesten von Tuberkulose betroffenen, den unterernährten und vielfältig überlasteten Arbeitern in schlechten Wohnverhältnissen wären die bekannten Hilfsmittel am dringendsten, und gerade hier ist die ärztliche Kompetenz am hilflosesten. Der Arzt kann eben keinen durchschnittlichen Ernährungsstandard »verschreiben« ebensowenig wie er die anderen Bedingungsfaktoren der Gesundheitszustände wie Arbeits- und Wohnverhältnisse verändern kann. Und gerade dort, wo in der Diäthetik der größte traditionelle, arzttypische Kenntnisstand existiert, ist er auf die arbeitenden Unterschichten, die am stärksten Hilfsbedürftigen, am wenigsten anwendbar. Das hier bestehende Problem kann als Verwendungsdilemma bezeichnet werden. Die Kenntnisse der Medizin sind, ganz unabhängig davon, ob sie tatsächlich erfolgsfähig sind, für die Unterschichten weitgehend irrelevant. Und weil sie für diese, die die große Masse der Gesamtbevölkerung darstellen, keine Bedeutung hat, kann sie auch keine für die Volksgesundheit haben. Damit ist die Medizin aber keineswegs abgewertet, es ist nur klarer, wo und für wen die Medizin und die Ärzte Bedeutung hatten: Für die gut situierten Bevölkerungsschichten, die über die Mittel verfügten, ihre Lebensumwelt nach ihren Körperbedürfnissen zu organisieren, die es sich leisten konnten, »auf ihre Gesundheit zu achten«.

Gewiß, auch die physikalisch-diäthetischen Kuren halfen nicht immer. Gerade die Heilstättenbehandlung der Arbeiter, eingerichtet und finanziert durch die Arbeiter, vor allem die Invalidenversicherungen, zeigen nicht die erwarteten Heilerfolge. Sie bieten aber auch nur eine vorübergehende Änderung der Lebensumwelt. »Es ist sinnlos einen Patienten zu heilen, um ihn dann in die Slums zurückzuschicken«, kommentiert Sigerist aus späterer Sicht. (Sigerist 1952, 93 f.) Und schon 1909 wettert der Medizinprofessor und Medizinhistoriker Sticker gegen die, wie er findet, zu große Betonung der Lungensanatorien und der üblichen übertriebenen Tbc-Furcht: Heilung finde im Normalfall, d. h. wenn ausreichende hygienische Verhältnisse bestehen, von alleine statt, fast jeder werde mal mit Tuberkulose infiziert.

»Wer in jungen Jahren ein bißchen hustet oder gar Blut auswirft, der muß, weil angeblich sein Leben an einem Faden hängt, aus aller Tätigkeit heraus und wird zu einer langen, langen Untätigkeit verurteilt. [...] Viel besser, eine kleine Lungenverletzung zu behalten und mit ihr die Arbeitslust zu bewahren, als davon befreit zu werden, aber zugleich das Arbeiten zu verlernen.« (Sticker 1909, 116, 120f.)

Das ist die rigoros wirtschaftsliberale Position gegen die neue – ärztliche – Sozialfürsorge, ein Aspekt der neuen Nützlichkeit der Profession, die noch ausgiebig betrachtet wird.

Und was trägt die Bakteriologie bei, die seit den achtziger Jahren des 19. Jahrhunderts so große öffentliche Erfolge feiert? Therapeutisch zunächst nicht viel. Das von Koch 1890 erfundene Tuberkulin ist in dieser Hinsicht ein Mißerfolg, hat nur als Diagnosemittel Bedeutung. Aber mit dem Nachweis des Erregers wird die Infektionsgefahr prägnant demonstrierbar, die Gefahr wird zur medizinischen Begründung der schon angesprochenen Einstellung körperlicher Distanzierung. Eine neue Mentalität, Bazillenphobie und Berührungshysterie entsteht, wenngleich auch nur vorübergehend. »Die neu entstandene Furcht vor der Ansteckungsgefahr« wird als eigenständige Erfolgswirkung aufgefaßt. (Koch, zit. Kantorowicz 1928, 181) »Jeder von uns scheint zu fürchten, daß die anderen krank sind.« (Elias 1969, Bd. 1, 170) Nachdem die Verbreitung der Tuberkulose durch Auswurf, durch Tröpfchen nachgewiesen ist, wird ein »Vernichtungsfeldzug« gegen das Sputum in Gang gebracht. Nicht nur die Arbeitgeber werden durch Verordnung zur Aufstellung von Spucknäpfen in den Arbeitsräumen verpflichtet. (Individuelle Hygiene 1898, 203) Es wird als eine zentrale volksgesundheitliche Aufgabe propagiert, überhaupt das »wilde« Spucken zu organisieren, wenn es schon nicht zu verbieten ist. »Wildes« Spucken soll höchstens noch auf den Straßen erlaubt sein, aber keineswegs in Gebäuden. Gebäude aber seien nach dem Spuckbedarf umzurüsten, so daß Spucken die geregelte Form anzunehmen in der Lage ist. Eine organisierte Welt der Spucknäpfe also, deren richtige Benutzung von Kindesbeinen an gelernt werden muß.

»Es wäre doch in gesundheitlicher Hinsicht notwendig, schon in den Schulen damit anzufangen, den Kindern Gelegenheit zu geben, in geeignete Gefäße ausspucken zu können, ohne daß sie aufzustehen brauchen. Es ist nicht genügend, wenn die Vorrichtungen nur auf den Treppen angebracht sind oder nur für die Lehrer. Lernt das Kind schon in der Schule in diesem Sinne sich bewegen, so wird der erzieherische Einfluß nicht ausbleiben.« (Thomas 1908, 11)

Der Tbc-Kranke wird zum Kriminellen an der Gesellschaft, Opfer von Disziplinierung im Frühstadium, im Spätstadium der Einschließung: und für die »besonders gefährlichen Tuberkulösen [...] die dauernde Asylierung«. (Kantorowicz 1932, 213) Hier schlägt der Pesthauch aus dem 18. Jahrhundert vorübergehend ins 20. Die Entpolitisierung der Tbc, die nicht mehr Mangelsyndrom sei, der große Schlag, den Koch 1882 mit der Entdeckung des Tbc-Erregers glaubte gemacht zu haben – Tuberkulose als Ausdruck des sozialen Elends, eine überholte Sicht! (Fischer 1925, 373) – hat auch nur vorübergehend Bestand und bleibt nicht unwidersprochen.

Schon wird die Bakteriologie aus der älteren Hygienesicht von einem englischen Autor als einseitig verspottet:

»He tells you to dread infection, he advises you that it may be caught in the street, in the railway carrige, on the top of an omnibus, at the back of a letter just delivered, in a draught of new milk and in the passing breeze. [...] He would take a journey to France or Germany to see a new microbe and he would spend months in worrying medicine to find him a specific, but he would not walk into his neighbour's backyard, or into his own kitchen to remove the conditions which gave life to the object of his curiosity.« (Pickering 1892, 37)

Hier geht es um den Innovationsimpuls, der mit dem Auftreten der Bakteriologie verknüpft ist, natürlich nicht um eine ausgewogene Würdigung ihrer allgemeinen Bedeutung.

Die Geschichte der Ärzte zeigt bis zum Ende des 19. Jahrhunderts ein Verwendungsproblem der arzttypischen Kenntnisse, Sichtweisen und Techniken. Nicht nur die Geschichte der Gesundheit, auch die der Ärzte ist in großem Umfang abhängig vom gesellschaftlichen Reichtum. Die in der Regel wirkungsfähigen Ratschläge, Rezepte und Theraphievorschläge der Profession sind für breite Volksschichten wirkungslos, weil die notwendigen finanziellen Mittel und Entscheidungsspielräume fehlen. Dennoch, wenn sich das Verwendungsproblem im Sinne der Profession auflöst, dann viel weniger wegen des steigenden gesellschaftlichen Reichtums, das zeigen die Umschlagpunkte deutlich, dies wird im folgenden zu sehen sein. Und auch die Erfolgsfähigkeit der Ärzte steigt nicht in dem Umfang, wie es der plötzliche Großeinsatz der Ärzte seit 1884 in der Arbeiterversicherung, der Heilstättenbewegung seit 1900 insbesondere, erwarten lassen. Das muß die Ärzteschaft zunächst selbst konstatieren: »Weitaus der größte Teil der jetzt in ärztliche Behandlung tretenden Mitglieder der Kranken- und Unfallversicherungskassen hat früher kaum jemals einen Arzt in Anspruch genommen, ohne daß ihnen dadurch eine dauernde Gesundheitsschädigung erwachsen wäre.« (Ärztliches Vereinsblatt 1899, 366) Allerdings stellt sich ein solches Verwendungsdilemma der Ärzte vor allem aus einer heutigen Sichtweise, der heute bestehenden Wertschätzung der Profession und ihrer heute dominierenden Tätigkeit in der allgemeinen Krankenversorgung. Die Medizin selbst und die Ärzteschaft, ihr Kenntnisstand und ihr Professionscharakter waren bis zum Ende des 19. Jahrhunderts völlig von dem heute geläufigen verschieden. Vor allem eine Krankenversorgung, die absieht von dem sozialen, klassenspezifischen Charakter ihrer Kranken, die also nur auf den somatischen »nackten« Körper zielt, welches immer dessen »externe« Determinanten sein mögen, hat es vor der Arbeiterversicherung von 1883 nicht gegeben. Diese Sichtweise setzt sich erst langsam und mit dieser durch. Der eindeutig klassenspezifische Professionscharakter der alten Medizin wird in den folgenden Kapiteln dargestellt und die vielfältigen sozialen und professionspolitischen Probleme, die sich aus dieser Zuordnung ergeben, wie auch die langsame aber strukturierte Wandlung hin zu dem veränderten Professionscharakter der neuen Medizin, der uns heute geläufig ist. Einige der Schnittpunkte dieser Wandlung haben sich in der vorgehenden Darstellung bereits angedeutet.

Klarsichtigen Ärzten war zu jeder Zeit ihre Handlungsbegrenzung, ihr Verwendungsdefizit bekannt, und das ist auch in bestimmten allgemeinpolitischen und professionspolitischen Interessenkonstellationen immer wieder artikuliert worden. Ein Beispiel für verwendungsgehemmte Experten kann eine Darstellung von 1882 geben: Bei genauer Untersuchung des schlechten Gesundheitszustandes der Nähmaschinenarbeiterinnen wird festgestellt, daß dieser auf unzureichende Ventilation der Arbeitsräume und schlechte Ernährung bei langen Arbeitszeiten zurückgeht.

Zum ersten Punkt steht die medizinische Expertise bereit, können Reformvorschläge gemacht werden, die den Technikern und Fabrikanten nahegebracht werden müssen. Zu den beiden anderen Punkten kann nichts beigetragen werden, es sind politische Probleme. »Die Frage der besseren Ernährung dieser arbeitenden Volksklassen ist eine soziale, die hier nicht näher zu erläutern ist.« (in: Eulenberg, 1882, 2. Bd., 501) Der Arzt kann, zusammenfassend gesagt, die entscheidenden Probleme vielleicht benennen, allerdings handelt es sich fast immer um sozialpolitische Problemlagen, und hier kann er, falls er »von oben« eingesetzt wird, nur verteilen, verwalten und legitimieren. Auch der im Medizinbereich immer noch virulente Volksspott weiß das und meint: »Wenn ich so liege, Herr Doktor, dann geht's, bitte verschreiben Sie mir ein Schäselong.«

3. Gesundheit – Ein Diskurs über Gesellschaft

3.1 Gesundheit als politisches Thema

Gesundheit, was ist Gesundheit? Der höchste Wert, das höchste Gut des Menschen? Zumindest haben das die Ärzte immer behauptet, wenn sie im nächsten Satz die reale Mißachtung dieses Wertes beklagten. »Und gleichwohl wird dieses unschätzbare Gut, ich meine die Gesundheit und das davon dependierende Leben, gemeiniglich auf die liederlichste und leichtsinnigste Art verschwendet.« (Hoffmann 1715 1. Bd., o. Pag., VI) Wert oder Gut, immer eine Bestimmung, die Bezugspunkte braucht: Gesundheit wofür? Ein Gut zur Verwendung zu welchen Zwecken? Gesundheit braucht hier immer zusätzliche Bedeutung, braucht vor allem Interpreten. Das ist nicht viel besser, wenn versucht wird, Gesundheit in Normalitätsbestimmungen auszudrücken. Physiologische Durchschnitte finden aber nur wenige Durchschnittskörper, und es käme zu einem bunten Normalitätsreigen, des Neugeborenen, des Greises, des Sportlers usw., die Medizin versucht solche Gesundheitsdefinitionen auch nicht mehr. Und Gesundheit als Einstellung? Gesundheit als Fähigkeits- und Zufriedenheitsgefühl, das Urteil dem subjektiven Empfinden zu überlassen, hat bedeutende konzeptionelle Vorteile. Aber was ist mit den Gesundheitsfanatikern, den Hypochondern, oder den Leuten, die sich so sichtlich und mit Freude anscheinend ruinieren? Alle Nachfragen scheinen die zentrale Attraktivität des Wortes zu zerstören. Zumindest in der Funktion als positiver Teil eines Abgrenzungskonzepts, in der Unterscheidung von Krankheit. Auch Krankheit erklärt Gesundheit nicht näher, gibt nur den Gegenpart wieder, die Folie, die nur für den affektiven Wert einsteht. Gesundheit also, ein formbares und politisch formiertes Abgrenzungskonzept, so wird es hier verstanden und dargestellt werden. Ein Konzept, das viel weniger auf reales Verhalten zielt, sondern es qualifiziert und ideologische Orientierung geben will. Als solches wird es einige kulturkritische Bedeutung haben.

Wörterbücher bestätigen im übrigen das Fehlen kontinuierlich substantieller Bedeutung von Gesundheit. Gesund ist in der Grundbedeutung synonym mit stark, Körperstärke, frisch, funktionsfähig, brauchbar, tüchtig, tauglich und schon immer im Ge-

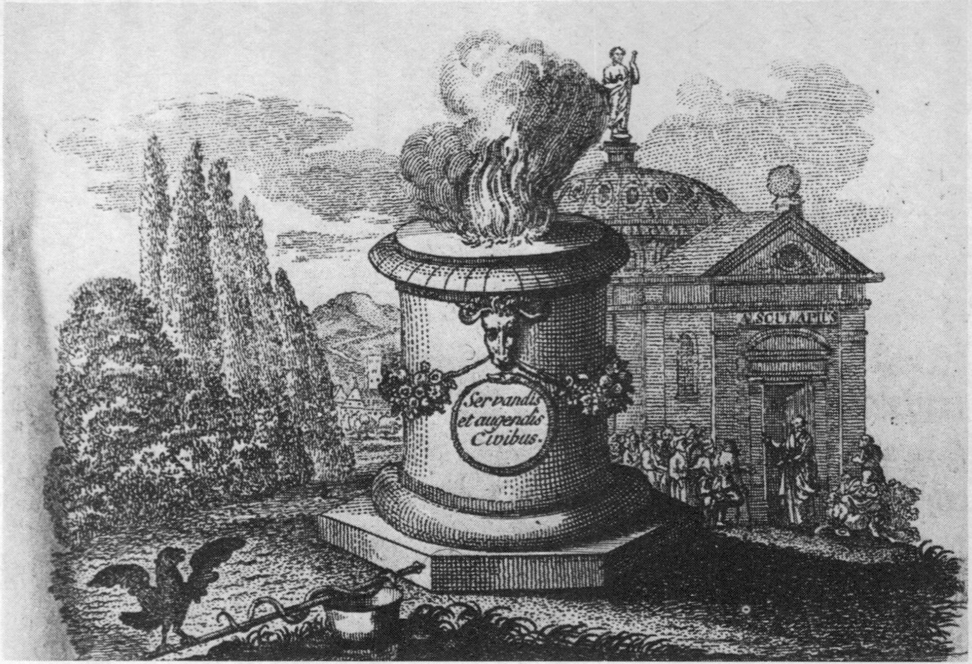
ÆSCULAPIUS
Servandis et augendis Civibus.

gensatz zu Krankheit, ist unverwundet, unverdorben. (Grimm, Deutsches Wörterbuch 1897) Gesundheit: »Im unverdorbenen natürlichen Zustand befindlich, da alle Teile fehlerlos und zu ihren Verrichtungen geschickt sind.« (Heinsius, Wörterbuch der deutschen Sprache 1840) »Gesund ist der Mensch, sofern alle seine Kräfte in dem Zustande sind, daß sie ihre Naturbestimmungen erfüllen können.« (Gruber, Teutsche Synonymik 1827) Die Grundbedeutung variiert kaum. Allerdings ist nicht immer fraglos, ob es göttlicher Wille sei, auf die Gesundheit zu achten; ebenfalls wird unter Gesundheit ein Selbstverteidigungsrecht gegen körperlichen Angriff diskutiert. (Zedler, Universal-Lexikon 1735) Während der Aufklärung und deutschen Klassik wird der Bedeutungsgehalt vielfach mit »Natur« verbunden; danach dominieren unspezifische Funkions- und Befindensmerkmale, die dann auch an Symbolwert einbüßen: Gefühl von Leichtigkeit, von Wohlbehagen, ohne Störungen bis: relative Formabweichungen, die Fortbestehen nicht gefährden. Schließlich wird in der medizinischen Literatur versucht, die Trennung zwischen Gesundheit und Krankheit aufzuheben: »Von dem Moment an, wo ein bisher ganz gesunder Organismus dem Tode anheimfällt, paßt das Wort Gesundheit nicht mehr auf ihn.« Gesundheit und Krankheit seien »nur besondere Zustände des Lebens«, die »nur scheinbare Gegensätze bilden.« (Ersch, Gruber, Allgemeine Enzyklopädie der Wissenschaften und Künste 1857)

Gesundheit, zentraler Fluchtpunkt einer Lebensstilisierung (Schipperges 1977), zieht seit etwa der Mitte des 18. Jahrhunderts in der medizinischen Literatur als Thema große Aufmerksamkeit auf sich. (Vogel 1930; Tutzke 1976) Ein neuer Diskurs setzt ein, über die soziale und politische Rolle des Menschen in der Gesellschaft, und die Ärzte sind sein wichtigster Träger.

»Der meiste Teil der Menschen wird zwar gesund zur Welt gebracht«, so lautet 1767 eine typische Stellungnahme, »aber ein desto geringerer Teil gelangt zu dem Ziel, nach dem er trachtet, ich will sagen, zu einem hohen Alter. Ansteckende Seuchen, denen man nicht entfliehen kann, und ungefähre Unglücksfälle fressen nur einen geringen Teil; eine viel größere Menge aber wird, sowohl in der ersten Jugend, als in den folgenden Altern, durch ein unvernünftiges und unbesonnenes Verhalten gegen den Körper hingerafft!« (Schulz 1767, 67; 1732-1823; Medizinalprofessor in Stockholm, 1770 geadelt und Mitglied des schwedischen Reichstages, später königlicher Leibarzt und Vorsitzender der Medizinalverwaltung Schwedens)

Hier sind eine Anzahl von interpretationswürdigen Sichtweisen vorgetragen. Die wichtigste Annahme ist, daß Krankheit und früher Tod unnötig sind, verhindert werden könnten und dies selbst unter der Voraussetzung, daß gegen Infektionskrankheiten und Seuchen nichts ausgerichtet werden kann. Es wird also vor allem ein Spielraum in der Lebenserwartung behauptet, der aber durch Unvernunft und falsches Verhalten nicht genutzt wird. Das Ziel, ein langes Leben, wird nicht erreicht. Dieses Thema, wie ein hohes Alter zu erreichen ist, ist historisch so neu wie die bürgerliche Kultur. Solche Sichtweisen zeigen, wie die Wertmaßstäbe bürgerlicher Kultur in einem lange ideologisch festbesetzten Bereich auftauchen. Gesundheit und Krankheit wurden in einem bisher dominierenden religiösen Weltbild als göttliche Fügung, als unveränderliches Schicksal angesehen. »Gewiß ist, daß die Krankheiten und der frühzeitige Tod denen Sündern von Gott als eine Strafe auferlegt werde.« (Hoffmann 1715, 1. Bd., IV) Krankheit galt eher als Anfechtung und Mahnung zur Rückbesinnung auf ein gottgefälliges Leben, war dabei allerdings durchaus heilenden und lindernden Hilfsmitteln zugänglich. Aber Heilung basiert viel eher auf Wundertätigkeit, Glaube, göttlicher Weisheit usw. als auf planvoller, selbstbewußter Tätigkeit der Menschen. Erst in einem säkularisierten Weltbild, in dem sich die Lebensexistenz des einzelnen nicht mehr aus einem starren, göttlichen Weltplan ableitet, ist eine Zielvorstellung wie das Erreichen eines hohen Alters möglich. Erst dann erscheint ein solches Ziel mit praktischen Mitteln erreichbar und zu Recht der Selbstverantwortlichkeit überlassen. Allerdings läßt sich zwischen religiösen und weltlich-utilitaristischen Weltsichten vermitteln.

»Der göttliche Urheber der Natur hat derselben ihre unveränderlichen Gesetze vorgeschrieben, er hat der Natur ihren Lauf bestimmt, er hat auch die Menschen mit Freiheiten, Vernunft und Vorschriften versehen, und man darf also keine Wunderwerke weiter von Gott erwarten.« (Rickmann 1771, 71; Medizinalprofessor in Jena; von dieser Argumentationsfigur stammt die Unterscheidung von »natürlichen« und selbst-»verschuldeten« Krankheiten, die als so fruchtbar für die Hygiene und Sozialepidemiologie angesehen wird; Rickmann 1771, 83ff.; Lesky 1960, 22ff.)

Verantwortlichkeit für die Lebensumstände und die Lebensziele liegt bei dem einzelnen und der Gesellschaft, Rickmann hält es für Gotteslästerung, sich hier mit dem göttlichen Plan herausreden zu wollen.

Die Koexistenz von Gott und Natur ist aber ein konzeptionelles, kein pragmatisches Problem. Leben ist nicht durch göttliche Vorsehung determiniert, sagt 1716 Hoffmann (1660-1742), Medizinprofessor in Halle und einer der weltbekannten Heroen der deutschen Medizin im 18. Jahrhundert, der sich mit diesem Problem »herumschlägt«.

»Daß unser Leben und Tod auf göttlicher Schickung und alle Zeit gute Vorsehung ankomme, ist an sich selbst richtig und unumstößlich, aber nicht so zu verstehen als wenn der große Gott [...] bloß nach seinem Gefallen und Gutdünken, ohne einige Zutuung des Menschen in Beobachtung oder Übertretung einer gewissen und ewig festgesetzten Ordnung einen Menschen zum langen, den anderen aber zum kurzen Leben schlechterdings versehen und verordnet hätte.« (1716, 2. Bd., o. Pag. IV)

Aus logischen und moralischen Gründen muß eine allgemeine Ordnung angenommen werden. Das Entscheidungsdilemma ist deutlich genug: Falls die göttliche Vorsehung festgelegt wäre, gäbe es keinen Spielraum, nicht für den einzelnen Lebensplan, nicht für die Tätigkeit eines Arztes. Falls es in der Vorsehung, der Welt, der Natur, keine Ordnung gäbe, dann wäre auch die Tätigkeit der Ärzte zufällig und unplausibel. Hoffmann setzt Gott und Ordnung gleich: Gott ist ein Gott der Ordnung, der das gleiche will wie das Leben – und das gleiche wie die Ärzte. »Gleichwie er (Gott) die ewige unendliche Liebe ist, also ist er auch die allerweiseste Ordnung selbst.« (IV f.) Und damit bleibt es nicht der Theologe, der Offenbarungen und Wahrheiten auslegt, »es gehet nichts Merkwürdiges unter der Sonnen vor, das nicht von Ursachen kömmt, die in einer gewissen Ordnung stehen, und solche Ordnungen sind gleichsam die Gesetze und Regeln der Natur«. (1715, 1. Bd., 93 f.) Der Arzt tritt dazu, wird der Erforscher und Vermittler der göttlichen Ordnung, wenngleich er sich noch nicht von der theologischen Kompetenz ganz befreien kann. »Wenn nun der Mensch sowohl die zeitliche als ewige Glückseligkeit erlangen will, so ist schlechterdings notwendig, daß er sich in die von Gott bestimmte Ordnung fleißig schicke, und damit er solches tun könne, allen Fleiß anwende, daß er dieselbige durch unverdrossenes und genaues Nachforschen gründlich einsehen und erkennen lerne.« (1716, 2. Bd., V f.) Hoffmann zeichnet die Linien vor, auf denen sich die späteren Entwicklungen bewegen werden. Jetzt kann Wissenschaft zur Not auch als Gottesdienst gelten, später wird die göttliche Schöpfung immer mehr und häufig rein legitimatorisches Zusatzargument der die Ordnung analysierenden »Natur-Wissenschaft«. Vom Gott der Ordnung über die Wissenschaft der Ordnung geht die Entwicklung zur »säkularen Religion« der Wissenschaft zuletzt, seit der Mitte des 19. Jahrhunderts. (Nipperdey 1983, 447ff.) Die Medizin spielt hier eine zentrale Rolle in der Säkularisierung des Weltbildes, und Gesundheit ist der popularisierte Ansatzpunkt.

1715 gibt es für Hoffmann noch nicht viel Spielraum für die Beeinflussung des eigenen Schicksals. Zwar beharrt er darauf, daß »an solchen äußerlichen Dingen, die wir täglich gebrauchen müssen, Leben und Tod, Krankheit und Gesundheit hanget«. (1715, 1. Bd., V) Aber dann ist Krankheit eben doch auch Strafe für sündiges Leben und Vererbung eine zentrale Determinante. So ist noch Gottes Hilfe nötig, zusätzlich zu der »ordentlichen Lebens-Art«, um den Körper zu den täglichen Verrichtungen tauglich zu halten. Hoffmann schreibt für den einzelnen, der sich nicht weiter durch Unachtsamkeit und Unvernunft den »Lebens-Faden« abschneiden will, alle emphatischen Impulse, die die Schriften seit der Mitte des 18. Jahrhunderts auszeichnen, fehlen. In diesen geht es um die Zivilisation, den Fortschritt der bürgerlichen Gesellschaft, dem der einzelne mit seinem Gesundheitsregime letztlich dient. Tissot (1728-1797), dem berühmten Lausanner Arzt, erfolgreichster Autor gesundheitspolitischer Schriften, zielt auf Bevölkerungsvermehrung, nur ein bevölkertes Land ist reich und glücklich. (Tissot 1767, V) Begue de Presle, der Arzt Rousseaus, vertritt die Pflicht zur Nützlichkeit und Leistung.

»Wir suchen nichts anderes als die Menschen weise, klug, nüchtern, mäßig, tugendhaft, munter und lebhaft zu machen, [...] sie lange Zeit in dem Zustand einer vollkommenen Gesundheit zu erhalten, welcher zu genauer Beobachtung ihrer Pflichten notwendig ist, [...] da ein kranker, schwacher und zärtlicher Mensch, der immer leidet, nicht imstande ist, die Strapazen des Krieges, die Arbeiten im Cabinet zu ertragen. [...] Daraus muß man nun schließen, daß man verpflichtet sei, alles was nur möglich ist zur Erhaltung seiner Gesundheit anzuwenden, dieweil es nur auf dieselbige ankommt, daß man sein Amt wohl und seine Pflichten geschickt ausrichten kann.« (Begue de Presle 1766, 19)

Buchan, der im englischen Sprachraum berühmter ist als Tissot, beabsichtigt nüchterner nur die Ausbreitung der nützlichen Kenntnisse der Medizin, er möchte sie »gemeinnützig« werden sehen. (Buchan 1774, 12, 17) Reil (1759-1813), der praktische Arzt in Ostfriesland, der ein berühmter Physiologe und Anatom wird, Professor in Berlin und Leiter der Kriegsspitäler, verbindet seine humanen Ziele, seine »Mitbürger« über Gesundheitsgefahren aufzuklären und Hilfen zur Selbsthilfe zu geben, mit patriotischen Erwartungen »den Vaterlandsbedürfnissen« nachzukommen, sich dem Vaterlande nützlich zu machen. (Reil, 1. Bd. 1785, XI 2. Bd. 1787, o. Pag.) Stets, und die Liste der Autoren ließe sich ermüdend ausdehnen, ist die große Plastizität der Lebens- und Körperverhältnisse, des eigenen Schicksals, Voraussetzung, die aber nicht Selbstzweck wird und ständig bezogen bleibt auf die Prosperität der »bürgerlichen Gesellschaft«, des »gemeinen Wesens«. Es scheint letztlich der Staat zu sein, der als Appellationsinstanz die Stelle Gottes vertritt. Einen gewissen Endpunkt dieser Säkularisierung kann man vielleicht in der Schrift des Engländers Thornton sehen, der alles zeitgenössische Material vorführt, das den Menschen ausschließlich als System der Bewegung und Reizbarkeit, Physik und Chemie konzipiert. Und es geht ihm nicht um die Sicherung eines langen Lebens oder tauglicher Körper, der Beförderung der Zivilisation, sondern nur um den wissenschaftlichen Beweis, daß alle Körperprozesse nahezu beliebig steuerbar sind: durch Opium und Wein, durch Erziehung, Willen, Gewöhnung. (Thornton 1801)

Die Behauptung, die von gesundheitspolitischen Schriften seit der Mitte des 18. Jahrhunderts aggressiv vorgetragen wird, daß Krankheit und früher Tod unnötig sind, ist die Gegenposition zur gottgewollten, aristokratisch-klerikalen Weltordnung und der sich hieraus ableitenden, angeblich unveränderlichen Zuteilung von Lebenschancen. Die zugleich damit angestimmte Aufforderung zur Selbstverantwortlichkeit ist der bürgerlich-aufklärerische Impuls der Besinnung auf die eigenen Kräfte, auf die Potenz der Vernunft, gegen eine Verteilung der Lebenschancen nach Abstammung und Status, ein Impuls, der seine Plausibilität vor allem aus dem Verweis auf die Veränderung, die Veränderbarkeit der Verhältnisse zieht.

Der Prozeß der Säkularisierung des Verständnisses der Rolle des Menschen in der Gesellschaft und damit auch sein verändertes Verhältnis zu seinem Körper, seinen vitalen Kapazitäten und letztlich auch seiner Belastungs- und Leidensbereitschaft ist ein Prozeß, der schon in der Renaissance beginnt. Aber erst seit Mitte des 18. Jahrhunderts artikuliert sich ein gestiegenes Selbstbewußtsein, wohl auch eine gestiegene Sensibilität gegenüber den aus dem gesellschaftlichen Leben resultierenden Belastungen und Gefährdungen. Für diese Aufklärungs- und Selbstaufklärungsschriften über Gesundheit und ihre Bedingungen, die nun in großer Zahl erscheinen, ist der Terminus Gesundheitserziehung eher irreleitend. Es wird über die Bedingungen von Gesundheit aufgeklärt, aber es ist nicht das eigentliche Ziel. Angestrebt wird Lebensverlängerung, Bevölkerungsvermehrung, ein moralisches und tätiges Leben, die richtige Benutzung der Ärzte, die richtige Organisation der Lebensbedinungen. Der ganze Kranz physisch-psychischer, ökologischer und sittlich-moralischer Aspekte ist gemeint. Gesundheit selbst folgt bei »vernunftgemäßer« Ordnung als selbstverständliches Resultat. Gesundheit ist keine Problemkonzeption, sondern Selbstverständlichkeit, höchstens die Bezeichnung für einen »natürlichen« Zustand. Tissot z. B. schreibt: »Man befindet sich wohl, und ist gesund, wenn alle Verrichtungen ordentlich, leicht, ohne einige beschwerliche Empfindung vor sich gehen.« (1770, III) Krünitz formuliert: Gesundheit ist »der Zustand, da man gesund ist, d. i. da der Leib und dessen Glieder zu ihren Verrichtungen geschickt sind«. (Enzyklopädie, Bd. 17, 1779, 795) Selbst die Verknüpfung mit religiösen Zielen ändert nichts an der blassen Definition: »Was versteht man unter gesund zu sein? Daß der Körper ohne Fehler und Schmerzen seine Verrichtungen frei und leicht ausübe und daß er der Seele, als seinem Meister, zu Gebote stehe.« (Faust 1802, 9f.) Gesundheit ist »natürlich«, ist so, wie man auf die Welt kommt, ist der Zustand, der keine Probleme aufgibt. Es scheint sogar so, daß noch der Diskurs über Gesundheit unnatürlich und daher schädlich sein kann, denn er verwirrt die Selbstverständlichkeit, kann diesen Zustand eher selbst negativ beeinflussen:

»Ein allzu genauer Beobachter seiner Gesundheit ist in beständiger Furcht ihretwegen. [...] Man braucht nur ein wenig lebhaft davon überzeugt zu sein, daß es nicht gut wäre, wenn man stürbe; man braucht nur ein wenig vornehm erzogen, ein wenig nachdenklich zu sein; man braucht nur eine Zeit zu erleben, wo einige bekannte und gesunde Leute schnell hintereinander sterben: So stellt sich gleich die Sorgsamkeit für die Gesundheit in dem Gemüte ein; und so ringet man unwissentlich nach dem, was man mit Angst zu vermeiden trachtet.« (Krünitz, Enzyklopädie, Bd. 17, 1779, 809)

Gesundheit rechtfertigt eigentlich keinen eigenen Diskurs, denn es ist eben festzustellen, daß Gesundheit mit Aufmerksamkeit »nicht eben beschlichen werden braucht, sondern daß man sie umsonst haben kann«. (Krünitz, Enzyklopädie, Bd. 17, 1779, 815) Diese Situationsbeschreibung weist zunächst auf ein Paradox hin: Wenn Gesundheit tatsächlich so unproblematisch ist, woher kommt der Anlaß, die Motivation, die Zielerwartungen in dieser Fülle gesundheitspolitischer Literatur? Es gab zweifellos eine Anzahl unterschiedlicher Anlässe für ihre Entstehung. Aber das weitgehend gemeinsame Motiv, das die Sichtweisen organisierte, die Bezugsgrößen bestimmte und die Vorschläge formierte, war die Entdekkung des »Naturzustandes«. Diese seit 1754 von Rousseau vertretene Konzeption beeinflußte diese Schriften selbst dort, wo die ärztlichen Autoren sich gleichzeitig gegen Rousseaus professionsfeindliche Position wandten. (Frank, 1. Bd., 1804, 18ff.; Lesky 1960; Coleman 1974) Das anthropologische Zentrum dieser Konzeption des Naturzustandes reflektiert auf erstaunliche Weise die romantisierte somatische Kultur der Unterschichten: Der ideale leistungsfähige Körper des einheimischen »edlen Wilden« repräsentiert die Vorteile des einfachen Lebens als Gegenpol zur normsetzenden aristokratischen somatischen Kultur, die ein Synonym für Unmäßigkeit, Untätigkeit und überstiegene Empfindlichkeit wird.

»Ganz das Gegenteil dieser Schatten sind Menschen, die in freier Luft leben, wilde nomadische Völker, Fuhrleute, Postknechte, Taglöhner, Fischer, Schiffer und Soldaten. [...] Wie kraftvoll sind sie an Muskeln und Nerven, wie gesund, wie tätig, wie unüberwindlich abgehärtet gegen die unbarmherzigen Strapazen des menschlichen Lebens. Der Matrose sitzt des Nachts unter Sturm, Frost und Schneegestöber ohne Erkältung am Ruder, und die verzärtelte Dame im Pelz und Muff bekommt Schnupfen in der Stube, er speist verschimmeltes Brot mit Appetit, sie Torten mit Ekel, er schläft erquickend in seiner Hängematte und sie hat Krämpfe und schreckliche Träume auf Eiderdaunen.« (Reil 2. Bd., 1787, 64)

Es gibt eine Rangfolge der »besten und dauerhaftesten Gesundheit«, in der der Bauer führt. Aber selbst der Bauer ist jetzt

»viel unglücklicher darin als er zur selben Zeit war, da der Bauer noch weiter nichts als ein Bauer war, und als noch gegenwärtig einige Wohnsitze der Wilden sind, die fast von keiner Krankheit wissen und bloß an Zufällen oder hohen Alters wegen sterben. So wie man sich von ihrem Stand entfernt, so scheint auch die Gesundheit stufenweise abzunehmen.« (Tissot 1770, 9)

Gesundheit ist eine Qualität, die zusammenhängt mit Lebensverhältnissen, die durch Instinkt, Trieb, natürliche Bedürfnisse organisiert sind, ein Zustand der Wildheit, Einfalt und Unwissenheit.

Die »Einfalt der Sitten des Landlebens (ist) [...], da sie die Natur selbst vorgeschrieben hat, unserer Leibesbeschaffenheit am allerangenehmsten. Die Natur gibt uns, wenn wir unsere Bedürfnisse nach ihrer Vorschrift einrichten, einen starken und gesunden Körper dafür zur Belohnung.« (Tissot 1770, 10; warnt zugleich vor dem niedrigen Vernunftsniveau der Bauern und Wilden, 88 f.)

Das körperliche Ideal, den »Kerl von gesunder, starker und dauerhafter Natur«, beschreibt Krünitz so: Er hat eine breite und große Brust, aber keinen Bauch; Schultern, Arme, Beine und Füße müssen rund, fleischig und mit dichten, spröden Haaren bedeckt sein; der Pulsschlag muß langsam, voll, stark, gleichförmig und unveränderlich sein, auch bei Bewegung und Arbeit, und es soll dabei nicht zu starkem Schweißausbruch kommen usw.

»Es ist gut, wenn alle unsere festen Teile stark, derb, elastisch, gehörig groß, wohlgebildet, recht gelegen und gut proportioniert sind, [...] wenn alle Säfte wohlgemischt sind, gut umlaufen, gehörig abgesondert, [...] wenn kein Teil eine besondere Empfindung von Schmerzen, Hitze und Kälte hat, [...] gut, wenn man sie alle ohne Schmerz, Geschwulst, Pocken und Röte stark bewegen kann; gut wenn man sich zur Klugheit nicht aufgelegt findet; vortrefflich, wenn man mit keinen Trieben und Leidenschaften von heftiger Art zu kämpfen hat.« (Enzyklopädie Bd. 17, 1779, 802 ff.; diese Merkmale habe er von Soldatenwerbern und Sklavenhändlern)

Die neue bürgerliche Kultur sucht zur Beurteilung ihrer Ressourcen nach neuen, notwendigerweise von den herrschenden Maßstäben abweichenden physisch-psychischen Idealen. Das Vorbild des leistungsfähigen, ausdauernden Körpers findet sich vor allem im einheimischen Wilden vor der eigenen Haustür, z. B. in den Weberbauern der abgelegenen schlesischen Gebirgsgegenden der siebziger Jahre des 18. Jahrhunderts:

»Was das Äußere dieser edlen Naturmenschen betrifft, so sind sie von starken Gliedern, von mittelmäßiger Größe, von vieler körperlicher Kraft und Stärke. Sie haben einen schnellen, hüpfenden Gang; ihre Gesichtsfarbe ist bleich, sie genießen dabei doch eine dauerhafte Gesundheit. Den größten Teil der physischen und moralischen Krankheiten kennt man hier nicht einmal dem Namen nach. Selten stirbt jemand vor dem 65. Lebensjahr. [...] Knaben und Mädchen von sechs bis zwölf Jahren laufen wie Nymphen und Faune ganz nackend herum, sitzen so im Grase und verrichten ihre Arbeit. Ich fand sie sehr schüchtern.« (zit. Peuckert 1931, 28)

Die Entdeckung »Naturzustand« gibt den Maßstab ab, um die Verhältnisse neu zu »vermessen«, und alle Betrachtungen zeigen, daß diese von der notwendigen, der idealen Balance abweichen. Symbolisch gesprochen sind die Teile der Gesellschaft nicht »wohlgebildet«, »recht gelegen«, und »gut proportioniert«, sind die Kräfte nicht »wohl gemischt«, die Zirkulation von Geld, Bildung und Einfluß nicht »gut umlaufend«. Diese überall auftretende Balancemetapher ist aber alt. Ebenso alt ist der Metaphern-transfer überhaupt zwischen biologischen Wissenschaften und politischen und sozialen Verhältnissen und umgekehrt. Falls der Körper – die kleine Welt – in der großen der Gesellschaft – aber auch diese große Welt – in einen Erklärungsbedarf gestellt ist, dann interpretieren sich beide Welten wechselseitig. (Temkin 1977, 271 ff.) Die Plausibilität biologischer Metaphern und ökologischer Sichtweisen ist jedenfalls in der zweiten Hälfte des 18. Jahrhunderts bedeutend. Gesundheit, Synonym für Naturzustand, wird zur sozialen Markierung, zum Maße des gesellschaftlichen Zustandes, und an diesem lassen sich politische Forderungen abtragen. (Rosen 1941)

Zur Konstruktion des Naturzustandes gehört die Kritik an den herrschenden Verhältnissen und die Aufforderung, diesen mit gesellschaftlichen Mitteln (wieder) herzustellen. Behauptet wird eine stete Verschlechterung der Verhältnisse durch die Entwicklung der Zivilisation, d. h. der Dominanz falscher Werte.

»Vor dem Eintritt der zweiten Hälfte des 18. Jahrhunderts bestand das Frühstück der gemeinen arbeitenden Volksklassen, der Ackerleute und Handwerker am Rheinstrom in einer altväterlichen steifen Brotsuppe, in einem Keil schwarzes Brot und einem Glas Wein, oder Schluck Branntwein; kräftiger als nachher donnerten damals die Dreschflegel auf die Garben, und die Hämmer auf den Amboß; heldenmütiger und siegreicher bekämpfte man die Feinde des Vaterlandes; stärker und abgehärteter erschien jedes Menschenalter, jedes Geschlecht, jeder Stand zu sein. In der letzten Hälfte aber des soeben vollendeten Jahrhunderts girrten schon die Kaffeemühlen.« (May 1803, 7f.; 1742-1814; Medizinprofessor in Heidelberg mit bedeutenden Verdiensten um das Gesundheitswesen in Baden)

Das ist nicht nur romantisierender Kulturpessimismus, überall spielt Betroffenheit und Beängstigung mit gegenüber den sich wandelnden Verhältnissen. Schon 1752 nimmt Süßmilch, Oberkonsistorialrat in Berlin und einflußreicher Pionier der Bevölkerungs- und Gesundheitsstatistik, die Tatsache, daß in Berlin die

Zahl der Gestorbenen höher ist als die Zahl der Neugeborenen, zum Anlaß, den Verfall der Zustände anzuprangern: Es herrscht allgemeine Unordnung in den volkreichen Städten, alle Formen des Lasters und der Luxusentfaltung bestehen und nehmen überhand, die Eheschließungen gehen zurück, der Branntweinkonsum wird zu einer wahren Pest, dazu wächst der Anteil der Armen, wenigstens der nicht begüterten Einwohner der Stadt immer mehr. (Süßmilch 1752; zit. auch englische Hygieneenquete) Gerade diese Menschen seien verantwortlich für die festgestellte Übersterblichkeit. Sie sind, um die Spinnereien zu vergrößern, von allen möglichen Orten angezogen worden, bekommen nur einen geringen Lohn und leben von der Hand in den Mund. Kommt nun eine Krankheit hinzu, die sie an der Gewinnung des täglichen Brotes hindert, dann können sie sich nicht mehr erholen und »müssen viel eher als andere unterliegen, weil sie schon vorher wegen der schlechten Nahrungsmittel keinen Überfluß an Lebenskräften gehabt haben«. Unter diesen Umständen werden Krankheiten wie die Masern zu unerhört wütenden Epidemien. So sei bisher »von Masern dergleichen nicht erlebt (worden), indem fast kein Haus, kein Alter, kein Stand davon frei blieb« – zugleich seien aber in den betreffenden sechs Wochen etwa 500 Personen der armen Klassen gestorben, auch ohne irgendeine ärztliche Hilfe, während es bei den begüterten Klassen wahrscheinlich nicht einmal 30 gewesen seien.

»Wollen wir nun aber die Vorteile von den Armen genießen, [...] so müssen wir sie auch in gehörigem Wert und Vorsorge halten. [...] Ohne sie stünden unsere Manufakturen stille. Wir müssen sie also nicht zu arm werden lassen, sonst werden sie kraftlos und sterben in gesunden Tagen. [...] Man muß alle möglichen Anstalten vorkehren, damit auch diese so nötigen Glieder an dem Körper der bürgerlichen Gesellschaft erhalten werden.« (Süßmilch, 111, 112)

Die Bauern sind nicht mehr einfach Bauern, sie werden in die Anforderungen des städtischen Lebens hineingezogen. Viele verlassen das Land ganz, wandern aus in die Städte. Es gibt eine allgemeine »gewinnsuchende Wanderung« aller Stände, der besseren Einkünfte, der leichteren Arbeit, der Verlockungen der Üppigkeit und Ausschweifungen in den Städten wegen. (Tissot 1767, 1 ff., 29 ff.) Aber die Anforderungen sind auch zu hoch, von den Bauern wird zu »langanhaltende übermäßige Arbeit« verlangt, ohne Schonung und Rücksicht auf ihre Kräfte. Die Bedürfnisse und Forderungen der Politik bringen es mit sich, daß aber auch viele Handwerker zu viel, zu angestrengt, unter zu vielen allgemeinen und spezifischen Berufsschädigungen arbeiten, ohne den notwendigen Ausgleich und ohne Beachtung von Vorbeugungsmitteln. Es sind die Verhältnisse des städtischen Lebens, die dazu führen, daß statt der ausgleichenden Mäßigkeit der Lebensumstände vielfältigen gesundheitsschädlichen Vergnügungen nachgegangen wird, daß tobende Tanzsucht, voreheliche Geschlechtsverkehr, übertriebene Kleiderpracht, Völlerei und Schwärmerei Platz greifen. Aber ist das so erstaunlich? Werden doch die Dienstboten und Gesellen mit nie gekannter Lieblosigkeit und Vernachlässigung behandelt, einem unverzeihlichen Verstoß gegen Menschlichkeit und Menschenwürde, selbst wenn sich diese, was beklagt werden muß, Ausschweifungen und Sittenlosigkeit zuschulden kommen lassen. (May 1803, 25ff., 51f.; Frank 1804, 17ff.; de Presle 1766, V, VIIf.; Buchan 1774, 99, 105ff., zum Übel der Sitzenden Lebensart)

Fast durchgängig sind sich die Autoren gesundheitspolitischer Schriften einig, daß eine zunehmende Entkräftung der Bevölkerung, sinkende Leistungsfähigkeit, steigende Krankheitsanfälligkeit stattfinde. Schon die Bauern seien heute hypochondrisch, sogar die Kuhmägde im Odenwald haben schon »Distinktions-Vapeurs«, Nervenübel usw. (May 1803, 9; Reil 1788, in: Piechocki, Kaiser 1976) Entkräftung durch Zivilisation, durch

»das gesellschaftliche Leben, das gedrängtere Beisammenwohnen, die vermehrten Bedürfnisse, der erhöhte Luxus, die überhandgenommenen Schwelgereien, die zahlreichen, zur Befriedigung von dieser erforderlichen Handwerke, Gewerbe, Künste, häufigere See- und Landreisen und der nähere Umgang mit entfernten, oft ungesunden Gegenden bewohnende Völkerschaften, selbst die gestiegene Geisteskultur und wissenschaftliche Erziehung und, wenn man will, die stets anwachsende Menge unerfahrener Ärzte und Quacksalber«. (Frank Bd. 6, 1817, 553)

Infektionskrankheiten sind jetzt Geißeln der Zeit, durch das Zusammenwohnen in den großen Städten und dem Wachstum von Handel und Verkehr. Das Klima hat sich verändert, weil zum Ackerbau große Wälder abgeholzt wurden; durch den Holzmangel fehlt den Armen Brennstoff, die Städter müssen sich der »stinkenden Steinkohlen« bedienen. (Frank, Bd. 1, 1804, 38f.) Es ist ein völliger Panoramawechsel des physisch-psychischen Daseins, den die gesundheitspolitischen Autoren mit z. T. beängstigenden Perspektiven für alle gesellschaftlichen Stände zeichnen, denn die Infektionskrankheiten machen nicht gänzlich halt vor der Schwelle der Reichen, die Lebensbedingungen der Unterschichten und ihr Sittenverfall geben Anlaß zu jeder Art Beunruhigung, selbst die stabilen, produktiven Bevölkerungsteile auf dem Lande geraten in Bewegung. Überall sind die Interessen, Verhaltensweisen und Zielsetzungen nicht mehr unter Kontrolle, entsprechen nicht mehr den bisherigen Relationen.

Am Ende dieser Periode allerdings, wenn festgestellt ist, daß sich doch nicht alles geändert hat, wird resümiert: Die hauptsächlichen Charakterzüge der erreichten Stufe in der Geschichte des menschlichen Körpers seien die der unwiederbringlich verlorenen physischen Kraft und Widerstandsfähigkeit, des rohen tierischen Lebens. Dagegen dominiert die physische Konstitution die auf Verfeinerung und Verzärtelung wirkenden Kultureinflüsse. Eine Anzahl von Techniken zur Abschirmung des Körpers bei gleichzeitig steigenden Anforderungen und Anreizen des Lebens verfeinere die körperliche Organisation und mache sie empfänglicher und schutzloser gegenüber äußeren Einflüssen. Das 18. Jahrhundert, aber auch unser Zeitalter, müssen als »Nervenperiode der Körpergeschichte« aufgefaßt werden.

»Noch nie waren Nervenkrankheiten so häufig wie jetzt, noch nie so mannigfaltig, [...] es kommt fast keine reine Krankheit mehr vor, alle erhalten einen Nervenanteil von Krämpfen und dergleichen [...] weniger charakterisierte ausgebildete Krankheiten; mehr langwierige schleichende als hitzige, entscheidende Krankheiten; mehr Krankheiten der Schwäche als der Stärke, [...] auch hier mehr Verfeinerung und Entkörperung der Krankheit selbst«, sagt Hufeland (1762-1836), einer der berühmtesten und verehrtesten Ärzte seiner Zeit, Professor in Jena und Berlin, Leibarzt des Königs und Mitglied der Berliner Armendirektion. (1812, 24, 26)

Die rohe Naturkraft ist in den veränderten Lebensverhältnissen verlorengegangen, die jetzt ein überwiegend sitzendes Leben fordern, die Ernährung, Bekleidung, Wohnen nach schwankenden Modebedürfnissen und daher in vielen Hinsichten gesundheitsschädigend ausrichten und eben nicht nach Körperbedürfnissen. Lebensverhältnisse, die den Konsum von Stimulanzien wie Kaffee, Tee, Tabak, Branntwein in immer größeren Mengen nach sich ziehen, um »das Ganze in einer unnatürlichen Spannung zu erhalten«. Die Grenzen von Tag und Nacht werden überschritten, das Mittagessen soll nun zur Nachtzeit eingenommen werden. Es sei so weit gekommen, daß »der Zeitpunkt, der zur tiefsten Ruhe bestimmt war, jetzt der Kulminationspunkt des regsten Lebens ist«. (Hufeland 1812, 26; auch in Deutschland wurde am Anfang des 19. Jahrhunderts aus Gründen des industriellen Arbeitsrhythmus die Hauptmahlzeit auf den Abend verlegt; Wiegelmann 1971) Mit alldem seien neue Krankheiten entstanden, andere würden viel häufiger vorkommen. Geradezu als eine »physische Charakteristik der jetzigen Menschheit« sei die Zunahme und die veränderte Bedeutung des Selbstmordes anzusehen: Bei den Alten sei der Selbstmord »ein aktiver Zustand, der höchste Akt des Heroismus« gewesen, heute sei es ein »passiver Zustand«, der nur mehr Schwäche, Erschöpfung, Abstumpfung bedeutet: »Das frühere Absterben des inneren Lebens vor dem äußeren, der eigentlichen Lebenslust und Lebenskraft vor dem Lebensakt.« Die rohe Naturkraft ist verloren, die Kulturauswirkungen haben zur physischen Verfeinerung geführt, diese erzeugt »am Ende Schattenbilder, Mittelwesen, die nicht Körper und auch nicht Geist sind«, erhöht die Zerstörbarkeit und die zerstörenden Potenzen zugleich und beschleunigt so den Untergang. Aber diese so beschriebene Kultur ist erst eine halbe, unvollendete, noch mit der Zerstörung des Vorhergehenden beschäftigte. Woher kommt nun Rettung und Wiederbelebung? Hufeland hofft jetzt auf den weiteren Fortschritt. Der Geist, die kultivierende Tätigkeit der Menschen, hat den Verfall der rohen Natur herbeigeführt, dieser Geist ist zugleich das einzige Mittel, das einzige Prinzip der Rettung – nicht etwa eine neue »abhärtende physische Erziehung, [...] denn Wilde sollen und können wir nicht wieder haben«. Eine neue Kultivierung und Zivilisierung der Lebensverhältnisse sei notwendig, und mit dieser entsteht dann auch eine neue physische Natur: Das »Halbgeborene muß ganz geboren werden«. Gegen den Rückfall in den Naturzustand aber gebe es als Garanten, das sei ein Lernergebnis der Französischen Revolution, die Buchdruckerkunst als Mittel gegen die geistige Verwilderung und das Schießpulver gegen die Überschwemmung durch wilde Horden. (Hufeland 1812, 28; daß Nervenkrankheiten dominieren, weil die nervliche Belastung so stark zugenommen habe, wird während des ganzen 19. Jahrhunderts behauptet; Esquirol 1838, 47ff.; Zeuner 1894, 67ff.) Jetzt kommt das Abgrenzungskriterium für Gesundheit auch langsam in Bewegung, richtet sich kaum mehr gegen Zivilsationsfolgen, kaum mehr gegen falsche gesellschaftliche Organisation, das Unzivilisierte, das Fortschrittshemmende wird nun ausgegrenzt werden. Damit geht auch ein großer Teil der Attraktivität von Gesundheit verloren.

Um 1750 jedenfalls wird Gesundheit auch zum Thema, weil sie zum Problem wird. Aber kaum vordringlich, weil es vielen plausibel erscheint, daß Gesundheit, daß die physisch-psychische Existenz viel stärker bedroht ist als vorher. Gesundheit ist Kritikinstanz, ist in der Selbstinterpretation bürgerlicher Weltsicht einer der entscheidenden Maßstäbe: Maßstab einer richtigen Ordnung der Gesellschaft. Daher leitet in der Thematisierung der Gesundheit auch nie das Interesse an abstrakten Normen oder quantifizierenden Regeln. Gerade der Bezug auf die Unterschichten, fast nur als idealisierte Instanz, zeigt das. Adressat ist immer der nach Selbstregulation strebende Bürger. Als Gesundheit werden vor allem Lebenseinstellungen, kulturelle Werte angeführt, Einfachheit, Mäßigkeit, Disziplin usw. »Sittlichkeit und Gesundheit, diese beiden holden Freundinnen der bürgerlichen Gesellschaft«, wie May (1803, 1) sagt, jene zwei kaum unterscheidbaren Ausdrücke der gleichen Zivilisierungs-Intention bürgerlicher Kultur.

3.2 Persönliche Gesundheit

Die höchstmögliche Entwicklung des Menschen, Erziehung und Selbsterziehung zu Vollkommenheit und Glückseligkeit, das ist das Programm der Aufklärung. Selbst denken, selbst handeln, Fortschritt durch Benutzen und Üben aller Ressourcen, Ausbilden aller Handlungschancen durch vernünftige Ordnung des Mitteleinsatzes. Der Körper ist Demonstrationsfeld und Beleg des Programms.

»Durch den Körper erwerben wir unsere mehresten Kenntnisse; durch ihn handeln wir; bei unserem Denken ist er uns unentbehrlich; soll ich denn noch beweisen, daß man bei ihm den Anfang machen müsse, wenn man sich vervollkommnen will?« (Salzmann, in: Geldbach 1980, 171) »Das ganze Wesentliche des Menschen ist seine Vervollkommungsfähigkeit, und alles ist in seiner Organisation darauf berechnet, nichts zu sein und alles zu werden.« (Hufeland 1798, 355)

Der einzelne steht im Zentrum der Aufmerksamkeit, um die Entwicklung und Sicherung seiner physisch-psychischen Kapazitäten geht es, selbst wenn die Bedigungen von Gesundheit, also gesellschaftliche und ökologische Verhältnisse in Frage stehen. Die Gesamtheit der Bürger ist in ihrem eigenen Interesse aufgerufen. Allerdings die Diätetik, das grundlegende Gesundheitsprogramm ist nicht neu, die Regeln gehen auf die Antike zurück. Der richtige Umgang mit den sogenannten sechs nicht-natürlichen-Dingen, also die »von außen« den Körper organisierenden, dirigierenden Dinge – Nahrung, Getränke, Luftverhältnisse und Umstände wie Ruhe und Bewegung, Geschlechtsverkehr, Körperreinigung – sind klassische Bestandteile ärztlicher Kenntnisse. (Rather 1976) Ob diese aber beachtet und verwendet werden, ist in der Regel eine Frage der Konkurrenzsituation der akademischen Ärzte gegen die medizinischen Laien. Neu sind immer nur die Anlässe der Aufmerksamkeitskonjunkturen, interessant hier nur, warum die Gesundheitsregeln wieder Aktualität haben.

Die Konstruktion des Naturzustandes verweist auf die natürlichen Grundlagen der physisch-psychischen Existenz, und auf diese als Grundlage der gesellschaftlichen. Das gibt dem Gesundheitsthema, wie gesagt, seine polemische, anti-aristokratische Bedeutung. »Gesundheit mag der Bürger und Bauer schätzen, der kein größer Gut kennt. Wer aber Ahnen hat, dem ist Gesundheit ein Bagatell.« So heißt es 1784 in einem Erziehungsroman des zeitgenössisch berühmten und viel gelesenen Pädagogen Salzmann (1744-1811). (in: Fischer 1933, Bd. 2, 17)

»Der Arzt predigt die Gesetze der Lebensordnung, der Gesundheit und des bürgerlichen Glücks«, bestimmt Gruner (1744-1815), Medizinalprofessor in Jena, die öffentlichen Aufgaben der Ärzte, aber »diese Vorstellung der Ärzte im Ernst glauben (zu) wollen, würde ebenso lächerlich und erniedrigend sein, als wenn die Frau eines vornehmen Mannes ihr eigen Kind, wie die Tiere und Bäuerinnen, stillen sollte. Die Natur gab diese Teile nur zur Schönheit und zum Staate, und in unseren Zeiten denken die Frauenzimmer weit feiner und erhabener.« (1772, 552f.)

Auch Salzmann läßt eine Adelige sagen: »Kühe und Bäuerinnen« mögen stillen, für eine Person von Stand ist dies eine »viehische Gewohnheit«. (in: Fischer 1933, Bd. 2, 17)

»Allein in unser itzigen Zeit ist das Sittenverderbnis so groß, daß der vornehmere Teil es für pöbelhaft hält, eine Pflicht zu erfüllen [...] das klügere Weib schont ihren schwellenden Busen [...] läßt unterdessen ihr Kind von Tieren füttern, oder von Ammen, die nicht viel besser als die Tiere sind.« (Reil 1788, in: Piechocki, Kaiser 1976, 57)

Wenige der engagierten Autoren lassen sich diese oder ähnlich kräftige Formulierungen entgehen. Persönliche Gesundheitspflege wird neu entdeckt als in den rationalistisch-utilitaristischen Wertekreis der bürgerlichen Kultur gehörend. Gesundheit wird soziales Distinktionsmittel. Allerdings stellen die gesundheitspolitischen Autoren hier viel weniger reale Klassenunterschiede dar, als daß sie mit agitatorischem, oder wenn man will, pädagogischem Sinn bürgerliche Klassenressentiments ausspielen.

Gesundheit ist so sehr bürgerliches Thema, daß die Aufklärungsschriften sich letztlich, selbst dort, wo die Ober- oder Unterschichten im Titel angesprochen sind, doch immer nur an ein bürgerliches Publikum wenden. Tissots Buch über die Krankheiten vornehmer und reicher Personen liest sich wie eine gesundheitspolitische Partisanenschrift gegen die rundherum unnützen, überflüssigen Vornehmen. Senffts Gesundheitskatechismus für das Landvolk und den gemeinen Mann (1781) ist eine Art persischer Briefe, Lehrstück für die Bedingungen von Gesundheit und Krankheit am unverfänglichen Beispiel ferner Territorien. Gesundheit ist das, was den Befehlsgewohnten nicht zu Befehl steht, sagt Tissot.

»Allein, da sie einmal gewohnt sind, daß man vieles für sie tut, ohne daß sie oft selbst etwas tun, so möchten sie die Arzeneiwissenschaft einer ebensolchen Folgsamkeit unterwerfen, und glauben, daß selbige sie heilen solle, ohne daß sie selbst etwas dabei zu tun nötig hätten; sie glauben schon viel zu tun, wenn sie sich entschließen, einige Arzeneimittel einzunehmen, aber sie verlangen nicht ihre Art zu leben, die sie umbringet, zu ändern, sie wollen wohl gerne genesen und arbeiten doch inzwischen ohne Unterlaß auf den Umsturz ihrer Gesundheit.« (1770, VII)

Auch dieser Band hat viel mehr Auflagen erlebt, als daß allein die Angesprochenen die ausschließlichen Abnehmer hätten sein können. Was aber bringt die Reichen um?

Der »höchste Grad der Krankheiten« wird durch ihre spezifische Lebensart herbeigeführt, »eine Lebensart, wo keine Berufsarbeit stattfindet, und welche nichts als beständige Zerstreuungen zum Grunde hat, eine Lebensart, die von müssigen Leuten eingeführt worden und fortgesetzt wird, welche, um den unerträglichen Verdruß eines geschäftelosen Daseins zu vertreiben, den mehresten Teil ihrer Zeit mit Ergötzlichkeiten zubringen wollen«. (Tissot 1770, 100)

Das ist die Falle, in die die Reichen gegangen sind, denn die wirklichen Vegnügungen, die »natürlichen und wahrhaften Ergötzlichkeiten« sind Arbeit, einfaches Leben, intellektuelle Tätigkeit. Die ersonnenen raffinierten Ergötzungen dagegen produzieren immer nur neuen Bedarf nach neuen Surrogaten. Die Reichen haschen nach mehr Privilegien, mehr Genuß, mehr Wohlsein, mehr Zerstreuung, und diese Mentalität ist der Realisierung selbst im Wege. Man verliert zweifach: »Die von Speisen und scharfen Getränken immerfort gereizten Werkzeuge erhärten, ihre Empfindlichkeit« nimmt ab, der Nutzen des Vergnügens sinkt und tendiert auf Null, bis »man bisweilen gar nicht mehr im Stande ist, sich zu nähren, weil die letzte Folge dieser Lebensart oft in einem gänzlichen Ekel ausartet«. (Tissot 1770, 100) Als schädlich gilt der hohe Fleischverbrauch, zu starkes Würzen, Salzen und Mischen aller möglichen Stoffe und Zutaten, die »Kocherei«, so »daß man sie gar nicht erkennen kann«. Scharfe Käse- und Fleischwaren, die Flut der Zukkerwerke, Extrakte, Pasteten, künstliche Milche und Muse und natürlich schwere Weine, reizende alkoholische Getränke und Kaffee, Tee, Schokolade – alles Scharfe, Hitzige, Reizende wird immer und von allen Diätetikern bekämpft. (Tissot 1770, 14ff.) Wird aber die Gesundheit zerrüttet, dann verfallen auch wichtige Fähigkeiten und Charakterzüge. Gerade bei den Personen, die im Staate »eine notwendigere und wichtigere Rolle vorzustellen haben«, wäre Gesundheit wichtig, denn alle Weisheit, aller Verstand leidet unter schlechter Körperkonstitution. (Tissot 1770, 92) Und selbst hier hört man Tissots Hintersinn noch: Wie wichtig sind diese Vornehmen eigentlich, wenn sie nicht einmal für ihre eigene Gesundheit sorgen können! Es ist erstaunenswert, bemerkt de Presle, »daß sie niemals soviel Herrschaft besitzen, sich selbige (Gesundheit) selbst zu verschaffen«. (1766, IX) Der körperliche Verfall der Herrschenden ist Beleg dafür, wie überflüssig sie sind.

In Gesundheitsbelangen muß man selbst-tun, ist insbesondere dann Selbstdisziplin gefordert, wenn man über die Mittel verfügt, nach seiner Bequemlichkeit, seinen Bedürfnissen zu leben, sich erlauben kann, alle Störungen aus dem Weg zu räumen. Aber hier »schnappt wieder eine Falle« zu: Je mehr man auf seine Bequemlichkeit achtet, desto mehr stören die unvermeidlichen Unbequemlichkeiten, jeder Luftzug schadet, jeder Fußtritt ist eine ungewohnte Gefahr. So ist es Unvernunft und dumme Empfindlichkeit, wenn die Reichen nur soviel »frische Luft [...] als nötig ist um nicht zu ersticken« an den Körper lassen. Es ist lächerlich, sich einzubilden, man könne »nicht anders als in einem wohlverschlossenen und fortrollenden Haus aus seinem Zimmer kommen«. (Tissot 1770, 23, 94)

»Alles wozu unsere Väter Arme und Füße brauchten (suche man nun) gleichsam nur durch Maschinenwerke verrichten zu lassen«, sagt Frank. »Nach und nach ist man endlich auch in Deutschland so gar vornehm geworden, daß sich sämtliche Reichen der Pferdefüße bedienen. [... Man suche] alles so einzurichten, daß man sich aus einer Gesellschaft könne in die andere wiegen lassen. Was kann man aber von solchen Tollheiten erwarten?« (1804, 27f.)

Überhaupt ist es klar, daß die Vielzahl der Hilfen, die zur Befriedigung der Bequemlichkeiten und Luxusbedürfnisse nötig sind, diese wieder verhindern werden.

»Diese Menge Leute, womit vornehme Personen umgeben sind, und die sie zu ihrer Bedürfnis für nötig erachten, dienen wirklich zur Vermehrung ihrer Qual, stören ihre Ruhe, und sind für sie eine beständige Quelle verdrießlicher Empfindungen, weil ein glücklicher Zustand, wenn er von dem Willen so vieler Personen abhänget, die man niemals vollkommen regieren kann, ebenso viele Hindernisse als Köpfe vor sich siehet.« (Tissot 1770, 36)

Es ist die »Ordnung der Natur«, gegen die sich die Vornehmen auflehnen, indem sie glauben, diese, wie alles andere auch, nach ihrem Willen und Befehl organisieren zu können. »Ich wollte aber nur wünschen, daß ein Reicher sich nicht einbildete, daß er nicht anders glücklich sein könnte, als wenn er die Ordnung der Natur verkehret«, in dem er Nahrungs- und Trinkbedarf mit Sinnlichkeit und Genußsucht verkehrt, frische Luft und Bewegung vermeidet, Ruhe und Tätigkeit vermischt, den Wechsel von Tag und Nacht ignorieren will. Es ist eine Art Subversionsarbeit der Natur selbst, die sich an ihnen rächt und zustande bringt, daß sie nichts von dem erreichen, was sie wollen, während der Bauer bei harter Arbeit, einfacher Ernährung, einfachen Bedürfnissen ihnen zeigt, wie Wohlsein, Glück und Lebenswert erarbeitet werden muß. Es sind ihre Privilegien, die sie vor anderen Staatsbürgern auszeichnen, die den Lebensgenuß der Reichen unmöglich machen. Sie stehen sich selbst so sehr im Wege, daß sie, auch wenn sie wollten, tatsächlich kein einfaches Leben mehr führen könnten: »Die Untätigkeit des müßigen Reichen gestattet ihm nicht, von Speck, Erbsen und Bohnen zu leben.« (Tissot 1770, 97, 99) Die Natur ist aufgerufen als exakte und sichere Richterin über die individuellen und sozialen Fehlentwicklungen.

Allerdings ist die Diätetik als soziales Distinktionsmittel nicht ein für allemal festgelegt. Es wird sich später zeigen, daß auch dieser Diskurs über die Rolle und Funktion des Menschen in der Gesellschaft sich ideologisch variieren läßt. Jetzt aber bietet die Diätetik das ideale Selbstbild des Bourgeois. Als autonome, selbstregulative Instanz beherrscht er kraft Vernunftentscheid seine Ressourcen und disponiert aufgrund seiner Kenntnisse der natürlichen Lebensgesetze, nach seinen Motiven. Hier bilden Gesundheit und Sittlichkeit die Einheit des »natürlichen« ganzheitlichen Menschen. »Das menschliche Leben ist«, so beginnt Hufeland (1762-1836) seine sehr berühmte Makrobiotik, mit der diese Lebensstilisierung gültig zusammengefaßt ist, unter physischen Gesichtspunkten nicht mehr als »eine eigentümliche animalisch-chemische Operation, eine Erscheinung, durch die Konkurrenz vereinigter Naturkräfte und immer wechselnder Materie bewirkt«. (1798, V) Kenntnis der die Operation regierenden Gesetze ist allerdings nur die eine, rohe Seite der Gesundheitspflege, unvollständig ohne die Kenntnis der die höheren Zwecke der menschlichen Natur ausmachenden moralischen Gesetze. Erst beides zusammen, »gesünder und länger zu leben« und »besser und sittlicher (zu sein...) geben vereint das Resultat der veredelten und vollkommensten Menschennatur«. (XIII) Der physische Mensch unterliegt der moralischen Kultur, und die sittliche Anstrengung ist nötig, um »zur physischen Vollendung der überall nur in Anlagen vorhandenen Menschennatur« zu gelangen. (an Kant, in: Hufeland 1978, 262) Der Körper ist nicht vordringlich das Gehäuse des moralischen Menschen, vor allem ist er der erste und nächste Gegenstand seines vernunftgemäßen, zivilisatorischen Wollens. Grundlage dieser Verschlingung von physischen und moralischen Territorien ist ein mechanisches Körpermodell mit vielfältigen qualitativen Implikationen. Die Konzeption von Körper oder Leben ist die einer unentwegt laufenden Maschine, in Gang gesetzt und in Betrieb gehalten durch »Lebenskraft«, Zirkulation und Austausch der Säfte, Sensibilität und Irritabilität von Nerven und Muskeln, dauerndes Ersetzen verbrauchter Kräfte. Der Prozeß des Lebens ist ein »beständiger Konsumptionsprozeß«, in der die zunächst überschwengliche Lebenskraft und auch die Organe selbst verbraucht und abgenutzt werden. »Die Konsumption (wird) die Regeneration zu übertreffen anfangen, und es wird Abnahme, Degratation, zuletzt gänzliche Auflösung die unausbleibliche Folge sein.« (Hufeland 1798, 54) Die Kunst, gesund und lange zu leben, kann überhaupt nur darin bestehen, die Konsumption des Lebens möglichst aufzuhalten und zu verlangsamen, in Anwendung einer alten Flammenmetapher, dieses nicht hell und von mehreren Seiten abbrennen zu lassen, zugleich auch für gute und ausreichende Ersatzstoffe zu sorgen. Der Fond an Lebenskräften und der Regenerationsbedarf müssen in eine möglichst sichere Balance gebracht werden. Diese Balancierungsfähigkeit ist die eigentliche Vernunfttätigkeit der Gesundheitspflege, und sie zielt auf Mäßigung: »In einer gewissen Mittelmäßigkeit des Standes, des Klimas, der Gesundheit, des Temperaments der Leibeskonstitution, der Geschäfte, der Geisteskraft, der Diät usw. liegt das größte Geheimnis, um alt zu werden.« (1798, 115) Aber Mäßigkeit ist nicht das Ziel eines menschlichen Lebens. Leben ist nicht ein Mittel gegen Verrotten: »Das Leben des Menschen hat eine höhere Bestimmung: Er soll wirken, handeln, genießen, er soll nicht bloß da sein, sondern sein Leben soll die in ihm liegenden göttlichen Keime entwikkeln, sich vervollkommnen, sein und anderer Glück bauen.« (1798, 158) Und es kommt der Vernunft der Idee immer die Vernunft der Natur zu Hilfe, denn Müßiggang und Phlegma selbst sind tödlich. »Die menschliche Maschine ist aus so zarten und feinen Organen zusammengesetzt, daß sie äußerst leicht durch Untätigkeit und Stillstand unbrauchbar werden können. Nur Übung und Tätigkeit ist, was sie brauchbar und dauerhaft erhält. Ruhe und Nichtgebrauch ist ihr tödliches Gift.« (1798, 159).

Leben ist Handlung. Gesundheit hat Ziele, Sinn, Aufgaben, ist Mittel zu diesen, nur erreichbar im Prozeß der Entwicklung und Annäherung. Kant geht in einem Brief an Hufeland aus dem Jahr 1797 noch einen Schritt weiter als dieser und verdrängt jeden Rest kontemplativer, zweckfreier Werte aus der Diätetik, bringt diese auf ihren radikalen, bürgerlichen Begriff. Für ihn ist die Kunst, das Leben zu verlängern, eine zwiespältige, eher bedenkliche Bemühung. Es kann nicht darum gehen, »sich zu bemühen, den Lebensfaden lang zu ziehen« (Triller). Die Berechtigung dieser Kunst endet dort, wo die bürgerliche Existenz, das ist die Pflicht »zu öffentlichen Geschäften«, invalide geworden ist. Die rein physische Existenz bleibt dann ein Vegetieren, das Geduldetwerden in der bürgerlichen Gesellschaft ist kein erstrebenswertes Ziel. (Kant, in: Hufeland 1978, 262ff.) Dort wo Hufeland noch eher auf Mäßigung, auf Vermittlung und Mittelwege zielt, vertritt Kant die Härte der Prinzipien. »Auf Gemächlichkeit muß die Diätetik nicht berechnet werden; denn diese Schonung seiner Kräfte und Gefühle ist Verzärtelung d. i. sie hat Schwäche und Kraftlosigkeit zur Folge und ein allmähliches Erlöschen der Lebenskraft aus Mangel der Übung.« Für ihn hat Diätetik nur ein Prinzip: »Kampf der Gemächlichkeit« ist die gestellte Aufgabe, die vielfältigen Körperzufälle dem bewußten Willen zu unterwerfen durch Training und Abhärtung, durch Konzentration und Ablenkung. Der Körper ist für seine Geschäftsaufgaben tauglich zu machen, keine unnötige Disfunktionalität kann zugelassen werden, keine Weichheit, Störung, Unbefindlichkeit. »Die Wärme, der Schlaf, die sorgfältige Pflege des Nicht-Kranken sind solche Verwöhnungen der Gemächlichkeit« (267), erwidert er Hufeland, der Wärme und Schlaf eher als Lebensquellen, nicht als hinzunehmende Notwendigkeiten verstehen will. Auch bei der Krankenpflege hat Kant härtere Kriterien dafür, was als Krankheit zulässig, was als Einbildung abzuweisen und was nur der Selbstbehandlung zugängig sei. Kant weist auch das Standardmotiv der Diätetiker, nur ernste Berufsarbeit ermögliche ein langes Leben als Ideologie zurück: »Die mit Nichtstun immer vollauf zu tun haben, werden gemeiniglich auch alt.« (270) Diese Zurückweisung hat nur den Zweck, den moralischen Menschen und seine Zweckorientierung um so härter zu profilieren: Gesundheit ist letztlich nur selbst entscheidbare Selbstdisziplin, kein Drohargument keine Erfolgsgarantie, kann zur Diätetik motivieren.

Die Konzepte individueller Gesundheitspflege variierten in der Zwecksetzung schon vor 1800. Es werden zwar immer die sechs nicht-natürlichen-Dinge abgehandelt, Differenzen sind aber weniger Schattierungen der Mäßigkeit, es variiert die Bestimmung der Rolle des Menschen in der Gesellschaft. Bei einem Autor wie Triller (1695-1782), Leibarzt in Dresden und Medizinprofessor in Wittenberg, fehlen zum Beispiel die aggressive Nützlichkeitsmoral, die Orientierung auf Askese und Vervollkommnungsbemühungen. Die Natur erscheint an sich gut und auch nicht zu verbessern. Es soll alles in seinem vorgefundenen Zustand bleiben: Den Körper soll man »Beständig unveränderlich in seiner ersten Ordnung lassen, Denn bloß dadurch erhält er sich. Wenn Uhren richtig gehen sollen, Muß man daran nicht künsteln wollen.« (1783, 5; der Text ist in Reimen abgefaßt) Die Positionen sind passiv und kontemplativ. Es ist kein Training, keine Bemeisterung von Schwächen, keine Abhärtung vorgesehen. Es sind milde, »gemächliche«, eher aristokratische Lebensvorstellungen fixiert. Tissot ruft auf, zu Fuß zu gehen, Triller befürwortet das Ausfahren.

Bei Triller richtet sich der Mensch ein in seinen Verhältnissen, die prinzipiell gut sind und nicht verändert zu werden brauchen. Bei Kant, am anderen Ende der Askese-Skala, die zugleich eine Empfindlichkeits-Skala gegenüber den herrschenden Verhältnissen ist, unterliegt alles dem moralischen Imperativ der Reformierung, alles ist verbesserungsfähig, kann vollkommener werden. Zu beginnen ist mit der eigenen Person. Der eigene Körper ist das Exerzierfeld für eine Übermacht der Vernunft und des Willens, als Vorbereitungsstufe für die notwendig folgenden größeren Aufgaben in der Öffentlichkeit und der Gesellschaft als Ganzem.

Was die Gesundheitsentwürfe in der Regel enthalten, ist kaum anzudeuten, denn Diätetik umfaßt alle Lebens-Mittel. Die Luft, deren Temperaturen, Windrichtungen, Mischung mit Dünsten, Feuchtigkeiten sind zu beachten, man hält Wetterbedingungen bei Krankheiten und Seuchen für ausschlaggebend. Nahrung und Getränke werden betrachtet nach qualitativen Merkmalen und in bezug gesetzt zu den Temperaturen, den Jahreszeiten, den Körperzuständen, den Berufstätigkeiten. Hier liegt ein zentraler Ansatz für die Forderungen nach Mäßigkeiten. Die Qualitäten des Hitzigen, des Süßen zum Beispiel, sollen nicht einseitig benutzt werden, sind für bestimmte Körperzustände, Alter, Geschlecht ganz verboten. Es gibt öffnende und beruhigende, stopfende, brenzlige, kraftlose, schleimbildende, zu Würmern, zur Fäulnis disponierende Speisen. Die Quantitäten müssen im Verhältnis stehen zur Bewegung. Ruhe und Bewegung, Anstrenung und Vergnügungen, Geschlechtsverkehr, hier liegt der andere Kernpunkt der Mäßigkeitsforderungen. Immer stehen die Körpersäfte, die Körperfasern in Gefahr, überlastet zu werden, zu verderben, bei fehlender Tätigkeit wie bei schlechtem Umlauf. Übergroßes Erhitzen und darauf folgendes Verkühlen gehört zu den Standardängsten, weswegen man sich nicht auf Tanzböden herumtreibt, sich aber auch bei der Arbeit in acht nehmen muß. Wohnung und Kleidung sind Bereiche der Zweckmäßigkeit, Sauberkeit, Ordnung. Die großen »Beisammenwohnungen« (Frank) werden in die Nähe der Ausschweifungen und der Mode gesetzt, ähnlich wie gegen Kleidertorheiten gewettert wird, vor allem der Frauen, wenn ihre Gebärfunktion beeinträchtigt wird, Hoffart im Spiel ist. Vieles andere ist wichtig, die Gemütsruhe, das Heiratsalter und der Altersabstand der Eheleute, die beste Zeit, gesunde Kinder zu zeugen, unendlich viel Kindererziehung, am anderen Ende die Meisterung der Angst vor dem Tod, ruhiges Sterben.

Die meisten Gesundheitsbücher sind Sittengemälde, als solche moralisch, häufig falsch und selbst unaufgeklärt, sagt Osterhausen 1798 (1765-1839), Physikus und Arzt am Waisen- und Armenhaus in Nürnberg, ein mit der deutschen Aufklärung vielfältig verbundener Autor. Die meisten Regeln, zum Beispiel die Verbote von alkoholischen Getränken, wie überhaupt der stimulierenden, hitzigen und warmen Getränke wie Kaffee und Tee oder auch Fleischbrühen, zu denen wir überredet werden sollen, sind moralisierende Auslassungen. Sie entsprechen keinen wissenschaftlichen Anforderungen und auch nicht den Erfahrungen, die jeder selbst machen kann oder die sich aus dem Vergleich von nationalen Eigenarten ergeben. Die künstliche Breiernährung für Kleinkinder zu verdammen, um das Stillen der Mütter zu erreichen, fette oder stark geräucherte Fleischspeisen zu verurteilen, zu behaupten, daß warme Kopfbedeckungen »die Kinder dumm und einfältig« machen, die Schauergeschichten über »Selbstbefleckung«, all das ist schädliche unaufgeklärte Eiferei. Wenn behauptet wird, daß durch den Genuß von Fleischspeisen das Blut leicht in Fäulnis gerate, zu dem sogenannten Faulfieber disponiere, dann ist das nicht bewiesen, überhaupt sehr unwahrscheinlich, vor allem ist die Terminologie falsch. Natürlich sollten Kleinkinder von der Mutter selbst gestillt werden, aber es ist ein Vorurteil, wenngleich gut gemeint, zu behaupten, daß alle mit Brei aufgezogenen Kinder schwach und dem Tode geweiht seien; die Erfahrungen sprechen dagegen. (Osterhausen 1798, 56, 62f.) Aber es werden nicht nur in guter Absicht Vorurteile und falsche Vorstellungen aufgebaut, vielfältig stimmen die Behauptungen überhaupt nicht, und der Autor zeigt nur seine unklaren und widersprüchlichen Vorstellungen. Wenn zum Beispiel als Nutzen des Wassertrinkens angeführt wird, daß das Wasser das Blut »kühlt, verdünnt und reinigt [...] Magen, Eingeweide, Hirn und Nerven in Ordnung« hält, »alle schleimigen und erdigen Teile« aus dem Körper »auswäscht«, dann ist auch das nicht bewiesen, überhaupt nicht beweisbar. Mehr noch, wenn das Wasser diese Funktion wirklich hätte, dann müßte man es als Arzneimittel ansehen. Wie aber geht es dann, daß ein gesunder Körper, und nur dieser steht ja in Frage, für seine normale Existenz solcher Mittel bedarf? (57f.) Oder aber, und das gilt Osterhausen als die Spitze des Unfugs, was soll folgende Frage: Wie »kann die Seele den Körper gebrauchen« lernen, und was ist das für eine Aufklärung: »Die Seele muß viele

Jahre, die ganze Kindheit hindurch sich üben, um den so vielfach zusammengesetzten Körper recht geschickt brauchen zu lernen«? Hier stimmt einfach nichts, alles ist verdreht und unklar. (58f.) Osterhausen ist vorsichtig, argumentiert nicht gegen die Seele, er macht die Argumentation lächerlich: Nötig für die Bewegung des Körpers sind Muskeln, nicht die Seele! Seine Kritik ist vernichtend. Solchen Aufklärungsautoren ist zwar ein gutes Herz nicht abzusprechen, aber es fehlt ihnen der klare Verstand für ihre Unternehmung. (60) Die Vorurteile des Publikums werden nur durch andere ersetzt. Es kann auch nicht Ziel der Gesundheitsaufklärung sein, möglichst umfassende Regeln zu vermitteln. Die vielfältig verschiedenen individuellen Konstitutionen unter ganz abweichenden Lebensverhältnissen mit allen Unterrubriken wie Ernährung, Arbeit, Wohnlage, soziale Anforderungen, Klima, fordern immer abweichende Verhaltensweisen. Die Grundregel jeder Gesundheitslehre, jede Person brauche eine spezifische Lebensordnung, die ihrer besonderen »Natur« entspreche, wird hier verletzt! Es ist also darauf zu beharren, daß vor allem und vordringlich die Regeln des Selbst-Denkens und Selbst-Feststellens zu lernen sind, und insofern besteht die Diätetik nur aus zwei Gundsätzen: erstens das Kennenlernen und Einhalten von Sauberkeit, dieses als der grundsätzlichste Bezugspunkt, als anthropologische Form verstanden, ein Trieb, die Grundlage aller Aufmerksamkeit; zweitens das Entwickeln von Körpersensibilität in Betracht der sechs nicht-natürlichen-Dinge mit dem Ziel, Mißbehagen oder unangenehme Empfindungen als Regulationsinstanz der spezifischen Körperbedürfnisse des individuellen Körpers kennenzulernen und zu kultivieren. (64f.) Denn der Körper selbst sagt seinen Bedarf an, man muß nur lernen, ihn richtig zu verstehen. Osterhausen gelingt sicherlich die kürzeste Diätetik, die geschrieben worden ist, sie bringt die Forderungen prägnant auf ihren Kern. Nur der einzelne selbst ist in der Lage, die ihm gemäße Lebensordnung herauszufinden und verbindlich festzulegen. Denn die Lebensordnung umfaßt das gesamte Lebensumfeld, Lebensziele und Lebensinhalte. Das physische Wohl, die Gesundheit, ist nur eine Unterabteilung der Realisierungsressourcen und zugleich ein mögliches Unterziel, keine Entscheidung kann hier abgenommen werden, wie jeder Eingriff von außen entschieden zurückgewiesen werden muß. Der einzelne ist als autonome vernünftige Entscheidungsinstanz konzipiert, um diesen organisiert sich die ökologische Weltsicht der nicht-natürlichen-Dinge. Ein wohltrainierter Körper und viel bewußter Wille bilden das Zentrum, eine auf Besitz zentrierte Umweltkontrolle und die »Kunst zu leben« sind resultierende Ziele. Das aber ist die Selbstregulationsdoktrin des liberalen Bürgertums überhaupt. (Colemann 1974; Rosenberg 1983)

Eine Kritik, wie sie ursprünglich Osterhausen vorführt, mag übertrieben und unfair sein, ein zentraler Widerspruch bleibt: Wenn die detaillierten Gesundheitsregeln, nach der Meinung der Autoren Durchschnittserfahrungen für Durchschnittsmenschen genannten Alters, Geschlechts, Standes, Tätigkeit, Konstitution, schon Verstöße gegen den Kernsatz der Diätetik, der Selbstregulationsdoktrin zumindest sind, was sollen dann Ärzte überhaupt in diesem offenbar für sie so wichtigen Bereich tun, wie Ratschläge geben? Oder allgemeiner: Wieso sind Ärzte die wichtigsten Träger des Gesundheits-Diskurses, wenn dieser so klar fortweist von ihren Berufsinteressen und auf die Selbstregulierung des Bürgers in physisch-psychischen Dingen setzt? Die Aufgabe der medizinischen Aufklärung sei, »über sein physisches Wohl selbst zu denken«; erreicht werden müsse »der Ausgang eines Menschen aus seiner Unmündigkeit in Sachen, welche sein physisches Wohl betreffen«. (Osterhausen 1798, 17, 9) Diese Sicht ist der eigentlich emanzipative Impuls jeder Gesundheitslehre, die Antipode des Professionalismus.

»Ja es ist dieses, damit ich alles auf das kürzeste fasse, eine gewisse und unumstößliche Wahrheit, das ein jeglicher, dem sein Leben und Gesundheit lieb ist, selbst sein eigner Arzt sein und an sich wahrnehmen müsse, worauf er sich übel oder wohl befinde, und wie diejenigen Dinge, welche zu seinem Wohl- oder Übelbefinden etwas beitragen, ihrer Natur und Wirkung nach beschaffen seien.« (Hoffmann 1715, XVIf.)

Zwar fühlen sich die Ärzte jetzt in einem Ausmaß, das nie wieder erreicht wird, als gleichgearteter Teil des Bürgertums, sehen sich uneigennützig, nur dem freien Diskurs in der Öffentlichkeit verpflichtet. Dennoch sind die Professionalisierungsinteressen überall klar formuliert. Es geht in allen Gesundheitsschriften nicht zuletzt um die Frage der richtigen »Benutzung« der Ärzte. Was kann von ihnen erwartet werden, inwiefern sind sie dem überall dominierenden Laiensystem überlegen, wo liegt die Trennlinie zwischen der Quacksalberei der Laien und der der akademischen Ärzte? Die Gesundheitslehren der Aufklärungszeit sind auch Öffentlichkeitskampagnen, Imagewerbung, Verkaufsstrategien der Profession.

Die Selbstregulationsdoktrin dient genauso zur exakten Bestimmung der Zuständigkeit der Experten. Was ist zum Selbstdenken in medizinischen Sachen notwendig? Kenntnisse über den Körper und über das Wissen und die Möglichkeiten der Ärzte, das ist deutlich, daß ist das Zentrum aller Bemühung. Er kenne den üblichen Vorwurf gegen die Verbreitung medizinischer Kenntnisse im Volk, sagt Buchan, dieses werde

»verleitet mit der Arznei zu spielen und anstatt zu einem Arzte zu gehen, sich auf seine eigene Geschicklichkeit zu verlassen. Gleichwohl ist das Gegenteil davon wahr. Personen, die die meiste Kenntnis in diesen Sachen haben, sind gemeiniglich am allerbereitwilligsten, sowohl um Rat zu fragen, als auch, wenn es nötig ist, gutem Rate zu folgen. Die Unwissenden [...] haben das wenigste Zutrauen zu den Ärzten.« (1774, 26f.)

Es ist aber offenbar nicht nur eine Wissens-, sondern auch eine Mentalitätsfrage, ob das angesprochene Publikum sich richtig verhält, also in Krankheitsfällen zur richtigen Zeit den richtigen, d. i. den akademischen Arzt rufen wird. Diese »Klugheitsregel«, zu unterscheiden, wo der Bereich der eigenen Kapazität endet und wo die Selbstregulationsdoktrin naturwüchsig in die Benutzung des Experten überleitet, kann immer nur gefordert werden. Die Energie der Aufklärer verläuft hier häufig in Stigmatisierungsbemühungen: Wer sich falsch verhält, ist simpel unaufgeklärt.

»Wer mir Hilfe leisten will, ohne zu wissen wie, wer über meinen Zustand urteilen will, ohne ihn zu kennen, und ohne daß ich es von ihm verlange, der handelt anmaßend gegen mich. Dieses anmaßliche Benehmen findet sich immer mit Mangel an Nachdenken und Kenntnissen und mit Eigendünkel vergesellschaftet.« Solche Einstellungen sind Eigenschaften »des noch unerzogenen und ungezogenen Menschen, und also Zeichen von Minorität«. (Osterhausen 1798, 27, 30)

Der Helfende stigmatisiert sich selbst, wenn er Hilfe nicht gelernt hat. Gewiß bemüht man sich, Kriterien zu bieten zur richtigen Einschätzung der Ärzte – darauf wird zurückzukommen sein –, aber der Punkt, in dem Kenntnis in Vertrauen auf die Experten umschlagen soll, wird nicht zufällig nur pragmatisch umkreist, nicht analysiert: Zugrunde liegt eine prinzipielle Entscheidung, eine Glaubensentscheidung, eine Entscheidung, die in der Entwicklung kultureller Normen begründet ist. Und die regelmäßige »Benutzung« der Ärzte in Problemen des Körperwohls ist noch keineswegs üblich.

Die Selbstregulationsdoktrin ist für die ärztlichen Autoren der

Gesundheitsbücher der Hintergrund für die Aufforderung, in Krankheitszuständen genauso selbstbewußt und zielbestimmt vorzugehen wie für die Normalzeiten vorgeschlagen, die eigenen und fremden Ressourcen richtig und vernünftig einzusetzen, für die eigenen Ziele zu gebrauchen. Diese eigentlich so selbstverständlichen Einstellungen sind nicht selbstverständlich. Die Kontaktzonen zwischen Gesundheit und Krankheit, zwischen Selbstbestimmung und Expertenbedarf werden erst mit dem Ziel bestimmt, ein Territorium somatischer Kultur für die ausschließliche, autoritative Zuständigkeit eben dieser Experten abzugrenzen. Die Selbstverantwortlichkeit für das eigene Leben, das Handlungs- und Leistungspotential muß erst noch zu den Experten hinführen. Der Glaube an den Kenntnisüberschuß der Experten, ohne den es diese nicht gibt – was immer die Leute wissen mögen –, ist noch nicht gebildet.

»Man muß einem Arzt entweder gar keines oder sein ganzes Vertrauen schenken: der Erfolg begründet sich darauf. Dem Arzt kommt es zu, von den Krankheiten zu urteilen und die Mittel vorzuschreiben. Es ist wider alle Regeln, ihm den Gebrauch eigener Mittel anstatt der seinigen vorzuschlagen. Und dies etwa aus dem einzigen Grunde, weil sie in einem Falle, welchen man beinahe für einen ähnlichen hält, bei einem anderen Kranken gute Wirkung gehabt haben. Dies hieße, von einem Schuster verlangen, daß er den Schuh für einen Fuß nach dem Muster eines anderen, und nicht nach dem Maß, daß er selbst genommen hat, machen solle.« (Tissot 1767, 28)

Im Gegensatz zu späteren professionspolitischen Initiativen, die unterstellen, daß zwischen Laien und Experten keine Vermittlung existiert, ist die medizinische Aufklärung vordringlich eine Aktion bürgerlicher Ärzte vor der bürgerlichen Öffentlichkeit zur Selbstaufklärung aller. Die Hoffnung im Sinne des Professionalisierungsinteresses liegt auf der Wirkung des Wissens. Die Medizin soll kein Arkanum mehr sein, so wie es bei den Quacksalbern der Fall ist, die aber auch selbst nicht wissen, was sie tun, das ist das Standardargument. Erst wenn der Bürger genau weiß, was er von der wissenschaftlichen Medizin erwarten kann, wenn er eine Vorstellung hat, was diese weiß, dann erst wird er die Bedeutung eines guten Arztes schätzen, diesen frühzeitig aufsuchen, keine übertriebenen Forderungen stellen, nicht auf die Verlockungen der Kurpfuscher hereinfallen und vor allem sich den Direktiven des Arztes willig unterwerfen.

Die medizinische Aufklärung geht mit der philosophischen zu

Ende. Das Interesse an Selbststeuerung in Gesundheitssachen wird in der Reaktionszeit unterdrückt wie das an politischen Fragen, wie die Meinungsfreiheit auch. Das ärztliche Professionalisierungsinteresse knüpft sich erst wieder in der Mitte des 19. Jahrhunderts an das Gesundheitsthema und jetzt in anderer Form, mit anderen Zielen. Bis zur Jahrhundertmitte gibt es noch einzelne Versuche in der Tradition des ganzheitlichen Menschenbildes. So schreibt etwa Leupoldt (1794-1874, Medizinalprofessor in Erlangen) 1828 eine hochkomplizierte dialektische Gesundheitslehre, die den tätigen Menschen in romantisierender Terminologie in einer anthropozentrischen Natur vorführt:

»Leben und Sinn geht aber in der Diätetik vollends erst auf durch die Anerkennung und gehörige Deutung des wesentlichen Verhältnisses des Menschen zu dem übrigen Dasein, als des Mikrokosmos zum Makrokosmos. Der Mensch ist wahrhaft [...] eine kleine Welt, [...] vollkommenstes organisches Wesen, das beste Nachbild des allein absoluten Organismus des Alls. Er spiegelt ferner in seinem Knochengerüste und seinen übrigen festen Teilen die drei Ur-Elemente des Seins und Lebens unseres Planeten wider. Er enthält das Wesen des Pflanzenreiches, [...] das Wesen der Tierheit, [...] er (hat) in seinem Gehirne mit seinen Nerven selbst die Sonne in seinem eigenen Sein wiederholt.« (Leupoldt 1828, 23)

Leupoldt gilt in der Medizingeschichte als letzter Saurier, weil er noch 1868 die moderne, naturwissenschaftlich orientierte Medizin bekämpft. E. v. Feuchtersleben (1806-1849), Arzt und volkstümlicher Philosoph, der in die Revolution von 1848 hineingerät und an den Folgen scheitert, schreibt 1838 seine *Diätetik der Seele*. Eine »psychologische Hygiene«, eine biedermeierliche Idylle, in der Krankheit aus sittlichen Fehlentwicklungen entsteht, ein bis heute unendlich oft aufgelegtes Buch.

Wenn die Schulmedizin seit der Mitte des 19. Jahrhunderts Ganzheitsvorstellungen und damit gesundheitszentrierte Lebensstilisierungen völlig aufgibt, organisiert sich dieser Impuls außerhalb, in der sogenannten Naturheilkunde, einer Laienbewegung mit Einschluß dissidenter Ärzte. (Krabbe 1974, 78ff.; Rothschuh 1983) In diesem Rahmen wird versucht, gewisse bürgerliche Rest-Selbständigkeiten zu retten und zu kultivieren. Klencke (1813-1881) Arzt und sehr vielseitiger Schriftsteller, der selbst weder den bürgerlichen noch den professionellen Seriositätserwartungen entspricht, schreibt 1864 eine *physische Lebenskunst*, die versucht, das alte Pathos in eine neue biologisch-chemische Welt zu transportieren.

Diese Physiologie »des zu langsamen und zu schnellen Lebens« versucht weiterhin, an der »harmonischen Kultur von Geist und Körper« zu orientieren. Aber tatsächlich ist der Mensch den sozialen Verhältnissen, vor allem der »heutigen Industrie« ausgeliefert: »Der Mensch ist mehr ein soziales Organ geworden, als ein Glied der Natur geblieben und die physischen Lebensgesetze mußten denen der Gesellschaft sich unterordnen, [...] die soziale Kulturmenschheit [ist] einer schwächenden Sklaverei der Verhältnisse« ausgesetzt. (Klencke 1864, 275) Die ambivalente Balance von Gestaltungsfähigkeit und reaktiver Abhängigkeit scheint endgültig aufgehoben, diese »physische Lebenskunst« ist ein wenig plausibles Substrat. Die mentalen Qualitäten der anwendungsbezogenen Geisteskultur sind schon in die Anforderungen der gesellschaftlichen Rahmenbedingungen übergegangen, Selbststeuerung heißt nurmehr diesen nachkommen. Das ist in den Randbereichen vielleicht am deutlichsten. Rührigkeit ist erzwungen, Leistungsfähigkeit eine Voraussetzung. Jeder Mensch – auch »der am Comptoir-, Büro- und Aktentisch gefesselte Berufsmensch« – soll aus Gesundheitsgründen »jeden Morgen früh bei gutem und schlechtem Wetter eine Stunde promenieren«, schreibt Klencke. In den größeren Städten habe man zu diesem Zwecke Morgenpromenaden-Vereine gegründet, die zur Disziplinierung Konventionalstrafen für unbegründetes Versäumen auferlegen. »Der von träger Bequemlichkeit nur zu leicht überwältigte Kulturmensch bedarf eines solchen Zwangs, der ihn zugleich an frühes Aufstehen mahnt.« (1864, 76f.) Spazierengehen vor 1800, etwa bei Kant als eine Absonderlichkeit angesehen, ist zur bürgerlichen Tugend geworden, mit allen Zwangselementen. Andere Schriften, wie zum Beispiel die 1864 erschienene *Gesundheitspflege für das Volk. Ratschläge zur Erhaltung der Gesundheit. Eine Preisschrift,* sind dann auch in ihrer Zielsetzung nicht mehr als Hilfen, sich anständig und ehrlich, d. h. ohne der Armenpflege anheimzufallen, durchs Leben zu bringen. Hier ist auch das alte emanzipative Verhältnis zur Tätigkeit endgültig fallengelassen. Arbeit ist nicht Gesundheitspflege, Bemächtigung der Welt und Vervollkommnung, Arbeit ist nackter Zwang, zu raten ist nur, wie erhalte ich mit einem materiellen Minimum meine Körperkräfte, um zu arbeiten, um der Pflicht zur Arbeit nachzukommen. (Friedrich 1864, 1f., 55, 148f.)

Folgende Gesundheitsbücher sind dann in der Regel nur mehr Kompendien des gesammelten, leicht faßlich geschriebenen medizinischen Wissens über Gesundheit und Krankheit, der aufklärerische Rahmen zerfällt endgültig in Lexikonartikel, verfaßt von Spezialisten der betreffenden Fächer. Ein Beispiel gibt das sehr berühmte *Buch vom gesunden und kranken Menschen* von Bock (1808-1874), zuerst 1855 veröffentlicht und nach 1874 immer wieder modernisiert; 1904 erschien die 17. Auflage. In diesen Bänden ist einfach alles enthalten, einschließlich der Attitüde von Reparaturbüchern, Symtome zu schildern mit der Aufforderung, schleunigst einen Arzt aufzusuchen. Gesundheits-Moral gibt es nicht mehr. Allerdings hatte Bock die alten diätetischen Lebensstilisierungen schon immer ganz knapp gehalten. Auch das Kaiserliche Gesundheitsamt gibt seit 1894 ein *Gesundheitsbüchlein* heraus, 1914 erreicht es die 17. Auflage. Man versteht sich als Unternehmung »praktischer Verwertung wissenschaftlicher Lehren«, erwartet vom Leser Unterstützung der entsprechenden Fachleute, erinnert, daß »die Anordnungen des Arztes [zu] befolgen« seien. (1894, IIIf.)

Um zusammenzufassen: Gesundheit wird in der Aufklärung zum gesellschaftlichen Diskurs als soziales Abgrenzungskonzept, als diätetische Lebensstilisierung und als Drehpunkt ärztlichen Professionalisierungsinteresses mit fortdauernder Bedeutung. Gesundheit ist der komplementäre Begriff zu Naturzustand, aber auch zu Sittlichkeit, ist immer zugleich Wissenschaft, richtiger biologische Metapher und Moralsatz. Und insofern ist Gesundheit ein naturgemäßer Maßstab auch der gesellschaftlichen Verhältnisse, kann Kritikinstanz sein, weil sich hier, an den Abweichungen das Menschenverachtende, das Zerstörerische oder Unbalancierte der Verhältnisse als ein Kosten-Nutzen-Vergleich der Humanwerte darstellen kann. Und weil sich die Rechnung der Humanwerte immer klassenspezifisch aufstellen läßt, kann Gesundheit zum Distinktionsmittel werden: Das geht immer zusammen mit Vernunft, Mäßigkeit und Disziplin und wendet sich so gleicherweise gegen den unproduktiven Glanz und Luxus der Aristokratie als auch gegen die Liederlichkeit, die nicht standesgemäße Genußsucht und unökonomische Lebensorganisation der Unterschichten. Gesundheit ist vor allen Dingen Abgrenzungskonzept. Die Garanten der Stabilität, der Prosperität, eben der Gesundheit sind die fernen Vorfahren und entlegenen Welten, vor allem aber die einheimischen Unterschichten, die einerseits das Rationalitätsprinzip selbst an sich tragen. Gerade das Maximum an

– angeblich – unverfälschten Lebensressourcen bringt das Maximum an Widerstandskraft, Stärke, Leistungsfähigkeit, Gesundheit. Andererseits sollen auch sie schon die Opfer des Verfalls sein und sind insofern wiederum Beleg: Die »nützlichsten Klassen«, auf deren Arbeit der ganze Staat beruht, werden von den Herrschenden am meisten vernachlässigt. Daß dieser Bezugsrahmen changiert und schillert, sollte nicht irritieren. Die Autoren der Gesundheitsaufklärung zielen weder primär auf die Unterschichten noch auf die Aristokratie. Den einen versichert man in Widmungen, der Zeit gemäß, untertänigst seine Loyalität, reine Beruhigung, mit den anderen wird der Ort der Handlung abgesteckt, die Szenerie belebt. Der Gesundheitsdiskurs ist Selbstverständigung, Selbstinterpretation des Bürgertums mit allen Idealen, die nur auf sie selbst zielen. Auch der Schrecken über den Kulturverfall ist eine domestizierte Beunruhigung, der Anlaß für eine immer wieder aufgenommene Bestimmung der Rolle des selbststeuerungsfähigen Menschen in der Gesellschaft.

Die eigentliche Faszination gewinnt Gesundheit, und hier über die Klassen hinausweisend, als Konzeption des ganzheitlichen Menschen, als Aufforderung zur größtmöglichen Entfaltung aller, immer nur in Keimform vorhandenen Anlagen und Möglichkeiten des einzelnen. Allerdings auch wieder nicht als ein Selbstzweck, sondern zum persönlichen Erfolg, zum Fortschritt der bürgerlichen Gesellschaft insgesamt. Mit zwei Basisannahmen rechtfertigt sich das Pathos dieser Lebensstilisierung und zeigt damit ihre Grenzen. Die bürgerliche Gesellschaft gibt jedem einzelnen Dispositionsfreiheit, seine ihm entsprechende Lebensorganisation zu finden, seine individuelle Kunst des Lebens zu entwickeln. Das ist der eine Punkt. Die bürgerliche Gesellschaft entspricht dem Plan der Natur, will freies Werden und Wachsen. Da, wo Dispositionsfreiheit nachweisbar unmöglich ist, kann es noch eine ganze Zeit so scheinen, als sei die bürgerliche Gesellschaft nur noch nicht ganz ausgeführt. Gesundheit ist für die lombardischen Bauern 1790 in der Sicht Franks zuerst Aufhebung der Sklaverei sowie eigener Besitz. (Frank 1790, 32, 41) May muß 1803 auch im liberalen Rheinland von der Tatsache ungleich verteilter Lebensgüter ausgehen und empfiehlt als Gesundheitspolitik vernünftige Kompensationstechniken und aufgeklärte Medizinalpolizei. Hier ist es die Mentalität der Unterschichten, die noch vorbürgerlich erscheinen, gerichtet auf Versorgung durch die patriarchale Hauswirtschaft,

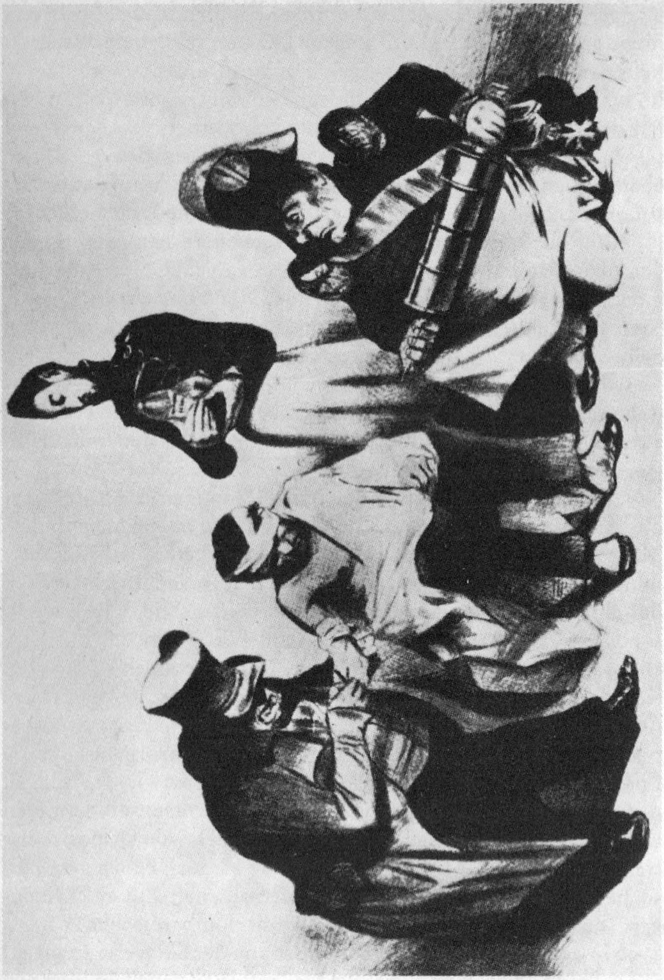

»Der Staat behandelt das Volk: zuerst Blutlassen, dann Purgieren, dann Klistieren«, Daumier 1833

die noch nicht selbständig und unternehmerisch sind. (May 1803, 25 ff.) Das ist das wichtigste der diätetischen Lebensstilisierung. Fehlt der Selbstregulationsdoktrin das Pathos ihrer »natürlichen« Grundierung, findet sie in der sozialen Realität keine Glaubwürdigkeit, wird sie leere Phrase. Der Diskurs der vernünftigen Lebensordnung baut auf einen gewissen Grundbestand materieller Sicherheit für alle, das ist Forderung und Voraussetzung zugleich, der zweite Punkt. Von hier rechtfertigt sich die elitäre Perspektive der Reorganisation der Umwelt nach den verfügbaren Ressourcen des einzelnen, wie auch das Recht auf Existenz als naturrechtliche Kritikinstanz. Diese beiden Grundlagen, Dispositionsfreiheit und materielle Sicherheit, sind Postulate, Forderungen und kreieren damit Maßstäbe, Ziele, Fortschrittserwartungen, die zwar lebendig bleiben, aber den alten Diskurs beenden: Es ist »bittere Ironie«, schreibt der sehr um das öffentliche Gesundheitwesen verdiente Schweizer Arzt Sonderegger (1825-1896), daß der Arzt nur dann Anleitung zur Gesundheitspflege gibt, »wenn du gebildet und wohlhabend genug bist, ihm zu folgen; dem Törichten und dem Armen wird kein Evangelium gepredigt, für ihn gibt es keine Gesundheitspflege, er stirbt weder am Alter noch an seiner Krankheit, sondern an seinen sozialen Verhältnissen«. (Sonderegger 1873, 10) Voraussetzung für Gesundheit, schreibt Klencke 1864, ist »endlich das Glück einer gewissen Wohlhabenheit, welche vor Lebenssorgen schützt, die Existenz nicht mühselig macht, nichts Notwendiges entbehren läßt«. (Klencke 1864, 32) Am Ende des 19. Jahrhunderts erscheinen die alten Konzepte der Diätetik, Hufelands Makrobiotik zum Beispiel, so sehr auf Individualität zugeschnitten, daß sie überhaupt nur noch »dem Bedürfnis der reichen und vornehmen Welt« entsprechen können. (Ebstein 1891, 70) Für die Diätetik im alten Sinne gibt es jetzt im gesellschaftlichen Rahmen wie im naturwissenschaftlichen Medizinverständnis wenig Spielraum. Der Heroismus der Selbstregulationsdoktrin weicht der harmlosen Hausschatzattitüde, einer Sammlung weiser Lebensregeln, Sonntagsreden.

Was bleibt? Gesundheit behält die Grundfaszination, insofern bürgerliche Kultur virulent ist, meist als Produktivitätsidee, richtiger als ebenso viele Ideen wie Menschen einer bewußten Lebensordnung, rationalen Lebenszielen folgen. Dieser Diskurs über die Rolle des produktiven Menschen in der bürgerlichen Gesellschaft bleibt noch bestehen. Die Idee der Lebenskunst geht verloren.

Darüber hinaus amalgamieren mit Gesundheit dauerhaft natürlich-biologische Begründungselemente zu einem neuen, »rationalen« Verhalten zivilisierter Menschen. In älteren oder durch religiöse Regeln organisierten Gesellschaften konnte es keine Gesundheit in diesem Sinne geben, wurde keine Gesundheitspolitik gemacht. Hier mußten konventionelle und religiöse Regeln zugleich gesundheitsdienliche Regeln sein.

»Die Gesetzgeber der älteren Zeit unterscheiden sich dadurch von denen der neueren Zeit, daß sie durch diese Anordnungen die Völker geistig und körperlich kräftig zu erhalten und zu guten Sitten zu bringen suchten, und hierdurch den Vergehen und Verbrechen vorzubeugen. Die neueren Gesetzgeber hingegen, die Erhaltung des physischen Wohls nicht beachtend, sinnen nur auf Bestrafung der Verbrechen und wähnen durch Schulen und Überfeinerung der geistigen Kultur die Völker kräftig erhalten zu können. Die Zunahme der Zahl der Ärzte, der Krankenhäuser und Irren-Anstalten, der Advokaten, Richter und Gefängnisse ist aber der sprechende Beweis einer verfehlten körperlichen und geistigen Erziehung der Völker in der neuesten Zeit.« (Tiedemann 1836, 393)

3.3 Medizinische Polizei

Der Gesundheitsdiskurs organisiert sich um den selbststeuerungsfähigen einzelnen, dem Eckpunkt bürgerlicher Kultur – persönliche Gesundheitspflege. Zugleich ist der Bürger immer angesprochen in seinen staatstragenden Interessen, seinen öffentlichen Geschäften – hier beginnt die öffentliche Gesundheitspflege. Der Gesundheitsdiskurs verknüpft die private Existenz – Wohlsein, Glückseligkeit, Erfolg – mit öffentlichen Funktionen – Produktivitätspotenz, Militärtauglichkeit, physische Basis des Patriotismus, staatliche Prosperität überall. Und der dominante Produzent, Hüter und Verwalter dieses Diskurses ist die ärztliche Profession, die sich mit diesem zu neuen Aufgaben und Sichten, verändertem sozialem Status aufschwingt. Die ärztliche Profession als Hüter der somatischen Kultur der Gesamtgesellschaft! Diese durchaus neue Sichtweise ist in der medizinischen Aufklärung doppelt angelegt. In der Aufklärung über die vernünftige Lebensordnung – in dem die Aufklärer sich notwendigerweise an den durchschnittlichen Menschen wenden, an alle, wenn sie überhaupt Regeln aufstellen wollen. Vor allem aber, in dem die Aufklärer unentwegt an die Verantwortung der Obrigkeiten für die physisch-psychischen Verhältnisse appellieren und versuchen, an deren kameralistische Eigeninteressen anzuknüpfen. Kein Autor unterläßt es, darauf hinzuweisen, daß die ärztlichen Bemühungen um Verbesserung der Individualhygiene zugleich Infrastrukturpolitik sind, ärztliche Bemühungen zum Wohle des Staates, in denen sich die große Bedeutung der Ärzte abzeichnet. Die akademischen Ärzte, eigentlich immer nur mit dem einzelnen Kranken befaßt, von Ausnahmesituationen, dem Ausbruch von Seuchen zum Beispiel, abgesehen, entwickeln eine öffentliche Perspektive, die sie als Medizinalpolizei der Obrigkeit anempfehlen.

Solange ökologisches Denken dominiert, nämlich daß die menschliche Maschine alle Lebens- und Schädigungselemente von außen erhält, von diesen als ihren Lebens-Mitteln abhängt, besteht ein Kontinuum von Zielen und Instrumenten in der Gesundheitspflege. Die wesentliche Differenz zwischen individueller und öffentlicher Gesundheitspflege ist hier die Handlungsrichtung. Die erste fordert auf, die Umweltverhältnisse nach den Bedürfnissen des einzelnen, sozusagen um diesen herum, als deren Zentrum zu reorganisieren, die zweite, die allen gemeinsamen schädigenden Verhältnisse einheitlich und zum Nutzen aller Beteiligten zu reorganisieren. Beide Orientierungsrichtungen gehen leicht ineinander über, denn die allgemeinsten Lebens-Mittel wie Luft, Wasser und Klimabedingungen lassen sich individuell am schlechtesten organisieren. Man denke an das Trockenlegen von Sumpfgebieten oder die Reorganisation des noch mittelalterlichen Stadtbildes durch Schleifen der Stadtmauer, durch Anlage breiter Straßen und Plätze zur Verbesserung der lokalen Luftverhältnisse. Nur die Verlegung des Wohnortes ist hier eine individuelle Lösung. Allerdings gibt es für die öffentliche Gesundheitspflege ein strukturelles Dilemma, das die Realisierung ihrer spezifischen Ziele sehr kompliziert. Ist schon in der individuellen Gesundheitspflege die Erfolgssicherheit unklar, ist bei der Komplexität des Gegenstandes und der langen Zeitfrequenz möglicher Wirkungen eine Bewertung einzelner Maßnahmen äußerst schwierig – dann ist wenigstens eines ziemlich sicher, es ist der Initiator der Maßnahmen, der von diesen profitiert. Später wird auf die Ungewißtheit in medizinischen Dingen zurückzukommen sein. Die öffentliche Gesundheitspflege aber zielt auf den Vorteil der betroffenen Gesamtheit. Hier ist unterstellt, daß diese Population einheitlich, richtiger: in demokratisch-ungleichen Teilen von den Maßnahmen profitiert. Ein Beweis für die richtige Nutzenverteilung ist aber nicht nur schwer zu erbringen, der Ansatz ist in einer hierarchischen und spätfeudalen Gesellschaft überhaupt absolut unplausibel, wie das ein Vergleich zwischen England und deutschen Staaten zeigen würde. Die persönlichen Erträge der individuellen Dispositionsmacht erscheinen allemal größer als die Resultate aus den Maßnahmen, die auf die Gesamtheit berechnet sind. Die öffentliche Gesundheitspflege stellt sich vor allem dar als Subventionspolitik für die unteren Gesellschaftsklassen, sorgt für den Bedarf »der Mittelklassen und der Armen«, die nicht selbst für sich sorgen können. (Deutsches Staats-Wörterbuch, Blunschli 1859, Gesundheitspflege, Bd. 4, 305) Eine Subventionspolitik darüber hinaus, deren Vorteile für das Wohl des gesamten Staates dauernd beschworen werden muß.

»Wenn man erkennet, daß diese Menschen unsersgleichen sind, welchen den untersten Stand der menschlichen Gesellschaft ausmachen, die aber doch zu gleicher Zeit der selben ebenso nützlich sind als die Personen welche den größten Glanz von sich werfen, die weil sie von der gegenseitigen Notdurft entstandenen Gesellschaften gleichsam ein durch eine Kette gebildeter Circul ist, von welchem ein jedes Glied, es befinde sich selbiges an einer Stelle an welcher es wolle, ebenso notwendig ist als andere Glieder, weil sein Mangel oder Entfernung den Zusammenhang der Gesellschaft unterbrechen würde.« (de Presle 1766, VIIf.)

»Die Gesundheit ist das erste, beste und nötigste Gut eines jeden Bürgers in einem Staat; ohne ihren Genuß findet keine reichliche Bevölkerung statt, mangelt die nötige Lebhaftigkeit in dem Betrieb der Manufakturen, fehlen dem Landmann die nötigen ausdauernden Kräfte zur Feldarbeit und dem Kriegsheere der tapfere Mut, der Durst nach siegreichen Taten«, sagt Scherf (1750-1818), Leibarzt und Herausgeber des Archivs der medizinischen Polizei und der gemeinnützigen Arzneikunde.

Eine »geläuterte Arzneiwissenschaft«, die Medizinalpolizei, empfiehlt er der Obrigkeit in ihren Dienst zum Wohle der Gesamtheit zu stellen, argumentiert ganz im Sinne kameralistischer Staatsinteressen »Heil, Dank und Ruhm dem deutschen Fürsten, welcher für das Gesundheitswohl seiner Bürger sorgt, und seine Regentenmacht anwendet, der Arzeneikunst den Weg zu öffnen, um sich seinem Staate nützlich (zu) machen«. Und er beklagt zugleich heftig, daß seine Sicht keineswegs geteilt wird, »in den meisten deutschen Staaten (wird) das Medizinalwesen unter allen Zweigen der Staatswissenschaft am meisten vernachlässigt oder ganz verabsäumt«. Man kümmert sich lieber um Prozeß-, Feuer- und Forst-Ordnungen usw., aber nicht um Gesundheit und Medizinalwesen. Die alten Medizinalordnungen läßt man verschimmeln. »Die in den Kabinetten der Großen so oft verkannte und vernachlässigte Arzeneikunde (ist gehindert, sich) in ihrem echten, wohltuenden Glanze zu zeigen.« (Archiv der medizinischen Polizei 1783, Vorwort) Scherfs Sicht ist repräsentativ: Die Medizin sei eine der nützlichsten Künste im Staate, aber von den Oberen wird das leider nicht so gesehen. Es »pfleget oft schwer zu halten, bis die Klagen und Vorstellungen der Ärzte bei denen Großen ein gnädiges Ohr finden und bis vor den Thron des Fürsten kommen«. (Rau 1764, 21)

Die individuelle Gesundheitspflege erreicht in der zweiten Hälfte des 18. Jahrhunderts Bedeutung, weil sie ein Idealbild des bürgerlichen Menschen anbietet. Welche Perspektiven gibt das Konzept der medizinischen Polizei? Vor allem wird eine detaillierte Zusammenstellung aller bisher bekannten Einflußfaktoren auf die Körperzustände des Menschen geboten. Der Mensch wird ganz umfassend als gesellschaftliches, säkulares Wesen bestimmt. Abhängig vom eigenen Wollen, aber auch von natürlichen und gesellschaftlichen Bedingungen und diese selbst sind dem sozialen und technischen Gestaltungswillen zugänglich. Frank, der dieses Konzept der medizinischen Polizei als Säkularisierung der Welt bis ins Detail durchdacht hat, ist sich der Bedeutung dieses Versuchs bewußt. In einem Nebenbereich, dem Zölibat der katholischen Kirche, stellt er beide Entwürfe gegeneinander, und es steht für ihn außer Zweifel, daß die Absichten der bürgerlichen Gesellschaft, Fortschritt, Wachstum, Glück und die physische Anlage des Menschen, unbehinderte Sexualität (in der Ehe natürlich), den Vorrang haben. Und er widerruft vorsichtshalber im voraus, falls ihm ein »Gedanken entwichen« sein sollte, der gegen die Lehre der Kirche verstößt! (Frank 1791, Bd. 1, 23f.) Gesundheit und Krankheit sind ganz abhängig von den besonderen Lebensbedingungen der Menschen, sind vor allem schicht- oder klassen- und berufsspezifisch:

»Für jede Klasse von Bürgern leitet sich aus dieser Lebensweise Gesundheit und Art ihrer Krankheiten her. Anders sind die Krankheiten der Höflinge und Adligen, anders die der Soldaten, die der Gelehrten. Die Handwerker haben verschiedene und ihnen eigentümliche Leiden. [...] Allein an Krankheiten, für die der Hunger des Volkes und der Mangel an allen Bequemlichkeiten des Lebens den Nährboden bietet, gibt es eine solche Überfülle und Menge.« (Frank 1790, 35f.)

Die Darstellung all dieser Einflußfaktoren wird zu einem imponierenden Ganzen der sozialen Verhältnisse, die selbst Gesundheit und Krankheit sind. Mit dem Konzept der Medizinalpolizei werden die gesundheitsdienlichen Rahmenbedingungen, die gemeinschaftlichen Bedingungen des Fortschritts der bürgerlichen Gesellschaft formuliert.

Allerdings gibt es eine Anzahl von Problemen, denn die Bezugspunkte erscheinen ambivalent, die Akteure und Instrumente der öffentlichen Gesundheitspolitik scheinen dem bürgerlichen Weltbild direkt zu widersprechen. Denn vor allem wird der Staat für die umfassend gesundheitspolitisch relevanten sozialen Zustände als zuständig betrachtet. Insofern er von den Vorteilen und Erträgen der Gesundheit des Volkes profitiert, ist er auch verantwortlich, diese dauernd zu verbessern. Als eine gemeinschaftliche Rahmenbedingung reduziert diese Gesundheitspolitik aber die Freiheiten des Individuums:

»Wie man, im gesellschaftlichen Leben, die natürliche Freiheit uneingeschränkt beibehalten wissen möge, dies ist mir unbegreiflich und wie mich dünkt, zu sehr á la Rousseau philosophiert [...] ich darf nicht rauben, mich nicht rächen, niemand schimpfen, schlagen, morden; ich darf nicht mehr, wie der ehemalige Römer, meine Neugeborenen aussetzen, meine Kinder hinrichten, meine Dienstboten nicht mehr sultanisieren, mit Ruten peitschen und erdrosseln lassen – meine natürliche Freiheit leidet darunter; aber ist es vielleicht nicht besser für mich, für alle Mitglieder des Staates, über dergleichen und tausend andere Dinge, durch obrigkeitliche Fürsorge, mir die Hände gebunden zu wissen?« (Frank Bd. 1, 1791, 35f.)

Was Frank in rhetorischer Überspitzung rechtfertigt, ist die systematische Umkehr der individualhygienischen Sichten, etwa von Tissot oder Hufeland. Während von diesen Gesundheit als Selbstregulation, als Kern bürgerlicher Identität aufgefaßt wird, ist Gesundheit hier bei Frank Gegenstand von Polizeiverfügungen. Der Adressat der gesundheitspolitischen Vorschläge ist der absolute Monarch mit aufgeklärtem, also patricharchalem, kameralistischem Weltbild, in dessen Dienst – Josef II., dem römisch-deutschen Kaiser – Frank von 1785 bis 1790 stand. Obrigkeitliche Fürsorge ist das krasse Gegenteil der Selbstregulation. Ist Franks Bemerkung zur Grenze der Medizinalpolizei also eher ein Kompromiß in Worten?

»Eine kluge Polizei mischet sich nicht in das Innere der Haushaltungen, und wenn diese Regentin der Völker endlich zum Spionen mißbraucht wird, so artet sie aus zur Tyrannin menschlicher Gesellschaften und zur Störerin der öffentlichen Ruhe, die sie beschützen sollte. Allein in Dingen, wovon die Glückseligkeit des Ganzen abhängt, unterwirft sich jeder verständige Bürger, ohne Einschränkung auf irgendeinen noch so priviligierten Winkel, dem allgemeinen Sicherheitsgesetz.« (Frank, Zit. Baas 1879, 345 f.)

In der praktischen Politik führt das Konzept der Medizinalpolizei, eigentlich »Program of Social Action for Health«, zur Vermehrung der Macht des Staates statt der Wohlfahrt der Bevölkerung, wird reaktionäre Staatsideologie. (Rosen 1974, 142 ff.)

Es ist keineswegs unmittelbar einleuchtend, daß diese Konzeption der fürsorglichen obrigkeitlichen Regelung aller gesundheitsrelevanten Belange durch die Medizinalpolizei, von der Säuglingshaltung bis zur Anlage der Begräbnisplätze, vom individuellen Hygieneverhalten bis zur städtebaulichen Sanitärtechnik, integraler Bestandteil bürgerlicher Weltsicht sein kann. Sie ist eine »im Grunde despotische Humanitätsbestrebung«. (Baas 1879, 341) An diesem Entwurf einer öffentlichen Gesundheitspflege zeigten sich alle konzeptionellen Probleme, die dauernde Bedeutung haben. In welchem Verhältnis steht individuelles und staatliches Interesse, wie lassen sich Eingriffe in individuelle Entscheidungsspielräume begründen, welche Interventionsziele können als legitim gelten, wer bestimmt die konkreten Normen und Ansatzpunkte von Intervention, und wie können diejenigen überwacht werden, die diese Normen definieren? Die Medizinalpolizei markiert einen wichtigen Schnittpunkt der ärztlichen Professionalisierungsinteressen: Erst als Träger dieser würden sie zu einer gesamtgesellschaftlichen Instanz werden können. Der Arzt würde einen neuen Glanz gewinnen, hofft Frank, wenn er nicht mehr nur als Mann gelten würde, der mit fragwürdigem Erfolg das »Gesundmachen anderer« besorgt. (1791, Bd. 1, 12) Erhard (1766-1827), zunächst Drahtzieher wie sein Vater, dann Arzt, später Obermedizinalrat in Berlin, Schüler Kants, Philosoph und deutscher Jakobiner, hat 1800 in einem präzisen und systematischen Entwurf, entstanden auf Veranlassung und unter dem Einfluß Hardenbergs (1750 bis 1822), die entscheidenden Problemschichten einer Medizinalpolizei offengelegt. (Erhard 1830; Erhard 1970) Es lohnt, seinen Darstellungen zu folgen. Später werden noch einmal die professionspolitischen Gesichtspunkte zu betrachten sein.

»Die Gegenstände der medizinischen Polizei sind [...] alles, was zum körperlichen Wohl der Bürger dient und nicht von einzelnen Bürgern selbst abhängt.« (Erhard 1800, 21) Das ist die zentrale naturrechtlich begründete Kompetenzzuweisung und Kompetenzbegrenzung zugleich. Es ist ein »vormundschaftliches Recht«, das der Staat ausübt, das sich aus Bedürfnissen der im Staat vereinigten Bürger ergibt: »Um sich wohl zu befinden, [müssen] die Menschen ihre Kräfte in vielen Fällen vereinigen – sich gleichförmigen Regeln unterwerfen.« Diese vormundschaftliche Regelungskompetenz unterliegt dem fundamentalen Vorbehalt bürgerlicher Interessenvertretung. Vor allem »muß der, welcher sich anmaßt, für mich zu sorgen, wirklich in der Lage sein, daß er besser für mich sorgen kann als ich«. Die Regierung ist rechenschafts- und beweispflichtig in ihrer Tätigkeit, und sie ist entschädigungspflichtig, falls ihre Regeln Schaden anrichten, denn der Staat hat überall da nichts zu suchen, wo die Bürger ihre Probleme bilateral lösen können oder aber der einzelne über sich selbst entscheidet. (3 ff.) »Überhaupt hat sie [Polizei, der ausführende Staat allgemein] nur dafür zu sorgen, daß das allgemeine Publikum nicht unverschuldet zu Schaden komme: Der einzelne Mensch kümmert sie, in dem, wozu er sich mit Absicht bestimmt, in Ansehung seiner Gesundheit, nichts.« (55) Etwas wie eine Pflicht zur Gesundheit könnte es vielleicht in einer privaten, bürgerlichen Moral geben, aber keinesfalls als ein staatliches Programm. Das Stoppschild für staatliche Politik existiert vor allem in dem Zweck der freien Entfaltung der Person, der Menschenrechte, aber auch in den pragmatischen Tunlichkeitsregeln der Durchführbarkeit bzw. Befolgbarkeit. Ein positives Gesundheitsreglement wäre ein lächerliches Glaubenskonstrukt in Betracht der differenzierten, strikt individuellen Charakteristik von Gesundheit.

»Die Polizei kann sich nie anmaßen, mir in dem, was mein eigenes Wohl betrifft [...] mich für unmündig zu erklären, [...] den Marktschreiern und Scharlatanen kann sie zwar das Handwerk legen, aber dafür keine bestimmte Kurart befehlen. [...] auch kann sie mir ihre Vorsorge insofern sie die Majorität der Bürger nicht von ihr fordert, nicht aufbringen. [...] Sie kann die Innoculation [Pockenimpfung] niemand befehlen: Denn dadurch werde ich in meiner Privatmeinung von meinem Wohl ungerechterweise beschränkt.« (71)

Der Staat hat vor allem defensive Aufgaben, Abwehrregeln aufzustellen gegen die Bedrohung, die ganze Populationsteile betrifft.

Aber in festgestellten dringenden Bedarfslagen – und Erhard stellt sich natürlich rationale, quantifizierende Definitionsregeln vor, keine politischen – hat der Staat auch positive Gestaltungspflichten. Das betrifft vor allem die Bereitstellung der notwendigen Lebensmittel. Hier kommen der staatlichen Fürsorgepflicht deutlich markt- oder konjunktursteuernde Aufgaben zu: Der dringendste Bedarf – Brot, Fleisch, Wasser, saubere Luft – und damit die wichtigsten Einflußfaktoren der Volksgesundheit müßten nach Bedarfs- und Gebrauchswertkriterien reguliert werden. Die Überwachung soll hier sehr ins Detail gehen, in bezug auf die Brotversorgung zum Beispiel von der Qualitätskontrolle und von Verwendungsvorschriften des Mehls bis zur Überwachung der Praktiken beim Backen. Von der Kornqualität bis zur Qualität des zu verwendenden Mühlsteins soll alles geregelt werden.

Dabei ist Bedürfnis keineswegs anthropologisierend oder quantifizierend, sondern rein kulturspezifisch verwandt: »In einigen Ländern scheint nach der allgemein eingeführten Gewohnheit die Kühlung der Getränke durch Eis ein Bedürfnis zur völligen Gesundheit zu sein. In diesem Falle hat die Regierung für den nötigen Vorrat an Eis zu sorgen.« (39) Diese gewährleistenden und positiv gestalteten Staatsinterventionen sollen allerdings keineswegs egalitäre Verhältnisse herstellen. Beabsichtigt ist die Sicherung der Grundbedürfnisse, und diese müssen dann letztlich auch nur schichtspezifisch differenziert gesichert werden: (Freibank-) Fleisch zum Beispiel, das nicht unbedingt schädlich ist, aber für viele Leute eklig, soll freigegeben werden können, damit auch die Armen ihren Fleischanteil haben. (50f.) Und so soll sich insgesamt der Staat bis auf Notmaßnahmen doch zurückhalten, sich auf die Bekanntgabe von Erfahrungsregeln in den angesprochenen Bereichen beschränken, damit sich die Bürger nach ihren Interessen daran orientieren können – eher Verbraucheraufklärung, nicht Strukturpolitik. Ähnlich sollen zwar gemeinnützige Gesetze erlassen werden, aber das Ingangsetzen der Regelungsprozedur soll aufgrund von Anzeigen der unmittelbar Betroffenen stattfinden, nicht aufgrund einer Eigeninitiative mit positiven Zielsystemen arbeitenden Kontrolltätigkeit des Staates. Medizinalpolizei soll also trotz der systematisch als Gestaltungskonzept mißzuverstehenden Anlage letztlich »Verteidigungskunst« (Frank) einer wachsamen Staatsinstanz sein. Dabei werden nicht nur die allgemeinen Verantwortlichkeitsgesichtspunkte als laufend neu aus den Interessen der bürgerlichen Gesellschaft herauswachsend angesehen und als solche von den staatlichen Instanzen zu beachten. Auch die spezifischen Kriterien als Regulation und positive Nothilfe resultieren aus der Praxis und dem Bedarf des bürgerlichen Lebens, werden vom Staat nur aufgegriffen und auf eine höhere Gültigkeitsebene gehoben. Wie man Wasser durch Beimischungen trinkbar macht, das finden die Bewohner des betroffenen Gebietes selber heraus. Erst dieses evaluierte Resultat kann der Staat als Orientierungslinie allen Bürgern bekanntmachen und unter Umständen durch Polizeivorschriften dann auch den Unbelehrbaren aufzwingen. Es handelt sich hier nicht um ein hypothetisches Problem, zu dieser Zeit trinkt ganz Paris, ganz London aus großen Flüssen, die stinkende Kloaken sind.

Das ist die eine systematische Vorkehrung des Medizinalkonzepts gegen einen despotisch zugreifenden Staat: Staatlichkeit ist gerade in Gesundheitsbelangen an ihre Legitimationsbasis gebunden. Gemeinwohl kann weder landesherrlich noch qua Expertenentscheid definiert und exekutiert werden. Dennoch ist ein ungemütlicher Rest unbegrenzter Machtausübung zugestanden: Der Staat ist aufgefaßt als Instrument einer zivilisatorisch agierenden Erziehungsdiktatur. Der Staat der Medizinalpolizei ist prinzipiell ein durch Norm, Moral und Öffentlichkeit distanziert gehaltener, disziplinierter Staat, der nicht wirklich in die Privatsphäre eingreift. Wenn er dennoch eingreift, hat in der Konstruktionslogik der Betroffene selbst schon vorher seine Hoheitsrechte verspielt, durch Unvernunft, das heißt Inkompetenz, durch fehlende Seriosität in der Wahrnehmung seiner bürgerlichen Rechte und Pflichten.

Der bürgerliche Staat hat zum Beispiel nicht mehr das Recht, Kleidervorschriften zu machen, ständische Kleiderordnung und absolutistische Luxusverbotsgesetze sind Vergangenheit. Mode und der Anteil an Ressourcen, der dafür verwendet werden soll, sind Privatsache. Aber »schädliche Kleidung, welche ihnen den künftigen Bürger rauben oder verkrüppeln« könnte, kann er verbieten lassen, »vorzüglich Korsetts, Schnürleiber und das starke Wickeln der Kinder«. (Erhard 1800, 100) Alle Regelungen zum Schutz von Schwangeren und Kleinkinder stehen unter dem Diktat der sogegannten Peupelierungspolitik: Schutz und Kontrolle der unehelichen Mutter und ihres sozialen Umfeldes, »Ehrbar«-Machen der Mutter und Hilfen durch öffentliche Gebär- und Findelhäuser, »Aufsicht auf schwanger scheinende Personen und Bestrafung der Verheimlichung der Schwangerschaft«, Verbot »abergläubischer Zeremonien« um die Geburt der Kinder, die gesundheitsgefährlich sind. (90ff.) Aber nicht nur im Bereich der Bevölkerungspolitik, in allen Bereichen zum Beispiel auch in den Arbeitsverhältnissen, setzt der Staat nur Regeln durch, die eigentlich jeder Bürger sowieso beachtet, und so bezwingt er nur die Unvernunft. Die gesundheitsschädlichen Folgen von Gewerben und Fabriken sind alle bekannt, und man wisse auch, wie solche Schäden beträchtlich vermindert werden können, zum Beispiel sind Bleischädigungen durch eine Anzahl personeller Präventionsmaßnahmen vorzubeugen, der Staat muß Arbeitgeber und ihre Arbeiter zwingen, falls sie es nicht von selber tun: Der Fabrikant hat mit reichlich Butter oder vergleichbarem Fett für eine bessere Ernährungslage seiner Arbeiter zu sorgen, die Arbeiter wiederum müssen für Atemschutz sorgen und für Abwehrmaßnahmen, damit der Bleistaub sich nicht in die Hauptporen setzt. Es ist nirgendwo daran gedacht, daß der Staat direkt in den Arbeitsprozeß eingreifen könnte.

Das ist die zweite systematische Vorkehrung des Medizinalkonzepts: Die »vormundschaftliche« Intervention erfordert die Voraussetzung, daß der einzelne seine Geschäftsfähigkeit im je betreffenden Verantwortlichkeitsbereich nicht ausüben kann oder aufgegeben hat. Das betrifft an dieser Stelle keine Ziele, die außerhalb individueller Ressourcen und Organisationspotzenz liegen, die nur stellvertretend durch zusammengefaßte kollektive Potenz erreichbar werden, sondern solche, die durch angenommen inadäquate, individuelle Ausstattung, Herkunft, Erziehung usw. unerreichbar sind. Die bürgerliche Gesellschaft beruht auf der vernünftigen Handlungsfähigkeit ihrer Bürger, auf moralisch-rationalen Qualitäten, die sich in Vertragsfähigkeit und insofern als Geschäftsfähigkeit darstellen. Der Bürger kennt seine Interessen und handelt danach. Ist anzunehmen, daß die Vernunftsfähigkeit des einzelnen aufgehört hat, hört die Vertragsfähigkeit und die bürgerliche Existenz auf: Irre und Betrüger stehen per Definition außerhalb der Vertragsfähigkeit und damit außerhalb der bürgerlichen Gesellschaft. »Ein offenbarer Lügner [kann] keines Vertrags, also auch nicht des bürgerlichen [für] fähig gehalten, und also nicht geduldet werden: seine Strafe muß daher, im Falle ihm noch Besserung zuzutrauen ist, Landesverweisung, und im Falle nicht, ewige

Gefangenschaft sein.« (109; auch 186) Einsperren und Bestrafen droht, falls von der rationalen Vernunft abgewichen wird. So verrät sich diese als Zwangsinstanz. Einsperren und Bestrafen ist die andere Seite der Aufklärung, die damit nicht unverdächtiger ist: »Die Ausrottung der Vorurteile unter dem Volke, welche seiner Gesundheit schadet«, hat die Stimmung eines Kriegszuges. »Man kann den Bauern nicht so schlecht wohnen lassen, als er oft bei seinem Grade von Stupidität sich gefallen lassen würde: Denn auch er soll immer mehr Mensch werden.« (34) Der »Mensch« als Bezugspzunkt der Staatskonstruktion ist sogenannter »Aktivbürger«, ein Bürger, der ein »unabhängiges Gewerbe« betreibt: »Wer um seiner Nahrung willen von dem einzelnen Bürger abhängt und diesem handlangen muß, der kann kein Aktivbürger sein.« (113) Dieser Bürger zweiten Grades entbehrt der politischen Rechte und Gestaltungsbefugnisse im Staat und ist in dieser Hinsicht Gegenstand fürsorglicher Gestaltungskompetenz. Diese Sichtweise ist wichtig für die Stellung der Ärzte im Staat. Dieser Gedanke wird wieder aufgenommen werden.

Die medizinische Aufklärung, die sanitäre Menschwerdung, ist hier schlicht Zwangsmaßnahme, obrigkeitliche Disziplinierung der zur eigenen Vernunftstätigkeit – noch – Unfähigen. Der Staat, als die kollektive Interessenvertretung der bürgerlichen Gesellschaft, folgt den gleichen Vernunftskriterien wie diese auch und trifft mit seinen Interventionen stets die »anderen«. So ist der vorgestellte Staat immer zugleich abstinent gegenüber der Privatsphäre und interventionistisch gegenüber nichtvertragsfähigem Verhalten und Verhältnissen. Er ist diszipliniert gegenüber bürgerlichen Interessen, disziplinierend gegenüber den als unvernünftig definierten Normabweichungen. Die Medizinalpolizei der Aufklärung ist auf einen vertragstheoretisch gedachten Staat zugeschnitten, der durch Konstitution, wohlverstandenes Eigeninteresse der Staatsbeamten und Öffentlichkeit distanziert, aber fürsorglich die allgemeinen Belange verfolgt. Der Staat überwacht in diesem Verständnis die Einhaltung der von der bürgerlichen Gesellschaft zugewiesenen Rolle, aber sichert die Rahmenbedingungen viel weniger, indem er Verstöße ahndet, Verletzungen wiederherstellt, als daß er öffentlich macht, was als Normabweichung zu gelten hat, damit orientiert und notfalls aktiv erzieht. Der Staat des »Besitzindividualismus« (Macpherson 1973) ist konzeptionell der der selbstregulationsfähigen Bürger. Das ist in der ökologisch orientierten Gesundheitspolitik um so wichtiger, als hier alle Lebensbelange, damit auch alle Aspekte bürgerlicher Geschäftsfähigkeit zur Diskussion stehen. Daher die immer gefährdete Balance zwischen Interesse und Zumutung; daher der zunächst verwirrende Wechsel in der Perspektive, die den Zugriff erlaubt oder verbietet, diesen als kompensatorisch, fürsorglich oder gestaltend deklariert, je nach Normsituation und Klassenlage verschieden, aber als »Vernunfts-Entscheidung« von einheitlicher Statur. Da das staatlich vertretene Allgemeinwohl sich nie ablösen kann von dem realen, bewußten Interesse der es tragenden Bürgerschaft, kann die gesundheitspolitische Staatsfunktion problemlos als ergänzende, die Selbstregulation vervollständigende Zugriffsebene erscheinen. Der Staat der medizinischen Aufklärung verkörpert keine eigene, übergeordnete gesundheitspolitische Rationalität, wie das mit verändertem Argumentationsinteresse dem Nationalstaat des 19. Jahrhunderts unterlegt wird.

Der Staat, der über Mechanismen der Interessenvermittlung wie der inneren Handlungslogik bürgerliches Interesse vertritt, existiert im feudalen Deutschland um 1800 nicht, und die Konzeption der Medizinalpolizei ist auch sofort als Einladung zur weiteren Beschränkung bürgerlicher Freiheit kritisiert und abgelehnt worden. (Reimarus 1781, 17ff., gegen Frank 50ff.; Rademacher 1804) Die Entwicklung zeigt nun, daß von einer Medizinalpolizei, der umfassenden sozialen Aktion zur Beeinflussung der Bedingungen von Gesundheit und Krankheit, entweder nur Teilbereiche realisiert wurden, wie verbesserte Ausbildungsregelungen des medizinischen Personals, Errichtung von Krankenhäusern, wobei dann der Gesamtbereich zum Fach Staatsarzneikunde akademisiert wurde unter der Dominanz der Gerichtsmedizin. Andere Bereiche, in denen positiv Gesundheitsbelange geregelt wurden, äußerten sich tatsächlich despotisch als »Stock und Paragraphen«: Regularien zur Stillpflicht, Tanzverbote, Verbot, Kleinkinder mit in Erwachsenenbetten schlafen zu lassen, Verbot, Schnürbrüste zu tragen oder krätzige Kinder in den noch warmen Backofen zu schieben. (Lesky 1959, 168) Keineswegs unsinnige Regeln, aber defensiv, despotisch, partikular und weitgehend wirkungslos.

Die Medizinalpolizei als Gesamtkonzept einer säkularisierten Welt hat bedeutende Faszination, als Manual der praktischen Einrichtung konkreter Lebensverhältnisse, aber unüberwindbare Defizite. Wenn Armut Hauptgrund der mangelnden Volksgesund-

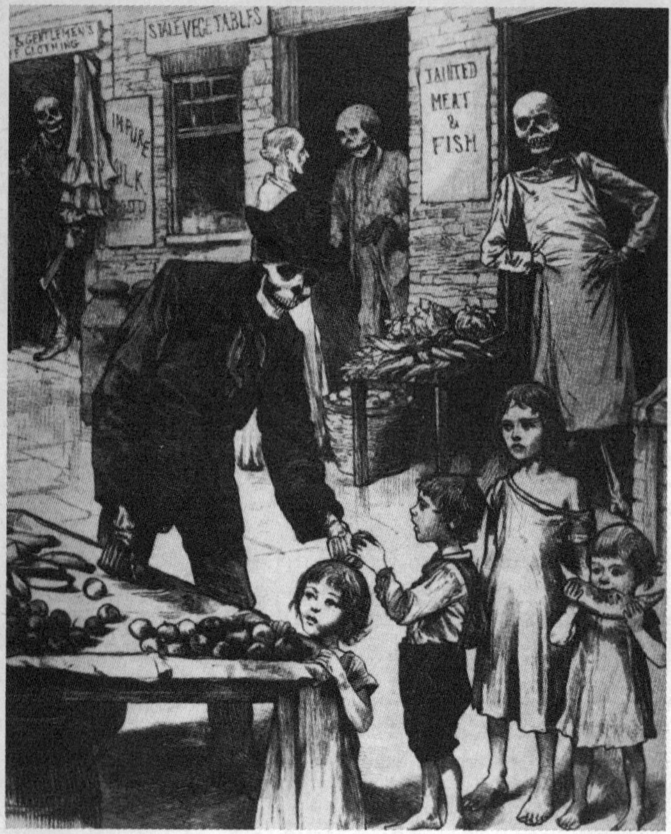

Tod schenkt Kindern Obst, New York 1864

heit ist, dann muß nicht nur im Gesundheitsinteresse Aufhebung der Armut gefordert werden, sondern Abschaffung derer, die von Armut anderer profitieren – Frank fordert das auch. Selbst die defensive Variante, zugeschnitten auf den nachabsolutistischen, liberalen Staat, existiert nur mit dem chronischen Konflikt divergierender Ziele. Der Mangel wird in den Lebensverhältnissen im sozialen Umfeld identifiziert. Die Gesundheitsschäden resultieren aus der Arbeit, Ernährung, Wohnung, Bekleidung, Sittlichkeit – aber jede Intervention würde in die Privatsphäre bürgerlicher Geschäftstätigkeit eindringen. Dieses prinzipielle Verbot muß an Einzelpunkten immer wieder neu pragmatisch übergangen werden, an der Frage des Pockenimpfzwangs, der Reglementierung der Prostitution zur Bekämpfung der Geschlechtskrankheiten, der Armenhilfe, des Zwangs zu einem bestimmten System der Abfallbeseitigung, öffentliche Trinkwasserversorgung usw. – während des ganzen 19. Jahrhunderts. Auch wenn öffentliche Gesundheitspflege nur als Aushilfe akzeptiert wird für den Fall, daß die Selbststeuerungsfähigkeit des einzelnen aussetzt, bleibt die Frage nach den Grenzen der Hilfe. Die Aushilfe umfaßt Fürsorge bei »ausnahmsweiser Hilflosigkeit von Privaten«, Armenärzte, Krankenhäuser, Ambulatorien zum Beispiel, heißt es 1838, aber der Staat habe keineswegs die Verpflichtung »jeden Kranken behandeln und womöglich heilen zu lassen«. (Staats-Lexikon Rotteck-Welcker 1838, Gesundheitspolizei, Bd. 6, 771, 767) »Die rechtliche Behandlung der Probleme Gesundheit und Krankheit [...] schwankt also zwischen Zwang und Freiheit.« So heißt es dann 1928. Die Rechtsordnung »ist eklektisch-opportunistisch mit sozialem Einschlag [...] sie erkennt in vielem das Recht des Stärkeren und Gesünderen an, [...] aber für gewisse Klassen und unter bestimmten Umständen hat sie die soziale Fürsorge für die Kranken nicht nur als Aufgabe, sondern als die Erfüllung einer Rechtspflicht anerkannt«. (Handwörterbuch der Rechtswissenschaft, Stier-Somlo, Elster, Sozialgesundheitsrecht Bd. 5, 533, 532)

Welche Rolle wollen die Ärzte in der öffentlichen Gesundheitspflege spielen, wo glauben sie nützlich sein zu können? Die akademischen Ärzte bieten sich mit den Medizinalpolizeientwürfen überhaupt erst an als für den öffentlichen Dienst tauglich. Bisher gibt es keine staatliche Gesundheitsverwaltung, die meisten Aspekte öffentlicher Gesundheit fallen in den Bereich zünftiger Selbstverwaltung, und die Ansätze dazu – Medizinalkomissionen, hier geht es wesentlich um Ausbildungs- und Prüfungsordnung, um Lizensierung der Ärzte – sind durch Juristen dominiert. Gewiß, viele akademische Ärzte sind beamtet, haben öffentliche Funktionen. Zum Teil gehört es auch zu den Pflichten der Physikatsärzte, die regionalen Gesundheitsverhältnisse zu kartographieren, umfassende Beschreibungen aller Umwelteinflüsse und Änderungsvorschläge zu machen. (Fischer 1933, Bd. 2, 113, 343) Aber hier fehlen noch alle verwaltungsgemäßen Regeln. Kommen die Ärzte ihren Pflichten nicht nach, hat das keine Konsequenzen, machen sie Reformvorschläge, auch nicht. Sie haben regional keine bedeutendere Stimme als jeder angesehene Bürger auch. Eine Physikatsstelle sichert ihrem Inhaber vor allem einen Konkurrenzvorteil in der privaten Praxis, eine nahezu ausschließlich indirekte Bezahlung für ihre Tätigkeit in öffentlichen Funktionen also. Sie bleiben praktische, private Ärzte. Das professionspolitische Ziel ist Anerkennung der ärztlichen Tätigkeit im Sinne des Gesamtwohls, der Qualität der Profession als öffentliche Dienstleister. Aber was genau können sie leisten? Es bleibt das schon mehrfach angesprochene Verwendungsdefizit: Ärzte können in demokratischer Anwendung ihres traditionellen, schichtspezifischen Wahrnehmungs- und Analyserahmens Gesundheitsdefizite benennen und Abhilfe fordern. Selbst können sie nichts dazu beitragen, wenn nach ihrer eigenen Analyse die Soziallagen zu verändern sind. Die öffentliche Darstellung der sozialen Bedingungen von Gesundheit und Krankheit ist eine bedeutende Potenz, aber für die praktische Politik bieten sich hier fast keine Instrumente, die nicht auf einseitige Subventionierung der Unterschichten hinausliefen. Öffentliche Gesundheitspflege ist eine gesellschaftliche Umverteilung von Ressourcen zu Lasten des eingesessenen Reichtums und der verbrieften Privilegien, zugunsten einer sehr abstrakten Allgemeinheit. Keiner der Autoren strebt eine klassenlose Gesellschaft an. Hier gibt es zweifellos Brüche in der systematischen Stringenz der Entwürfe. (Erhard) Oder aber die Systemlogik beruht auf der Annahme, daß die analysierten Hemmnisse und notwendigen Umverteilungen noch als Vermächtnis der alten, feudalen Gesellschaft in die neue bürgerliche hineinragen und die Lasten auf Kosten der alten, unberechtigten Privilegien gehen. (Frank, May) Später ist das natürlich klarer: Nie dürfen gesundheitspolitische Vorkehrungen so weit gehen, heißt es 1859, daß das öffentliche Interesse an Verkehr (durch Seuchenquarantäne) oder an Industrie (durch Arbeitsschutz) beeinträchtigt wird. (Deutsches Staats-Wörterbuch, Bluntschli Bd. 4, 1859, Gesundheitspflege, 301)

Die Seuchendrohungen, um 1800 stets vorhanden, sind als wesentlicher Antrieb zur öffentlichen Gesundheitspflege und professioneller Ansatzpunkt der Ärzte angesprochen worden. Wohl nur zum Teil zu Recht, wie zum Beispiel der Sozialhygieniker Gottstein (1857-1941) bemerkt: »Wenn es heißt, daß erst die Not zu Abwehrmaßregeln treibt, so scheint es niemals die stets vorhandene und gewohnte Not zu sein, die vielmehr blind und stumpf macht; Reaktionen ruft meist nur das akut einsetzende Unbekannte und katastrophenartige Ereignis hervor.« (1901, 229) Bloß, dies zeigt auch die Hilfslosigkeit der Ärzte der vorbakteriologischen, vorserologischen Zeit sehr eindrucksvoll. Drohende Seuchengefahren haben sicherlich viele Bemühungen beschleunigt, aber vor allem auf die lange Sicht einen Reformweg nahegelegt, als pragmatische Antwort auf die Frage, wo denn bei aller angestrebten Sanierung der Verhältnisse zu beginnen wäre: mit dem vermuteten Ansteckungsstoff oder mit dem Schmutz allgemein oder am Ende nur mehr mit den Bakterien.

3.4 Öffentliche Gesundheit

Das traditionelle Dilemma der öffentlichen Gesundheitspflege, daß sie stets eine Änderung der Verhältnisse verlangt, an denen die herrschenden Kräfte profitieren, lösen die segmentierenden Sichtweisen, mit denen sich die naturwissenschaftlich informierte Hygiene ihrer Umwelt widmet. Der französische Chemiker Lavoisier (1743-1794), der mit Waage und Maßstab die Probleme von Straßenbeleuchtung, Sauberkeit der Wohnhäuser, Gasentwicklung der Kloaken untersucht – und nicht Frank – gilt der modernen Hygiene als Stammvater. (Rubner 1909, 14, 29) Die Medizinalpolizei verstand sich als Gestaltungskonzept, als Mittel der Herstellung optimaler Lebensbedingungen für alle, wollte ein moralisches Erziehungsinstrument sein. Sie war, insofern sie ihre Legitimationsbasis auch für die zwangsweise Entwicklung zum Besseren in der Rationalität der Vernunft sah, diktierte Utopie oder kontrollierter Fortschritt. Zwar konnte die Medizinalpolizei nicht plausibel begründen, ob sie zu Recht die bürgerlichen Geschäfte für moralisch gestaltbar halten durfte. Diese Reflexivität von Plan und Tun jedenfalls, von Utopie und Zumutung, die sich zum Beispiel in den unklaren Abgrenzungen von Defensiv- und Strukturorientierung staatlicher Gesundheitspolitik ausdrückt, ist der sich seit den siebziger Jahren des 19. Jahrhunderts in Deutschland durchsetzenden naturwissenschaftlich orientierten Gesundheitswissenschaft fremd. Diese zieht sich im Angesicht der Entwicklung der Industriegesellschaft zurück auf ein eigenes normatives Gebiet, auf das Labor. Dem Zentralstaat aber, in seinem neuen Glanz umjubelt und als verwantwortlicher Repräsentant des Systemzwangs einer Industriegesellschaft akzeptiert, wird die Deduktion der Systemziele überlassen. Die neue Gesundheitswissenschaft übernimmt angeblich delegierte Detailprobleme, angeblich politikbereinigte, auf Machbarkeit geprüfte Sachzwänge. Ihren Protagonisten erscheint bei weitem nicht mehr alles machbar wie noch den Aufklärern, und das Machbare ist nur durch Verzicht auf Politik, Moral, Utopie möglich.

Die öffentliche Gesundheitspflege ist im 19. Jahrhundert Stadtsanierung, Wasserversorgung, Abfallbeseitigung, Kanalisation vor allem. Sie besteht wie schon zuvor zunächst in Seuchenbekämpfung, Quarantänemaßnahmen, und sie wird zunehmend Armenpflege, Krankenhauswesen, Arbeiterversicherung. Dieser letzte Aspekt wird vorläufig nicht betrachtet. Fast alle Impulse der öffentlichen Gesundheitspflege kommen aus England, dann aus Frankreich. Das frühe englische »sanitation movement« vor 1800 ist eine philantropische Bemühung, Reaktion auf die sozialen Zustände der Industrialisierung, getragen von einer breiten selbstbewußten Bürgerschicht, in deren Verständnis die städtischen Verhältnisse auch Ausweis und Spiegel der Seriosität und Erfolgsfähigkeit der heimischen Industrien sind. Im Rahmen privater Wohltätigkeitsbemühungen werden Einrichtungen zur Bekämpfung der hohen Kindersterblichkeit gegründet, Maßnahmen zur Gefängnis- und Hospitalreform eingeleitet. Die ersten der immer wieder notwendig werdenden »Slumclearings« werden durchgeführt und, typisch für die zugrunde liegende puritanische Mentalität, es entsteht die erste Antialkohol-Bewegung. Nach 1800 ändert sich die ideologische Orientierung mit dem jetzt dominierenden Utilitarismus, der die Sanitätsreform unter den Aspekten der Herstellung sozialer Stabilität und Optimierung einzelner ökonomischer Variabeln betrachtet. (Shryock 1979, 85, 92; Rosen 1976) Während England in praktisch-pragmatischer Hinsicht Vorbild ist und bleibt, kommen von Frankreich als Auswirkung der Französischen Revolution vielfältige ideologische, aber auch systematische Impulse. »Am gründlichsten auch im hygienischen Interesse der Völker wirkte aber ohne Zweifel die Französische Revolution, welche für den größten Teil des Volkes Freiheit und Selbstbestimmung eroberte und der früheren oft schamlosen Willkür in Bezug auf Personen und Besitz ein Ende bereitete.« (Baas 1879, 340) Insbesondere nach dem Ende der Napoleonischen Kriege entwickelte sich die öffentliche Hygienebewegung in allen Bereichen zu einer Art wissenschaftlichen Modefrage. Man beschäftigte sich vorzüglich mit Bevölkerungsstatistik, den Verhältnissen in Anstalten wie Gefängnissen, Hospitälern, Kasernen, Bordellen, den Vergiftungsgefahren der Industrie und all den im folgenden üblichen Bereichen der Fabrik- und Stadthygiene. Frankreich ist bis in die vierziger Jahre das fortgeschrittenste Land im Bereich von Arbeitsschutz und privater Krankenversicherung. (Ackerknecht 1948; Coleman 1982)

In Deutschland fehlen die Voraussetzungen für eine Hygienebewegung. Hamburg macht vielleicht eine Ausnahme. Es existieren kaum große Städte, kein selbstbewußtes Bürgertum in demokratischen Institutionen, es herrschen unentwickelte politische und wirtschaftliche Verhältnisse vor. Erst 1834 werden mit dem Zollverein wenigstens die Handelsbeschränkungen der Kleinstaaterei aufgehoben. Die städtische Selbstverwaltung existiert nicht mehr, die Staatsverwaltungen regieren bürokratisch, obrigkeitlich. Es sind weiterhin wenige Einzelpersonen, die sich für soziale Reformen und öffentliche Gesundheit einsetzen. »Auch dem Armen werde sein Erbteil menschlicher Bildung und Glückseligkeit.« (Harkort 1844, V) Eine Anzahl bürgerlicher Vereine bemühen sich in Detailbereichen. Kleinkinder-Bewahranstalten, Vereine für verwahrloste Kinder, Mäßigkeitsvereine, Kranken-, Invaliden-, Sparkassen, Vereine zur Beförderung der Arbeitsamkeit, für Arbeitsnachweise usw. existieren. 1844 wird der »Centralverein für das Wohl der arbeitenden Klassen« gegründet, eine Gründung der Berliner Gewerbeheroen (Harkort 1845, 20), der aber zunächst, trotz obrigkeitlicher Zustimmung, kaum Bedeutung hat. Es fehlt »an der Freiheit der Presse und des Vereinsrechts, an diesen Sicherheitsventilen einer Gesellschaft«. (Adickes 1883, 563) All diese Bemühungen leitet die Erwartung des materiellen Fortschritts, der nicht nur die herrschenden Mißstände hervorbringt, sondern auch die Mittel, um diesen zu begegnen. Die moderne Zivilisation habe eine große Anzahl von Krankheitsursachen gebracht, »die zwar notwendig an sie geknüpft sind, welche aber wieder durch sie gemildert, neutralisiert, aufgehoben werden können«. (Marx 1845, 48) Forderungen nach Steuerung sozialer Verhältnisse – u. U. durch staatliche Intervention – werden nirgendwo mehr erhoben, – diese werden jetzt von der sich entwickelnden Arbeiterbewegung gestellt werden. (Tennstedt 1983) Gefordert wird nur mehr Freisetzen aller Kräfte und Kompensation sozialer Schäden. Die ökologischen Krankheitstheorien bleiben bis Mitte des 19. Jahrhunderts erhalten, aber die Hygiene versteht sich nicht mehr als Gegeninstanz, sondern als Teil der Zivilisation, zu deren Fortschritt sie beitragen will, Fortschrittsoptimismus also auch hier. (Ackerknecht 1948, 144)

Das alle Nebenprobleme strukturierende gesundheitspolitische Thema bis in die sechziger Jahre ist die Frage der richtigen Seuchenbekämpfung. Denn je nachdem, welche Theorie über Ansteckung, über Krankheitsdisposition, über Verbreitung zutrifft, sind Seuchenkordons nötig, ganze Städte und Regionen müssen vom Verkehr mit der Umgebung abgeschnitten werden, und es sind immer Großstädte und Handelszentren, die betroffen sind. Oder aber es reichen lokale Maßnahmen, Isolation der Kranken, Desinfektion ihrer unmittelbaren Umgebung usw. Miasma, Ausdünstungen, Verfallsstoffe, Schmutz oder Kontagium, ein bestimmter, wenn auch unbekannter Ansteckungsstoff. Auch diese Hygienedebatte ist von politischer Pragmatik gesteuert. (Ackerknecht 1948) Anlaß der Debatte sind zunächst Gelbfieberausbrüche in Übersee, für Europa meist eine akademische Frage. Seit den dreißiger Jahren, als die Cholera das erste Mal in Europa auftritt, geht es auch hier um sehr existentielle Fragen. In dieser Debatte wird das gesamte Spektrum der sozialen Verursachung von Krankheit auf zwei mögliche Kausalketten zugespitzt. Die Kontagium-Theorie nimmt einen durch den Kontakt mit einem Erkrankten übertragenen Ansteckungsstoff an. Diese Vorstellung ist die vor 1800 herrschende, auf ihr beruhen die alten Quarantänemaßnahmen der absolutistischen Staaten. Gegen diese wendet sich die Schmutz- oder Miasmatheorie mit der Annahme, daß die Infektionskrankheiten endogen sind, selbstgemacht, aus den schädlichen Dämpfen resultieren, die von den Armutsverhältnissen, den vernachlässigten Lebensbedingungen in den Städten ausgehen: schlechtes Wasser, verdorbene Luft vor allen Dingen. Die Frage ist also, ob die großen Infektionskrankheiten eingeschleppt werden und deshalb bei einer Seuchendrohung Quarantänemaßnahmen ergriffen werden müssen, die jedweden Verkehr, Handel und Industrie unterbrechen oder ob die einheimischen sozialen Verhältnisse kausal verantwortlich sind und daher perspektivisch Sozialreformen zu ergreifen sind: »Slumclearing«, Kanalisation, sauberes Trinkwasser, Ventilation.

Die Theorien der Parteien sind keineswegs neu, neu ist die politische Gruppierung. Die eine Partei besteht aus ärztlichen Staatsvertretern der alten, absolutistischen Provenienz, die auf den alten Interventionsmitteln und -rechten beharrt. Die andere Partei formiert sich aus Liberalen und Radikalen, die nicht nur auf die schädliche Wirkung der Quarantäne, auf die Marktökonomie verweisen, sondern den gesamten Staatsinterventionismus alter Prägung ablehnen. Die Entscheidung über diese Positionen und den darauf basierenden Maßnahmen wird nicht wissenschaftlich, sondern politisch ausgefochten. Es besteht eine deutliche Parallelität zwischen den Revolutions- und Restaurationsphasen des 19. Jahrhunderts und den jeweils dominierenden wissenschaftlichen Positionen. Zwar beruhen in heutiger Sicht beide Positionen auf einer falschen Theorie, es konnten aber jeweils ausreichende empirische Belege reklamiert werden, und obgleich zuweilen zugegeben wurde, daß Teilbereiche der Empirie von der jeweiligen Theorie nicht erklärt werden konnten, entstanden keine wirklich vermittelnden Positionen. Was sich aber jeweils änderte, war die politische Pragmatik der medizinischen Positionen. Weder wurden bestehende Vorläufertheorien der späteren – im heutigen Sinne der die Debatte erledigenden und damit marginalisierenden – Bakteriologie von den Kontagionisten aufgegriffen, was man bei rationaler Entwicklung annehmen müßte, noch gab es am Ende der Debatte in den sechziger Jahren neue wissenschaftliche Ergebnisse, die ein Abgehen der Antikontagionisten von ihrer Position wissenschaftslogisch erzwungen hätten. Nur eines war sicher, daß alle Absperrmaßnahmen, die während der ersten Epidemie 1831 unternommen wurden, nutzlos waren, sie wurden nicht wiederholt. Der doppelte Umschwung der Wissenschaft, seit 1800 zur Miasmatheorie, seit den fünfziger Jahren zurück zur Kontagiumtheorie, kann am Ende, zur Restaurationszeit, als Rückzug auf die eher unverfängliche Wissenschaft angesehen werden: Eine veränderte Wissenschaftspragmatik diktiert die forcierte Suche nach Mikrorganismen, die die bestehenden Erklärungslücken schließen könnten.

Wie materiell die Miasmavorstellungen genommen werden, zeigt eine Episode, die 1864 als Ausweis der unwissenschaftlichen, populären Hygienevorstellung ironisch mitgeteilt wird:

Die Existenz von Miasma »ist jedoch nicht so wörtlich zu verstehen, wie es der Bürgermeister einer großen sächsischen Stadt auffaßte. Dort war nämlich soeben der obligate Straßenmoder ausgekehrt und in kleinen Häufchen nahe den Rinnsteinen deponiert worden. Ein enorm widriger Geruch machte sich breit. Da wird die in einer Viertelstunde bevorstehende Ankunft des Königs telegraphiert. Groß war die Verlegenheit des Bürgervorstehers. Doch der Einfall eines Stadtverordneten half ihm glücklich heraus. Es wurden sofort alle Gefangenen und Vagabunden aus dem Rathauskeller und Gewahrsam herausgelassen und in Reih und Glied an die Gestankstätten befehligt, um sodann den Geruch aufzuriechen, wobei sie auf Ordre die Nasenflügel recht weit rhythmisch zu öffnen und zu schließen hatten.« (Monatsblatt f. med. Stat. und öffentl. Gesundheitspflege, Beilage zu Dtsch. Klinik 1864, 72)

Übrigens ein guter Hinweis darauf, wie mit Anstaltsinsassen umgegangen wurde, der in Erinnerung bringt, daß in Paris die Kloaken lange von dem gleichen Personenkreis gereinigt werden mußten. Der Einwand des wissenschaftlich aufgeklärten Autors ist eher ökonomisch-rationalistisch, geht dahin, daß »vielleicht Millionen von Nasenschleimhäuten« zu dieser Aktion nötig seien und natürlich Vorkehrungen, damit die verunreinigte Luft nur in diese dirigiert werde.

In Deutschland ist Pettenkofer (1818-1901) von entscheidender Bedeutung für die Entwicklung der Hygiene. War die Hygiene bisher »Gesellschaftspathologie«, dann wird sie mit Pettenkofer zur angewandten Naturwissenschaft und Gesundheitstechnik. (Gottstein 1901, 286) Pettenkofer ist vor allem Chemiker, 1853 Professor für medizinische Chemie in München, bekommt 1865 den ersten Lehrstuhl für Hygiene, 1875 wird das hygienische Institut für ihn errichtet. Pettenkofer zeigt schon in seiner ersten Cholerastudie von 1855 sehr prägnant die Zwischenschritte hin zur Hygienebewegung der siebziger Jahre und demonstriert die neue politische Pragmatik, die die Hygiene gesellschaftlich erfolgsfähig machen wird. Er beabsichtigt in einer Situation, in der alle möglichen Thesen schon aufgestellt wurden und dennoch alles offen geblieben ist, keine weitere Theorie zu entwickeln, sondern zur »anspruchslosen Erkenntnis einer einfachen und alltäglichen Tatsache (zu gelangen), welche praktische Folgen nach sich zieht«.

(Pettenkofer 1855, V) Dazu führt er eine Methode vor, zwar nach Art des traditionellen, ökologischen Zugangs mit einer akribischen Gesamterhebung beginnend, die diese dann aber auf isolierbare Häufungen reduziert, unter Ausschluß sonst gleichbleibender Faktoren. Hier stellt er fest, daß als kleinste empirische Einheit mit typischen Erkrankungsabläufen die Wohnhäuser angesehen werden müssen, daß deren Infektionswahrscheinlichkeit abhängt von der Bodenbeschaffenheit, der jeweiligen Straßenzüge oder Häuser, daß aber bei gleicher Bodenbeschaffenheit »die Epidemie in ihrem Gange fast sklavisch an die Erhebungen und Senkungen des Grundes und der Wasserspiegel gebunden« war. (265) Der Zusammenhang zwischen diesen Ablaufprozessen und der Cholera konnte nur der von Verkehr und Personenkontakten sein, aber nicht als eine »allgemein ausgebreitete Schädlichkeit«, sondern, wie die typischen häuserspezifischen Abläufe zeigten, vermittelt über die identifizierten Besonderheiten. Den Zusammenhang zwischen Bodenbeschaffenheit und Wasserspiegel konnten nur die durch die Senkgruben versickernden Exkremente herstellen. Wie immer nun die Kommunikation des Choleragiftes genau aussehen mag, denn hier ist vieles unklar und im Bereich der Spekulation, zentrale Verbreitungsursachen sind die infizierten Exkremente, und hier können Abwehrmaßnahmen einsetzen. Seiner Methode völlig sicher, reduziert Pettenkofer Cholera, »diese Geißel der Menschheit«, auf infizierte Exkremente und Desinfektion, selbst überzeugt davon, sensationelle und auch blasphemische Feststellungen zu machen. (266f., 276) Pettenkofer geht von einem Miasma, einem schädlichen Gas aus, das erst durch die im Boden stattfindende Vergärung der cholerainfizierten Exkremente entsteht. Pettenkofer entwikkelt damit eine richtungsweisende, spezifizierte Schmutz-Theorie, in der er sehr bewußt kein Kontagium, kein Infektionsmaterial sucht, sondern die Vermittlungswege. Die, wenn man sie kennt, am leichtesten zu unterbinden sind und zwar individuell, jeder in eigener Verantwortung, kollektiv höchstens auf der Ebene des gemeinsam bewohnten Hauses. (295f.) Im Vergleich zu den nutzlosen großen Staatsaktionen der Quarantäne eine beachtliche Innovation.

Aber auch in anderer Hinsicht bietet Pettenkofer attraktive Perspektiven. Indem er nach isolierbaren Häufungen sucht und konstante Faktoren ausschließt, schließt er nicht nur atmosphärische Einflüsse aus: Hitze, Kälte, Windbedingungen, die immer für bedeutend gehalten wurden, aber auch der Einfluß von sauberem Trinkwasser sowie vor allem aber die sozialen Determinanten bleiben unberücksichtigt. Man erfährt zwar, daß das erste Todesopfer der Münchner Epidemie ein Tagelöhner war, der in dürftigen Umständen lebte und schon seit Monaten unentgeltlich auf einem Dachboden schlief, weil er nichts bezahlen konnte. Aber es starben eben auch besser Gestellte, und letzlich starben natürlich auch nicht alle Insassen der betroffenen Strafanstalten Ebrach und Kaisheim, gab es offenbar auch in den besonders volkreichen Straßenzügen nicht überproportional viele Tote. Wieweit Pettenkofer die sozialen Determinanten zu Recht vernachlässigt, ist unklar, die Berufs- und Statusbezeichnungen der Toten geben kaum Hinweise, ebenso ist nichts gesagt über das Sozialprofil der betroffenen Häuser. Diese Fragen sind für ihn letztlich auch belanglos, denn ihn interessiert die Verbreitungsdynamik, nicht die Klärung klassenspezifischer Mortalität. Diese einschlägige Diskussion tut er als ungeklärt und letztlich belangslos ab. (VII, 17, 256) Die sozialen Determinanten fallen bei Pettenkofer unter die individuellen Dispositionen, »mitwirkende Ursachen«, wie auch Diätfehler, Erkältungen, Furcht usw., über die man fast gar nichts weiß, die aber in Betracht der Ursachen und Verbreitung der Cholera nachrangig seien. (286) Wenn aber die Sozialverhältnisse der großen Städte hygienisch so unbedeutend sind, selbst für diese erschrekkendste der Epidemien, dann besteht auch keine Veranlassung für Sozialreform aus Gründen der öffentlichen Gesundheit. Alles wird klein, privat, undramatisch unter Pettenkofers Blick. Zum Beispiel interessiert ihn sehr die Frage, wie lange man vermutlich einem Choleramiasma ausgesetzt sein müsse, um infiziert zu werden und behauptet als Hauptgefährdungsbereich die Nacht- und Schlafenszeit, während die Arbeit nicht in Betracht käme. (270) Pettenkofer zeigt, wie durch die Anwendung der naturwissenschaftlichen Methodik auf soziale, sozialmedizinische Probleme diese so »klein gearbeitet« werden können, daß sie sich wirklich in Kleinarbeit aufzulösen scheinen.

Mit dieser Lesart, einer Bagatellisierung und Entspannung der sozialen Gesundheitsfrage durch Verwissenschaftlichung, sind die persönlichen Positionen Pettenkofers vermutlich nicht hinreichend erfaßt. Fest steht aber, daß Pettenkofers Ansatz so interpretiert und zum Teil entsprechend kritisiert wurde. Der Arzt und Hygieniker Oesterlen (1812-1877) z. B. greift 1868 scharf den sozialen Ort der Pettenkoferschen Position an:

»Man lasse also Pettenkofer gemütlich sein Grundwasser in Brunnen sondieren, Trinkwasser analysieren, Kranke isolieren, Cholerastühle desinfizieren [damit] enthebt er alle anderen mit Einschluß von Behörden und Gesetzgebern der unangenehmen Notwendigkeit, sich durch Forderungen einer vielleicht schwierigeren Abhülfe belästigen zu lassen.« (Oesterlen 1868, 111)

Oesterlen ereifert sich insbesondere darüber, daß Pettenkofer hinter alle bisherigen Kenntnisse der Epidemiologie und öffentlichen Hygiene zurückfällt, daß er zumindest vorgibt, von den statistisch belegten »Gesetzen des Lebens und Erkrankens ganzer Bevölkerungen« überhaupt nichts zu wissen, denn Seuchen oder Volkskrankheiten seien ja nur eine bestimmte Endwirkung einer Vielzahl von Ursachen; gerade das zyklische Auftreten von Epidemien und das fast ausschließliche Erkranken »gewisser Menschen- und Volksklassen zumal der schlecht Lebenden und Lebensschwachen« (98) zeigen den Unsinn enger Spezifitätsannahmen. Aber die »Spezifiker« hätten eben eine handliche Theorie, »bequeme Ansichten für Praktiker und Behörden, die »handeln wollen oder müssen«. (107f.)

»Auf diese sekundären und relativ zufälligen Ursachen legen aber unsere modernen Kontagionisten und Kotisten wie es scheint ein etwas zu kleines Gewicht, besonders soweit dieselben in Armut, Mangel, Erschöpfung, öffentlichen Nothständen sozialen Übel und dergleichen bestehen, oder sehen darin im besten Fall nur ziemlich unbedeutende Hülfsmomente für ihr Kontagium. Wer die Ärzte und zumal die offiziellen Vertreter unserer Medizin kennt, weiß daß sie im allgemeinen gewissen Sceptizismus hinsichtlich der Bedeutung all dieser widrigen Dinge leiden, während sie an derjenigen eines Kontagiums oder Miasma nicht den leisesten Zweifel hegen. Ja die Pfiffigsten lachen natürlich über die Unwissenheit und Absurdität der Wenigen, welche solchen irrelevanten Kleinigkeiten einen größeren Einfluß zuzutrauen wagen als zum Beispiel einer Grube mit nicht desinfizierten Cholera-Stühlen darin.« (105)

Pettenkofers Boden- und Grundwassertheorie wird offenbar entgegen seinen eigenen Erwartungen sofort aufgegriffen, erhält große Publizität, wird aber auch häufig kritisiert, so zum Beispiel 1857 von Berliner Ärzten, deren sorgfältigen Choleraqeographie der Stadt andere Korrelationen zeigt: Das Hauptmerkmal der Choleraschwerpunkte ist nicht ihre Lage an Kanälen und Flüssen bzw. Niederungen, sondern ihr Charakter als traditionelle Quartiere der Armen. (Deutsche Klinik 1857, 66) Pettenkofer hält noch nach der Entdeckung des Choleraerregers 1883 an seiner Grundwassertheorie fest und schluckt in einem heroischen Akt des alten Antikontagionisten, 1892 Cholerakulturen zu Demonstrationszwecken. Aber es geht doch viel weniger darum die Virulenz der Cholerabakterien zu bestreiten, als Pettenkofers naturwissenschaftliche, aber immer noch multifaktorell orientierte Hygieneschule gegen die Kochsche Bakteriologie zu verteidigen. Er wendet sich jetzt gegen die radikalisierte Lokalisierungsbemühung der veränderten Wissenschaftsentwicklung und kritisiert die von Koch vertretene monokausale Bakterientheorie der Erkrankung. Er schreibt 1882:

»Der Mykologe würde sich über Gebühr erheben, wenn er etwa meint die Hygiene habe erst eine wissenschaftliche Grundlage oder ein wissenschaftliches Ziel erhalten, seit man Bakterien kultiviert oder sie hätte in Zukunft nichts mehr zu tun, als ins Mikroskop zu schauen und mit Dampftopf und Wattepfropf zu arbeiten.« (zit. Mann 1969, 10)

Pettenkofer, der »all-round public health man« (Sigerist), zeigt sich daher eher als Drehscheibe im Trend eines Paradigmawechsels, für dessen Entwicklung er vielfältig tätig war, der ihn dann überholt. Trotzdem gibt es auch Kritiker – noch aus der alten Perspektive – wie etwa Reich, der 1874 schreibt:

»Nicht mit einzelnen Prozessen der tierischen Ökonomie allein oder mit einzelnen Objekten der Chemie hat die Hygiene es zu tun, sondern mit dem ganzen Menschen und allen seinen leiblichen und sittlichen, privaten und öffentlichen Verhältnissen beschäftigt sie sich.« (Reich 1874, 42)

Und Leupoldt schreibt 1868:

»Je weiter Zivilisation und Bildung fortschreiten, je komplizierter und schwieriger die Lebensverhältnisse werden [...] in desto größerem Maße werden Kultur- und soziale Verhältnisse Bedingungen der Gesundheit, Krankheit und der Heilung. Allein das räumt man sich aus dem Wege, indem man auch den Menschen bloß als Naturding und auch dieses möglichst einseitig materialistisch aufzufassen sucht.« (Leupoldt 1868, 186f.)

Aber Reich und Leupoldt, jetzt auch Oesterlen, sind Außenseiter.

Pettenkofer stellt in stark beachteten Vorträgen die Kosten-Nutzen-Rechnung auf, was das Gemeinwesen durch Krankheit verliert, an zusätzlichen Kosten und Verdienstausfall, um die Rentabilität von Sanierungsmaßnahmen zu begründen. Für die öffentliche Gesundheit müssen die Ausgaben »streng begründet und erläutert werden«, im Gegensatz zur privaten Gesundheit, wo es ausreiche, wenn der Arzt eine »Ansicht« hat. (Pettenkofer 1873,

40) Gewiß habe Gesundheit viele Faktoren, ist Lebenserwartung mit sozialen Zuständen verknüpft, aber Sanierung öffentlicher Gesundheit lasse sich vorläufig auf Wasserversorgung und Kanalisation beschränken. (24, 31) Pettenkofer ist Pragmatiker, er macht technische, segmentierte Vorschläge, bietet keine systematische Orientierung. Anders die neue wissenschaftliche Gesundheitspflege, wie sie sich seit den sechziger Jahren artikuliert, in der *Deutschen Vierteljahrsschrift für öffentliche Gesundheitspflege* (1869) und dem »Deutschen Verein für öffentliche Gesundheitspflege (1873) organisiert. Reclam (1821-1887), Medizinalprofessor in Leipzig, einer der Meinungsführer dieser Position, formuliert das richtungsweisende Programm:

»Die öffentliche Gesundheitspflege gewährt dem ›Gesetzgeber‹ die ihm mangelnde Kenntnis von dem Umfang des Naturbedürfnisses, welches den Staatsbürgern gewahrt und gesichert werden muß, wenn durch ihre Leistungen das Gedeihen des Staates gewahrt und gesichert werden soll. Zur Aufstellung des Naturbedürfnisses als Norm der Gesetzgebung gehört die exakte Feststellung desselben in Maß, Zahl und Gewicht.« (Reclam 1869, 1f.)

Diese Gesundheitswissenschaft versteht sich als Unternehmung wissenschaftlicher Normsetzung, also nicht als sanitäre Reform. Sie definiert ihre Tätigkeit in Hinblick auf staatlichen Verwaltungsbedarf, auf die täglichen Entscheidungsprobleme, nicht so sehr in bezug auf das allgemeine Staatswohl einer Medizinalpolizei. Sie zieht ihren Legitimationsbedarf, ihren Nützlichkeitsausweis aus der Besonderheit ihres Problemzuganges aus den hier kristallisierten systematischen Kenntnissen der Skalierung und Normierung von Problemen, kaum mehr aus ihrer Erfolgsfähigkeit, ihrem Beitrag zu einer immer prekären Kosten-Nutzen-Rechnung.

Diese Gesundheitswissenschaft äußert sich später kaum mehr zusammenhängend und konzeptionell zu ihren sozialen Basisannahmen. Geigel (1829-1887), Professor in Würzburg, bietet 1875 allerdings einen Gesamtentwurf, der zeitgenössisch einen großen Anklang fand und die motivierenden Gesellschaftskonstruktionen der neuen öffentlichen Gesundheitspflege noch einmal gut demonstriert, die Orientierungspunkte und Selbstbeschränkungen dieser Sichtweisen gültig formuliert. Geigel kritisiert den bisherigen Hygieneanssatz als noch privatisierend, der noch nicht die richtige Abstraktionsebene erreicht habe.

Falsch sei »die bislang gebräuchliche Heranziehung aller nur möglichen Beziehungen des Menschen zu sich selbst, zum Staate und zur Natur in den Bereich ihrer Untersuchungen [...] Niemandem wird es entgehen, daß dieser Pfad durch ein ganz unermeßliches und ganz unerschöpfliches Gebiet führt und mithin Gefahr läuft, die in der Gegenwart sich aufdrängenden großen, praktisch erreichbaren Ziele zu verfehlen«. (Geigel 1875, 40)

Diese Forderung nach Selektivität und Pragmatik steht gegen die traditionelle Position, wie sie noch Oesterlen 1851 vertritt, die den Menschen als geistig-körperliche Totalität, ausgezeichnet durch je spezifische Individualitäten auffaßt.

»Das ganze Wesen des Menschen wechselt aber in einem gewissen Umfang immer wieder nach den jeweiligen Zuständen seiner körperlichen wie geistigen Organisation je nach Alter und Geschlecht, Temperament und Konstitution, Nationalität und Rasse; je nach seiner Bildungsstufe als Einzelner wie nach Entwicklung und Kulturstufe als Gesellschaft, als Volk.«

Das gibt die Varietät von Bezugspunkten der Hygiene: »Der Mensch gleichsam ein bewegliches, lebendes Pünktchen auf der Erdoberfläche, hineingesenkt, in einen Ozean von Agenzien von möglichen Einflüssen der Außenwelt.« (Oesterlen 1851, 3, 11; ein zeitgenössisch sehr renommiertes Buch) Es ist ein eher deskriptiver Ansatz, der sich nicht unter einem Zwang sieht, seine Gegenstände zu hierarchisieren. Aber auch dies enthält eine politische Pragmatik: Alle Einflußfaktoren gelten als wichtig, welche wichtiger sind, ist in den bestehenden Interdependenzketten nicht festzustellen und ist letztlich vor dem Hintergrund der massiven Gesamtauswirkungen auch zweitrangig. Es ist Aufgabe der Hygiene, über alle Faktoren aufzuklären, das ganze Wissen bereitzustellen für Staat und soziale Gruppen und damit Reformen und Fortschritt zu befördern. (775)

Geigel fordert statt dessen ein Prioritätenmodell, daß sich auf nationale Einheit bezieht: »Die öffentliche Gesundheit, mit der es die öffentliche Gesundheitspflege zu tun hat, (besteht) in dem Gesundheitszustand eines als Einheit gedachten und vorhandenen sozialen Individuums, des Volkes.« (Geigel 1875, 11) Die Prioritäten müssen sich durch statistische Häufungen und vor allem durch die Relevanz der Schädigungen für den gesellschaftlichen Gesamtorganismus ergeben. In der als Körper- bzw. Zirkulationsmodell konzipierten Gesellschaft sind die statistisch als relevant festgestellten Volkskrankheiten Schädigungen aus den »elementaren Substraten kommunalen Lebens«, Wasser, Luft, Nahrung, bürgerlicher Verkehr und selbst wieder Schaden für die Gesamtheit. Die Organmetapher ist im Prinzip keine neue Sicht, ausschlaggebend ist jetzt, daß das Ganze den Teilen ihre Bedeutung zuweist und die Legitimation übernimmt. Die Ganzheitskonzeption kann dabei durchaus traditionelle Hygieneprobleme aufgreifen und Reformzwänge artikulieren. Die Volkskrankheiten seien, soweit sie Erwachsene treffen, Schädigungen in der gesellschaftlichen Struktur, denn es »leidet das als organische Einheit gedachte Volk in dem Erwachsenenteile seiner Bevölkerung sozusagen in den fertigen Zellenterritorien, aus denen sich die eigentlich leistenden Organe des Gesamtkörpers zusammensetzen und erhalten«. (20) Die hohe Kindersterblichkeit und die vielfältigen Krankheiten des Kindesalters werden öffentliche Angelegenheiten, vor allem, weil sie die gesellschaftlichen Entwicklungsressourcen zerstören.

Sie sind »Störung in der Reproduktion des ganzen Volkskörpers. [...] Mit und in dem Kindesalter leidet die ideale Einheit des Volkes stationär in ihrer Assimilation, Ernährung, Säftebildung, an ihrer Reproduktion, ihrem Wachstum. Aus diesem Ernährungsmaterial, aus solchen kranken Säften regeneriert sich nun fort und fort der Gesamtorganismus des Volkes.« (49)

Sterben ist ihm dann »die physiologische Excretion des großen Stoffwechsels im Volksleben«. (51) Geigel gewinnt eine erschreckend totalitäre Systemperspektive, die ihm dazu dient, die Probleme zu operationalisieren.

In diesem Rahmen bleiben einige Grundeinschätzungen vollständig traditionell. Es sind öffentliche Zustände, welche als die letzten Quellen der Armut betrachtet werden müssen. Umgekehrt ist Armut ein gravierendes öffentliches Problem, weil es eine Störung »der somatischen öffentlichen Gesundheit ist«. (386f.) Und das Fabrikwesen stellt eine vielfältige Schädigung der Lebenssubstrate dar: »Es ist eben die kränkste, fast unheilbar erscheinende Stelle unseres sozialen Kulturlebens überhaupt, [...] auf die man am Ende überall stößt, wo auch die Sonde eindringen mag, um das Wesen und die Ursachen der Störungen öffentlicher Gesundheit zu ergründen.« (6191) Aber zugleich sind »die furchtbar mächtigen sozialen Verhältnisse«, insbesondere durch die Teilung der Arbeit und durch das Beschäftigungswesen bedingt, Rahmenbedingungen. Sie sind für Geigel »mit Notwendigkeit in dem Wesen des Kulturstaates enthalten«, stehen als solche, wie etwa »die unabwendbaren elemantaren Naturereignisse strenger Winter, ausnehmend heißer Sommer, der Erdbeben und Überschwemmungen«, die auch gravierenden Einfluß auf Gesundheitsverhältnisse haben, außerhalb der Disposition der öffentlichen Gesundheitspflege. (214) Mehr noch, da die Fortschritte und Erfolge der Gesellschaft aus dem bürgerlichen Verkehr resultieren, sind die Folgen aus dieser Gesamtsicht eigentlich auch nicht angreifbar: »Wir wissen doch recht wohl, daß es nicht uns geziehmt, Belehrung und Ratschläge erteilen zu wollen, wo die Nation aus freier Hand ihre Geschichte selbst schreibt, wie es ihr beliebt.« (215) Wo die Nation auftritt, hat der »Gesundheitsmann« sich selbst gegen besseres Wissen zurückzuhalten. Was wir tun können, ist, die »praktischen Angriffspunkte klarzustellen [...], von denen aus durch gemeintliche Mittel die groben und schreienden Auswüchse gewisser für jetzt noch unvertilgbare Sorten von Mißständen mit Erfolg zu beschneiden und in bescheidenen Grenzen zu halten sind«. (215) Geigel produziert ein erstaunlich zugespitztes Argumentationsdilemma: Dort, wo im Sinne des Ganzen Reformen am dringlichsten wären, sind sie aus der gleichen Systemperspektive am unwahrscheinlichsten.

Das ist der Ausweis des sozialen Hygienikers und Ansatz der neuen Pragmatik zugleich. Notwendig ist eine wissenschftliche Normierung sozialer Verhältnisse, d. h. auch Marginalisierung des Abweichenden und Besserung des Schädlichen. Geigel entwirft ein Netz von Institutionen öffentlicher Gesundheit im neuen Nationalstaat, die erfassen und erforschen einerseits, auf verschiedenen Hierarchieebenen normieren, Gesetzesvorschriften erlassen, in kommunaler Selbstverwaltung selbst entscheiden andererseits. Institutionell verteilte Kompetenzen und Verantwortlichkeiten, die eine je variierende Balance zwischen partikularen und zentralen Interessen herstellen, Absicherung gegen einen wie immer gesundheitspolitisch wünschenswerten zentralen Eingriff, Gegensteuerung gegen zu offen egoistische, partikulare Interessen, das sind die Strukturen, in denen Gesundheitspolitik vonstatten gehen muß. Es werden keine normativen, ethischen Vorbehalte und vorinstitutionelle Konsensualprozesse, wie von Erhard im Jahr 1800 entworfen. Die vorgestellte Gesamtheit ist der – immer noch nicht demokratische – Nationalstaat, der freie Hand läßt oder Prioritäten diktiert, eine Konzeption, die die Aufklärer der Medizinalpolizei wohl abgelehnt hätten. Nur durch den Druck der Verhältnisse und die Selbststeuerungsfähigkeit der Gesellschaft sollen also Änderungen herbeigeführt werden.

Das ist eine evolutive Fortschrittsvorstellung, die sich wenig Illusionen macht:

»Die öffentliche Gesundheitspflege, sofern sie Therapie der Störungen öffentlicher Gesundheit sein soll [... ist] eine rein symptomatische. Sie läßt die öffentlichen Zustände unberührt, welche jenen fehlerhaften Beschaffenheiten in letzter Instanz zugrunde liegen, und sie beschränkt sich auf die Verbesserung der letzteren oder selbst nur auf die Linderung der durch sie veranlaßten stationären Volkskrankheiten.« (384)

Der eigentliche Fortschritt ist daher notgedrungen langfristig und etappenweise zu erreichen: »Wir erblicken in der Geschichte die unverkennbaren Beweise einer unaufhaltsamen Bewegung zum Besseren; wir begrüßen deshalb jeden wahren, selten ohne schwere Kämpfe errungenen Fortschritt.« Und noch einmal zusammenfassend:

»Was die »öffentlichen Maßregeln [...] auf die sozialen Beziehungen der Menschen selbst [angeht], so können damit keine weltbessernden sozalistischen Velleitäten, nicht einmal großartige kulturhistorische Akte oder Wendepunkte des politischen Lebens, nur die kleinen, von der staatlichen Gesetzgebung und der gemeindlichen Selbstverwaltung ausgehenden Maßregeln gemeint sein, durch welche den an sich unabänderlichen Mißständen der bestehenden sozialen Ordnung ihre Schärfen in bezug auf Schädigung der öffentlichen Gesundheit genommen werden soll und kann«. (214, 361)

Weil die Produktionsbedingungen unbestreitbar das »Herzstück« der gesellschaftlichen Gesamtheit sind, ist nur zu deren Schaden in diese einzugreifen. Die Glieder der gesellschaftlichen Gesamtheit können nur so durch partielle, individualisierte Änderungen in den Rahmenbedingungen geschützt werden. Auch der Interventionsmaßstab ist nicht ein moralisches Gewissen, reformerische Intention usw., sondern das Gesamtinteresse sowohl an der Entwicklung der Gesellschaft selbst als auch am Schutz vor Schädigungen, die aus dieser Entwicklung resultieren. Dieser in sich zirkulierenden Argumentation von Zwängen bleibt schon strukturell nur mehr der Ausweg über den Fortschritt, die Evolution zum Besseren durch unendliche kleine Schritte. Nicht Reformierungen und Revolutionen sind für die öffentliche Hygiene angesagt, sondern Alltagsarbeit zuständiger Institutionen. Wenn in den älteren Sichtweisen noch Ursachen von Schäden behoben werden sollten, dann geht es jetzt nur darum, einen sowieso bestehenden Reformdruck in Institutionen zu kanalisieren, die Auswüchse zu kontrollieren und zu helfen, Schäden abzumildern. Daß Geigel hier den funktionalen Ort der Medizin als eine Art Leitungswissenschaft in einem dominant technischen Bereich sieht, ist nahezu selbstverständlich. (24, 223)

Mit einem ziemlich großen ideologischen Aufwand trennt sich nun die öffentliche Hygiene von Sozialreformen. Die soziale Frage ist ab sofort ein politischer Diskurs, der mit der Wissenschaft der öffentlichen Gesundheit nichts zu tun hat. »Nicht die praktische Stellung im Leben ist es, auf welche die moderne Hygiene den Nachdruck legt und legen soll, sondern die wissenschaftliche, experimentelle Entwicklung der hygienischen Lehren bildet ihre wahre und eigentliche Aufgabe, und nur in diesem Sinne spricht man von modern.« (Rubner 1905, 5) Die Einzelbereiche der Hygiene halten auch nur noch kurzfristig durch die Organismusmetapher zusammen, ergeben eine Gesamtperspektive. In den folgenden Lehr- und Handbüchern des öffentlichen Gesundheitswesens dominieren die Spezialistenartikel mit rein technischen Beschreibungen von Institutionen und Prozeduren. Artikel über Milch, Nahrungs- und Genußmittel beschäftigen sich nicht mehr mit Knappheit, Fehlallokationen, Mißbrauchmotiven, sind statt dessen Berichte über chemische Zusammensetzungen, Verunreinigungsmöglichkeiten und potentielle Techniken für die Aufsichtsbehörden, diese festzustellen. Artikel zu Armut und Arbeit enthalten Aufzählungen der mit diesen Problemen befaßten Einrichtungen und gesetzlichen Reglungen bzw. nur Darstellungen von Produktionstechnologien, chemischer Beschaffenheit von Rohstoffen, Produkten; sie bieten Darstellungen der bei der Produktion entstehenden Stäube, Gase, Gifte. Der soziale Bezug, politische Betroffenheit, reformerisches Engagement fehlen bzw. sind aus den wissenschaftlichen Artikeln in eine allgemeine, knappe Einleitung verbannt.

Erst um 1900 kommt es im Zuge der ersten Ernüchterung nach der Euphorie der wissenschaftlichen Medizin und mit einer neuen, von der Arbeiterbewegung beeinflußten Ärztegeneration wieder zur Rückbesinnung auf die sozialen Dimensionen der Gesundheitspflege und der Medizin, natürlich jetzt in naturwissenschaftlichen Koordinaten. So schreibt der Sozialhygieniker Grotjahn 1902: »Die hygienische Kultur des 19. Jahrhunderts steht im Zeichen der messenden, wägenden, kasuistisch beobachtenden, biologischen Naturwissenschaften.« Der Mensch ist nur einseitig beob-

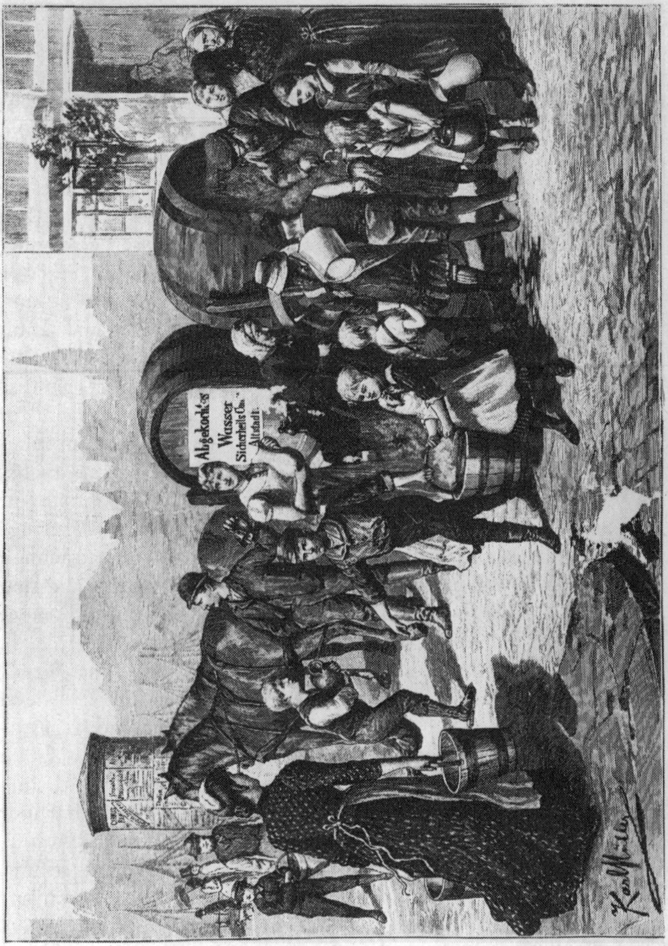

Unentgeltliche Vertheilung von abgekochtem Wasser in Hamburg.

Nach der Natur gezeichnet von Karl Müller.

achtet worden, es wurde »dabei von den gesellschaftlichen Gebilden und Zuständen, in denen er lebt, abgesehen«. Gerade diese gesellschaftlichen Verhältnisse aber habe eine soziale Hygiene aufzunehmen, um den theoretischen Fortschritten der naturwissenschaftlichen Hygiene auch praktische folgen zu lassen. (Grotjahn 1902, 54f.) 1894 tritt der sozialistische Arzt Zadek (1858-1931), der SPD vielfach verbunden, in der Berliner medizinischen Gesellschaft auf und kritisiert die Hygienisierungspolitik Berlins: Die Erfolgsmeldungen, die an Kanalisierung und Wasserversorgung geknüpft werden, sind falsch, zumindest übertrieben, die sinkende Gesamtmortalität habe mit Kanalisation überhaupt nichts zu tun. Umgekehrt aber werde der angebliche Lebensretter Kanalisation dazu benutzt, um zum Beispiel eine Wohnungspolitik gegen die fortwährend steigende Überbelegung als »Hygienesport« zu diskreditieren und zu verhindern. Ebenso sei es ganz falsch, sich dem Stolz über die Hygienemaßnahmen der Stadtverwaltung anschließen zu wollen, solange sie außer Kanalisierung überhaupt nichts tue für die Lebensverhältnisse. So daß selbst der Milchlieferant Bolle mit mindestens dem gleichen Recht das Absinken der Säuglingssterblichkeit für sich reklamieren kann – was er tatsächlich auch tut. Die eigentlichen hygienischen Forderungen, die den Nährboden der meisten Erkrankungen beseitigen könnten, seien: Bekämpfung der Arbeitslosigkeit, Arbeiterschutz, Normalarbeitstag – Forderungen, die von der sozialdemokratischen Fraktion auch in der Berliner Stadtverordnetenversammlung mehrfach gestellt, die aber immer auf absolut mangelndes Verständnis gestoßen seien. (Berliner Klinische Wochenschrift, 1894, 122ff.) Zadek provoziert einen großen Wirbel und eine Reihe von schriftlichen Erwiderungen, obgleich er nur Ergebnisse des städtischen Berliner statistischen Büros benutzt. Aus diesen geht hervor, daß die gesunkene Mortalitätsrate wesentlich den Migrationsbewegungen und der sinkenden Geburtenrate geschuldet ist. Allerdings verknüpft er sie mit den sozialdemokratischen Forderungen, die noch keineswegs gesellschaftsfähig sind. Erst mit der gestärkten sozialdemokratischen Arbeiterbewegung werden die Perspektiven der Hygiene wieder ausgeweitet. Mit der Forderung, die Interessen der Arbeiterschaft als organisierende Bezugspunkte aufzunehmen, entsteht eine potente Kritik an dem konfliktbereinigten, technischen Konzept der Gesundheitspolitik.

Große gefährliche Sümpfe nannte Frank die Städte, Wohnen zwischen »künstlich erzeugten Morästen und Gräben voll stinkender Lachen«. (1804, Bd. 1, 39) Und somit sei es kein Wunder, wenn die Sterblichkeit in Städten viel größer ist als auf dem Lande. Hier führt allerdings der ideale Naturzustand die Feder, die Stadtbewohner sind diesen Zustand gewöhnt, man »macht sich nichts daraus«, es sind die Stadtfremden, die Anstoß nehmen. Wenn nachts die häusliche Jauchegrube geleert wird, schließt man die Fenster besonders dicht, wen der Gestank stört, schläft eine Nacht bei Freunden oder im Hotel, wenn er es sich leisten kann. Wenn diese Verhältnisse kanalisiert sind, erscheinen sie qualvoll, demütigend. Der unverhoffte Kontakt mit abgefahrenen Fäkalien verbreite größtes Entsetzen und panische Reaktionen zivilisierter Menschen – behaupten Ärzte in Berlin 1860, die diese Verhältnisse geändert sehen wollen. (Voigt, Behrend 1860, 74f.) Seit 1816 werden in Berlin Entwässerungsprojekte diskutiert, seit den fünfziger Jahren sollen die Verhältnisse immer skandalöser werden. 1860 werden erstmals Gelder für Untersuchungen und Planungen bewilligt, man streitet sich Jahre über das richtige System. Die objektiven Belästigungen und Gefahren können nicht so groß gewesen sein. Erst 1873 bewilligt die Stadtverordnetenversammlung einen im Prinzip seit 1861 vorliegenden Plan, und es wird sofort mit dem Bau begonnen. Jetzt ist Berlin Hauptstadt des neuen Deutschen Reiches. Prestige und freie Kapitalien dürften bei der Lösung der großen Probleme der Stadthygiene wichtiger gewesen sein als ästhetische und hygienische Gefahren.

Wasserversorgung und Abfallbeseitigung der großen Städte stellen neue Aufgaben und bieten Anreize für Privatunternehmungen. Auch jedes Stadthaus hat eine eigene Abtrittgrube, meist ist eine festgemauerte verlangt, mit der Zeit werden alle zu Sickergruben. Trinkwasser wird aus Brunnen oder Flüssen entnommen. In Berlin verlangt die Baupolizeiordnung für jedes Wohnhaus einen eigenen Brunnen. Abtrittgruben und Brunnen liegen also in engen Bebauungen nah beieinander. In Paris ist schon lange vor 1800 Brunnenwasser höchst gesundheitsgefährdend. »Den Becken, Pastetenbackern und Bierbräuern verbieten, daß sie kein Wasser aus den Pariser Brunnen brauchen«, fordert de Presle. (1766, 474) 1782 ermöglichen große dampfgetriebene Wasserpumpen in Paris den Wasseranschluß für bevorzugte Stadtviertel, in London schon früher, sie sollen das Heer der Wasserträger ersetzen. Eine Revolution, die allerdings nach dem Zusammenbruch des Spekulationsunternehmens rückgängig gemacht werden mußte, auf die zwanzigtausend Wasserträger war noch nicht zu verzichten. (Braudel 1971, 242f.) Das Wasser wurde der Seine entnommen, wie London aus der Themse trank und Berlin aus der Spree, ungefiltert, jedenfalls ein schlechtes Trinkwasser. In Paris dachte sich jedermann Zusätze aus, um die Trinkbarkeit zu erreichen, für Fremde war es kaum genießbar, ein natürliches Brechmittel. Das Wasser wurde natürlich oberhalb der Städte entnommen. Aber die Wasserentnahme des 1852 gebauten Wasserwerks in Berlin zum Beispiel lag schon gut zehn Jahre später neben den Kloaken neuer Industrien. Und erst 1877 war die Monopolkonzession des Betreibers, eine englische Aktiengesellschaft, ausgelaufen. (Deutsche Vierteljahrsschrift für öffentliche Gesundheitspflege [DVföG] 1869, 140)

Die Flüsse waren die zentralen Kloaken der Städte für das Abfallwasser der Haushalte und Industrien. Die Haushaltsabwasser liefen im übrigen zunächst auf die Straße, in die in Berlin einen halben Meter tiefen und ebenso breiten Rinnsteine, von den Hauseingängen mit Bohlen zum Fahrdamm hin überbrückt.

»Mehrmals in der Woche [1850], später alltäglich, wurde in den Vormittagsstunden dieses gesamte Kanalsystem einer Reinigung unterzogen; die Düfte, die dann die Straße erfüllten, waren unsagbar! Der Schlamm, der nach Lüftung der Bohlenbelege herausgekehrt und geschöpft war, wurde in künstlich angelegten Schlammteichen neben den Rinnsteinen aufgestaut, um im Laufe des Tages von städtischen Wagen abgeholt zu werden.« (Naunyn, 1925, 16)

Die Versorgungs- und Entsorgungseinrichtungen betrieben zunächst kleine Privatunternehmungen, Wasserkompanien, Transportunternehmungen, Desinfektions- und Düngemittelfabriken, die gegen Bezahlung die Senkgruben ausleerten und Wasser verkauften, später dann große Kapitalgesellschaften, die mit städtischem Monopol seit den fünfziger Jahren in London oder seit den siebziger Jahren in Berlin die großen Entsorgungssysteme und Kläranlagen bauen und zum Teil betreiben.

Die Verschmutzung des städtischen Bodens ist das Zentralproblem der Hygieniker: Miasma, giftige Verfallsprodukte, Ausdünstungen, die die Luft verpesten und damit die Menschen gefährden. Riesige Abfallgebirge entstehen in einer Großstadt, so wird vorgerechnet: eine Million Zentner Harn und Exkremente alleine auf 100000 Einwohner. (Pettenkofer 1855, 13) Berlin zum Beispiel zählt in den siebziger Jahren 800000 Einwohner und 25000 Pferde

(Virchow, 1873, 7). Alles das soll aus der unmittelbaren Nähe der Häuser fortgeschafft werden. Die Flüsse sind die natürlichen, von alters her zu diesem Zweck benutzten Mittel. »Öffentliche Verrichtung der Notdurften in den Winkel-Gäßchen verbieten«, fordert de Presle für Paris, »und dafür allgemeine Bequemlichkeiten an die Flüsse oder Bäche zu bauen.« (1766, 476) Mit der Erfindung des Wasser-Klosetts können die Fäkalien über Kanalsysteme direkt in die Flüsse geleitet werden, jetzt hat man zunehmenden Gestank und Verpestung in den Flüssen. In London »the great stink« der Themse in den fünfziger Jahren, durch den sich auch das Parlament behindert sieht. In den siebziger Jahren ist »das Wasser der Seine mit organischen Resten aller Art, mit Gemüseabfällen, Pfropfen, Haaren, toten Haustieren usw. und meist mit einer fettigen Schicht überzogen. Massenhaft bildet sich fortwährend Schlamm, der in Fäulnis übergeht und große Blasen entwickelt, bei deren Aufsteigen Schlamm an die Oberfläche gerissen wird.« (Rubner 1895, 286) Gefordert sind jetzt zentrale Sanierungsmaßnahmen auf sehr hohem Organisations- und Finanzierungsniveau. Und die engeren Gesundheitsziele treten zurück hinter den politischen. Städtische Wasserwerke werden Prestigeobjekte wie die Rathäuser, Quellwasseraufschlüsse, Rieselfelder sind Monumente der Kunstfertigkeit, des technischen Fortschritts, Ziele »förmlicher Wallfahrten« auch der Bevölkerung, »in der Tat, es ist staunenerregend, wenn man auf nacktem Dünensande, den man [...] in der nächsten Umgebung noch sieht, daß berieselte Probefeld im üppigsten, saftigsten Grün und im herrlichsten Pflanzenwuchs prangen sieht«. (DVföG 1872, 505) Pumpwerke in Berlin sind Machtsymbole, in Repräsentationsarchitektur präsentiert, Backsteinbarock, kunstvolle Kirchenfensterfassaden, aber auch ländliches Herrschaftshaus mit mächtigem Bruchsteinturm. (50 Jahre, 1928, 356f.) Wasserversorgung und Kanalisation sind Zivilisation, und sie nützen der Gesundheit – so wird man die Prioritäten sehen müssen.

Die Fixierung öffentlicher Gesundheit auf Wasserversorgung und Kanalisation ist eine bedeutende Reduktion des Panoramas einer älteren »Gesellschaftspathologie«. Diese Problemvereinfachung zeigt aber innerhalb des technisch-naturwissenschaftlichen Paradigmas zugleich unendliche Komplizierungen. Was soll mit den Fäkalien passieren, ist plötzlich ein Thema von höchster landwirtschaftlicher und nationalökonomischer Bedeutung. Fäkalien seien zu gesundheitsgefährdend, um in die Flüsse geleitet zu werden und zu wertvoll, um sie wegzuschwemmen. Statt durch Schwemmkanalisation wertvollen Dünger zu vergeuden, über die Flüsse wegtragen zu lassen, seien diese im nationalen Interesse wie bisher durch privatwirtschaftliches Abräumen der Abtrittsgruben der Landwirtschaft zuzuführen. Diese hygienische und ökonomische Frage ist jahrelang in Berlin diskutiert worden, hat den Bau der Kanalisation ca. zwölf Jahre verhindert, obgleich Fäkalien angeblich doch das Ekelerregendste und Entsetzlichste sein sollen, das jeder zivilisierte Mensch so schnell wie möglich weggeschafft sehen will. Natürlich ist vordringlich eine Finanzierungsfrage, was durch Kanalisation den Hausbesitzern an Kosten zugemutet werden kann, wie hoch die Mieten durch Umlagen belastet werden. Aber vor allen Dingen überdeckt die Fäkaliendebatte, daß die hauptsächlichen Verunreiniger die Industrieabwässer sind. Eine Untersuchung von 1878 zeigt, daß 93% aller Flußverunreinigungen in Sachsen der Industrie geschuldet sind, die Flüsse sind weniger »Jauche«-Ströme (Rubner) als »Tinten«- oder Chemie-Ströme, in denen sich die Wäsche färbt, Fische massenhaft sterben. (v. Simson 1978, 381, 387) Es sind die organischen Verfallsprodukte, die traditionell als besonders gesundheitsgefährlich gelten. Und so erläßt die preußische Regierung zwar 1877 ein Verbot, städtische Abwässer in öffentliche Gewässer einzuleiten, aber gegen Industrieabwässer wird nur sehr vorsichtig und selektiv vorgegangen. Es wird hier nie klar, inwieweit Gesundheitsargumente nur Zusatzargumente zur Durchsetzung anderer Ziele sind.

Die kasuistischste Sichtweise, die der Bakteriologie, spielt im übrigen schon in der Fäkaliendebatte als Desinfektionsfrage eine zentrale Rolle. Zwar war mit ihr die Frage nach dem richtigen System der Stadtreinigung deutlich nicht zu entscheiden. Aber weil mit einer systematischen Stadtreinigung noch lange nicht gerechnet werden könne, wird als schnelles Abhilfemittel systematische Desinfektion verlangt (DVföG 1872, 605 ff.) – de facto die systematische Entschärfung der eigenen Sanierungsforderungen. Desinfektion im Überfluß, damit hatte man im deutsch-französischen Krieg 1870/71 schon gute Erfahrungen gemacht. Als »Hygiene des Schlachtfeldes« zum Beispiel war es gelungen, die großen Massen der Leichen von Menschen und Pferden, die nicht tief genug oder gar nicht begraben werden konnten und nach einem Regen wieder zum Vorschein kamen, wenigstens chemisch zu neutralisieren. (DVföG 1871, 71 f.) Die umfassende Popularität von Desinfektionsmitteln und u. a. damit bedeutsam für den Aufschwung der chemischen Industrie ist ein Seitenaspekt dieses ersten Krieges auf industriellem Niveau, der einige Auswirkungen auf die Entwicklung der Medizin hatte.

Das Zentralproblem der öffentlichen Gesundheit, so kann resümiert werden, der Zusammenhang zwischen der Gesundheit der Allgemeinheit und der Gesundheit des einzelnen, läßt sich über die produktive Kapazität der gesamtgesellschaftlichen Arbeit begründen oder aber über einzelne Bedrohungsargumente. Die Armenpopulationen, die unter gesundheitlichen Substandards lebenden Schichten, oder bestimmte allgemeine Lebenseinflüsse wie Luft- und Bodenverschmutzung bedrohen als kontagiöser Schadstoff die Funktion und Reproduktion des Gesellschaftskörpers. Diese Argumentationslinien sind in immer neuen Wendungen paraphrasiert worden, seit dem die Organmetapher auf gesellschaftliche Verhältnisse angewandt wird. Sie werden aber erst plausibel, zugriffstauglich, operationalisierbar, wenn aus dem Sozialcharakter des Bedrohungspotentials spezifizierte, technisch handhabbare Agentien werden. Bis dahin bleibt öffentliche Gesundheit wesentlich Armenpflege, moralischer Appell und kaum beachtete, kaum exekutierbare Polizeiregeln. Mit dieser rein pragmatischen Sicht gegenüber den Bedingungen von Gesundheit und Krankheit, dem Gestus ihrer technisch-segmentistischen Änderungsvorschläge, ihren affirmativen, prinzipiell nationalistischen Wertmaßstäben, bei aller Ojektivität ihres Wissenschaftsverständnisses, bildet sich eine Gesundheitswissenschaft heraus, die hohe soziale Verwendungsfähigkeit signalisiert. Gesundheit wird nicht mehr konzeptionell gefaßt, enthält keine Forderungen nach sozialer Umverteilung, aber bietet prinzipiell unendliche Zugriffsvarianten, vielfältige reale und symbolische Kompromißlösungen. Zur Aufbesserung, Kompensation, Substituierung in Detailelementen, bei der Annahme invarianter Grundkonstellationen, das ist eine Voraussetzung. Träger dieser Gesundheitswissenschaft sind vor allem praktische Ärzte, viel privates, unbezahltes Engagement offenbar, »verkannte und gekränkte« Physikatsärzte, die überall ihre Machtlosigkeit den sozialen Verhältnissen gegenüber feststellen, ärztliche Professionspolitiker, die in der öffentlichen Gesundheit den zentralen Ansatzpunkt zur Aufwertung der Profession sehen. Dieser Zusammenhang wird noch dargestellt werden. Pettenkofer ist auf diesem Gebiet der einzige Fachwissenschaftler. Realisierende Organisationen sind private Vereine, Ärztevereine, Vereine für öffentliche Gesundheitspflege, die Zusammenschlüsse aller interessierter Professionen, sind Ingenieure, Architekten, Stadtverwaltungsleute, Industrielle. Hier besonders Hersteller von Apparaten und Maschinen, chemische Fabriken, die überall versuchen, Einfluß zu gewinnen, und von den wahrheitssuchenden Ärzten nur mühsam unter Kontrolle gehalten werden können – wie es heißt. (DVöfG 1871, 437; 1872, 160)

Es gibt Widerstand oder Unverständnis gegen diese Gesundheitswissenschaft von Professionsvertretern, die auf den akademischen Standard der Medizin bedacht sind. Billroth (1829-1894), einer der großen Koryphäen der Zeit, anerkennt das staatliche Interesse in diesem Bereich, bestreitet aber ein originär medizinisches. Die Hygiene sei nicht mehr als die Anwendung medizinischer und naturwissenschaftlicher Erkenntnisse »auf ganz bestimmte unglückliche und schädliche soziale Verhältnisse«, der Rest sei Schwärmerei. (Billroth 1876, 124) Oder es kommt Widerstand von denjenigen, die mit der Bakteriologie, die Form in der Hygiene seit den achtziger Jahren auftritt, nichts anzufangen wissen. Die diese, zumindest wie Virchow (1821-1902), sicherlich der bedeutendste deutsche Mediziner der Zeit, noch 1884 für unfähig halten, eine selbständige Disziplin zu bilden. Gerade der technische selektive Zugang dieser Hygiene scheint für die Akademisierung untauglich. Die Medizinaldeputation in Berlin, das höchste professionelle Beratungsgremium Preußens – Virchow ist Vorsitzender –, lehnt die Einrichtung eines Hygiene-Lehrstuhls in Berlin ab. Dieser wird dennoch per Ministerialentscheid und für Koch 1885 eingerichtet. (Eulner 1970, 145) Die naturwissenschaftlich orientierte Hygiene wird experimentell seit der Einrichtung des Kaiserlichen Gesundheitsamtes 1876 forciert, in den achtziger Jahren staatlich – von oben – autorisiert. Ganz im Gegensatz offenbar zu den in der Medizin sonst üblichen Bedingungen und Dynamiken der Spezialisierung ihrer Fächer, in der erst eine formierte, kohärente Professionsgruppe gezwungen ist, um Ressourcen und Akzeptierung zu kämpfen. (Eulner 1970, 149) Wohl der wichtigste Hinweis dafür, daß die öffentliche Hygiene in staatlicher Sicht in Deutschland jetzt als verwendungsfähig gilt. Auch in weiten Kreisen ärztlicher Professionspolitiker wird die Akkreditierung dieser öffentlichen Gesundheitspflege als Sieg gefeiert, des Fortschritts, der Zivilisation, der Naturwissenschaften, als dessen Teil sie sich fühlen.

4. Ärzte – Bedürfnis der Menschen?

Ärzte, das sind alle die, die Beistand leisten in physischen und psychischen Notlagen: ein Faktum, eine einfache Funktionsbeschreibung, allgemeingültig vor 1800 und steter Anstoß der akademischen Ärzte. Ein Arzt macht dem Kranken Mut zu leben, gesund zu werden, tröstet, heitert auf, gibt Ratschläge, um dessen Situation zu verbessern, hilft mit Dingen aus, die zu fehlen scheinen, rät, Hilfsmittel auszuprobieren, Eingriffe vorzunehmen. Vor allem aber interpretiert er den Zustand, in dem sich der Kranke befindet, die Bedeutung seiner Schmerzen, den Charakter der ungewohnten Empfindungen, Körperreaktionen und wo alles hingehen wird. Ärzte sind Familienangehörige, Pfarrer, Nachbarn, Dienstherren, Leute, die Vertrauen genießen oder hilfsbereit sind. Die akademischen Ärzte, eigentlich eine Zunft, privilegierte Heilkundige für innere Krankheiten, berechtigt, Arzneien zu verschreiben, sind über diese Situation dauerhaft verärgert. Die Tischler dürfen keine Nägel benutzen, das dürfen nur die Zimmerleute, aber an ärztliche Zunftgrenzen will sich niemand halten. Die Chirurgen, privilegiert für Behandlung äußerer Krankheiten, Brüche, Zahnziehen, Furunkelschneiden, Klistieresetzen usw. sind vermutlich genauso ärgerlich, aber das haben sie nicht in Büchern mitgeteilt. Akademische Ärzte, Chirurgen oder Bader, die ihre Tätigkeit als Lehrberuf gelernt haben, und Hebammen sind das lizensierte Heilpersonal vor 1800. Daneben gibt es eine Anzahl herumziehender Heilkundiger, die traditionell auf Jahrmärkten ihre Pillen und Tränke anbieten und meist für diesen Anlaß oder für einzelne Fertigkeiten gegen Gebühr ebenfalls lizensiert werden können. Dazu kommen Personen, deren Berufstätigkeiten traditionell den Ruf haben, Körper- und Heilkenntnisse zu besitzen, Scharfrichter und Schäfer zumeist. Diese sind regional und informell gegen Bezahlung dienstbar. Kurieren dürfen eigentlich nur die staatlich geprüften und approbierten Ärzte und Bader, alle anderen »Ärzte« und inbesondere die Bader, wenn sie ihre Grenzen überschreiten, gelten als Kurpfuscher, Quacksalber, Afterärzte.

»Hierher gehören nun sowohl Apotheker, Barbierer und Bader, welche die Schranken ihrer eigenen Kunst überschreiten, als auch alle Versuchsärzte

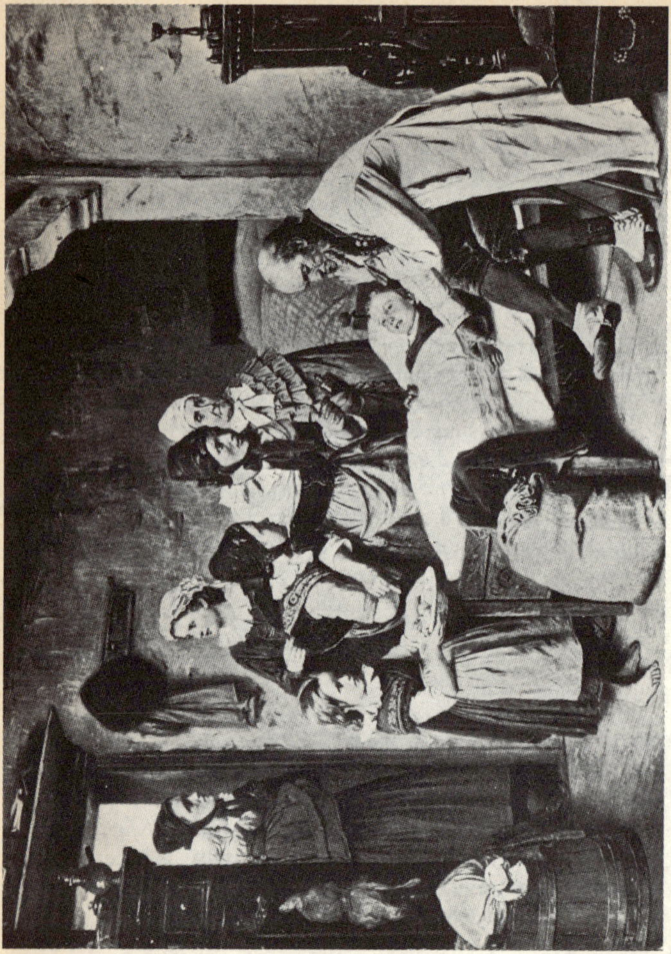

Arzt und »Umstehende«, um 1900

und Scharlatane, weltliche und geistliche, Mönche und Nonnen, Juden, Marktschreier, Landpfarrer, Schlangenfänger, Quacksalber, Theriakskrämer, angebliche Materialisten, Seiltänzer, Taschenspieler, Feuerfresser, Wasserspeier, Scharfrichter, Kleemeister, Schäfer, Zigeuner, alte Weiber und Vetteln, welche sich zwar an allen Orten finden, nirgend aber mehr und häufiger als in Deutschland.« (Rau 1764, 22f.)

Die akademischen Ärzte sind die Beistände und Ratgeber der Reichen und der Aristokratie. Sie sind selten, kostspielig und arrogant gegenüber dem Volk, das sie sowieso nicht bezahlen kann, aber das ist nicht das Entscheidende. Die Bader führen auf Anweisung und unter Aufsicht der akademischen Ärzte niedere, jene unfeinen Heiltätigkeiten durch, meist Klistiere setzen, zur Ader lassen, Pflaster und Verbände legen. Abführen und Blutlassen gehört fast zu allen Therapien. Ansonsten sind sie die Heilexperten für das Volk. Die grobe Hierarchie der Gesellschaft spiegelt sich in der ihres Heilpersonals wider. Alles, was die Ärzte tun und sind, ist grundverschieden von dem der heutigen, und es ist schwer, die Ausgangslage zu verstehen. Diese Ärzte heilen nicht, so scheint es, sie raten, empfehlen, ordnen. Aber niemand heilt in diesem technisch-interventionistischen Sinne. Ebenso, die medizinischen Kenntnisse scheinen wesentlich metaphorisch, im kausal naturwissenschaftlichen Sinne völlig ungenügend. Aber es ist bestimmt falsch, den »Ärzten von Profession« wirkungsfähige, effektive Kenntnisse und Therapieformen abzusprechen. Es gibt schlechte Ärzte und sehr geachtete, sehr gesuchte. Aber vor allem, niemand erwartet von ihnen das »Bemeistern« des Todes. Diese heroische Selbststilisierung des Kampfes zwischen Arzt und Tod ist gefährlich, gilt als unseriös, als Zeichen eines hart konkurrierenden Arztes, eines Kurpfuschers. Wohin geht aber die unendlich monotone Kritik der ärztlichen Professionspolitiker, daß sie mißachtet, verspottet, gehofmeistert werden, daß man dauernd Forderungen stelle, ihrem guten Rat nicht folgt und am liebsten auch nichts bezahlen möchte? Die akademischen Ärzte haben ihre Monopole, werden als Experten akzeptiert, haben in der Regel gute Einkünfte. Ihr gesellschaftlicher Status ist nicht marginal, aber die berufspolitischen Erwartungen verändern sich. Ihre Stellung ist ihnen riskant, vermutlich nicht einmal, weil sich diese wirklich geändert hätte bis Mitte des 18. Jahrhunderts. Geändert haben sich die weltanschaulichen, die berufspolitischen Bezugspunkte. Ihre Stellung ist wie zuvor riskant, denn sie ist individuell, vereinzelt, privat, ist abhängig vom Zugang zu einem begrenzten Publikum, das über ihren Ruf, Einfluß, Einkünfte entscheidet. Sie ist abhängig von dessen Erwartungen, Moden auch, von der Geschicklichkeit, Konfliktsituationen zu bestehen zwischen den medizinischen Lehrmeinungen und der ärztlichen Politik, d. h. den Zugeständnissen an die abweichenden Forderungen der Klientel. Der Erfolg eines Arztes hängt davon ab, daß er genügend Kenntnisse von seiner Klientel erhält, um das Richtige tun zu können, medizinisch und sozial. Die Medizin ist eine private Angelegenheit, es gibt keinen allgemeinen Bedarf nach Ärzten, kein kulturell verbindliches Bedürfnis, Ärzte zu benutzen. Das ist die strukturelle Schwäche der Ärzte von Profession, die ihnen in einem rationalen, utilitaristischen Weltbild zunehmend drückend erscheint. Die Ärzte wollen nicht länger nur Beigeordnete in Sachen des Körpers sein. Die Medizin will nicht mehr nur so gut oder so bedeutend sein wie ihre Klientel, der sie »dienen«.

Die symbolischen und interpretativen Funktionen der Medizin sind stets zentral. In einem diesseitigen, säkularisierten Weltbild müßten sie an Bedeutung gewinnen. Der populäre Diskurs über die Gesundheit, Ausdruck des Lebensgefühls des selbständigen Bürgers und neue soziale Anforderung an die Leistungsfähigkeit seines Körpers, das ist nur ein Aspekt. Der gefährdete Mensch, seine Bestimmung zu sterben, seine Vergänglichkeit, die Erkrankungsepisoden, die auf dieses »Ziel« hindeuten, das alles ist aber noch theologisches Gebiet. Die Medizin hat in der Mitte des 18. Jahrhunderts vielleicht schon ein vollständiges natürliches, somatisches Gegenkonzept, in jedem Fall fehlen ihr die Voraussetzungen, um hierfür Verbindlichkeit zu bekommen. Arzt und Pfarrer teilen sich die Zuständigkeit der Interpretation des Wesens und der Natur des Menschen. Die Ärzte der Aufklärungszeit mokieren sich darüber, daß der Mensch noch so dominant »durch das Glas des Kirchensystems beschauet« wird, während die wissenschaftliche Gesamtperspektive der akademischen Medizin, die sich »weder mit der Seele, noch mit dem Körper alleine, sondern mit der ganzen Natur des Menschen« (Weber 1788, 88) befaßt, ungenügend beachtet werde. Die akademischen Ärzte beschweren sich darüber, daß sie immer zu spät gerufen werden, daß sie nur noch den Tod erleichtern und durch ihr Dabeisein bedeutender machen können, aber heilen können sie nicht mehr. Vielleicht ist diese Stereotype eine Übertreibung, natürlich wollen sie in allen Lebenslagen mitsprechen, aber auch das will die Kirche. Pfarrer und Arzt haben zumindest in weiten Kreisen ihrer Klientel die gleiche Rolle, sie werden erst zu den Kranken gerufen, wenn es »zum Sterben geht«.

Je mehr die Bedeutung des theologischen Weltbildes, das Leben als Übergang, zurücktritt, Leben als Endzweck Platz gewinnt, desto mehr tritt ebenfalls ein Medizinbild in den Vordergrund, das von der mechanischen Einstellbarkeit des Körpers ausgeht, das immer mit dem Trost spekuliert, daß vielleicht noch ein letztes Hilfsmittel für das Weiterleben zu finden ist. Die Medizin gewinnt den Kampf um die Interpretation der Natur des Menschen konzeptionell, wenn sie den Tod selbst, die maßgebliche Randzone für den modernen Menschen, wie Foucault sagt, aufgelöst hat in permanente »Prozesse des Todes«. (Foucault 1973, 154ff., 208f.) Leben, Krankheit und Tod, die alten Demarkationen, sinnspendende Daten, insofern sie sich auf den natürlichen und sozialen Kosmos beziehen, Werden, Vergehen, Fortleben in den Geschlechtsreihen, im kollektiven Gedächtnis, Kettenglieder. Diese sollen jetzt aufgehen in ein individualisiertes und künstliches, technisch biologisches Kontinuum. Tod beginnt biologisch mit der Geburt, Leben ist physiologisch ein schleichendes Sterben. Aber der endgültige Tod verschwindet in den vielen Prozessen des Erkrankens, wird ein durch technische Intervention möglicherweise zu verhinderndes Unglück. Miniaturisierung der Sterblichkeit also und geschäftige Suche nach technischen Lösungen der Kontrolle, der Verzögerung, möglicherweise Verhinderung der pathologischen Prozesse, Hoffnung auf technische Intervention und unermüdliche Definitionsarbeit am Verständnis von Normalität und Pathologie. Leben scheint so mit Hilfe der Medizin potentiell einer rationalen Kalkulation zugänglich und von der Angst vor dem Ende entlastet durch Delegation auf die Interventionskompetenz der Experten. Erst jetzt ist Medizin, sind Ärzte, allgemeines Bedürfnis. Erst jetzt übernimmt die Medizin diese neuartige Synchronisierungsrolle, die typisch für ihre soziale Bedeutung wird: »Sie situiert sich in der für den modernen Menschen maßgeblichen Randzone, in welcher ein bestimmtes organisches, leises, leidenschaftsloses und muskulöses Glück ganz eng mit der Ordnung einer Nation, mit der Stärke ihrer Armee, mit der Fruchtbarkeit eines Volkes und mit dem langsamen Gang seiner Arbeit verbunden ist.« (Foucault 1973, 52)

Ironischerweise sind es die Leiber der arbeitenden Unterschichten, für die die Medizin am wenigsten tun kann, die zugleich die wichtigsten Geburtshelfer der modernen Medizin sind. Es sind die jugendlichen Arbeitskräfte, die durch die Industrialisierung in die großen Städte gezogen wurden, die dort – geld- und wurzellos – in einem Krankheitsfall ohne Hoffnung sind, die einen hohen Interpretationsbedarf haben über die neuen vielfältigen Umwelten mit unbekannten sozialen Anforderungen und physischen und psychischen Gefährdungen und die hier ohne die alten sozialen Unterstützungsformen leben müssen. Diese Menschen füllen die weitläufigen Welten der Krankenhäuser in Paris, z. B. während der Regierungszeit Napoleons. In diesen kristallisiert sich die neue Medizin in ihren neuen Sichtweisen und Techniken zuerst. (Ackerknecht 1968) Hier trifft ein gesteigerter gesellschaftlicher Funktionsbedarf an Medizin, der Absorption von Kranken und gesteigerte Abhängigkeit ihrer Klientel zusammen. Die moderne Medizin ist von ihrer Entstehung her Anstaltsmedizin, bedeutet absolute Verfügbarkeit des Kranken für die wie immer wohlmeinenden Zwecke der Medizin. Sie ist es in ihrem Kern geblieben. In vielen sozialen Bereichen, so auch in der medizinischen Versorgung, sind es die Armen, die das Experiment des Neuen auszuhalten hatten. Die Krankenhäuser sind Beweis und Symbol für die Wohltätigkeit der bürgerlichen Welt, die hier zuschaut, keineswegs ihr Insasse ist. Sie werden im Laufe des 19. Jahrhunderts neben der Bakteriologie zur überzeugendsten Demonstration, daß es für die moderne Medizin kein Verwendungsdilemma geben kann.

Diese allgemeinen Entwicklungslinien müssen in den folgenden Darstellungen detaillierter nachgezeichnet werden. Aus dem Bedürfnis nach Hilfe wird das Bedürfnis nach Ärzten. Aus der Berater- und Beistandsrolle wird eine Monopolstellung, verbunden mit der Annahme einer weitgehenden Weisungsbefugnis. Aus dem gesellschaftlichen Interesse an der Absorption hilfloser Unterschichtskranker wird das Interesse an einer verallgemeinerten ärztlichen Versorgung für alle. Aus dem staatlichen Interesse daran, daß es überhaupt akademische Ärzte gibt, deren Tätigkeit dann aber kaum mehr relevant erscheint für die eigentlichen Staatszwecke, wird ein staatliches Interesse an der Präsenz medizinischer Expertise und ihrer Definitionstätigkeit in allen Sozialbereichen. Den Ärzten ist diese Präsenz erst nach langer Zeit und nach großen gesellschaftlichen Umwälzungen zugefallen. Zugefallen, denn man kann nicht sagen, daß sie – auf irgendwelchen Machtquellen basierend – durch den Kampf der Professionsmitglieder selbst durchgesetzt worden sei. Die Ärzte haben stets um ihren gesellschaftlichen Status gekämpft, aber daß sie ihre heutige Dominanz schließlich erreicht haben, hat andere Ursachen. Jede Skizze einer Geschichte der ärztlichen Professionspolitik muß zeigen, wie die Professionalisierungsinteressen und die Entwicklung der medizinischen Wissenschaften, die Interessen der Ärzte und das herrschende Interesse in der Gesellschaft an den Ärzten immer eng zusammenfallen. Wechselnde medizinische Sichtweisen werden kooperationsfähig mit politischen und sozialphilosophischen Sichtweisen, ziehen daraus ihre gesellschaftliche Mehrheitsfähigkeit oder ihre öffentliche Akkreditierung und erreichen den Zugang zu breiteren gesellschaftlichen Ressourcen. Kurieren können Ärzte immer schon, Staat machen aber nur mit kooptierbaren Sichten.

4.1 Grundlagen ärztlichen Handelns

»Die Heilkunst ist sehr in Mode bei uns. Sie muß es ja sein. Sie ist der Zeitvertreib der Müßigen und Untätigen, die ihre Zeit an ihre Selbsterhaltung verwenden, weil sie sonst nichts damit anzufangen wüßten. [...] Diese Leute brauchen Ärzte, die ihnen Angst machen, um ihnen wohlzutun und die ihnen Tag für Tag das einzige Vergnügen bereiten, für das sie empfänglich sind, noch nicht tot zu sein.« (Rousseau 1762, 141)

Rousseau beschreibt 1762 den sozialen Ort der akademischen Medizin und ihre Fremdheit gegenüber den werktätigen Aufgaben der aufstrebenden Bourgeoisie. Es ist wohl bezeichnend für die soziale Stellung der Ärzte, daß zeitgenössisch, obgleich hundert Jahre dazwischen liegen, kein Unterschied gesehen wird zwischen den Angriffen Molières und denen Rousseaus. Die Ärzte gelten als geizend und geldgierig, unfähig bis zur Lebensgefährlichkeit, unterwürfig und intrigant gegenüber den Reichen und Mächtigen, schroff abweisend und befehlsmäßig gegenüber dem breiten Publikum. Zu der ärztlichen Klugheit wird zum Beispiel 1754 daran erinnert, daß der Arzt »sich von seiner gewöhnlichen Höhe herabsetze und gegen Höhere seine Höflichkeit in eine Untertänigkeit verwandele, als ein solcher sich bezeige, der Befehle anzunehmen bereit sei, [...der] durch verbindlichste Ausdrücke seine Dienstsamkeit zu erkennen gibt und in allem sich angenehm zu machen suchet«. Den standesmäßig Gleichgestellten gegenüber sei man höflich, eine als sehr dringlich angesehene Empfehlung, denn vielen Ärzten sei »die Grobheit eigen: Sie tun aber töricht.« Dem einfachen Mann gegenüber aber sei man leutselig. Man »nennet ihn weder Herr noch Monsieur, er wird zufrieden sein, wenn er ihn mein Freund nennet, und sonst mit Leutseligkeit begegnet«. Aber diese Klugheiten werden wohl kaum beachtet, und daher sieht das Bild des breiten Publikums vom Arzt so aus: »Er sei unverschämt, grob und geizig, er diene den Armen nicht, wenn aber ein Reicher komme, sei er zu allen Diensten gleich fertig.« (Neuearzt 1754, 61, 56, 59, 69)

Die akademischen Ärzte gehören im Ancien régime zur Staffage des repräsentierenden Machtapparates ebenso wie die Kunstnatur der Schloßgärten oder die künstlichen Städte, die Höfe als die neuen Zentren, die im 17. Jahrhundert aus den alten urbanen Zentren ausziehen. Ein hoch bezahlter Zierrat, so scheint es zumindest, wenn in ernsten Erkrankungsfällen die Probe auf die behaupteten unfehlbaren Kenntnisse und auf die sichere Kontrolle der menschlichen Natur gestellt wird und die gelehrten Hofärzte es sich in Notfällen sogar gefallen lassen müssen, daß sie – zumindest vorübergehend – ihr Regiment an die Volkskenntnisse der Schäfer oder Materialisten abtreten müssen. (Saint-Simon 1977, Bd. 1, 83; Bd. 3, 258) Der Skandal, daß einmal ein Scharfrichter Hof- und Leibmedicus des Königs Friedrich I. (1657-1713) und damit statusmäßig allen gelehrten Ärzten vorgesetzt war, wird noch mehr als 100 Jahre später als berufspolitische Schande empfunden. (Rönne, Simon 1844 Bd. 1, 493) Solche Episoden sind kein Zufall. Wenn 1750 den Scharfrichtern in Preußen per Dekret innere Kuren gestattet werden, falls sie sich in solchen erfolgreich zeigen konnten, und sie damit in der ständischen Gliederung des Medizinalwesens in den privilegierten Bereich der akademischen Ärzte zugelassen wurden, dann zeigt das vor allem, daß Heilen noch nicht als exklusive Tätigkeit eines Standes angesehen wurde. Die Hofmedizin und damit die herrschende Medizin bestand im 18. Jahrhundert in einer grandiosen Übermedikamentierung selbst in eigentlich gesunden Zeiten. Routinemäßig werden Drogen verabreicht, Reinigungskuren durchgeführt, also Abführmittel und Brechmittel benutzt. In Erkrankungsepisoden gibt es die berühmten ellenlangen Rezepte, höchst komplizierte Mixturen aus zum

Teil sehr exotischen Substanzen, sehr beliebt sind stark wirkende Arzneien, sogenannte heroische Kuren. Friedrich II. (1712-1786) zum Beispiel kurierte seine Krankheiten selbst – obgleich er sich natürlich wie alle Landesherren einen Leibarzt hielt. Der kurz vor Friedrichs Tod hinzugezogene Zimmermann (1728-1795) »will etwas verschreiben und sucht ängstlich nach einem Mittel, gegen welches niemand etwas einwenden könnte«. (Rademacher 1804, 79) Die soziale Distanz zwischen Arzt und seinem Klientel ist zweifellos gravierend. Der Arzt kann nichts ohne ausdrückliche Zustimmung und umfassende Absicherung zu tun wagen. Denn nicht nur der König bestimmt, sondern auch die vielfältigen Berater und Funktionsträger, Familienmitglieder und Konziliarärzte reklamieren Mitspracherechte. Die reguläre Rolle des Leibarztes ist dann allerdings auch weniger in engen therapeutischen Zielen kurativ. Er ist eher Berater in allgemeinen Gesundheitsbelangen, Informant in naturwissenschaftlichen Angelegenheiten usw. Friedrich II. entspricht in seiner Attitüde der selbständigen, vernunftgemäßen Organisation seines eigenen Lebensplans allerdings eher dem Ideal des Bürgertums. In gewisser Weise sind auch wieder die Umstände seines Todes typisch für die medizinischen Verhältnisse: Ist der König mit seiner Selbstbehandlung am Ende seines »Lateins«, ist es auch sein Hofmedicus. Friedrich II. stirbt 1786 trotz des unentwegten Purgierens und Klistierens, der Anwendung der üblichen Methode, die auf die Verstopfungen und Stockungen im Unterleib zielt, an einer Lungenerkrankung. (Formey 1821, 282) »Der große Haufe der Welt sieht die Ärzte nur für Leute an, mit denen man Staat machen kann [...], nicht um ihren Vorschriften und Verordnungen zu folgen, sondern sie entweder als Modestücke holen zu lassen oder doch nach dem Tode [...] jemanden zu haben, an den die Verwandten die bittersten Klagen ausstoßen könnten, und dadurch das Ende des Kranken ansehnlicher zu machen.« So klagt 1772 der angesehene Arzt Gruner. (Gruner 1772, 551)

Die Medizin ist in dieser Zeit »das zwar pretentiöseste, aber an sich ohnmächtigste, trotzdem damals aber noch bestbezahlteste Metier«. (Baas 1896, 297) In der hierarchischen Struktur des Ancien régime sind die Spitzen des heilenden Gewerbes, die akademischen Ärzte, vor allem Ratgeber und Beistand der Aristokratien und ziehen aus dieser Stellung ihr Prestige. Wenn es für irgendeinen Zeitraum zutrifft, dann sind die akademischen Ärzte in dieser

Phase Standes-Personen. Angepaßt an die Erscheinungsformen der Aristokratie treten die Ärzte in der ersten Hälfte des 18. Jahrhunderts auf »mit ihren großen Allongeperücken, langen roten oder violetten Samtschoßröcken, breiten und weiten Ärmelaufschlägen [...] Schnallschuhen, den Drei- resp. Zweimaster über dem bartlosen Antlitz, den Degen an der Seite«. (Baas 1896, 335) Selbst wenn die Perücken im Laufe des 18. Jahrhunderts kürzer werden, der Stock den Degen ersetzt, bleibt die soziale Distinktion immer noch eine der Gestik, der Bekleidung, des Auftretens.

»Es ist sonst gebräuchlich, daß ein neuer Doktor durch eine große, künstlich gewolkete Peruque sich unterscheiden muß, er hat mit dieser sein gelehrtes Haupt ansehnlich gemacht; seine Tritte mißt er zierlich ab, daß keiner kürzer oder länger als der andere sei. Die ganze Stellung des Leibes ist zierlich; an kostbarer Kleidung zeiget er mehr eine Verschwendung als Wohlanständigkeit. [...] Überhaupt er sehet recht fein und nette aus.« (Neuearzt 1754, 48f.)

Die Ambivalenzen, die diese Distinktionen mit sich bringen, sind diesem Autor 1754 völlig klar, ohne daß er viel raten könnte: Die Normen, die die sozialen Bezugsgruppen fordern, sind dem breiten Publikum suspekt. Die Pracht, die Ansehen, Würde, Erfolg ausdrücken, ist einerseits erzwungen, denn anderenfalls ist man der Meinung, »er könne nicht viel verdienen«, aber es ist auch eine unüberwindliche Barriere: »Es ist also dem Neuenarzt der prächtige Überfluß in Kleidung sehr an seinem Glücke hinderlich.« (Neuearzt 1754, 53, 50) Der Autor führt einen neuen Typus von Arzt vor, den »Neuenarzt«, dessen Gelehrsamkeit mit der hippokratischen Ausgewogenheit zusammentrifft und der sich auf Vernunft und das breite Publikum orientiert. Es ist diese soziale Statur der Ärzte zwischen unpraktischer Gelehrsamkeit, dünkelhafter Standeseitelkeit und starker Abhängigkeit von den protegierenden Häusern, die von dem wirkungsvollen Spott Molières bis zur kompletten Ablehnung Rousseaus getroffen ist. Der Gegenentwurf des selbstbewußt werdenden Bürgertums und der sich auf sie richtenden Ärzte ist vor allem die Kunst der Lebensordnung, das »self-government«, auch in Gesundheitsangelegenheiten. Die Kunst der Medizin aber mache ängstlich und feige, verbrauche die Lebenskraft vorzeitig, sagt Rousseau. »Sie hält nicht so sehr den Tod fern, als daß die ihn im Voraus fühlen läßt«, und wirklich heilen kann sie auch nicht, aber: »Mäßigung und Arbeit sind die beiden wahren Ärzte der Menschen, die Arbeit reizt seinen Hunger und die Mäßigkeit hindert ihn, damit Mißbrauch zu treiben.« (Rousseau 1762, 144, 142f.)

Die Ärzte gelten als Repräsentanten der alten parasitären Gesellschaftsklassen, die aufgrund von Herkunft und Privilegien wohlleben, nicht durch Verdienst und Arbeit. Ja sogar das ärztliche Gewerbe selbst hat den Geruch des Parasitären, sie leben von der Unvernunft und Verschwendungssucht der Reichen und Mächtigen – das ist die Essenz der bürgerlich-aufklärerischen Kritik. Eine Erkrankung zeigt eher, daß der Betreffende es an einer rationalen Lebensordnung hat fehlen lassen, wird er wieder gesund, dann wegen der Selbstheilungskräfte der Natur und der wiederhergestellten Lebensordnung. Jeder ist für seine eigene Gesundheit zuständig, verantwortlich und auch direktionsfähig. Hier scheint wenig Platz zu sein für einen professionellen Arzt, außer im Krisenfall, wenn sowieso alle Mittel recht, aber auch gleichgültig sind. Die Argumente dieser »heroischen« Kritik der Medizin liegen bis 1800 allen medizin- und standespolitischen Äußerungen als Anstoß oder Bezugsrahmen zugrunde. Man könnte die Situation als soziale Krise der Medizin auffassen, denn die Rolle der Ärzte in der Gesellschaft ist unklar. Es ist unklar, worauf sich die Würde und das Ansehen der Ärzte bezieht, wenn die Norm der herrschenden Aristokratien nicht mehr gilt und die Bedeutung der Ärzte nicht mehr in ihrer Zugehörigkeit zum Hof liegen soll. Daß sich die substantielle Qualität der Ärzte aus ihrer Gelehrsamkeit, aus dem tiefen und ausgedehnten Nachdenken über vielfältig zusammengesetzte Gegenstände ergab, war für die Ärzte immer klar. Aber diese Qualität ist mit der sozialen Qualifikation verknüpft, wird mit dieser bestritten. Der akademische Arzt ist nicht nur passend für die, die ihn sich leisten können, sondern auch für die, die nichts anderes zu tun haben, als sich mit seinen Pulvern, Tränken, Pillen und Salben die Zeit zu vertreiben.

»Was ein Arzt sei, bedarf als eine bekannte Sache, keiner umständlichen Erzählung«, heißt es 1754. Die »Arzenei-Kunst« ist eine untadelige Wissenschaft. Wenn sie, wie konstatiert wird, in Verfall geraten ist, dann liege das vor allem daran, daß zu viele Ärzte schlecht ausgebildet sind:

»Warum legen sie nicht den gehörigen Grund, aus welchem die nachfolgende Übung sicher stehen muß, sondern eilen vielmehr, daß ihr vermeintliches gelehrtes Haupt mit dem Kranz der Ehren baldmöglichst umgeben werde? […] daher saget man insgeheim von neuen Ärzten, sie müßten auch

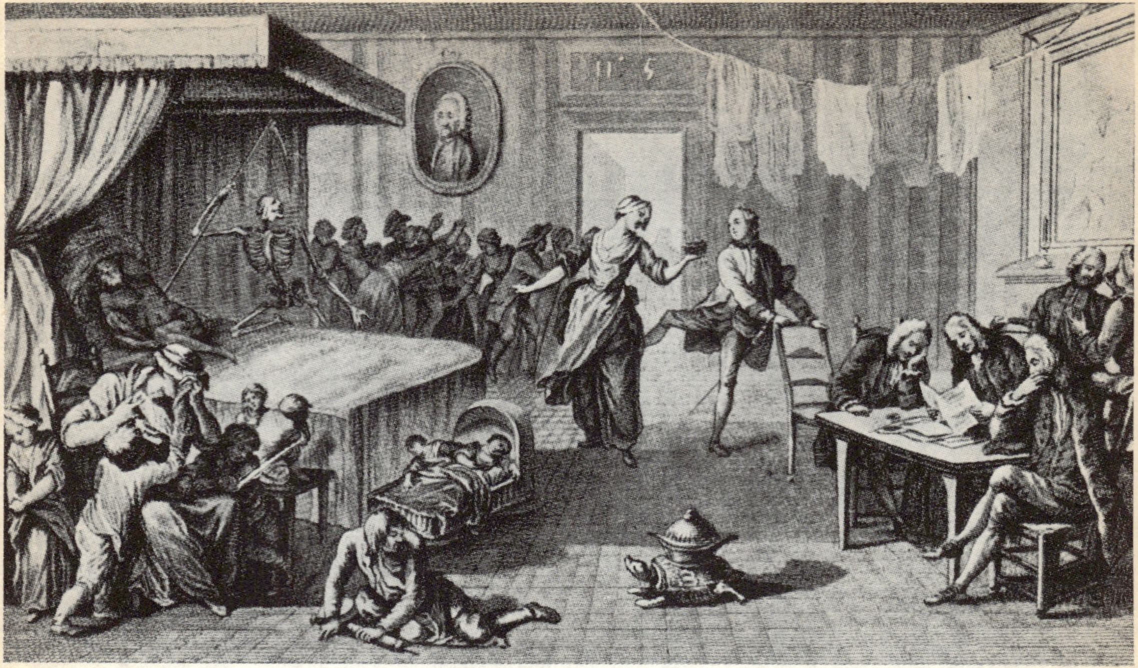

Krankenlager und öffentlicher Tumult: Ärzte suchen Abhilfe in Papieren, um 1750

einen neuen Kirchhof haben, und würden erst durch viele Begräbnisse klug.« (Neuearzt 1754, 1, 6)

Weitere Gründe für die Krise der Medizin sei die ungenügende Unterscheidung zwischen Afterärzten, also praktizierenden Laien, und akademischen Ärzten, die zu große Zunahme der Zahl der Ärzte, eine Stereotype der Berufspolitik also, das falsche Verständnis des Publikums von der Medizin, so daß diese z. T. überfordert ist, z. T. unterschätzt wird. (1-10) Die Medizin als Wissenschaft verfügt in dieser traditionellen Sichtweise über ausreichend sichere Grundlagen. Es ist nicht die – unpraktische – Gelehrsamkeit oder die immer zugestandene Unvollkommenheit ihrer Kenntnisse, wenn die Medizin in Mißkredit gerät. Die Medizin als Kenntnis- und Lehrgebäude ist fähig und intakt, unfähig sind die Ärzte, und sie sind unfähig, weil sie von dem Ideal der Gelehrsamkeit abgewichen sind. Das ist das Traditionsargument der Professionspolitik, dem man in unzähligen Variationen begegnet und das 1754 noch ausreichend zu sein scheint. Anders aber 1772, wenn Gruner gegen Rousseau anschreibt: »So groß ist der Wert der Arzeneikunst! Und derselbe ist seit so vielen Jahrhunderten bewährt.« Die Medizin sei die »Tochter der Not und des Mitleidens und der daher abgeleiteten Erfahrung. Diese reichte die Beobachtungen des Nützlichen und Schädlichen dar.« Aus dieser Herkunft hat sie »zugleich auch das Gepräge der Gewißheit«. Daher – bestätigt durch die Dauer der Medizingeschichte und die Konvention der Wertschätzung – »ist es nicht möglich, daß sie ihre Entstehung einer niederträchtigen Gewinnsucht oder Scharlatanerie zu verdanken haben sollte«. (Gruner 1772, 11, 23) Die Aufklärer fordern systematische Begründung und Rationalität, kritisieren nicht nur die Rolle der Ärzte in der bestehenden Gesellschaft, sondern sie stellen überhaupt die Möglichkeiten der Medizin in Frage, halten das ganze medizinische Denkgebäude für unbegründet und bestreiten daher die Expertenfähigkeit der Ärzte. Die traditionelle Verteidigung in der Art von Gruner bleibt aber rein konventionalistisch, und wenn er postuliert, die Medizin kenne natürlich »die geheimsten Triebwerke der Natur, wovon öfters die Funktionen des Körpers abhängen, nicht so genau als sie der Urheber der Natur kennt«, dann bestätigt er – auch in dem Rückgriff auf die Instanz der Religion – nur die Richtigkeit der Vernunftkritik. Nicht anders ist diese Replik: »Die Arzeneiwissenschaft [...] verteidigt sich durch ihre gerechte Sache«, obgleich sie unvollkommen ist! »Der Arzt, von der Gewißheit der Lehrsätze seiner Wisserschaft überzeugt, behauptet sein Recht, verlacht die ungerechten Beschuldigungen seiner Spötter.« (Gruner 1772, 25f., 34, 44) Hier verlegt sich der Autor auf das Moralisieren. Die ärztliche Ethik ist aber das hilfloseste Argument, wenn Integrität nicht nur an sich bestritten wird, sondern dazu auch systematisch hinfällig ist, falls sich eine Gewißheit und damit Möglichkeit der Heilkunde nicht begründen lassen sollte.

Die Herausforderung, die Grundlagen der Medizin zu begründen, ist angenommen worden, und die sensualistische Erkenntnistheorie der Aufklärung bot auch Instrumentarien zur Klärung der Gewißheiten in der Heilkunde. Einen richtungweisenden Entwurf gibt Zimmermann (1728-1795), ein Arzt mit zeitgenössisch europäischer Bedeutung, medizinphilosophisch und literarisch. Er akzeptiert die mathematische Gewißheit als eine berechtigte Anforderung an eine Wissenschaft, die aber die Medizin nicht erreichen könne. Allerdings seien die Erfahrungsregeln der Medizin ihren Gegenständen angemessen und bieten in den Händen eines geschickten Arztes ausreichende Gewißheit. Die gefundenen Regeln sind meistens demonstrierbar und wiederholbar, erklärbar. Das Problem sind die großen Wissenslücken, trotz denen gehandelt werden muß. Hier sieht Zimmermann das ärztliche Genie, das intuitive Gespür Platz greifen, das dem positiven Wissen und Verfahren nach Regeln vorgehen muß. (Zimmermann 2 Bde. 1763/64; Temkin 1977, 39) Noch Billroth hat trotz aller Naturwissenschaft und Diagnosetechnik das gleiche Bild von dem ärztlichen Künstler, der »Poesie der Forschung«: »So will auch der kranke Organismus, der kranke Mensch angeschaut sein, sinnend und innerlich einsam, grübelnd!« (Billroth 1876, 74) Allerdings läßt sich argumentieren, daß nicht so sehr ein Beweis über die Richtigkeit von Prinzipien ärztlichen Denkens und Handelns ausschlaggebend ist für deren öffentliche Wirksamkeit als vielmehr die Formulierung akzeptabler, d. h. in die herrschenden Sichtweisen integrierbare Selbstdarstellungen. Solche, die kritischen Punkte reformulierenden Gegenstrategien finden sich am Ende des 18. Jahrhunderts sehr einflußreich und richtungsweisend bei Autoren wie Cabanis (1775-1808) und Erhard (1776-1827). Sie bestreiten nicht die Richtigkeit der Medizinkritik, sie argumentieren, daß diese ihren Gegenstand falsch faßt, daß ihre Ergebnisse gegenüber den eigentlichen Problemen der Medizin irrelevant sind: Die Kritik zieht richtige Schlüsse aus falschen Problemen. Mit den richtigen Antworten auf die richtigen Fragen aber werden zentrale Markierungen der ärztlichen Professionspolitik gesetzt.

Ist die medizinische Wissenschaft nicht eine »wahre Aberglauberei«, die von den Aufklärern zu Recht »mit der Fackel in der Hand (wegen) der falschen unbestimmten Ideen verfolgt« wird? fragt Cabanis, Arzt, Philosoph und Schriftsteller, Professor der Hygiene in Paris, Parteigänger der Revolution und Administrator der Pariser Hospitäler. (1799, 132) *Über den möglichen Grad der Gewißheit in der Arzeneiwissenschaft* (frz. 1798, dtsch. 1799) ist ein sehr berühmtes Buch. Deutsche Autoren wie Erhard (1799) oder Röschlaub (1799) vertreten ähnliche Positionen, unabhängig von Cabanis. Röschlaub (1768-1835) weist seinem neuen medizinischen Magazin genau diese Frage zur Klärung zu: »Ist Heilkunst möglich? Ist Heilkunde überhaupt, ist sie als Wissenschaft möglich?« (1799, 4) Obgleich solche Fragen zeitgenössisch häufig behandelt werden, muß Cabanis wegen seiner Präzision vorgezogen werden. (Staum 1980) Was kann man überhaupt von den Ursachen und der Natur von Krankheiten wissen, fragt Cabanis, wenn man eigentlich nichts vom Wesen und den »geheimen Triebfedern« des Lebens weiß? Ändert sich der Charakter der Krankheiten nicht laufend entsprechend den verschiedenen Umständen des Klimas, der Jahreszeiten, des Alters, der Berufstätigkeit, der Lebensart des Kranken? Wo sind hier Gewißheiten, auf denen eine rationelle Wissenschaft aufbauen könnte? Es ist unbekannt, wie und warum die Arzneimittel im Körper wirken, und wie will man das jemals herausfinden? Worauf beruht die medizinische Erfahrung eigentlich, wenn man trotz genauer Beobachtung des Kranken über die Entwicklung der Krankheit durch die vielfältigen inneren und äußeren Einflüsse laufend getäuscht wird? Wäre aber die Medizin tatsächlich wissenschaftlich begründet, dann würde es auch nicht immer wieder neue Theorien und vollständig voneinander abweichende Therapien geben. (19ff.) Sind die Ärzte also nicht tatsächlich Unwissende, Unnütze und weil sie mit gefährlichen Mitteln umgehen, sogar gefährliche Scharlatane, immer auf Bereicherung und Einfluß ausgehend? Cabanis nimmt die Medizinkritik zum Anlaß der professionspolitischen Selbstvergewisserung: Unter welchen Bedingungen ist Medizin möglich, und wie rechtfertigt sie sich in der bürgerlichen Gesellschaft? Cabanis beruft sich auf die beobachtende Vernunft, die auch in der Medizin ihr Territorium habe und mobilisiert Optimismus zur Fortschrittsfähigkeit der Medizin. Er umstellt das Aktionsdreieck, in dem sich die Professionstätigkeit tatsächlich abspielt. Zunächst, als die Referenz auf die Macht des Faktischen, bestehe ganz einfach ein Bedarf nach Heilung, Linderung, Beistand: »Der Mensch, welcher leidet, will Linderung haben; er will es [...] nach dem unwiderstehlichen Antriebe des Instinkts.« (180) Es ist aber eine Art Urbedürfnis, dem die Medizin entspricht, wobei sich diese Bedarfslage andere Heiler suchen würde, wenn die akademische Medizin abgeschafft wäre. Wie das während der Revolution gefordert wird und auch, als 1791 die Universitäten geschlossen werden und die ärztliche Praxis vorübergehend freigegeben ist, in Ansätzen stattfindet. Der Bedarf selbst resultiert aus der Anfälligkeit und Hinfälligkeit des menschlichen Körpers, die zunehmen, je vielfältiger und beweglicher das gesellschaftliche Leben wird. (11f.) Ein gewisser Zynismus schwingt hier mit: Die Medizinkritiker mögen ehrenhafte Motive haben, sie mögen sogar recht haben, aber das ist alles ziemlich gleichgültig in Anbetracht der tatsächlichen Nachfrage nach Ärzten, von der sich jeder Praktiker überzeugen kann.

Der zweite Ansatzpunkt von Cabanis ist daher ungleich wichtiger: »Das Abführen heilt; der Rhabarber führt ab: also ist die Arzeneiwissenschaft keine erdichtete Kunst.« (165) Die Medizin ist eine Naturwissenschaft, weil sie, wie alle anderen physikalischen Wissenschaften, auf der Beobachtung der Natur beruht. Sie lernt von der Natur, von den natürlichen Krisen, den Wirkungen der verschiedenen Ausleerungen, den natürlichen Bedürfnissen des Kranken. Die ersten Schritte der Medizin bestehen darin, die Natur nachzuahmen. (50ff.) Der Charakter als Naturwissenschaft zeige sich gerade da, wo der Arzt sich symbiotisch an Naturabläufe anschließt. Sie beginnt dort, wo der Instinkt führt, und sie verlangt weiterhin, daß der Arzt »sozusagen mit dem Wesen, welches leidet, eins und dasselbe ausmachen sich bestrebt, daß er an seinen Schmerzen durch das schnelle Spiel einer gefühlvollen Einbildung den innigsten Anteil nimmt«. Das ist nicht die Methode »des Meßkünstlers oder des Rechenmeisters«, aber sie entspricht dem Untersuchungsobjekt, und die so gefundenen Wahrheiten sind durch wiederholte Beobachtungen und logische Schlüsse objektivierbar. (103) Die Medizin benutzt die gleichen Erkenntnismethoden wie die physikalischen Wissenschaften – aber ihre Gegenstände haben einen anderen Charakter. Die Möglichkeit medizinischer Wissenschaft hängt ab von der Möglichkeit von Erkenntnis allgemein, und hier beruht die Medizin auf sinnlicher Wahrnehmung und nur auf dieser, ebensogut wie jede andere Wissenschaft. Falls dieses Fundament der Medizin bestritten wird, wird die Möglichkeit von Wissenschaft insgesamt bestritten – eine Konsequenz, die die Aufklärer übersehen haben. Die Gegenstände der sinnlichen Wahrnehmung, das Leben, der Körper, die Krankheiten sind nichts als Natur. Die Ähnlichkeiten und Abweichungen, die wir beobachten, folgen einer Anzahl verstehbarer limitierter Prinzipien, die Natur »hat nichts Willkürliches von gekünstelter Methode«. (120) Es ist unwichtig, ob diese Regeln schon bekannt sind. Wichtig ist, daß prinzipiell alles beobachtbar ist, alle bunte Vielfalt keine eigene Wirklichkeit an sich hat – oder auf einem unerkennbaren, göttlichen Prinzip beruht, daß es sich immer nur um Ausprägung allgemeiner und begrenzter Regeln handelt. Eine beruhigende Message: Es gibt keine Geheimnisse hier, nur Gegenstände des Lernens und der Erfahrung!

Cabanis galt wegen dieser Positionen als atheistisch und politisch gefährlich. Heute fällt viel eher ein rigoroser Pragmatismus auf. Das Glaubensbekenntnis: »gestehe ich freimütig, daß ich keine andere Autorität als jene Natur der Dinge selbst anerkenne, d. h. jede Vernunft, welche uns gegeben ist, ihre Gesetze zu erforschen« (161), ist viel weniger himmelstürmend als verwertungsorientiert. Die Unkenntnis der letzten Ursachen, Kraft, Instanz aller Dinge, ist für Cabanis keineswegs Ehrfucht gebietend oder blamabel, diese selbst sind uninteressant, bedeutungslos. Es ist ein »Hauptaxiom«, von dem nie abgegangen werden darf, »daß je mehr dieselben (letzte Ursachen und Gründe) über unsere Fassungskraft erhaben sind, desto weniger ist daran gelegen dieselben zu erkennen«. (101) Bei dem »Verzweiflungspunkt« der Denker aller Jahrhunderte sei die Frage zu stellen, »ob diese (angestrebte) Kenntnis, deren Nachforschung so viel ernsthaftes Denken gekostet hat [...] wirklich auf die Bedürfnisse der Menschen anwendbar ist«? (83) Bei Ebbe und Flut ist die Regelmäßigkeit wichtig, nach der Schifffahrt und Navigation eingestellt werden müssen, nicht die Kenntnis, was den Ozean im Gleichgewicht hält. Nicht die Geheimnisse des Lebens hat die Chemie und Physik zu untersuchen, sie hat z. B. die Aufgabe, den Ackerbau zu vervollkommnen. Den Naturforscher, und damit ist auch immer die Medizin gemeint, geht nur an, was von praktischer, unmittelbarer Bedeutung ist. Ihm

»kommt die Beobachtung der Tatsache zu, dieses muß ihm genug sein«. (84) Diese Art Wissenschaft hat etwas Anti-Aufklärerisches. Denn das, was sie nicht versteht, erklärt sie als nicht existent. Sie vergewissert sich ihrer Antriebskräfte, Ursprünge dort, wo sie vom Bedarf legitimiert sind, wo Ergebnisse unmittelbar Verwertung, Vernutzung, Ausbeutung erwarten lassen. Sie formuliert positive, nützliche Interessen.

Der rationalistische, aufgeklärte Aspekt, auf den sich die medizinische Wissenschaft erkenntnistheoretisch beruft, ist das regelhafte Funktionieren des Körpers. Das ist eine Denkvoraussetzung. Nur wenn die Körperbewegungen nach rationalen Prinzipien ablaufen, eben gleichförmig und berechenbar wie eine Maschine sind, ist eine rationale, wissenschaftliche Medizin möglich – und natürlich auch nur dann »self-government« des aufgeklärten Bürgers. Nur dann ist die Intervention in eine als »schlecht« erkannte Maschine sinnvoll. (Temkin 1977, 276f.; de la Mettrie 1748) Neu ist weniger das Postulat, daß die Regel, unter gleichen Bedingungen treten gleiche Wirkungen der Körpermaschine ein, auch für die medizinischen Betrachtungen gelten soll. Neu hingegen ist die Gewichtung, die Radikalisierung des Interesses: Das Gleiche, nicht das Ungleiche, das Regelhafte, nicht die unendlichen Abweichungen ist der richtige methodische Bezugspunkt der Medizin. Die Funktionsbedingungen sind vielleicht ungleich, nicht die Körper. Dieser Schritt zur Formalisierung, oder – nach der gesellschaftspolitischen Bedeutung – die Demokratisierung der Bezugspunkte scheint das schwierigste Problem der Medizin zu sein. Bisher schien alles, auch die Körper, ungleich, unvergleichbar. Cabanis steht nicht im Schnittpunkt neuer Forschungsergebnisse, sondern neuer Sichtweisen, er behauptet erst einmal die prinzipielle Vergleichbarkeit der biologischen Erscheinungen des Körpers. Er reduziert die Probleme, indem er Krankheit als Symptomkomplex betrachtet, hier die Vergleichbarkeit sucht, nicht in Ursachen der Symptome, über die man ja nichts Konkretes weiß. (Lesky 1954) Das Rhabarber-Beispiel ist der orientierende Beweis, daß von der Existenz von Gleichem und deshalb Vergleichbarem ausgegangen werden kann und damit Erfahrung prinzipiell zu einer abgrenzbaren, intersubjektiven Regel wird. Die Annahme, daß die Medizin auf Regelhaftigkeit aufbauen kann, eine reale Dogmatik des medizinischen Wissens möglich sein wird, ist aus professionspolitischen Gründen unverzichtbar. Nur die Existenz und

Kenntnis eines solchen sinnhaften Gebäudes ermöglicht die Abgrenzung der akademischen Medizin von den Laienheilern, die ja ebenfalls über Mittel und Erfahrung verfügen. Es ist ein Skandal, der nicht oft zugegeben werden darf, daß zu Recht über junge Ärzte gesagt werden kann, daß sie einen neuen Friedhof brauchen, um aus ihren Fehlern lernen zu können, denn durch diese Art Erfahrung lernen auch die Laienheiler. Die medizinische Profession aber in dem Status einer Naturwissenschaft reklamiert ausschließliche Kenntnisse. Nur sie kennt die menschliche Maschine wirklich, bzw. nur sie ist dazu in der Lage, diese überhaupt kennenzulernen.

Der dritte Eckpunkt bei Cabanis ist die Umformulierung des Bezugspunktes Tod. »Der Tod ist das unvermeidliche Ziel des Lebens, [...] es gehört zur Natur, zu leiden und zu sterben, wie zu leben und angenehme Gefühle zu haben.« (Cabanis 1799, 9) Die säkulare, utilitaristische Sicht des Körpers, die Maschine, die einfach existiert, ohne daß damit transzendente Gründungszwänge entstünden, die Maschine, die angewandt, tätig sein muß, um einen Sinn zu bekommen, problematisiert auch den Tod in veränderter Weise. Wenn der Körper eine sich selbst bewegende Maschine ist, die also nicht durch Kräfte von außerhalb bewegt wird, dann müssen auch die Abnutzungs- und Begrenzungskräfte in ihm selbst sein. Die Metapher, die das Leben erklären soll, erklärt auch den Tod: Die Uhr läuft ab, die Zirkulation im Röhrenwerk kommt zum Erliegen, es gibt keinen anderen Zustand als das Leben. Der Tod begleitet als Krankheitsepisoden, als »Zufälle« das Leben und kündigt sich als terminierend an durch das Auslaufen der Lebenskräfte. (de la Mettrie 1748, 66f., 70) »Krankheit und Schmerz (sind) auf's innigste mit dem Funktionieren des Lebens verschwistert.« (Cabanis 1799, 49f.) Krankheit ist eine »besondere Verstimmung der Funktionen eines Körpers, die ihren Grund in den nämlichen Gesetzen wie die Gesundheit, nur in einem verschiedenen Verhältnis des Grades« hat. (Erhard 1800, 109f.) Dieses technisch-rationalistische Verständnis von Krankheit will magische Sichtweisen von Krankheit als Wesen, Schmarotzer oder Dämon vertreiben. Der Tod verliert den Charakter einer externen Größe, wird konstituierender Bestandteil der gesamten Lebenstätigkeit. Der Tod war immer Bezugspunkt für die Medizin, von der Todesdrohung zieht alle Medizin ihre Bedeutung, aber jetzt soll der Umgang als tägliches Handwerk domestiziert sein: Nicht der als heroisch stilisierte Kampf zwischen Arzt und Tod in einer Entscheidungsschlacht kann orientierendes Professionsbild sein, sondern der die zu starken oder zu schwachen Bewegungen des Körpers beeinflussende rationelle Mechaniker der anfälligen Körpermaschine. Auch das ist von Cabanis nicht erfunden. Professionspolitisch bedeutet diese Neustilisierung auch die Säkularisierung der wichtigsten alten professionspolitischen Generalentschuldigung: Eine Krankheit »geht« nicht wie bisher »zum Tode«, indem sie einer unbeeinflußbaren, weil unerkennbaren Gesetzmäßigkeit folgt, die letztlich göttliche Weisheit ist, sondern jetzt sind die Lebenskräfte zu schwach, die Maschine zu sehr angegriffen, und es ist für den Arzt nichts mehr zu tun übrig. Rousseau sieht man hier abwinken: Die Ärzte lassen den Tod immer nur fühlen, gerade in den Normalisierungskonzepten, aber dagegen tun können sie letztlich auch nichts. Das alte Argument, daß auch Rousseau variiert, die Heilkunst sei ihm schon recht, nicht aber die Ärzte, fungiert in einem neuen Kontext, bezeichnet den Zusammenhang von Aufklärung und sozialer Situation der Profession: Die aufgeklärte Heilkunst tritt mit dem Anspruch auf, die falschen Geister auch aus der menschlichen Natur selbst zu vertreiben, aber mit dem Arzt, seinen Interessen und Verhaltensweisen kommen diese vertriebenen Geister wieder auf die Bühne zurück.

Cabanis' Antwort auf die Medizinkritik ist pragmatisch, konventionalistisch: Wir haben eben keine bessere Medizin als die bestehende, aber diese ist allemal besser als die mögliche Alternative der Laienmedizin, denn diese ist überhaupt nicht in der Lage, den methodischen Ansprüchen des modernen Denkens zu entsprechen, wiederholbare, objektivierende Erfahrungsregeln aufzustellen, der Begründungspflicht nachzukommen. Erhard skizziert darüber hinaus Rahmenbedingungen, unter denen die Medizin im Sinne der Aufklärungsforderungen verbesserungsfähig wird. Eine rationale Medizin erfordert rationale Verhältnisse, in die sie integriert sein kann. Auch Zimmermann hatte argumentiert, daß ein schlechter Zustand der Medizin auf schlechte gesellschaftliche Zustände zurückgeht. Medizin und Ärzte können immer nur so gut sein wie die Anforderungen, die an sie gestellt werden. Jede Gesellschaft hat die ihr entsprechende Medizin. (Zimmermann Bd. 1 1763, 28ff., 200ff.) Rationale Verhältnisse für die Medizin bedeuten aber für Erhard ihre Verstaatlichung, wie das während der Französischen Revolution gefordert wurde. (Foucault 1973, 48) Mit dieser Zielkonzeption ist es Erhard möglich, sich weit radikaler auf die

Medizinkritik einzulassen als Cabanis: »Es läßt sich nur mit vermessener Dreistigkeit behaupten, daß die Menschen im Durchschnitt mit ihrer Gesundheit besser daran wären, wenn sie die oft durch Begünstigung von oben herab unter ihnen verbreiteten Vorschriften der Ärzte befolgen würden.« (Erhard 1800, 6) Die Expertenfähigkeit ist schwach: »Die Stimme der Ärzte [...] ist ein schwacher Beweis für die Güte einer Behauptung, die die Gesundheit betrifft.« Denn »soviel Aberglaube unter dem Volke über die Heilung der Krankheiten herrscht, soviel Irrtum ist gewiß auch in den Schriften der Ärzte darüber«. (6, 7) Vor dem Richterstuhl der rationalen Vernunft – und nur diese soll in einer bürgerlichen Gesellschaft herrschen – wird der fadenscheinige Charakter der Medizin deutlich. Gerade da, wo sie sich am meisten rühmt, ist sie eine Ansammlung von unbestimmten Behauptungen und abenteuerlichen Theorien. Die Medizin gründet im Bereich des Glaubens und Hoffens – »es ist wirklich eine Glaubenssache, von jemand zu erwarten, daß er uns gesund machen könne«. (8) Die praktischen Kenntnisse halten der Vernunftkritik nicht stand. Der Medizin ihre dauernden Grenzüberschreitungen in den Bereich der Phantasie, der Unfähigkeit und Korruption vorhaltend, kommt Erhard auf den gleichen Punkt zurück: Die Möglichkeit der Medizin beruhe auf dem Satz: »Über die Gegenstände des körperlichen Wohls gibt es Erfahrung.« (9) Das ist der Kernsatz der medizinischen Aufklärung. Erfahrung beginnt mit Beobachtungen, die auch jeder vernunftbegabte Mensch an sich selbst macht. »Da man also gar wohl die bestimmten Ursachen von jeder Erscheinung am menschlichen Körper aufsuchen kann, so kann man sich auch Erfahrungen darüber erwerben, und die Heilkunst ist etwas möglicher.« (18) Daß die Anwendung der Vernunft auf den menschlichen Körper möglich ist, muß zur Begründung der Medizin ausreichen.

Das eigentliche professionspolitische Problem ist die Heiltätigkeit: »Seinen leidenden Mitmenschen nach Vermögen beizustehen, ist eine allgemeine Pflicht. Wer einen Kranken durch einen guten Rat zu retten wüßte und es nicht täte, der handele grausam und menschenfeindlich, und wer es um's Geld täte, der triebe Wucher mit der Erfüllung seiner Pflichten.« (113) Erhard stellt zwei Rollensegmente kraß gegeneinander. Der Aspekt des Beistandes, der Hilfeleistung ist eine allgemeine Angelegenheit, ist damit keineswegs das Spezifische einer Profession, es ist vielmehr humanitäre Pflicht und kann nicht zum Gegenstand eines Gewerbes gemacht werden. »Im Dienste des Kranken [...] wird [der Arzt] nicht nach seinem Werk, das er zustande bringt, sondern nach der Länge seines Dienstes bezahlt.« (114) Der Gegenstand der Entlohnung ist kein Produkt, sondern eine Dienstleistung. Dieser Lohndienst beraubt aber den Arzt seiner Qualität als Vollbürger im Staate, denn mit seinem Gewerbe ist er abhängig vom Einfluß anderer Bürger. »Wer um seiner Nahrung willen von dem einzelnen Bürger abhängt und diesem handlangen muß, der kann kein Aktivbürger sein.« (113) Und mehr noch, diese Dienstleistung trägt einen zentralen, unauflöslichen Widerspruch: Es wäre Pflicht des Arztes, womöglich allen Krankheiten vorzubeugen, tatsächlich kann er aber als Dienstleister nur von den behandelten Krankheiten leben. Er ist so gezwungen, seine »Nahrungsquelle« zu bewirtschaften, die zu verstopfen ihm Pflicht wäre: »Ein Widerspruch, der sich nicht heben läßt, solange der Arzt ums Geld die Kranken besorgt, d. h. solange sein Geschäft als bürgerliches Gewerbe angesehen wird. Das Resultat ist daher: Die Heilkunde kann nicht als bürgerliches Gewerbe betrieben werden.« (114).

Die Medizin, die für Geld betrieben wird, ist eine Art unehrliches Gewerbe, denn sie macht einen Dienstleistungsvertrag über eine Einstellung, die nicht veräußerbar ist: Hilfeleistung ist eine humanitäre Qualität, Beistand ein existentielles Bedürfnis, der nicht zurückgehalten werden darf. Im Hinblick auf die Vertragsfähigkeit ist für Erhard Lohnmedizin und Prostitution, Lohn-Liebe vergleichbar und bürgerlich gleich unmöglich. Geschlechtsgenuß, »Genuß der Wollust [ist] ebenso erforderlich als Essen und Trinken«. (78) Als solche Grundbedürfnisse müssen Sexualität und medizinische Hilfeleistung frei sein von jener äußeren Reglementierung und dürfen nur die Achtung vor dem Willen des Beteiligten als Begrenzung haben. Jeder hat das Recht, seine Hilfe da zu suchen, wo er sie zu finden glaubt, niemandem darf verboten werden, Ratschläge zum körperlichen Wohl zu erteilen. (154, 160) Eine freie geschlechtliche Vereinigung muß möglich sein, aber die vertragliche Überlassung des Körpers, eine Lohn-Liebe, beruht auf dem Handel mit unveräußerlichen Menschenrechten, ein solcher Vertrag kann deshalb in der bürgerlichen Gesellschaft nicht gültig sein. (76ff.) Medizinische Hilfe wie auch Sexualität beruhen als menschliche Qualitäten auf Gegenseitigkeit. Das wechselseitige Anrecht auf den Körper ist leitend in einem Fall, ein Anrecht auf

Beistand und Dankbarkeit im anderen.

Die im bürgerlichen Ehrenkodex begründeten Widersprüche einer gewerbsmäßigen Medizin lösen sich nur als Verstaatlichung. Wenn es im Staate Ärzte geben soll, und hier hat Erhard keinen Zweifel, denn es gibt Erfahrungen in der Medizin und allgemeine Regeln, diese weiterzubefördern, dann muß der Arzt »nicht im Dienste des einzelnen Bürgers, sondern im Dienste des Staates [stehen...] Der Arzt hat nur als Staatsdiener bürgerlichen Wert.« Vom Staat soll der Arzt bezahlt werden, richtiger: »Er erhält Entschädigung für die Vernachlässigung eines anderen bürgerlichen Gewerbes.« (115) Denn auch der Staat kann Ärzte im benannten Sinne nicht für ihre Tätigkeit entlohnen, er muß aber dafür sorgen, daß es Ärzte gibt, daß sich Bürger in dieser Funktion erhalten können. Aber warum soll der Staat zuständig sein? Dieser zentrale Aspekt für die ärztliche Professionspolitik – inwieweit handelt es sich bei der Medizin überhaupt um einen speziell schutz- und förderungswürdigen Beruf, eine Staatsangelegenheit also – scheint für Erhard der unproblematischste zu sein. Er ergibt sich aus dem vertragstheoretischen Staatsverständnis. Der Zweck des Staates ist das Wohl seiner Bürger, der äußere Realisierungspunkt ist das körperliche Wohl im umfassenden Sinne der Sicherung aller notwendigen Lebensmittel. Der Zweck der Medizin ist der gleiche. (3f., 112) Dieses bündige Ineinssetzen von Staatszweck und Medizinzweck hat die wichtige Voraussetzung, daß in der Medizin die gleiche Vernunfttätigkeit agiert, die auch im Staat als einzige akzeptiert werden kann. Erhard konstruiert die Kongruenz der Zwecke von dieser Seite der Medizin, nicht aus deren realen Erfolgen oder mutmaßlichen Nutzen für den Staatsverband – was immer wieder mit wenig überzeugenden Argumenten versucht wird –, sondern auf der gleichgerichteten Funktion. Ärztliche Tätigkeit ist per se staatliche Infrastrukturtätigkeit, muß nicht erst aus ihrer Erfolgsfähigkeit abgeleitet werden.

Der Status des Arztes, wie er Erhard vorschwebt, erscheint ambivalent. Im Hinblick auf seine Berufsrolle muß er Staatsbeamter sein, um seine bürgerliche Würde zu behalten. In Hinsicht auf den besonderen Gegenstand seiner Tätigkeit aber kann der ärztliche Staatsbeamte keinesfalls Beamtencharakteristiken wie Gehorsamspflicht, Einordnung in Instanzen, Weisungsbefugnis usw. unterworfen sein. »Der Gehorsam der Bürger gegen den Arzt [kann] nur auf das Vertrauen seiner Einsicht gründen.« (122) Ein Arzt kann nicht befehlen, nur raten, kann in dieser Rolle nie Hoheitsfunktionen wahrnehmen. Umgekehrt darf sich der Staat nicht in die Ausübung der ärztlichen Kunst einmischen. Der Arzt hat »vor den übrigen Staatsdienern immer das Eigene, daß er das Prinzip für die Ausübung seiner Kunst in sich selbst gibt«. (116) Es finden sich zwar Stellen von Professionsarroganz, die die Bedeutung Erhards liberaler Grundposition schwankend machen: »Jedermann, der vorgibt, er besitze Mittel gegen Krankheiten, welche nicht nach den allgemeinen Gesetzen der Natur wirken, ist entweder ein Narr oder ein Betrüger: In erster Hinsicht verdient er sichere Verwahrung und in zweiter exemplarische Bestrafung.« (108) Hier ist überall schwankender Grund, Irre und Betrüger stehen per Definition – und wer definiert? – außerhalb der Vertragsfähigkeit und damit außerhalb der bürgerlichen Gesellschaft.

Erhard fordert für die Ärzte keine Prioritäten im Staat. Der Arzt ist kein bedeutenderer Vertreter allgemeiner bürgerlicher Ideale als jeder aufgeklärte Bürger auch. Erhard verlangt vom Staat keine Privilegierung für die Medizin, sondern Unterstützung, um auch in der Medizin die rationale Vernunft durchsetzen zu können. Der Arzt muß Staatsbeamter sein, muß aus der Borniertheit seiner individualisierten Rolle befreit werden, um überhaupt zu einer freien Tätigkeit befähigt zu sein, um Sachlichkeit, Neutralität, Rationalität zu entwickeln. Die unzweifelhafte Expertenfähigkeit hat der Arzt bisher nur in seiner allgemeinen Fähigkeit, Naturforscher zu sein. In seiner bürgerlichen Erwerbsrolle, als Heilkundiger, aber entspricht er nur den alten gängigen, parasitären Gestalten. Indem er Geschäfte mit der Gesundheit seiner Mitbürger macht und dazu gezwungen ist, um zu existieren, unterscheidet er sich überhaupt nicht von den nichtapprobierten Heilpersonen:

»Solange der von der Regierung privilegierte Arzt ein Scharlatan ist, solange hat das Volk ein Recht, dem unprivilegierten Scharlatan gleiches Vertrauen mit ihm zu schenken; solange der Arzt geheimnisvoll sich benimmt, solange wird sich jeder Geheimniskrämer im Ansehen erhalten, und solange der Arzt abergläubisch ist, solange wird der mit dem Teufel im Bunde stehende – oder von Gott mit besonderen Gaben ausgerüstete Wundermann – gleiches Recht mit ihm auf das Vertrauen des Volkes haben.« (111)

Der Arzt in der bürgerlichen Erwerbstätigkeit ist der wichtigste Garant des unaufgeklärten Pfuschertums der Laienheiler. Bürgerliche Seriosität muß für die Medizin durch die neue Zuordnung, statt im Dienst des einzelnen jetzt im Dienste aller, erst erreicht werden.

»Alle Ärzte, die mit bürgerlicher Würde im Staate existieren, müssen Staatsdiener sein.« (154) Die Argumente der Verstaatlichung der Medizin zur Gewinnung der bürgerlichen Würde haben heute einige Attraktivität. Für Erhard ist die Möglichkeit der staatlichen Einschränkung der freien Handlungsfähigkeit der Ärzte unproblematisch. Gesundheit ist ein so individueller und vielfältiger Zustand, die medizinische Wissenschaft so unentwickelt, daß keine – jedenfalls sehr wenige – allgemeine Regeln aufgestellt werden können, auf die sich staatliche Intervention berufen könnte. Zusätzlich fordert Erhard eine ärztliche Selbstverwaltungskörperschaft. Die Ärzte sollen sich zur Betreibung ihrer Geschäfte in kollektiven Institutionen zusammenschließen (Kollegien, Räte, Akademien), denen alle zu Gesundheitszwecken nötigen Rechte und Pflichten zukommen. Es gibt in der obersten Instanz gemeinsame Sitzungen mit anderen Staatsinstanzen, etwa zur Beratung bei Gesetzesentwürfen, aber sonst sind keine direkten obrigkeitlichen Direktionen und Kontrollorgane vorgesehen. Die Einheit der vielfältigen Bedürfnisse des körperlichen Wohls der Bevölkerung, arbeitsteilig ausgeführt, ist durch die Kollegialverfassung der Ärzte sichergestellt. Erhard denkt in bezug auf die Ordnung des Medizinalpersonals allerdings traditionalistisch. Er akzeptiert die ständischen Unterscheidungen zwischen Medizinern für innere Krankheiten und Chirurgen, er macht die alte Klassenunterteilung der Chirurgen in vollwertige Chirurgen, Operateure für kleinere Verletzungen und Bader mit. Alles soll besser werden, aber keinesfalls gleicher. (134 ff.) Die Ärzte kontrollieren sich selbst und die untergeordneten Medizinalberufe durch Konsens, u. U. durch Mehrheitsbildung und durch einige wenige institutionelle Regelungen. Es ist auffallend, daß weder ein externer Kontrollbedarf noch Maßregeln gegen staatliche Intervention vorgesehen sind. So etwa sind fast alle Kontrollregeln konsensual angelegt, nirgends ist gesagt, wie im Konfliktfall verfahren werden soll – außer mit Vernunftgründen selbstverständlich. Die rationale Vernunft ist die eigentliche Kontrollinstanz, und diese stellt sich durch Öffentlichkeit her. Die Öffentlichkeit ist die letzte Entscheidungsinstanz, vor der auch die Ärzte nur ihr Votum abgeben können. Der Staat kann alle Personen, die behaupten, Heilungskenntnisse zu haben, zu einer Überprüfung ihrer Kenntnisse zwingen, und das Prüfungsresultat muß auch öffentlich bekanntgemacht werden. Aber wieweit sich das Publikum dennoch an die Pfuscher wendet, die öffentlich als gänzlich unwissend diffamiert wurden, das muß diesem selbst überlassen sein. Dabei ist es keinen Moment unklar, daß diese Regel auch den Sinn hat, die Profession glaubwürdig zu machen. Ein Praxisverbot für Pfuscher erreicht das Gegenteil: »Denn da glaubt das Publikum immer, leider an vielen Orten mit Recht, daß nicht Vorsorge für sein Wohl, sondern Brotneid des privilegierten Arztes die Quelle des Verbots sei.« (163)

Erhards Position muß als zentraler Orientierungspunkt in der Standesgeschichte der Medizin angesehen werden. Wie kaum ein anderer ärztlicher Autor hat er sich der Aufklärungsmaxime unterworfen, daß alle gesellschaftlichen Institutionen und Praktiken begründungspflichtig sind. Die Medizin als Wissenschaft und als Heilkunst macht hier keinen Unterschied, und sie kann deshalb keine Spezialinteressen oder Protektionswürdigkeit reklamieren. Gerade da wo sich ärztliche Ethik zum Standesinteresse festsetzt, als schutzwürdige Verantwortlichkeit für die existentiellsten Bereiche menschlichen Leidens und Wohlseins, da sieht er allgemeine Pflichten, öffentliche Verantwortlichkeit, jedenfalls keinen Ansatz für Privilegien. Eine Ordnung der Medizin nach den allgemeinen Kriterien der rationalen Vernunft erfordert, daß sie sich an die Öffentlichkeit wendet, sie kann in der bürgerlichen Gesellschaft kein Arkanum sein. Die Medizin gibt ihr Votum nach den von ihr gemachten Erfahrungssätzen ab, aber die Öffentlichkeit entscheidet. Das ist nicht nur eine Vorsichtsmaßnahme, weil es noch so wenig begründete Erfahrungen über den menschlichen Körper gibt, sondern es ist vor allem der Respekt vor der Persönlichkeitssphäre des einzelnen, dessen Entscheidungsfähigkeit unterstellt werden muß. Hier kann keine allgemeine Instanz Interventions- oder Bevormundungsrechte haben. Die Ärzte sind Staatsbeamte – oder aber Gewerbetreibende, mit der Anrüchigkeit des Handels mit Menschenrechten – jedenfalls kein eigener Stand im Sinne von sozialer Ausschließlichkeit und Privilegierung.

Diese Themenskizze kann als Anfang der modernen ärztlichen Professionspolitik dienen, aber nicht in dem Sinne, daß hier erstmals kohärente Lösungswege für u. U. neue Problemlagen entwickelt wurden. Die wichtigsten allgemeinen Professionsprobleme sind so alt wie die Rolle des freien Anbieters von Dienstleistungen, der Bezahlung fordern muß zur Sicherung seiner Reproduktion. (Kudlin 1976) Allerdings artikulieren sich um 1800 deutlich langfristige Wandlungsbewegungen, die zunehmend handlungsrelevant werden. Eine bürgerliche Gesellschaft stellt andere Anforderungen an das ärztliche Heilpersonal als eine ständisch-aristokratische. Cabanis schwebt eine nicht durch institutionelle Regelungen beschränkte Ärzteschaft vor, »eine Art Priestertum«, die freiwillig Pflichten gegen die Wissenschaft, den Kranken und die Gesellschaft übernimmt, ein »Apostelamt«, das nur durch eine innere Verfassung der Professionsmitglieder selbst geregelt ist. (Cabanis 1799, 200, 206, 209) Erhard fordert eine verstaatlichte Medizin mit Selbstverwaltungsrecht, eine institutionell abgesicherte, gegenüber Cabanis informeller, habitualisierter Verstaatlichung also. Die Expertenfähigkeit der alten akademischen Medizin gerät durch die sozialen Umwälzungen in eine Krise und muß neu definiert werden. Das Ensemble von Techniken, Kenntnissen und Problemsichten, das einen Professionscharakter ausmacht, erfordert neue Orientierungswerte. Das professionspolitische Interesse der Professionsmitglieder muß vor allem neue Organisationsformen und Realisierungswege finden.

Gegen Ende des 18. Jahrhunderts wagt sich »wie das eigene Haar ohne Zopf und freiere Kleidung, so auch eine selbständig denkende und schaffende, dem veralteten Revolutionär entgegentretende Tendenz vor in der Medizin«. (Baas 1896, 339) Das ideale professionspolitische Selbstverständnis wird bürgerlich. Nicht zufällig sind Ärzte überrepräsentiert in allen bürgerlichen Emanzipationsbemühungen und Revolutionen. (Ackerknecht 1932, 74ff.) Die deutschen Verhältnisse sind allerdings durch bürgerliche Ideale allein kaum zu bewegen. So schreibt Erhard 1805, daß seine große Freude über die Französische Revolution, in der es gelang, »kosmopolitische Ideen zu realisieren«, durch die Folgen unterdrückt und er zur Resignation gezwungen sei.

»Ich erzitterte für Deutschland und fürchtete mich vor der Verlegenheit, eine Partei ergreifen zu müssen, wo ich beide haßte, die eine, nach damaligem Sprachgebrauch die aristokratische wegen dem, was sie wollte, und die andere, die demokratische wegen dem, was sie tat. Meine bürgerliche Lage gefiel mir auch nicht, und so hegte ich den Wunsch, Europa verlassen zu können.« (Erhard 1830, 36)

Die bürgerlichen Verhältnisse haben sich kaum verändert in Deutschland um 1800, und so konnten sich auch die medizinischen nicht verändern. Reiche und vornehme Leute seien eben gewohnt zu befehlen, schreibt Rademacher 1804, und sie wissen, daß sie den hinzugezogenen Ärzten eine Wohltat tun, weil sie damit zu deren Ruf und Praxis beitragen. Unter diesen Bedingungen sei es den Ärzten meist unmöglich, sich entsprechend den Pflichten ihres Berufs zu verhalten. Der Nimbus der ärztlichen Berühmtheiten sei in Wirklichkeit nichts »als die goldpapierne Krone des Theaterkönigs«. Sollte man also Ärzte nicht »für einen Trupp herumziehender Musikanten halten, welche man zur Hochzeit bestellt, und so lange im Vorhause warten läßt, bis den Gästen der Kitzel zum Tanzen ankommt, als für ernsthafte und gelehrte Männer«? (Rademacher 1804, 83) Die durch die Französische Revolution stimulierten Emanzipationserwartungen der bürgerlich orientierten Ärzte werden in Deutschland in den folgenden Jahren weiter enttäuscht. Zusätzlich schränkt die durch die Napoleonischen Kriege und Besetzungen bedingte Krisensituation die freie Tätigkeit der Ärzte finanziell ein. Die Konkurrenz um zahlungsfähige Nachfrage verschärfte sich weiter.

Das Publikum ist mehr als bisher gegen »die Ärzte und ihre Kunst mißtrauisch« geworden, »eine große Kluft trennt bereits einen großen Teil der Staatsbürger von den Ärzten [...] und es fehlt nichts als die Darstellung eines Rousseaus oder Molières, um diesen Stand noch verächtlicher und lächerlicher zu machen. [...Die medizinische] Wissenschaft und ihre Priester [haben] ihren vorigen Glanz und die alte Achtung verloren.« (Pfeufer 1811, 23f.)

Nicht nur in den vielen Kleinstaaten Deutschlands hängt der Zustand des Medizinalwesens weiter ab von den Unwägbarkeiten und Begrenztheiten spätfeudaler Herrschaftsallüren oder von den persönlichen Interessen der professionspolitisch dominierenden Ärzte, eben denen der großen Gesellschaft. Weiterhin verdanken viele Ärzte dem »Patronat vornehmer Schürzen und einflußreicher Kutten« ihre Stellung. Vielleicht ist das aber vordringlich ein strukturelles Problem, in dem sich nur protegierende Kreise austauschen. Zumindest gilt im ganzen 19. Jahrhundert der gute Rat an einen jungen Arzt, sich in den »Registern seiner Liebenswürdigkeit« zu üben: »Glauben Sie mir, ohne Frauengunst bringt es der Arzt zu nichts!« (Kußmaul 1899, 231) Am Anfang des Jahrhunderts jedenfalls hängt alles weiterhin an einzelnen Personen und hier an der höfischen Prätention, der kooptierten, protegierten Zugehörigkeit zu den politischen Machtzentren. Diese können die medizinische Kultur determinieren, ohne auf bürgerliche Verantwortung und Geschäfts-Seriosität verpflichtbar zu sein. Das sind die zentralen Kritikpunkte der Professionspolitik in Deutschland bis 1848. In der professionspolitischen Literatur erscheint diese Situation als Zweifrontenkrieg, gegen die Bedrohung von oben durch den willkürlichen spätfeudalen Protektionismus und von unten durch das unausrottbare Kurpfuschertum der nichtakademischen Medizinalpersonen und Laien. Es ist ein Kampf gegen alternative Heiler und gegen die vielfältigen Regelverstöße, gegen die Kurpfuscherei der Mitglieder der akademischen Ärzteschaft selbst. Es gilt immer noch das, was Gruner 1772 schrieb:

»Der rechtschaffene Mann läuft Gefahr, seine Aufrichtigkeit mit dem Verlust der Ehre und des Zutrauens zu bezahlen, da im Gegenteil der glänzende Beifall des Hofes und der Welt sehr leicht einen kleinen Geist verleitet, die gefährlichsten Mittel mit der großsprecherischen Stimme eines Herolds in allen Teilen der Welt hinauszuposaunen, und sich für untrüglich zu erklären. Unser erleuchtetes Jahrhundert ist fruchtbar an unzeitigen und betrüglichen Geboten des Witzes, die das Publikum mit Beifall krönt, und ein mit der wahren Ehre unbekannter Arzt ist im Stande, sich und seine Kunst zu entehren, wenn er nur eine Zeit lang blenden kann. Sodann fällt der Schleier von den Augen weg, und der rechtschaffende Arzt, der zugleich Patriot ist, beseufzt in der Stille die verwegene Prahlerei einiger Geschöpfe, empört sich wider ihre Unwahrheiten und widerlegt sie, wenn er auch schweigt.« (Gruner 1772, 52)

4.2 Marktprobleme medizinischer Dienste

Ein Szenarium ärztlicher Tätigkeit ist zu beschreiben. In der Praxis interessiert nicht, ob Medizin möglich, sondern ob eine Kur »glücklich« ist, daß die ärztlichen Dienste die erwarteten Wirkungen haben, daß das ärztliche Ansehen nicht leidet, wie immer die Erkrankung ausgeht, daß die Bezahlung für die geleisteten Dienste sicher ist. Alles zielt auf Wirkung, gerade wenn Heilung unsicher oder nicht möglich sein sollte. Es geht auch um Bewertung ärztlicher Tätigkeit, schließlich kostet der Arzt Geld, selbst wenn er nur einen Besuch macht, einen Rat gibt, ein Mittel verschreibt, das vielleicht nicht einmal Wirkung zeigt. Natürlich müßte ein Szenarium variieren nach Ansehen und Person eines Arztes, nach den vielfältigen sozialen und wirtschaftlichen Verhältnissen seiner Klientel, den Stadt- oder Landregionen. Hier geht es aber vordringlich um Grundbedingungen der privaten Praxis, der vortechnischen Medizin, die allgemeine Bedeutung haben, sich nur langsam verändern, in Deutschland gravierend zunächst nur in den großen Städten und erst seit den siebziger Jahren des 19. Jahrhunderts. Vier Problembereiche sind besonders wichtig für die ärztliche Tätigkeit. Das größte Hindernis ist der konservative Heilbedarf in einer Gesellschaft, der ärztliche Dienst selbst in einer Gegend ohne oder mit sehr wenigen Ärzten eine überschüssige Ware sein lassen kann. Vor allem ein neuer Arzt wird nicht gerufen in Erkrankungsfällen oder hinter die Expertise von Laien und niederem Heilpersonal »zurückgesetzt«, wie sich die akademischen Ärzte immer wieder beschweren. Auch der akademische Arzt gilt nicht durch Ausbildung und Titel alleine schon als Experte, er hat seine Expertenfähigkeit erst nachzuweisen. Zwei Probleme stellen sich hiermit. Ärztliche Praxis ist in der Regel Besuchspraxis. Insbesondere die wohlhabendere Klientel wird in ihren Privathäusern behandelt, ärztliche Sprechstunden sind Ausnahmen. In ländlichen Gebieten besteht hierin die Möglichkeit für ärmere Bevölkerungskreise, sich durch Boten Rezepte verschreiben zu lassen, eine Fernbehandlung, ohne daß der Kranke dem Arzt vorgestellt wird. Der Arzt handelt also dort, wo es für seine Praxis am wichtigsten ist, in der Öffentlichkeit, unter den Augen der Familienangehörigen, dem Haus- und Pflegepersonal, den besuchenden Nachbarn und Freunden. Hier entscheidet sich seine Erfolgsfähigkeit. Nicht nur gegenüber der Krankheit, vor allem gegenüber dieser kontrollierenden und beobachtenden Öffentlichkeit hat der Arzt zu bestehen, zu erklären, was er tut und warum. Und diese Öffentlichkeit bewertet schließlich auch seine Kenntnisse. Nicht nur sein Auftreten, seine Gewandtheiten im Diagnostizieren sind wichtig, hier gibt es auch Vergleichskenntnisse, Volksmedizinkenntnisse, die sich in weiten Bereichen von den Kenntnissen und Praktiken der Schulmedizin nicht unterscheiden. Mit diesen Vergleichen muß der Arzt zurechtkommen, dem »durch die Hechel ziehen«, wie geklagt wird. Das vierte Problem, auf das alle Wirkung und Bewertung hinausläuft, ist die Frage der Bezahlung ärztlicher Dienste. Traditionell wird der Arzt einmal im Jahr, meist zu Weihnachten oder Neujahr bezahlt. Üblicherweise handelt es sich um eine Art Gehalt, ein fester Mindestbetrag, mit dem die Dienste des ganzen Jahres abgegolten werden. Statt dieses Gesamthonorars eines Leibarztes der Aristokratie oder Hausarztes des wohlhabenden Bürgertums können Einzelabrechnungen aller geleisteten Dienste gemacht werden. Zugrunde liegen dann die Leistungseinheiten und Gebührensätze der staatlich festgesetzten Medizinaltaxen, aber meist werden Kompromisse zwischen diesen und regionalen Honorarkonventionen gefordert. Die Bezahlung stellt offenbar unendliche Probleme, man will nicht bezahlen, so die einfache, monotone Klage in allen professionspolitischen Schriften. Vielleicht viel weniger der einzelne Arzt, aber als allgemeines professionspolitisches Problem haben die Ärzte mit einer »moral economy« des Publikums zu kämpfen, nach der Wertschätzung, Dankbarkeit, Zahlungsbereitschaft eher selbstbewerteten Nutzenkriterien folgen und nicht den professionseigenen Erwartungen. Das Bezahlungsproblem gibt den besten Aufschluß über die soziale Stellung des Arztes in der Gesellschaft und wird im folgenden dargestellt. Die Innenbeziehung, im Arzt-Patienten-Verhältnis, die natürlich auch zur Wirkung und Bewertung gehört, wird im nächsten Kapitel wieder aufgegriffen.

Das »uralte Erbübel« Unkollegialität und jede Art unlauteres Konkurrenzverhalten der akademischen Ärzte war schon im 18. Jahrhundert bedeutend und soll im 19. Jahrhundert ausgeufert sein. Vor dem Entstehen eines »gebildeten Proletariats« wird bereits in den neunziger Jahren des 18. Jahrhunderts gewarnt. (Baas 1896, 337f.)

Dies, obgleich die Zahl der Ärzte so gering gewesen sein muß, daß von Überfüllung des Standes, so die Klage im ganzen 19. Jahrhundert, nicht gesprochen werden kann. (Fischer 1933, Bd. 2, 69) Der Beginn des 19. Jahrhunderts, die Napoleonische Zeit, gilt allgemein berufspolitisch als schwere Zeit. (Brand 1977, 110ff.) Zwischen 1820 und 1870 verdoppelt sich die Zahl der Ärzte in Preußen, aber die Bevölkerungszunahme ist größer. In Bayern übersteigt die Zunahme der Ärzte das Bevölkerungswachstum in geringem Maß. Aber immer entfallen ca. 3000 Einwohner auf einen Arzt, alle approbierten Arzttypen berücksichtigt. In Preußen ist allerdings die regionale Verteilung sehr ungleich, in Ost- und Westpreußen gibt es Bezirke mit einem Verhältnis von einem Arzt auf ca. 10000, in Berlin dagegen von einem auf ca. 1200 Einwohner. (Fischer 1933, Bd. 2, 369) Seit den achtziger Jahren verändert sich dann das Arzt-Einwohner-Verhältnis deutlich, aber mit den neuen Arbeiterversicherungen werden auch neue Bevölkerungskreise medizinisch erschlossen. Für die Klagen über eine Überfüllung des ärztlichen Standes und selbstverständlich über die nie gekannte Zunahme und steigende Verschlimmerung der Kurpfuscherei, eines der kontinuierlichsten berufspolitischen Stereotypen, lassen sich nie zufriedenstellende Belege finden. Die goldenen Zeiten sind immer gerade vorbei, wenn sich professionspolitische Autoren ans Schreibwerk setzen. Den Generalbeweis für ihre Klagen, daß ihre Zunft nun endgültig ausgestorben sei, haben sie aber bis heute nicht erbringen können.

Die Unzufriedenheit mit den ärztlichen Verhältnissen kann dennoch ernst genommen werden. Zunächst: im Zuge der Französischen Revolution stieg nicht nur der Bedarf nach einer neuen bürgerlichen Rollendefinition der Medizin an, auch neue Studentenkreise werden angezogen, die Masse der Ärzte wird bürgerlicher. Durch flexiblere Aufnahmebedingungen wurde das Medizinstudium zu einer weiteren Aufstiegsmöglichkeit neben der Theologie für untere Schichten des Bürgertums, für kleine Handwerker und Bauern. Dies blieb zum Teil wie bisher über individuelle Protektion möglich, wurde aber auch institutionalisiert als größere Durchlässigkeit zwischen den Ständen des medizinischen Personals. Durch Nachqualifizierung können Chirurgen in die akademische Medizin aufsteigen. (Tutzke, Engel 1978, 460) »Die zahlreichste Klasse« der Medizinstudenten auf der neuen Berliner Universität 1814 sind »Chirurgen und Apothekergehilfen, welche, durch den Krieg mobil geworden, aus dem Felde in die Hörsäle strömten, wo sie unter den damaligen Verhältnissen leicht Aufnahme fanden [...] meist sehr rohe verwilderte Gesellen, unwissend, anmaßend und liederlich«. (Lorinser 1864, Bd. 1, 66) Auf chirurgischen Fachschulen wird auch eine neue Ärztekategorie ausgebildet, der Landarzt in Bayern seit 1808 oder der Chirurg erster Klasse in Preußen seit 1817, die aus den unteren Bürgerschichten rekrutiert werden. Auch diese bemühen sich später, allerdings erst wenn sie zu einer erfolgreichen Praxis gekommen sind, um nachträgliche Akademisierung, eine unwürdige »Doktorfabrikation«, die die gelehrten Ärzte natürlich ablehnen. (Klencke 1855, Bd. 3, 76ff.) Die soziale Mobilität im medizinischen Personal verändert zwangsläufig das Professionsverständnis, und es verändert wesentliche Voraussetzungen ärztlicher Praxis. Diese neuen Ärzte sind zum Beispiel nicht mehr in der Lage, einige Jahre ohne oder mit nur geringem Einkommen zumindest zu überleben, bis sie durch Rührigkeit, glückliche Kuren usw. »in Praxis« gekommen sind. Ihre Tätigkeit muß sofort die Existenz sichern. Schon Frank gibt an, daß ein Arzt um 1800 sieben Hungerjahre durchzustehen habe, bevor er auf eine florierende Praxis rechnen kann. Billroth erwartet noch sechs Jahre Mangel. (Fischer 1933, Bd. 2, 69; Billroth 1876, 99)

Der rationale Kern der Klagen über schlechte ökonomische Verhältnisse muß in der prinzipiell konservativen Struktur des gesellschaftlichen Heilbedarfs gesehen werden. Der Bedarf an gesundheitsdienlichen Leistungen ist hier weniger noch als nach Konsumgütern beliebig vermehrbar, diversifizierbar und formbar, selbst wenn nach Professionsnormen eine objektive Unterversorgung besteht. Sie sind eher wie langfristige Investitionsgüter einer skeptischen, verschärften Nützlichkeitsprüfung unterworfen, werden bewertet an den bisher gültigen, als gut befundenen Praktiken. Bei jeder auch relativ geringfügigen Veränderung in der Marktlage stellen sich für das Heilpersonal Probleme. Ein zusätzlicher Arzt bedeutet zunächst Einkommensminderung für die schon am Ort praktizierenden, keineswegs eine bessere Versorgung der Bevölkerung. Über den Heilbedarf, was als Krankheit gilt und was dann zu tun ist, entscheiden kulturelle Normen einer Bevölkerungsgruppe. Die Verfügbarkeit akademischer Ärzte ist eine völlig andere Frage. Andererseits beeinflussen die Ärzte diese Normen nicht nur allein durch ihre Absatzinteressen, sondern auch, indem sie auf die herrschenden Normen eingehen. Nur so erklärt sich die Erscheinung, daß sich fast jede Ärztegeneration an den populären Sichtweisen stößt, mit der die vorhergehende umzugehen gelernt hat. Die Ärzte beeinflussen die herrschenden Normen aber auch durch immer neue attraktivere Präsentationen und Praktiken ihrer Kenntnisse. Die medizinischen Moden sind der deutlichste Beweis. Der Heilbedarf war in der vor-medikalisierten Gesellschaft zweifellos noch unflexibler als heute, die Ausdehnung des Marktes noch schwieriger. Die Benutzung eines Arztes gehörte auch unter finanziell günstigen Verhältnissen nicht zu den Lebensessentials. Erhard zum Beispiel erwähnt, daß er seine Mutter 1785 selbst geheilt habe. Zwei Jahre später ist er allerdings weniger erfolgreich, und die Mutter stirbt. Der Neunzehnjährige ist zünftiger Drahtzieher, seine Familie lebt in wohlsituierten Verhältnissen. Erst 1788 beginnt er sein Medizinstudium. Er berichtet auch später über diese unglückliche Kur als medizinisches Problem, nicht als unverantwortliche Laienpfuscherei. (Erhard 1830, 24ff.) Wirtschaftliche Krisenlagen, wie im Zuge der Napoleonischen Kriege in Deutschland, bedeuten zusätzlich, daß weitere Bevölkerungskreise als Klientel ausscheiden, zumindest ihre Schulden gestundet bekommen müssen, u. U. daß sie zu den billigeren Laienheilern wechseln.

Der Markt für die akademische innere Medizin ist durch eine Anzahl von Aspekten sehr eng und unflexibel. Vor allem sind die Kosten zu hoch. Die Kosten für eine schulmäßige akademische Kur, d. h. für Arztbesuche, Rezeptgebühren, Arzneien, für den hinzuzuziehenden Bader oder Chirurgen, der die Aderlässe, die Klistieren usw. ausführt, die häufigsten Behandlungsweisen der Zeit, übersteigen die Zahlungsfähigkeit der Masse der Bevölkerung. Gesinde – die gerne zitierte Hausangestellte, die ihren Monatslohn für einen einzigen Arztbesuch zu zahlen hätte –, überhaupt die unteren Bevölkerungsschichten sind durch die hohen Medizinaltaxen ganz ausgeschlossen von der ärztlichen Versorgung. Dennoch trifft das Kostenargument nur teilweise zu. Durch Konvention ist es die Pflicht eines Hausherrn, für die Krankheitskosten seines Gesindes aufzukommen. Allerdings werden diese Fürsorgepflichten mehr und mehr vernachlässigt, behauptet May (1803, 25) Die Klassenzugehörigkeit der akademischen Ärzte zu den gebildeten Ständen schließt diese in der Regel – auch unabhängig von der Bezahlbarkeit – von der Behandlung breiter Bevölkerungsschichten aus. Der Markt läßt sich offenbar selbst in die zahlungsfähigen Unterschichten nur sehr langsam und mit Komplikationen ausdehnen. Zum Beispiel wird erwähnt, daß Dienstboten sich weigern, die Ratschläge und Arzneien der von der Herrschaft geschickten Ärzte anzunehmen. (Reimarus 1781, 120) Es gibt keinen Anlaß, ein Standardargument aller berufspolitischen Schriftsteller zu bezweifeln, das Volk gäbe viel Geld aus für seine Heiler, die natürlich nicht etwa billiger seien, sondern das Geld, weil es keinen Nutzen bringe, gänzlich rausgeworfen sei usw. Es ist nicht nur das Geld, was fehlt, der »gemeine Mann« wendet sich normalerweise »aus Mangel an Einsicht oder aus Scheu oder weil er die Mittel nicht hat [...] meistens an solche Menschen, welche ihm an Denkart und Manieren gleich sind. Man sehe nur, wie sie zu Hunderten die Türen der Urinbeschauer belagern«. (Matschke 1816, 121)

Rademacher (1772-1850), ein beliebter Landarzt am damals französisch besetzten, entfeudalisierten Niederrhein, handelt ausführlich von ländlichen Unterschichten. Diese Menschen leben unter Bedingungen, für die seine Kenntnisse wenig nützlich sind, die er nicht einmal versteht – diese Menschen sind ihm so fremd wie die

Wilden der Reiseberichte. Er beschreibt zum Beispiel eine Menschengruppe, zu der er als Armenarzt gerufen wurde, die in einer Art Schweinekoben lebt. Er, erstaunt, daß diese in dem unglaublichen Schmutz und Elend überhaupt noch leben, bemerkt, daß er kaum etwas für sie tun kann und wundert sich, daß dennoch alle wieder gesund werden. (1804, 136) Selbst bei recht wohlhabenden Bauern könne man nichts essen, was aber erwartet wird und was sich bei weiteren Fahrten zu Krankenbesuchen nicht vermeiden läßt, es vergeht der Appetit. Er beschreibt als Anekdote ein Essen, das nur aus Suppe und Brot besteht. (68ff.) Das Verständigungsproblem sei fast unüberbrückbar, die Sprache des Volkes sei fremder und schwerer zu erlernen als jede gebildete tote oder lebende Sprache und erfordere vermutlich, »seinen Verstand halb zu verlieren«. (152ff.) Die soziale Distanz ist sehr groß. Dennoch kann auch ein akademischer Arzt auf dem Lande und in kleinen Städten existieren, es ist viel mühsamer, aber nicht unbedingt weniger einträglich. (Tutzke, Engel 1978, 463) Die Laienheiler des Volkes wiederum haben im 19. Jahrhundert nur noch in Ausnahmesituationen Zugang zu den oberen Schichten, gerade die spektakulären Anekdoten zeigen das. Ein Beinbruch des preußischen Königs Friedrich Wilhelm III. (1770-1840) ist falsch verheilt, alle hochvermögenden Leibärzte sind ratlos. Der gerufene Zirlauer Schäfer bricht das Bein ohne zu fragen wieder und schient es neu. Nicht die Kenntnisse haben den Leibärzten gefehlt, keiner hatte den Mut zu diesem Schritt, alle fürchteten die unsicheren Folgen auf Gunst und Protektion. (Scholz 1927, 24)

Geringe Zahlungsfähigkeit breiter Bevölkerungen ist auch deshalb kein ausschlaggebendes Argument, weil die Ärzte sich nach der Finanzsituation ihrer Klientel orientieren. Aber das ist nicht unproblematisch. Wenn 1800 berichtet wird, daß ein etablierter Arzt, Professor und Hofrat in Jena, »selbst von ganz unvermögenden Speisewirten Fleischbrühe für seinen medizinischen guten Rat holen ließ« (Rademacher 1804, 122f.), dann hat das gleich zwei anstößige Aspekte. Einmal ist es ein Verstoß gegen die alte ärztliche Dogmatik. Alle Kranken sind als gleichwertige Fälle zu betrachten, unabhängig von ihrer Zahlungsfähigkeit. Die Zulassungsordnungen sehen vor, daß die Ärzte gerichtlich durchsetzbare Ansprüche auf die fixierten Gebühren der Medizinaltaxe haben, dafür aber die Armen unentgeltlich behandeln müssen. Die Leistung selbst soll gleich sein. Der Reiche muß doppelt zahlen, heißt es 1754. »Da nun Gott den Armen neben dem Reichen gemacht hat, müssen ihm billig solche auch den mehresten Unterhalt geben; der rechtschaffene Arzt dienet beiden ohne Unterschied.« (Neuearzt 1754, 92) Die Gleichbehandlung, eine wie stets nur theoretische, ist der Bezugspunkt. Der Unterschied ist vor allem praktisch, der Bauer sucht den Arzt auf, läßt den mitgebrachten Urin des Kranken taxieren und will einen Rat, vor allem ein Medikament. Der Reiche aber will fleißig besucht werden, will, daß der Arzt selbst kommt und »sieht«, selbst die Einrichtung der notwendigen Pflege und Diätetik vornimmt, vielleicht sogar die Medikamenteinnahme überwacht usw. Der Rat oder das Medikament, ein Besuch sollten gleich teuer sein, der Reiche bezahlt für den aufwendigeren Umfang der Dienste doppelt. Auf dieser Ebene scheinen auch keine Bewertungsprobleme zu bestehen. Eine offenbar dominierende Praxis, nach der Zahlungsfähigkeit der Klientel, nicht nach der Dienstleistung, Entlohnung zu fordern, verstößt ganz offen gegen diese Norm. Wenn aber als zweiter Aspekt in dem Beispiel, von einem akademischen Arzt eine Naturalienbezahlung akzeptiert, eventuell eingefordert wird, dann verstößt er nicht nur gegen den Wert seiner Leistung, er begibt sich auf die Ebene der Laienheiler und des niederen Heilpersonals, denn das ist ihr Abzeichen und auch ihr Konkurrenzvorteil. Typisch sei, daß »ein solcher Wundarzt sich nicht allein mit dem Bauern zu Tische setzet, sondern selbst öfters die genossene Mahlzeit für einen Teil seiner Deserviten (Dienstlohn) ansiehet«. (Brinckmann 1778, 26) Der Landbader »rechnet selten etwas für seine Gänge, sondern er begnügt sich mit einer Quantität Naturalien an Würsten, gesalzenem Fleisch, Eiern oder gedörrtem Obst, man reicht ihm diese Sachen gerne, weil man sie zu Hause hat«. (Pfeufer 1811, 41) Selbst wenn die Verfügbarkeit dieser Naturalien übertrieben wäre, dann ist Geld jedenfalls immer noch knapper. Es gehört zum Anstand, dem im Hause befindlichen Arzt Essen und Erfrischungen anzubieten, heißt es 1754, deshalb soll ein akademischer Arzt nicht unnötig zur Essenszeit seinen Besuch abstatten oder sogar seinen Speiseplan vorschlagen: »Fragt ob sie etwa gute frische Austern hätten, oder fette Lerchen, sie wären dieses Jahr nicht teuer und wohlgeraten.« (Neuearzt 1754, 70) Andererseits gehöre zur Charakteristik des geizigen Kranken: »Er rechnet wohl ab, wenn er ihm beim Besuche eine Tasse Coffe vorgesetzt hat oder ein Gläsgen trüben Wein gegeben.« (91) Naturalienleistungen unterstreichen den Geschenkcharakter, den Bezahlung für ärztliche Hilfe, auch für akademische Ärzte – unabhängig von einem festen Jahresbetrag – traditionell hatte. Es gehört zu den wichtigsten Zielen der Professionspolitik um 1800, von dieser unsicheren Geschenkidee fortzukommen, ärztliche Dienste an einem exakten, zweifelsfreien Preis zu binden, die Kommodifizierung der Heiltätigkeit zu erreichen.

Es ist schwer einzuschätzen, inwieweit ärztliche Hilfe und Beistand um 1800 und danach tatsächlich zu einer Ware geworden sind in dem Sinne, daß sie einen zweifelsfreien Preis hat und nicht nur qualitative, wie immer geartete Pflicht zur Dankbarkeit nach sich zieht. Die unablässigen Klagen der Ärzte behaupten jedenfalls eine niedrige Zahlungsmoral, die schlecht erklärbar ist. Jeder Handwerker wird bereitwillig bezahlt, einen Anwalt – im 19. Jahrhundert in Professionsproblemen eine beliebte Referenzgruppe – nicht bezahlen zu wollen, würde niemandem einfallen, aber Geld für einen Arzt will man nicht ausgeben. Einen Arzt rufen zu lassen, wird so weit wie möglich hinausgezögert, um zu sparen. Ja, man läßt sogar lieber jemanden sterben, insbesondere Kinder, weil diese sowieso als Last angesehen werden, als Geld für ärztliche Hilfe auszugeben. Wenn dann der Arzt gerufen ist und seine Leistungen erbracht hat, will man ihm seinen Lohn vorenthalten, schreit über die zu hohen Preise, wechselt den Arzt und läßt sich bei dem alten nicht mehr sehen, zögert die Zahlung immer weiter hinaus usw. Es gibt eine allgemeine Verhaltensunsicherheit in bezug auf Entlohnungswürdigkeit, zumindest bleibt die Bemessung des Werts der medizinischen Dienste ein Dauerproblem. Fast durch die ganze betrachtete Professionsgeschichte gilt die fixe Medizinaltaxe als die beste Lösung des Honorarproblems. Klagen beziehen sich in der Regel auf die Höhe der Ansätze, daß diese im Verhältnis zur Leistung und zur Zahlungsfähigkeit des Publikums zu niedrig oder zu hoch sind, sich nicht durchsetzen lassen. Eine feste Taxe macht den Wert der ärztlichen Dienste zu einem konventionellen Preis und entledigt die Ärzte damit jedes Legitimationsdrucks. Aber sie schränkt den Forderungsspielraum ein, die klassenspezifischen Aufmerksamkeiten und Fürsorgeverpflichtungen bilden sich nicht ab. »Die Taxe [ist] bloß [für] einen notwendigen Damm [zu halten], den der Staat dem Geize der Ärzte und der Kranken entgegengesetzt hat, aber nicht als einen Maßstab, nach welchem der Arzt seine Forderungen bestimmt abmessen soll.« (Rademacher 1804, 117) Das ideale Entlohnungssystem müßte nach Marktlage und nach wirklichen Leistungsäquivalenzen bemessen sein, flexibler sein als die Taxordnung, dennoch dürfte wie bei dieser keine sozial abgestufte Skala entstehen. Die ärztliche Leistung muß gleich sein, Arme sollen unentgeltliche Leistungen bekommen, keine billigeren: also inkohärente Anforderungen. Eine gleitende Skala kann aus zwei Gründen nicht akzeptiert werden. Einmal gehören die Preisnachlässe zu den wichtigsten Mitteln der ärztlichen Pfuscher, um ihre Praxis auszubauen. Nachlässe werden dort gemacht, wo Protektion gesucht wird, wo einflußreiche und weitläufige Familien angezogen werden sollen, kompensiert wird dann immer bei dem durchschnittlichen Publikum. Zum anderen sind Preisnachlässe prinzipiell abzulehnen. Selbst da, wo keine unlauteren Geschäfte gemacht werden, wo die Forderungen insgesamt niedriger sind, etwa aufgrund der Rechnung, daß ein größerer Patientenumschlag gleiche oder höhere Einkünfte erbringt oder weil der betreffende Arzt nicht auf die Einkünfte aus der Praxis angewiesen ist. Eine gleitende Berechnungsskala stört die Ordnung in der Medizin, das Publikum bekommt den Eindruck, es könne gute rationelle Medizin genauso gut für weniger Geld bekommen und fühlt sich immer übervorteilt. Eine gleitende Berechnungsskala variiert den Wertausdruck der ärztlichen Tätigkeit, läßt daher keine genauen, verläßlichen Vorstellungen, Erwartungen, Verhaltensnormen beim Publikum entstehen. Nicht daß Preise überhaupt variieren, wäre abzulehnen, sondern daß sich dadurch in bezug auf die ärztliche Dienstleistung kein allgemein akzeptierter Wert bilden kann. Aber es ist komplizierter. Der Geizige wie der kurpfuschende Arzt berechnen sowohl zu viel als zu wenig, einmal ist die Berechnung der Taxe adäquat, einmal nicht. Was ist aber adäquat?

Vor dem 18. Jahrhundert scheint das besondere Problem noch generell die Entlohnungswürdigkeit des Arztes zu sein. Traditionell sieht sich der akademische Arzt in spezieller Konkurrenz einmal mit den kommerziellen Kurpfuschern, vor allem den Jahrmarkthändlern und herumziehenden falschen Ärzten, den »Geldnarren«, die allesamt nur Betrüger und Schwindler sind und ein für die Gesundheit gefährliches Spiel treiben. Hier ist das Distinktionskriterium die Gelehrsamkeit, also gerade der nichtkommerzielle Charakter des akademischen Arztes. (Sudhoff 1907, 112ff.) Zum anderen besteht eine Konkurrenz zu den Basen und Vettern:

jedem »zufälligen Besucher« des Kranken, dem eher geglaubt werde betreffend der Heilmittel und der Diätetik und deren Ratschläge auch zu Kriterien gemacht werden, ob ein Arzt zugezogen wird, welcher Arzt und welche Therapie akzeptiert werden soll. Sie wissen auch besser Bescheid über die Kranken, während dem Arzt nicht genug Auskunft gegeben und seine Ratschläge behindert oder gar nicht befolgt würden. Das bleibt allerdings auch um 1800 ein Standardargument. Der Arzt steht den kontextnahen Heilkenntnissen und Praktiken gegenüber. Traditionell zuständig für Heilung sind zuerst weibliche Angehörige der Familie, dann Nachbarn mit speziellen Erfahrungskenntnissen. Zur Verfügung stehen Heilkenntnisse aus einem Konglomerat magischer Rituale, zur Wiederherstellung der gestörten Ordnung, die die Krankheit signalisiert und empirischer Wirkungskenntnisse von Heilkräutern zumeist. Das ist der Bereich der kleinen Netze, in denen zumindest kein Geld gefordert wird für das Heilungsbemühen. (Ehrenreich, English 1979) Es wird noch 1781 geschätzt, daß die von den Ärzten immer als Kurpfuscherei bezeichneten Aktivitäten zu 90% von »Hausmüttern und Nachbarinnen« betrieben werden, die kommerzielle Laienmedizin habe nur einen geringen Anteil. Dieser Bereich der Laienmedizin könne überhaupt durch Verbotsregeln nicht getroffen werden. Die einzige mögliche Maßnahme sei Aufklärung über die schädlichen Praktiken. (Reimarus 1781, 114) Die akademischen Ärzte befinden sich also traditionell in dem Dilemma, einerseits Bezahlung für ärztliche Hilfe und Beistand fordern zu müssen gegenüber einem kontextnahen, unkommodifizierten Verständnis von Heilung, andererseits aber gerade den unkommerziellen Charakter der akademischen Medizin gegenüber dem Jahrmarktgeschäft der herumziehenden Heilkundigen profilieren zu müssen.

Diese gravierendste Kommodifizierungshemmung scheint um 1800 nur noch zu Teilen zu existieren. Heilung ist immer noch eine selbstverständliche Hilfeleistung der kleinen Netze, eine allgemeine humane Qualität, auch nach der Vorstellung von medizinischen Aufklärern wie Erhard. Medizinische Dienste können gar keine Ware werden, können nur der wie immer auszudrückenden Dankbarkeitspflicht unterliegen.

»Die schuldigen Belohnungen«, der Verdienst aus seinem Fleiß, »sind die Triebwerke, die die Handlungen der meisten Stände beleben«, erkennt

Gruner 1772. »Nur der Arzt ist so unglücklich, daß man seine Mühe, Fleiß und Geschicklichkeit entweder nicht zu schätzen weiß oder aus Eigensinn und Eigennutz nicht erkennen will. [...] Der Arzt opfert [...] seine Bequemlichkeit, Ruhe, Vergnügungen, Glück, Gesundheit und Leben den elendesten Mitgliedern der menschlichen Gesellschaft auf, und ist bereit, für eine sehr kleine und der Wichtigkeit seines Amtes nicht angemessene Belohnung das unruhige Gemüt der Kranken zu besänftigen, die Gefahren des Lebens und der Gesundheit zu entfernen, als Freund an allen ihren Zufällen teilzunehmen, und alle Wissenschaft und Rechtschaffenheit des Herzens zu seiner Wiederherstellung anzuwenden. Wie groß wird alsdann die Würde und das Verdienst eines rechtschaffenen Arztes! Und wie verächtlich ist das Betragen der meisten Kranken gegen diesen großen Wohltäter des menschlichen Geschlechts, sobald sie der Gefahr entgangen sind! Man sieht alle ihre Bemühungen für Kleinigkeiten an.« (454f.)

Diese endlosen Litaneien, die sich bei allen professionspolitischen Autoren finden, müssen sicher nicht ganz wörtlich genommen werden, aber es wird doch mehr angesprochen als laxe Zahlungsmoral.

»Der Reiche weigert sich, schon nach der Taxe zu bezahlen, und der Arme glaubt sich bereits wegen seiner Armut berechtigt, dem Arzt nichts anzubieten.« (457) 1754 heißt es: »Ist da noch einer, der etwas dankbar sein möchte, so geschiehet es auch nicht allemal aus einer Schuldigkeit, sondern die Schuldigkeit muß das Ansehen eines freiwilligen Geschenkes haben; die meisten hingegen wollen umsonst bedient sein.« (Neuearzt 1754, 89)

Zieht man Übertreibungen in Betracht, dann ist eines immerhin deutlich: Die Ärzte finden sich nicht mit der erwarteten Dankbarkeit belohnt, und das heißt vor allem, nicht mit den erwarteten Geldbeträgen. Das Publikum zahlt, aber ungerne und oft weniger als erwartet. Zahlungen werden trotz Taxe noch nach Gutdünken der Klientel festgesetzt, haben Geschenkcharakter. Schickt der Arzt nach Ablauf einer Frist seine Rechnung, geschieht es immer noch, daß der Empfänger von sich aus Abzüge macht und die Rechnung nach seiner Einschätzung berichtigt. 1754 wird empfohlen, bei »Geizigen« die Rechnung so auszustellen, daß man trotz der Abzüge seinen »verdienten« Lohn erhält. (Neuearzt 1754, 102) Ein anderer Trick, eine Art moralischer Bestechung, ist der, viel mehr zu tun als notwendig, um damit aber mit Sicherheit auf seine Kosten zu kommen. »Die unzähligen Gänge können ihm gar nicht bezahlt werden, er verlangt sie auch gar nicht und wolle sie gar nicht rechnen.« (Stark 1784, 85) Diese Unsicherheit führt zu der typischen Erscheinung des Praktikers, wie er auch fast durch das ganze 19. Jahrhundert karikiert wird: Das unendliche Herumrennen, Sich-sehen-Lassen, die geschäftigen, immer in Eile ausgeführten Scheinaktivitäten, häufige unnötige Besuche, immer ernste, besorgte Miene. So wird dieser Praktiker schon 1754 verspottet, ohne daß der Autor plausible Alternativen vorschlagen könnte:

»Er sorgt sich schon im voraus, ob man ihm auch genug geben werde, er zweifelt, ob er fordern oder es auf die Freigiebigkeit solle ankommen lassen; er denkt, ob man ihm auch gute Münze geben werde, er möchte wohl feine Drittel oder Friedrichsd'or, [...] er wünscht sich, daß die Bezahlung nur nicht in Batzen oder Bayrischem Gelde bestehen möchte; er kann nicht schlafen, sondern siehet dem Zahlungstermine stündlich entgegen. Wenn er endlich meinet, daß man ihn freiwillig nicht ablohnen werde, schickt er seine Rechnung ein und läßt sich bestens entschuldigen, daß er die Liquidation einzusenden sich genötigt sehe, weil ihm unvermutet eine unumgängliche Ausgabe vorgefallen, [...] er vergißt dabei nicht zu erinnern, es bedürfe keiner Moderation, weil er in allem nach der ihm vorgeschriebenen Ordnung verfahren habe.« (Neuearzt 1754, 99f.)

Die Zahlungs- und Bewertungsprobleme lassen sich mit dem Erklärungsmodell der »moral economy« interpretieren, das E. P. Thompson anbietet. (Thompson 1980) Das Problem ist nicht, daß Ärzte Bezahlung für ihre Dienste fordern. Der Bauer bietet ein Geldstück, wenn er mit seinem Uringlas kommt, der Reiche gibt mehr, aber er verspricht sich auch mehr, selbst wenn er sich am Ende einbildet, er mache ein Geschenk und zahle nicht nur einfach eine Rechnung. Das Problem muß in den Modalitäten der Zahlungsforderung liegen. Der Arzt verlangt eine Aufwandsentschädigung, ein abstraktes Äquivalent für seine Zeit- und Geldinvestitionen, die Taxe gibt ihm hier Recht. Die Klientel aber beurteilt ganz unabhängig von den Honorarkonventionen, die man vermutlich einhält, ob eine Taxe besteht oder nicht, nach materiellem Nutzen, nach dem Gebrauchswertcharakter der Leistung. Der Aufwand ist wertlos, wenn der Erfolg ausbleibt. Das Geld ist hinausgeworfen – oder richtiger, wird zur Steuer, zur Zwangsabgabe ohne inhaltliche Legitimation. Gerade wegen dieses vom Nutzen abgekoppelten Preises erscheint die Rechnung des Arztes entweder zu hoch oder aber unfair im Verhältnis zum festgestellten oder vermeintlichen Nutzen seiner Tätigkeit. Oder aber sie steht am Ende als fixierter Anspruch gegen die unbegrenzte Dankbarkeit der, wie immer gearteten, materiellen Danksagung im Gegenzug, falls die Kur glücklich war. Th. G. v. Hippel gibt eine wunderschöne Episode dieser »moral economy« für einen anderen Bereich, den der Kirchengebühren bei Geburten:

»Auch vier Kreuzer wegen der Danksagung zur Kirche! sagt der Landpriester, und der Vater bezahlt zehn, wenn es ein Junge ist. Es kommt zum Besten der Kirche. Ist es aber ein Mädchen, so sucht er, ob es gleich auch zum Besten der Kirche kommt, aus allen Taschen Scheidemünze zusammen. Hier, seufzt er, sind vier Kreuzer. Gott schenke uns einen sanften Regen; denn in Wahrheit, das Getreide steht schlecht!« (v. Hippel 1774, 21)

Wenn der Kranke stirbt, kann es einen gerechten Preis für ärztliche Hilfe überhaupt nicht geben. Der Arzt wird u. U. angefeindet, wenn er das ihm zustehende Honorar einfordert. Das ist reflektiert in der Praxis kommerzieller Laienheiler, die ihre Behandlung einstellen, wenn »die Krankheit zum Tode geht«. (Zimmermann 1767, 201, 215 f.) So erklärt sich auch der Ratschlag an junge Ärzte, lieber keine Kranken anzunehmen, die eine schlechte Prognose haben, der Rat, beim Eintreffen der Vorboten des Todes nur noch selten und kurze Besuche zu machen, der Arzt zieht nur Beschuldigungen auf sich. (Neuearzt 1754, 8, 45)

Einen akademischen Arzt nicht nur für einen Rat und ein Rezept zu konsultieren – die übliche Methode in breiten Kreisen der Bevölkerung gegenüber ihren kommerziellen Laienheilern, und nicht zufällig verspotten die Ärzte das als Orakel: man bekommt seinem Geld entsprechend etwas vorgeschwatzt –, sondern den Arzt für eine ganze Kur zu engagieren, wird durch die Zahlungsweise zu einer gewagten, unsicheren Investition. Zwar ist der Erfolg immer unsicher, aber hier sind auch die Kosten unkalkulierbar durch die Rechnung aller einzelnen Aufwendungen und Tätigkeiten. Es ist eine Zeit, so klagt Zimmermann 1767, in der man »alles einem oeconomischen Calcul zu unterwerfen« gewöhnt wird, und das hat die schädlichsten Wirkungen bei den Bauern: »Viele unter ihnen sind arm, viele werden durch die Last der Geldzinsen so sehr beängstiget, daß die Notwendigkeit Geld zu haben, ihnen natürlicherweise die Habsucht einpflanzet, [...] ein Geiziger ist hartherzig.« Und so sind ihm die Ochsen wichtiger als Frau und Kinder und die Arbeitsfähigen wichtiger als die Nicht-Arbeitsfähigen. So kalkuliert dann der Bauer: »Mein ältestes Kind ist nun bald zu der Arbeit tauglich, und also könnt ihr diesem Mittel geben; den drei anderen will ich keine Mittel geben lassen, weil alle Mittel nichts helfen, wenn die Krankheit zum Tode geht [...]; die übrigen

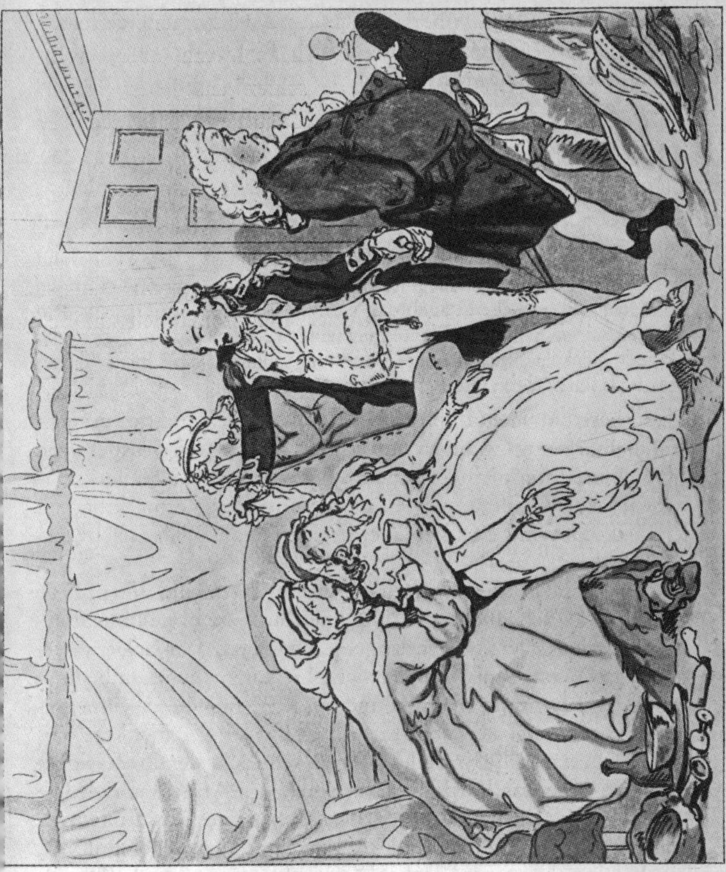

Die sterbende Kranke oder das letzte Honorar, Rowlandson 1786

drei wurden der Natur überlassen und von der Natur alle drei zugleich getötet.« (Zimmermann 1767, 195 f.) Der Arzt beklagt die Ökonomisierung des Mitleids, an der er nicht schuld ist, aber an deren Verbreitung er mitwirkt. Dabei ist gerade er verpflichtet, allen unabhängig von ihrer Zahlungsfähigkeit zu helfen. Aber auch diese uneigennützige Hilfe bekommt ihren Bewertungskontext, hat einen symbolischen Ertrag als Aushängeschild der Menschenliebe, das auf Statusgewinn zielt:

Wenn der Arzt »zeigt, daß er nur tätig, nur hilfreich ist, solange er bezahlt wird, dann muß sich die Zuneigung von ihm abwenden. Wer keinen Armen behandeln will, verscherzt auch das Vertrauen der Reichen [...] aus dem richtigen Schluß, daß, wer jede Regung seiner Tätigkeit bezahlt haben will, auch das nicht hat, was über der Bezahlung steht [...] sein menschliches Herz.« (Volz 1846, 733)

Selbst diese humane Hilfeleistung für die Armen entkommt nicht den Vermarktungszwängen und hat vor allem ihren prospektiven Wert: Gerade der nicht kommodifizierbare Rest des Heilgeschäftes scheint als Qualitätsausweis immer nötig zur Vermarktbarkeit der Heilkunst und ist als solcher in irgendeiner Weise nachweispflichtig.

Die staatliche Forderung nach unbezahlter Armenkrankenpflege wird auch als schädliches Vorbild, gleiche Ware ohne obligatorische Geldäquivalenz zu verlangen, angesehen. Der Staat unterstütze das Verständnis, daß ärztliche Leistungen nicht unbedingt bezahlt werden müssen. Eine andere, z. T. mit dieser einhergehende Variante ist der Vorwurf, selbst bezahlte Armenkrankenpflege, also staatliche Ersatzleistungen, schwäche den Professionsstand, weil sie das Forderungsverhalten der Armen stärke. Die Armen spielen ihre Rolle in den älteren professionspolitischen Schriften also sowohl als Objekte korrekter »ärztlicher Politik«, sich Erfahrungen und Ansehen im Publikum zu verschaffen, als auch der Kurpfuscherei, unlauteres Erschleichen von Ansehen, wobei die Übergänge fließend sind. So wird erwähnt, eine besonders wirkungsvolle Popularitätspfuscherei sei es, »etwas zu ihrer Verpflegung nebst den Heilmittel darzureichen«. (Stark 1784, 80) Seit der Mitte des 19. Jahrhunderts kommt die unentgeltliche Armenkrankenpflege professionspolitisch gänzlich in Verruf.

Die Festlegung einer Honorarkonvention oder die Durchsetzung der Medizinaltaxe sind also der Kern des Problems, das als Entlohnungswürdigkeit ärztlicher Dienste bezeichnet werden kann, als

Zahlungsverpflichtung, ganz unabhängig von dem erreichten Nutzen. Es geht um die Frage, ob ein abstrakter, weitgehend undurchsichtiger, unkontrollierbarer Aufwand bezahlt werden soll, in den Marktbedingungen wie Knappheit des Angebots, Dringlichkeit der Nachfrage, in der Vergangenheit liegende Kosten der Produktion der aktuellen Dienstleistung, Sonderaufwendungen für die nach den Moden wechselnden Therapiemethoden usw. eingehen, oder aber ein fester Preis, der letztlich reine Konvention ist und das Bemessungsproblem nicht immer wieder neu stellt. Der Pfarrer bekommt seine vier Kreuzer, in v. Hippels Episode, egal wie der Zahlungsverpflichtete diese Ausgabe für sich im Einzelfall erklärt. Die »moral economy« der Bewertung der ärztlichen Dienste durch die Klientel bekommt in verschiedener Hinsicht immer neue Unterstützung, so daß die richtige Bewertung der Dienste im Sinne der Ärzte dauerhaft erschwert bleibt. Da sind also die schon genannten Laienheiler, die ihre Mittel und Ratschläge billiger anbieten und mit Naturalien zufrieden sind. Die Konkurrenzlage wird vermutlich noch verschärft, wenn die akademischen Ärzte nicht mehr selbst Arzneien dispensieren dürfen, jetzt nur mehr ihren Rat, ihre Besuchsgänge, ihre Rezepte in Rechnung stellen können. Arzneien zu dispensieren, gibt der Hilfe größere Bedeutung, u. U. damit die Möglichkeit, bei Beginn der Kur eine Vorauszahlung zu verlangen – selbstverständlich eine kurpfuscherische Praxis. (Neuearzt 1754, 96) Zwar muß davon ausgegangen werden, daß es um 1800 einen festen Markt für akademische Ärzte gibt, zu dem die kommerziellen Laienheiler keinen Zugang mehr haben. Insbesondere das aufgeklärte, besser situierte Bürgertum wird die aufgeklärte, rationelle Medizin akzeptiert haben. Die Aufklärer hatten sich seit Jahren bemüht zu vermitteln, was die Medizin kann, wo sie vor allen Dingen der Selbsthilfe, der Kunst der Lebensordnung, zuarbeiten muß und was von der Medizin zu erwarten nur mehr Gespensterglaube sein konnte. Aber der Einfluß der Laienmedizin bleibt weiterhin bestehen, solange der Arzt öffentlich arbeitet, nicht die Krankenhausmedizin dominiert. Einfluß wird ausgeübt durch das Pflegepersonal, überhaupt durch die Frauen, die immer bei Arztbesuchen im Krankenzimmer anwesend sind: die »Umstehenden«, die der Arzt irgendwie einbeziehen muß, wenn er die Befolgung seiner Anordnungen erreichen will. Diese Basen und Vettern, die vor 1800 von den aufgeklärten Ärzten auf das unglaublichste beschimpft werden, repräsentieren

Volkskenntnisse, Erfahrungssätze, Hausmittel, die sich jeden Moment gegen den Arzt wenden können: Schlägt der Arzt abweichende Mittel vor, »so wird dieser von dem ganzen langohrigen Chor der umstehenden Dorfschaft als ein Aufrührer wider den Willen des Kranken und als ein gewissenloser Bösewicht betrachtet«. Diese am Bette des Kranken zusammenlaufenden Weiber sind »eine ordentliche Pest; so nützlich sie mir sonst bei dem Krankenbette scheinen, wenn diesen wahren Weiberinstinkt eine aufgeklärte Vernunft begleitet«. (Zimmermann 1767, 256f.) Unter allen »Afterärzten« sind die Frauen der Familie und Nachbarschaft die gefährlichsten, weil sie letztlich durch den direkten Kontakt zum Kranken über den Erfolg der Kur und damit über das Ansehen des Arztes entscheiden. 1754 wird dem jungen Arzt empfohlen, nicht wütend zu sein, wenn die Umstehenden ihm empfehlen, eine bestimmte Therapie anzuwenden, sondern sich höflich die Einmischungen zu verbitten – und sich die empfohlenen Mittel zur späteren Verwendung zu merken. (Neuearzt 1754, 30, 46) Stark verdammt 1784 alle alten Weiber als Scharlatane und konzediert doch, daß »ein alt Weib« am Ende »das noch passende Mittel [hat], daß dem Arzt fehlt«. (Stark 1784, 189f.) Gruner 1772 jedenfalls sorgt sich, »sooft ich in das Zimmer eines Kranken komme, daß mit solchen mitleidigen Ärztinnen angefüllt ist«, nur darum, wie er diese »Giftmischerinnen« und »Todesengel« los wird: Wie Zimmermann, indem er die Männer überreden will, die Frauen rauszuwerfen. (Gruner 1772, 463ff.)

Nach 1800 schreibt man nur mehr moderat über die Tatsache, daß sich jeder Laie in Fragen der Krankenbehandlung Ratschläge und Beurteilungen des behandelnden Arztes anmaßt, daß der Arzt mit den medizinpolitischen Philosophien seiner Klientel kooperieren muß, will er »in Praxis kommen«. Die Tatsache selbst, daß das Publikum eigene Vorstellungen in ärztlichen Belangen hat und diese auch durchsetzen kann, bleibt. Ein Publikum, das die Tätigkeit des Arztes unentwegt an seinen eigenen Kenntnissen mißt, Maßnahmen selbst stimuliert oder die eigenen Mittel in der professionellen Therapie wiedererkennt, muß notwendigerweise dem größten Teil der täglichen ärztlichen Tätigkeiten gegenüber sehr gelassene Bewertungsmaßstäbe entwickeln.

Der fließende Übergang zwischen Laienmedizin und Schulmedizin zeigt sich in der ganzen Medizingeschichte und hat zu den Zeitpunkten starken Wissenstransfers auch zu professionspolitischen

Umwertungen geführt. Die Herkunft vieler Arzneimittel und Heilkenntnisse kann sogar zum Argument gegen die Verurteilung von Laienheilern führen: Diese »Wagehälse« sind nicht in Protektionsverpflichtungen eingebunden, haben daher einen breiteren Aktionsspielraum, Mittel auszuprobieren. Die akademischen Ärzte übernehmen die Kenntnisse dieser Laien und verdammen heuchlerisch deren Empirie: »Alle unsere kräftigen Hilfsmittel [sind] von Ungelehrten, von Pfuschern, von Wagehälsen.« (Reimarus 1781, 25, 17ff.) Das Erfahrungswissen der Volksbräuche und populären Naturkenntnisse wird gelegentlich und zufällig adaptiert oder auch, wie nach 1800, systematisch gesammelt. Den Kontext zeigt z. B. der Aufruf des Medizinkollegiums in Koblenz von 1823:

»Ausgehend von dem bekannten Satze, daß die Volksmedizin aller wissenschaftlichen Heilkunst zur Grundlage gedient hat, und daß viele, ja vielleicht sogar die meisten großen Heilmittel ursprünglich Volksmittel waren, glaubt das unterzeichnete Kollegium [...,daß] sämtliche rheinischen Ärzte und Wundärzte auf die vielen, auch noch heutzutage unter dem Volke gebräuchlichen Heilmittel aufmerksam [machen sollen...], sie dringend auffordert, diese Mittel überall zu beachten, sich von ihrem Gebrauch und ihrer Wirkung die möglichst genaue Kenntnis zu verschaffen, und alles mitzuteilen.« (zit. Rönne, Simon 1844, Bd. 1, 506f.)

Zum Teil stellt auch der Erfolg bekannter Laien die Schulmedizin unter einen Adaptionsdruck: So wurde z. B. durch den Bauern Priesnitz seit den zwanziger Jahren des 19. Jahrhunderts das Wasserheilverfahren wieder kreditwürdig, das durch die Vorliebe der zeitgenössischen offiziellen Medizin für starke Medikamente gänzlich vergessen bzw. ignoriert worden war. (Martin 1906, 363ff.) Ähnlich wie der Wassertherapie ist es immer wieder der Diätetik gegangen, die zwar im Zweifelsfall dem Grundbestand der Schulmedizin zugerechnet wird, auch immer wieder benutzt wurde, dennoch aber zu den vernachlässigten Hilfsmitteln gehört, deren Bestandsrecht immer wieder durch die Herausforderung von Laienheilern bzw. ärztlichen Außenseitern herbeigeführt werden muß. Typisch ist hier der Fall Hahnemanns (1755-1843), dessen Homöopathie historisch ihre Popularität dem Schwergewicht auf Diätetik und den laienfreundlichen Therapien verdankte, während er wegen seiner eher symbolischen Arzeneimittelgaben immer als Pfuscher kritisiert wird. Zu diesen Randbereichen gehört auch die Massage, eine Spezialität von Schäfern, obgleich sie auch von bedeutenden Ärzten immer wieder herangezogen wurde.

Ein fließender Übergang besteht nicht nur für Wirkstoffe und physikalische Einwirkungsformen, sondern auch für Heilrituale, deren objektive Wirksamkeit manchmal sogar zugestanden wird. Es werden »mehr als einer durch mysteriöse Mittel, bloß durch Einwirkung auf die Einbildungskraft geheilt; warum soll man die umkommen lassen? Der Aberglaube ist etwas schädliches in der menschlichen Gesellschaft [...], aber Ratzenkraut ist auch etwas schädliches, und doch wollen Ärzte den Krebs, selbst kalte Fieber damit heilen.« (Rademacher 1804, 26) Daß die »Bewegungen des Gemüts« Einfluß haben auf die Körperzustände, ist gerade unter sensualistischer Sicht offensichtlich. Somit ist auch klar, wie die in der Volksmedizin geübten Heilrituale wie Besprechen, sympathetische Kuren unter Verwendung magischer Formeln, Hypnose, Trance und materieller Wirkstoffe oder sogenannte Wunderkuren wirken. G. v. Wedekind (1761-1831), Medizinprofessor in Mainz und wie Georg Forster an der Mainzer Republik beteiligt, empfiehlt den jungen Ärzten, solche »sympathetischen« Elemente zu benutzen, die er als Mobilisierung psychischer Kräfte übersetzt, fester Wille gesund zu werden, heftige Hoffnung auf die Wirksamkeit der eingesetzten Mittel und vor allem Vertrauen auf den behandelnden Arzt. Man wird bei den meisten erfolgreichen Kuren nicht sagen können, wie und warum die verwandten Arzneien gewirkt haben, aber meistens ist klar, »daß Sympathie half. Wie half sie aber? Durch festes, leidenschaftliches Zutrauen.« (v. Wedekind 1789, 87) Sympathetische Kuren wirken durch Vertrauen, durch naiven Glauben an die Wirksamkeit von Symbolen und Riten. Damit sind Grenzen für die Verwendung durch akademische Ärzte gesetzt, die auch erwähnt werden. Die normale Klientel dieser Ärzte hat einen solchen Glauben nicht mehr, die den Heilritualen zugänglichen Populationen aber sind den akademischen Ärzten verschlossen. So bleiben die sympathetischen Kuren für die offizielle Medizin schon deshalb jenseits seriöser Heiltätigkeit. Es gibt Rückfälle, wie die »magnetischen Kuren« der Modebewegung des Mesmerismus um 1800 zeigen. In der Medizin können prinzipiell alle Mittel zugleich wirksam und heilsam, als auch betrügerisch, kurpfuscherisch sein. Sympathetische Mittel werden professionspolitisch nur akzeptiert, wenn sie auf Herstellung des Vertrauens des Kranken zielen, sind aber dann genau das Gleiche, unendliche Kurpfuscherei der approbierten Medizin.

Das Problem der Bewertung ärztlicher Leistungen schlägt sich vor allem in den Therapieformen nieder. Das Distinktionsmittel, auf das der akademische Arzt auch nicht verzichten kann, ist das Verfügen über kräftige, unfehlbare Mittel. »Hat er [Arzt] aber unter itzigen Umständen stark genug wirkende Mittel, so kann er sich auf die Stärke seines Mittels verlassen und kann beinahe die Stunde der Wirkung bestimmen. Ist das Zufall?« (Stark 1784, 190) Stark, Medizinprofessor in Jena, läßt keinen Zweifel, daß es dabei um die Wirkung, nicht primär um den Heileffekt geht: »Doch gibt den Kranken nichts mehr Vertrauen als die schleunige Hilfe der Arzenei, oder das sogenannte Anschlagen«, ebenso wie langsame Wirkung oder Nicht-Anschlagen alles Zutrauen raubt.

Die Arznei repräsentiert die Potenz des Arztes. »Selten gehe ich zu einem Kranken [...], ohne meine Opiat-Mittel bei mir zu haben. Eine kleine Prise meiner Opiat-Mittel hat mir so manchen Kranken und so manches Ansehen verschafft.« (Stark 1784, 286) Diese Arzneien werden, solange die akademischen Ärzte selbst dispensieren dürfen, als persönliches Besitztum des jeweiligen Arztes angesehen. Selbst so berühmte Ärzte wie Friedrich Hoffmann vertreiben im 18. Jahrhundert ihre Geheimmittel. Die Verwendung stark wirkender, aber gefährlicher Mittel, sogenannter »heroischer Kuren« – vor allem Opiate, Alkohol (Laudanum) und metallische Verbindungen (Quecksilber) in großen Mengen ist üblich und gelten als Abzeichen der Medizin des Patronagesystems. (Jewson 1974; Sticker 1909, 95ff.) Der Arzt demonstriert hier seine Fähigkeit, die kunstvolle Körpermaschine mit seinen Mitteln umzustimmen, behauptet die exakte Kontrolle der Natur und kunstförmige Direktion der falschen Körperabläufe, in der jede Veränderung – zumindest morgens und abends – veränderte, neue Mittel erfordert. (Aufrichtiger und sicherer Arzt 1717) Diese Methode, die, wie später kritisch zugestanden wird, den Körper mit Mitteln überschwemmt, deshalb mehr schadet als nützt, soll ihre Überlegenheit nicht nur gegen die Laienheiler demonstrieren – die immer nur die gleichen Mittel für alles verwenden – sondern auch gegen die Selbstheilungskräfte der Natur. Die landläufige und populäre Vorstellung von Spontanheilungen, die in einer Zeit nur geringer ärztlicher Versorgung zur häufig und vielfältig zu machenden Erfahrung gehört: die Natur des Körpers wehrt sich gegen die Anmaßungen unnatürlicher Erkrankungsagenzien, die den Körper befallen, sie restauriert den gesunden Balancezustand seiner

Kräfte auch selbständig ohne Heilmaßnahmen. Der »Erfahrungsbeweis« ist nicht zu leugnen, »daß keine heilbare Krankheit existiert, welche nicht schon durch die Natur allein, ohne Beihilfe des Arztes geheilt wäre«. (Rademacher 1804, 213) Wenn die Natur sich selbst hilft, welchen Anteil kann dann die Medizin an der Heilung haben? Dieser wichtige Punkt der professionspolitischen Selbstvergewisserungsdebatte wurde von den heroischen Kuren durch Wirkungsdemonstrationen erledigt. Der Arzt ist stärker als die Natur – wenngleich er auch nicht immer heilen kann. Die medizinische Aufklärung trägt dann dazu bei, vorübergehend erneut Diätetik und sparsame Medikamentierung zu favorisieren.

Im 19. Jahrhundert scheint sich die Szenerie umgekehrt zu haben. Die professionspolitischen Schriften behaupten, daß es das breite unaufgeklärte Publikum ist, daß nach heftig wirkenden heroischen Therapien verlangt, nicht mit vernünftigen Ratschlägen zur Lebensordnung, milden Kuren und abwartender Grundhaltung zufrieden ist. Das Bewertungsproblem ist sicher das gleiche: Hilfen ohne Wirkung scheinen keinen Wert zu haben. Warum soll man bezahlen, wenn die Ratschläge und das ärztliche Verhalten das Kenntnisniveau haben, das man selbst hat; aber jeder Arztbesuch, bei dem nichts Bedeutendes geschieht, kostet Geld. Ein unter Bewertungsunsicherheit stehendes Publikum und die Konkurrenzsituation im engen Dienstleistungsmarkt erzwingen weiterhin einen Leistungstyp, der sichtbaren Warencharakter trägt, jetzt gegen das bessere Wissen der Profession? Einerseits ist sicherlich bei dem verbreiteten, relativ großen Laienwissen auch im 19. Jahrhundert über die Wirkung von Kräutern, Tees, Umschlägen ein kritisches Vergleichswissen anzunehmen, vor dem der Arzt vermuten konnte, seine Expertenfähigkeit nicht aufs Spiel setzen zu dürfen. In den professionspolitischen Schriften gibt es immer wieder Hinweise, daß das ignorante Klientel versucht, die Qualität der Ärzte zu testen, herausfinden will, wie sie ihre Wirkung erzeugen, Erklärungen verlangt und Belege ihrer Kunst. Dennoch sind solche Klagen eher traditionelle Schutzbehauptungen, wenn Ärzte unnötige Mittel und Maßnahmen anwenden. Strukturelle Probleme von Bewertung und Konkurrenz werden einseitig auf die Unvernunft des Publikums geschoben.

Andererseits ist neben diesen Schwierigkeiten wohl auch anzunehmen, daß die rationelle Medizin Probleme hat mit der im Sinne der Profession vorrationalen Vernunft der älteren magischen

Sichtweisen eines Teils des Publikums. In allen Arztautobiographien des 19. Jahrhunderts finden sich Anekdoten dazu. Falls Krankheit als eine selbständige feindliche Kraft aufgefaßt wird, die sich des Körpers bemächtigt hat, muß sie gewaltsam ausgetrieben werden. Eine Therapie muß in diesem Verständnis bis zum Beweis des Gegenteils möglicherweise wirklich heroisch sein, und die aufgeklärte Medizin steht hier vor dem Problem, daß ihr besseres Wissen nicht nachgefragt wird. Dennoch, die dauernden Klagen über pfuscherische Praktiken der Ärzte selbst zeigen andere Schwerpunkte. Die Ärzte kapitalisieren im 19. Jahrhundert eher das magische Weltbild und alle Arten des Aberglaubens des Publikums, als daß sie es mit besserem Wissen bekämpften: Ärzte machen sich selbst zur Medizin, indem sie Fähigkeiten, Kräfte und Kenntnisse zu besitzen behaupten, die sie nach naturwissenschaftlichen Standards nicht haben und nicht haben können. Sie arrangieren Wunderkuren, um die nur ihnen bekannten unfehlbaren Mittel und Praktiken bekannt zu machen. Sie spielen mit der Angst des Publikums, indem sie sich z. B. den Verwünschungs- und Besprechungspraktiken zur Herabsetzung eines Kollegen oder zur Erzwingung weiterer Dienstleistungen gegenüber dem Patienten bedienen. (Beispiele: Rademacher 1804, 97ff.; Baas 1873, 30).

Um zu klären, wie sich das Problem der Bewertung ärztlicher Dienste in den Therapieformen niederschlägt, müßte die Entwicklung der medizinischen Kenntnisse unter dem Aspekt verfolgt werden, wie sie sich – aus dem Erfahrungskontext der Volksbräuche kommend – zunehmend gegen die Volkskenntnisse absetzten und sich dabei, viel eher als sich dem aufgeklärten Publikum unter der allgemein gültigen Prämisse der Vernunftherrschaft zu vermitteln, einer möglichen Kontrolle entziehen. Denn am Ende der Aufklärung steht keineswegs das informierte Publikum, unanfällig für Aberglauberei und unmögliche Anforderungen, das in der Lage ist, ärztliche Dienste wissend zu schätzen. Es herrschen bis heute, sich bedeutend verschärfend, ein undurchsichtiger Medizinbetrieb, aufgezwunge professionspolitische Normen und Standesethik und auf der Seite des Patienten, seit dem Fortfall der Öffentlichkeit aus der medizinischen Situation, ein durch nichts balancierter und kontrollierter Zwang zum Vertrauen auf den Arzt. Diese Entwicklung beginnt in der medizinischen Aufklärung mit der Kritik an der Verwendung erfahrungsweltlicher Metaphern in der Medizin und der Forderung nach einer abstrakteren, technischeren Sprache. Das geht im folgenden weiter mit der Einführung artifizieller physikalisch-chemischer Untersuchungsmethoden und Therapieformen, die die einfache Beobachtung und das Kontextwissen ersetzen. Durch diese Entwicklung wird ein ungeheurer Fortschritt suggeriert, der teilweise nur rhetorische Bedeutung hat. Denn ein breites Spektrum medizinischer Basiskenntnisse über Körperfunktionen, Wirkung von Medikamenten, Einflüsse allgemeiner Lebensverhältnisse auf Gesundheit und Krankheit werden nur mehr immer wieder neu in die sich wandelnden wissenschaftlichen Sprachregelungen übersetzt, keineswegs neu entdeckt. Die Schulmedizin hätte vollkommen recht, wenn sie sich gegen die in Zyklen wiederkehrenden »Erfahrungsheilkunden« verwehrt, die sensationistisch den Zusammenhang von Heilen und Alltagserfahrung entdecken, wenn sie auch für sich diesen Zusammenhang systematisch akzeptieren würde und diesen nicht nur in grauer Vorzeit liegen sähe. Dies würde allerdings bedeuten, sich ihrer Bestandsmöglichkeiten wieder so offen zu vergewissern wie in der Zeit der Aufklärung bis 1800. (Canguilhem 1974)

Ein schönes Beispiel dafür, wie Volkskenntnisse enteignet worden sind, ist die Verwendung von Brechmitteln. Die Vomierkuren sind unspezifische Therapien, die nicht nur gegen einen überladenen Magen verwandt wurden, sondern darauf abzielten, die Drüsentätigkeit des Gesamtsystems, also die Abwehrkräfte des Körpers anzuregen. Brechmittel gehörten lange zum eisernen Bestand der Hausmittel und wurden auch in der offiziellen Medizin im genannten Sinne verwandt. Rademacher z. B. ist 1804 noch bereit, eine vernünftige Verwendung in eigener Regie als Selbstmedikation zu loben, allerdings: Er spreche in diesem Punkt nicht mehr als Arzt, sondern als Bürger! (80) Baas schimpft 1873 darüber, daß Brechmittel jetzt als eine Art Showbehandlung neuestens unter die Haut gespritzt werden, statt sie in der bisherigen Form einzunehmen. Dies sei eine unter verschiedenen Techniken, sich unter dem Argument des Fortschritts im bestehenden Gründergeschäft und der Jagd nach Patienten Konkurrenzvorteile zu erkämpfen. (30) Kußmaul bespricht 1899 dieses »heikle Thema« schon als Anekdote. Es sei eine überholte Kur, zwar tausendfältiger Erfahrung entnommen, aber durch die fortgeschrittene pathologische Forschung als gefährlich festgestellt, weil sie bei Krankheitszuständen, die auf Magengeschwüre zurückgehen, zusätzliche Schäden verursachen kann. Diese Erkenntnis ist zwar nicht neu, wie auch Kußmaul weiß, bei Verdacht auf Entzündungen im Magenbereich haben die Ärzte schulmäßig keine Brechmittel gegeben, aber jetzt weiß man eben genau, warum es schädlich ist. (297ff.) Um 1900 erreicht die jetzt spezialisierte Endokrinologie großes Aufsehen, weil auf einer neuen Stufe der besseren Kenntnis der Drüsentätigkeit vorübergehend angenommen wird, nun endlich ein System der Kontrolle und Direktion aller Körperprozesse nach den spezifischen Bedarfslagen entwickeln zu können. (Shryock 1979, 309f.) Der Prozeß der Entwertung der Volkskenntnisse beginnt mit einem technischen Formwandel, durch den die Kur sicher an den Arzt gebunden wird. Im folgenden Schritt wird die ganze Therapie ausrangiert und vergessen.

Die sicherste Methode, sich über den Wert der ärztlichen Dienste zu verständigen, wäre natürlich, sie in bezug auf Indikation, Aufwand und Verfahren standardisierbar zu machen, d. h. die Medizin über ihre Meinungsführer zu einer herrschenden Lehre, einer verbindlichen Schulmedizin zu komprimieren und die Verfahren über die Medizinaltaxe abzusichern. Warum haben diese heutigen Verhältnisse im 19. Jahrhundert keine Realisierungschance gehabt? Die genannten Gründe lassen sich in der Weise zusammenfassen: Die Medizin war trotz der Objektivierungsforderungen von Autoren wie Cabanis und Erhard, wenn sie praktiziert wurde, eine ganz subjektive Kunst, zugeschnitten auf den einzelnen und seine ganz individuellen Besonderheiten. Einige Aspekte der Strukturbedingungen unterstützen eine stärkere Objektivierung, andere behindern eine solche Entwicklung. Die Nachteile des individualistischen Typus des ärztlichen Professionscharakters werden durch die genannten ökonomischen und ideologischen Bedingungen der bürgerlichen Welt eher zugespitzt. Die marktvermittelte Freiheit der bürgerlichen Praxis ist erzwungen. Die Nachteile der verschärften Konkurrenz um einen nur schwer ausdehnbaren Klientenkreis, die resultierende Kurpfuscherei der Berufsgenossen sind deutlich spürbar. Die Abhängigkeiten haben sich nur in den Formen gewandelt. Der Arzt ist im 19. Jahrhundert nicht mehr abhängig von einer oder einer kleinen Zahl protegierender Familien, die Zumutungen darstellen, aber stabile ökonomische und statusmäßige Verhältnisse bieten, sondern von einer unsicheren Anzahl von Nachfragen wechselnder Kunden. Das protektionistische, patriarchale Zuordnungsverhältnis erfordert eine Art Gesamtleistung, die in Abständen oder Gelegenheiten, meist am Jahresende, nach Wohlwollen, Ansehen oder Dankbarkeit belohnt wird. Der Markt und die ökonomisch schwächere Bevölkerung lassen dagegen nur situative, eher Einzelleistungen zu. Die Einzelleistung, die Notfallmedizin, muß das Bewertungsproblem verschärfen, denn hier zählt nur der Heilungserfolg, weniger Pflege und Linderung, überhaupt nicht Vorbeugung. Beide Aspekte, die ausgedehntere Klientel, die den Einfluß des einzelnen Kranken stark reduziert und die größere Bedeutung der Akutmedizin, gegenüber der ganz subjektiven Diätetik im Sinne der Einrichtung der vernünftigen Lebensordnung, wirken auf die Dauer als Distanzierung der Klientel und Objektivierung der Medizin. Das größte Hindernis für eine »objektive« Medizin liegt auch weiterhin in der bestehenden Konkurrenzlage, denn jede Standardisierung nivelliert die Chancen des individuellen Anbieters. Von der Medizin als Wissenschaft ist gefordert, sich nach den geltenden Objektivierungsstandards zu richten, aber der Praktiker lebt davon, daß seine Leistung ganz ungleich und ganz unvergleichbar mit der seiner Berufsgenossen ist. Eine weitere Hemmung hin zu der Verwissenschaftlichung der Medizin kann man in der bestehenden technisch-handwerklichen Basis der akademischen inneren Medizin sehen. Nicht zufällig wird üblicherweise ein entscheidender Impuls der »Modernisierung« der Medizin aus der Chirurgie kommend gesehen, hier bestehen objektivierbarere Methoden und praktischere Sichtweisen (Shryock 1957, 886; Ackerknecht 1979, 132, 163ff.) Das Problem ist natürlich, warum die technische Basis nicht weiterentwickelt wurde, denn diese selbst kann kein Hemmnis mit eigenem Recht sein: Die technische Basis ist eng mit den professionspolitischen Interessen der akademischen Medizin verknüpft.

Die vortechnische Medizin, wie sie in Deutschland bis in die siebziger Jahre des 19. Jahrhunderts dominierte, war – die Nachteile sind genannt – zu ihrem Vorteil auf den einzelnen zugeschnitten. Der Arzt war einerseits völlig auf die von dem Kranken zur Verfügung gestellten Informationen angewiesen, über den Krankheitsverlauf, die mitgeteilten Symptome, die Lebensverhältnisse, die Gewohnheiten der Organisation des Lebens. Der Zugang zu diesen Kontextkenntnissen war für einen neuen Arzt offenbar nie unproblematisch. Sie waren aber dann, wenn er das Vertrauen eines Kranken gewonnen hatte, sein wichtigster Konkurrenzvorteil. Die Bedeutung dieses Wissens ergab sich aus dem ganzheitlichen oder ökologischen medizinischen Weltbild, das die gesundheitliche Konstitution des einzelnen abhängig macht von einer Vielzahl von vor allem sozial-strukturellen Einflußfaktoren. Die »Zufälle« der Konstitution sind so höchst spezifisch, weder zu verstehen noch zu therapieren ohne die notwendigen Kenntnisse über das Leben des Betroffenen. Das ist wohl weniger eine Frage der damals viel unsichereren medizinischen Kenntnisse – also sich weitgehend auf die Symptome einlassen zu müssen – als die des leitenden Paradigmas. Diese Zufälle der Lungen oder der Därme sind etwas prinzipiell unterschiedliches, je nachdem, ob ein Bauer oder ein Mitglied der höheren Klassen betroffen ist. So unterschiedlich, wie die einzelnen Gesellschaftsklassen, die Lebensumstände, die Berufstätigkeiten sind, so unterschiedlich ist die physische Konstitution des einzelnen. Wenn unterschiedliche Klassen geschildert werden, werden zugleich unterschiedliche physiologische Funktionstypen beschrieben: Es gibt keine klassen*un*spezifischen Körper – die Maschinenmetapher darf da nicht irreleiten –, es sind nur oberflächlich gleiche Maschinen. Weil die Körper unterschiedlich sind, haben sie auch unterschiedliche Krankheiten. Auch sind zur Heilung verschiedenartige Kenntnisse erforderlich, der Leibarzt der Aristokratie hat mit dem Landarzt keine Gemeinsamkeit, sie betreiben jeweils eine andere Medizin. Die Medizin als Heilkunde lehrt daher nur allgemeine Regeln, gibt Systeme von Sichtweisen und Techniken an die Hand, aber die eigentliche Krankenbehandlung, die Medizin als Heilkunst, das ist »Individualisierung« entsprechend der jeweiligen Klientel. Der einzelne Arzt behandelt nach seinen spezifischen Einsichten, nach dem spezifischen Bedarf und den Erwartungen seiner Klientel. Hier ist alles Besonderheit, Unverwechselbares: Die besondere Zusammensetzung der Arznei, das besondere Regiment am Krankenbett, der spezifische Rat zur Einrichtung des Lebens usw. Jeder Arzt hat sein eigenes System der Medizin. Jeder Arzt entwickelt seine Praxis, ein Segment, das auf diese Weise aus dem allgemeinen Markt ausscheiden soll, von ihm ununterbrochen kultiviert wird, damit keine Konkurrenz einbricht.

In dieser Situation mit deutlichem sozialem Übergewicht und Definitionsmacht des zahlenden Publikums und starkem Konkurrenzdruck lebt der Arzt von der Abgrenzungsfähigkeit. Jede Standardisierung der Leistung, jede Objektivierung von Wirkung würde die Marktlage der Professionsmitglieder verändern, würde insbesondere die »claims« der dominierenden Ärzte bedrohen. Die von aufgeklärten Ärzten vertretene rationelle Medizin hat ihre zentralen Rationalitätsschranken im Eigeninteresse der individualisierten Professionsmitglieder. Der Eindruck ist zwingend, daß das ökonomische Interesse der Ärzte gerade auf dem Nichtzustandekommen regulärer bewertender Marktmechanismen beruht, nämlich nur auf der wie immer erreichten Monopolisierung von Sektoren. Und das ist dann auch das breite Feld der Kurpfuscherei der Professionsmitglieder, von den schrulligen Absonderlichkeiten bis zu offen betrügerischen Machenschaften, das eigentliche Kurpfuscherproblem der Professionspolitik im 19. Jahrhundert. Heim (1747-1843), seinerzeit der berühmteste Praktiker Berlins, empfing schon während der Morgentoilette und des Frühstücks Patienten, die eher erschraken, »wenn der alte Heim in seinen ledernen Unterkleidern und im Hemde vor ihnen stand«, eine Variante des höfischen Lever Ludwig XIV. und generell als Sprechstunde ungewöhnlich. Heim kannte viele Mittel skuriler Publizität. Zum Beispiel lud er die alten Leute der Nachbarschaft, die besten Meinungsführer, zu Obduktionen ein, alle durften zusehen, Belehrungen aus der Leiche schöpfen und anschließend natürlich seine Fähigkeiten und Kenntnisse loben. (Heischkel 1955, 2668 f.) Rademacher prangert diese Konkurrenzprobleme besonders kraß an:

»Geh einmal in eine mittelmäßige Stadt, wo mehrere Ärzte praktizieren, sprich mit jedem [Arzt] insbesondere über seine Amtsbrüder und schreibe mir auf, was er sagt. Geh darauf durch die Häuser, wo jene Ärzte akkreditiert sind und wo der Herr gewöhnlich das Echo seines Hausmedici ist. Schreibe auch auf, was dir über die Ärzte gesagt, welche gerade nicht das Glück haben, ihm in seinen Körperschwachheiten beizustehn. Lies am Abend den Zettel, und ich setzte mein Leben zum Pfande, du wirst erkennen müssen, daß in diesem Orte, den du durchwandert, Ignoranten, Hurer, Ehebrecher, Spieler, Trunkenbolde und Mörder Ärzte sind.« (1804, 111)

Die Probleme des individualistischen Professionscharakters lassen sich auch sehr deutlich an den Ängsten der Profession feststellen, als in den siebziger Jahren die Veränderung der Verhältnisse droht. Denn die jetzt stattfindende Verwissenschaftlichung der Medizin beinhaltet den Trend der grundlegenden Formalisierung des Arzt-Patienten-Verhältnisses, wie es ein Betrachter 1870 formuliert: »Die Medizin ist tatsächlich objektiv geworden. Es ist gleichgültig, wer am Bett steht. [...] Er tritt vor ein Objekt, welches er ausforscht, ausklopft, aushorcht, ausspäht, und die rechts und links liegenden Familienverhältnisse ändern daran gar nichts: Der Kranke wird zum Gegenstand.« (Volz 1870, 33f.) Eine solche Stellungnahme darf nicht so mißverstanden werden, daß die Medizin objektiv geworden sein könnte. Die Szenerie wird zuerst verändert durch einen Innovationsschub, durch physikalisch-technische Diagnosemethoden und durch vielfältigen Einsatz neuer Instrumente auch in der Therapie. Ganz sicher darf die Entwicklung auch nicht so interpretiert werden, als wäre schon damals der Patient im heutigen Sinne zum Objekt geworden. Was sich hier als Perhorreszierung ausdrückt, ist die berechtigte Angst der Profession, diese je besonderen unverwechselbaren Beziehungen zu ihrer Klientel zu verlieren. »Der alte Arzt kam seinen Kranken näher; um die Ursachen zu erforschen, mußte er Psychologe sein, Menschen und Verhältnisse beurteilen, um mit Rücksicht darauf den Heilplan zu entwerfen; er mußte und durfte in Haus und Familie sich eindrängen, er sollte und wollte zum Hausarzt, zum Hausfreund werden.« (Volz 1870, 33; Baas 1873, 24f.) Diese Kontextkenntnisse, der berufspolitische Schatz jedes Praktikers, sein Arkanum, u. U. auch ein Druckmittel, mit dem er eine gewisse kontinuierliche, sogar genealogische Beziehung zu seiner Klientel sicherstellen konnte, werden überflüssig. Die Möglichkeit der Monopolisierung des Zugangs zu seinen Patienten aber zeichnet die Stellung des Hausarztes aus.

Aufgebrochen wird diese Monopolisierung vor allem durch zwei Aspekte der Verwissenschaftlichung der Medizin. Indem der Aufmerksamkeitsfocus der wissenschaftlichen Medizin sich von den sozialen und individuellen Erkrankungsursachen abwendet – dem psychologischen Zugang, paradigmatisch gesprochen – und auf den objektivierten, pathologischen Erscheinungen der Körperprozesse insistiert, gibt die Medizin ihren sozialen, hier besser klassenspezifischen Charakter auf. Der Arzt ist im Selbstverständnis der wissenschaftlichen Medizin seiner Klientel gegenüber nicht mehr vordringlich statusmäßig »gleicher« zu seinem mittelständischen Publikum, sondern ist neutraler Experte gegenüber defekten, jetzt immer als gleichförmig angesehenen Körper-Maschinen. Damit wird er selbst aber ebenso auswechselbar wie sein Gegenstand: Der naturwissenschaftlichen Konzeption serieller technisch-mechanischer Körper entspricht der zuständige, ähnlich serielle, d. h. unspezifische Experte, quasi nur quantitativ variierend nach dem Grad seiner Kenntnisse bzw. dem Feld seines Spezialwissens. Der nüchtern sachliche Experte erreicht eine Anzahl sozialer Qualitäten, aber seine personenbezogenen Bedeutungen treten zurück. Neben diese, gewiß zunächst nur programmatische Bedrohung tritt die der neuen Qualifikation des Spezialarztes, eine reale Verschärfung der berufspolitischen Situation. Mit der zunehmenden Durchsetzung der naturwissenschaftlichen Sicht in der Medizin seit den fünfziger Jahren ist es auch zu einer Spezialisierung und Eigendynamik der medizinischen Bereiche gekommen. Aber es darf nicht angenommen werden, daß diese Spezialisierung schnell zu den heute bekannten ausdifferenzierten Tätigkeitsprofilen geführt hätte. Sie tritt vielmehr in den Bereich des praktischen Arztes, also außerhalb der Universitäten und Polikliniken, als ein zusätzliches, überwiegend der Verbesserung der Vermarktungschancen dienendes Diskriminierungsmerkmal. Die Bedrohung, die die Profession in den Spezialärzten sieht, ist die einer weiteren Lockerung des Arzt-Patienten-Verhältnisses: »Man wechselt den Arzt und wählt ihn je nach Krankheit. Dadurch verlieren sich auch beim Arzte gewisse Rücksichten, welche der intime Umgang gebot, sie verlieren sich ebenso beim Publikum.« (Volz 1870, 34) Die Ausdehnung des Angebots ärztlicher Dienstleistungen durch Spezialitäten und die Objektivierung des Arzt-Patienten-Verhältnisses, Auswirkungen der Verwissenschaftlichung der Medizin, bedrohen die Monopolstellung des Hausarztes, bedrohen seine soziale und finanzielle Sicherheit, drohen die erreichte Kontinuität seiner bisherigen Publikumsbeziehungen zu zerstören. Das Publikum wählt und wechselt, so wird geklagt, seine Ärzte nunmehr nach »augenblicklichem Bedürfnis und augenblicklichem Nutzen«. Durch die funktionale Auffassung (und ist das nicht ein Kennzeichen des ehemals geforderten aufgeklärten Publikums?) und durch »das häufige Wechseln [...] wird die Existenz des einzelnen Arztes eine höchst unsichere und durch und mit diesem Unsicherwerden der Stellen kommen andere Übel zum Vorschein, das Jagen nach Praxis«. (Baas 1873, 26f.) Und wieder beginnt die Pfuscherei der Ärzte!

Die Bedrohung der Position des alten Hausarztes gegen Ende des 19. Jahrhunderts darf aber nicht überschätzt werden. Das landläufige Bild des Hausarztes ist wesentlich entstanden durch eine idealisierende Sichtweise. Es ist entstanden, seitdem dieses »innige

Verhältnis« zwischen Arzt und Klientel nicht mehr existiert und nun dem Hausarzt »unserer Jugenderinnerung« von der Profession überschwenglich nachgeweint wird: »uneigennützig, gemütvoll, freundlich und hilfsbereit – Berater des Hauses, Glied der Familie, Freund der Kinder. Seine Beziehungen zum Kranken waren innig und rein persönlich. Er litt mit ihm, sorgte sich um ihn und hatte seine reine ehrliche Freude bei seiner Genesung.« (Wengler 1909, 3) So falsch diese Idealisierungen sind, so unzutreffend sind auch vermutlich die Behauptungen, daß es zu Verschlechterungen im Arzt-Patienten-Verhältnis gekommen sei. Die Klagen über die Zumutung der Klientel, ihr unwürdiges Verhalten ihren Ärzten gegenüber, ihre unendlichen Forderungen bei gleichzeitiger Bereitschaft, ihre Ärzte bei einem kleinen Anlaß zu verabschieden, ziehen sich durch das 19. Jahrhundert, sind fester Bestandteil professionspolitischer Themen. »Freiheit ist Unabhängigkeit von anderen. Wer ist abhängiger von den Launen, der Voreingenommenheit, der Dummheit, den vetterlichen Machenschaften seiner lieben Mitmenschen, als gerade der Arzt! Das Publikum, hoch oder niedrig, ist ein grausamer Tyrann der Ärzte von je her gewesen.« (Ärztliches Vereinsblatt 1895, 5)

Das Arzt-Patienten-Verhältnis im 19. Jahrhundert, das später in der Person des Hausarztes idealisiert wird, war in Wirklichkeit eine immer ambivalente Machtbalance. Der Arzt hatte nie eine gesicherte Verhandlungsposition in der Konkurrenz der Heildienste, konnte also nicht die Bedingungen, unter denen er seine Dienste leistete, selbst bestimmen. Falls der Hausarzt »Faktotum in Gesundheitssachen« (Baas) sein wollte, forderte das Kompromisse, erzwang das Eingehen auf die schichtspezifischen Sichtweisen, Vorlieben, Standesphilosophien und nicht zuletzt medizinpolitischen Ansichten seiner Klientel. Das ist der Gegenstand »ärztlicher Politik«. Diese Situation ist heute weitgehend aus dem kollektiven Gedächtnis verschwunden. Der alte praktische Arzt war keineswegs eine öffentliche Instanz nach unserer heutigen Wahrnehmung, sondern der private Berater, Beistand, Pfleger und Fürsorger von Privatpersonen in ihren privaten Angelegenheiten. Seine Tätigkeiten und Verpflichtungen sind private. Das machte seine Stärke aus, indem er wirklich nur sich selbst als seiner Kontroll- und Korrekturinstanz verantwortlich war. Natürlich äußerte sich auch seine Schwäche in sozialer und ökonomischer Hinsicht, indem er vielfältig zu Kompromissen gezwungen war zwischen seiner eigenen sozialen Situation, den dominierenden professionellen Sichtweisen und den Anforderungen des Publikums. Die in der Professionspolitik zyklisch wiederkehrenden Krisenstimmungen erreichten seit den siebziger Jahren ein relativ hohes Niveau. Nicht weil diese immer ambivalente Machtbalance im Arzt-Patienten-Verhältnis sich real verschlechterte, sondern viel eher, weil diese Balance immer noch bestand und zunehmend in Konflikt geriet mit dem professionellen Selbstbild des sachlichen, neutralen Experten, das durch die Erfolge der medizinischen Forschung und in Bereichen des öffentlichen Gesundheitswesens unentwegt propagiert wurde.

Das Objektivierungsproblem in der Medizin – d. h. die Frage: welche Leistung ist wann angesagt und hat welchen Wert – bedeutet professionspolitisch ein nahezu unlösbares Dilemma. Die Konvention, die Routinisierung, die hierzu nötig ist, widerspricht den Praxisinteressen des einzelnen Professionsmitgliedes. Daher entstehen die Kontroversen Wissenschaft-Objektivität gegen Kunst-Subjektivität immer wieder neu. Diese Interessen leiden aber ebenfalls, wenn die Profession als Ganze über nur wenig verläßliche Standards, Paradigmen, Bemessungsgrundlagen verfügt. Denn zweifellos muß ein Teil der individuellen Anerkennung aus der Allgemeingültigkeit und der Unbestrittenheit der Referenzsysteme gezogen werden. Aber es ist kaum zu sagen, wie schwerwiegend ein daraus folgender Vereinheitlichungsdruck auf gemeinsame Standards de facto war. Nahezu jede neue Ärztegeneration meint ein zu überwindendes oder zunehmend überwundenes professionspolitisches Chaos nennen zu können. Zumindest im 19. Jahrhundert gibt es keinen einheitlichen Ärzte-Stand, kann es keinen geben, wenn zugespitzt formuliert, das Motto der eigenen Wohlfahrt sein muß: Je kauziger, je sicherer ist das Monopol an einem Marktsegment. Die Medizin ist Individualitätsgeschäft. Was dagegen das allgemeine Professionsinteresse sein soll, das Gesamtinteresse als Stand und damit über das rein ökonomische Interesse hinausgehend, ist sehr unklar. Die herangezogenen Vorstellungen von höherer Berufung, Aufopferung im Dienste des Mitmenschen, die sogenannte ärztliche Ethik usw., die angeblich die Würde und Achtung des Standes ausmache, sind rhetorische Wendungen, die die Allgemeinheit nie wirklich beeindrucken konnten. Seit der Mitte des 19. Jahrhunderts versucht die Profession, durch Selbstorganisation Rahmenbedingungen zu schaffen, um die als Gesamtinteresse artikulierten Forderungen durchsetzen zu können, mit geringem Erfolg.

4.3 Grenzen ärztlicher Tätigkeit – Das Arzt-Patienten-Verhältnis

Ärztliche Tätigkeit wurde im vorigen Kapitel unter Aspekten von Wirkung und Bewertung betrachtet, jetzt wird gefragt, welche sozialen Beziehungen ärztlichen Kenntnissen zugrunde liegen, wie medizinische Kenntnisse entstehen. Die Möglichkeit von Medizin hängt ab von der Möglichkeit von Erfahrungen über den Körper und diese davon, ob dem Arzt Kenntnisse über den Patienten zugänglich sind. Die Diätetik wiederum zeigt, daß es der jeweils Betroffene ist, der die Richtigkeit der empfohlenen Ordnung beurteilen muß, weil nur er die Reaktionen seines Körpers direkt erfährt. Diese Sichtweise ist das alte Verständnis von Medizin. Der Patient »erlebt« die Krankheit, der Arzt »erfährt« über diese von ihm. Der Kranke erzählt seine psycho-physischen Erfahrungen mit dieser Krankheit, und sein Körper zeigt ihre Zeichen, der Arzt übersetzt diese. Ohne die Kenntnis des Kranken, zumindest derer, die ihn pflegen, die die Sukzession der Bilder der Krankheit verfolgen, hat auch der Arzt keine Kenntnis. Der Arzt muß von dem Patienten lernen, will er richtig und erfolgreich behandeln. Diese Art des Arzt-Patienten-Verhältnisses ist völlig anders als die uns heute bekannte. Es ist eine ambivalente Machtbalance aus sozialen und ökonomischen Gründen, aber auch eine spezifische Kenntnisbalance. Der Arzt weiß immer mehr über Gesundheit und Krankheit im allgemeinen, aber er weiß nichts über den einzelnen Kranken, diese Kenntnis gibt ihm der Kranke. Der alte Dialog war vor allem eine verbale Kommunikation, die den Arzt stark abhängig machte von den Zielen der Persönlichkeit des Kranken. Heute entscheidet der Kranke höchstens, ob er einen Arzt aufsucht; alles folgende läuft ohne ihn ab, ist weitgehend stumme Darbietung des Körpers. Der Kranke wird in ein ihm fremdes und u. U. beängstigendes Technik- und Zeitregime gezwungen. Die zwischen dem alten Dialog und der neuen Observierung liegenden Entwicklungen gelten als der eigentliche Fortschritt zur modernen, wissenschaftlichen, der als ausschließlich erfolgreich angesehenen Medizin. Diese Wissenschaftsgeschichte wird nur aufgegriffen im Hinblick auf Professionsinteressen und staatlichen Integrationsbedarf. Nicht Kriterien wie fähige und unfähige, exaktere oder weniger exakte Kenntnisse, erfolgreiche oder weniger erfolgreiche Kenntnisse usw. interessieren hier, sondern Fragen, wie die Entwicklung der medizinischen Kenntnisse mit professionspolitischen Interessen verwoben sind, wie diese mit den Interessen der Klientel und der weiteren Öffentlichkeit vermittelt wird usw. Die Veränderung des Arzt-Patienten-Verhältnisses muß als professionspolitisch gezielte Veränderung der Machtfrage angesehen werden, es ist keine zufällige Randerscheinung der Wissenschaftsentwicklung.

Ein didaktischer Dialog 1781:

»ARZT Was fehlt Euch, lieber Mann?

BAUER Ich leide auf der Brust, es drückt mich und habe Bitterkeit im Mund, doch kann ich essen.

ARZT Zeigt mir den Ort, wo euch die Brust weh tut. (Der Bauer zeigte mir das Herzgrübchen.) Hier also. Da habt Ihr mir unrecht berichtet. Nicht Eure Brust, sondern der Magen leidet. Wisset Ihr nicht einmal, wo die Brust und der Magen liegt?

BAUER Wer soll uns Bauern dieses sagen? Ich habe in meinen Tagen noch nichts davon gehört; ich bildete mir's halt ein.

ARZT Und ich bilde mir ein, daß Ihr Euch sehr Mühe geben solltet dieses zu lernen, weil in Erzählung der Krankheit sehr viel darauf ankommt, ob dieses oder jenes Eingeweide leidet. Berichtet Ihr mir falsch, so verordne ich Euch falsch.«

(Senfft 1781, 23f.)

Dies ist ein Lehrstück medizinischer Aufklärung, voll professioneller Arroganz, klassenspezifischer Überheblichkeit und ernstem Bemühen, die verwickelten Gegenstände von Gesundheit und Krankheit zu erklären. Die professionelle Arroganz zielt hier nicht auf die allgemeine Dummheit der Bauern, daß sie noch erst Menschen werden müssen, wie Erhard meint, sondern darauf, daß sie nicht in einen sinnvollen Diskurs mit dem professionellen Kenntnisbestand einzutreten in der Lage sind. Wenn die Profession etwas für ihre Gesundheit tun können soll, müssen sie sich einüben in diesen Diskurs. Das ist die andere Seite der Aufklärung über Gesundheit und Körper und der Aufklärung über die richtige Benutzung der Ärzte. Für Foucault ist der Beginn von Kontrolle das Einsetzen eines wie immer erzwungenen Diskurses, und diese Mechanismen lassen sich genauso in der professionellen Problemkonzeption der medizinischen Situation finden. (Foucault 1977) Die Autoren behaupten die Existenz einer Art bornierten, selbstvergessenen Naturzustandes, ein so unbewußter Zustand, daß er noch keinen Anlaß zu einem selbständigen Diskurs gibt. Der Landmann sei »so wie beinahe der Wilde«. (Schlesinger 1782, 22) »Viele von Euch leben in den Tag hinein, kümmern sich nur um das Gegenwärtige, glauben nicht, daß sie krank werden können, [...] bauen ihre Felder, leben unwissend dahin, werden endlich krank, legen sich [...] und sterben.« (Senfft 1781, Einleitung, o. Pag.) Das ist sozusagen ein Pflanzenleben. Schon fragt Ihr ja, bevor Ihr sterbt, jemanden nach Eurem Zustand – allerdings einen Bader! Hier ist die Lücke: Ihr wollt über Euch wissen, also sollt Ihr von uns lernen unsere Worte, unsere Sichtweisen, vor allem den Wert unserer Kenntnisse. Damit wird Euer Verstand wachsen, Ihr werdet lernen, Euch zur Sprache zu bringen. Wir werden in einen Diskurs eintreten, in dem Ihr Eure Körperzustände für uns verständlich macht, dadurch daß Ihr unsere Worte braucht, und wir werden Ratschläge und Hilfsmittel finden.

Aber dieses Szenarium ist Teil der pädagogischen Intention. Die Aufklärungsschriften wenden sich an eine Bevölkerung, die noch erst medizinisch »besetzt« werden soll. Oder aber sie präsentieren ein Lehrstück darüber, wie sich die Klientel ihren Ärzten gegenüber richtig verhalten sollte. Dabei geht es zweifellos zunächst vor allem um richtige Information. »Der gute Erfolg der Arzeneimittel hängt von der genauen Kenntnis der Krankheit ab; und diese Kenntnis von dem Berichte, welchen man dem Arzte gibt«, sagt Tissot am Ende seines umfangreichen Katalogs der Fragen, die zu beobachten sind, wenn ein Arzt konsultiert werden soll. (Tissot 1767, 647) Wenn niemand vernünftig Auskunft gibt über die Körperzustände, »da ist es denn ein Glück, wenn es der Arzt errät oder so behutsam im Verschreiben ist, daß er im Zweifel nur nicht fehle und den Kranken umbringe, welches leider oft geschieht«. (Senfft 1781, 167) Der Arzt behandelt noch häufig, ohne den Kranken selbst zu sehen, nur durch die Vermittlung von Boten, auch Briefen. Aber in Wirklichkeit ist dieses Problem viel umfassender. In dem Kommunikationsproblem steckt nicht nur die Schwierigkeit der Synchronisierung der unvergleichbaren Welten der Gesellschaftsklassen, wenn die Unterschichten angesprochen sind, es ist synonym für das komplexe Arzt-Patienten-Verhältnis. Und unabhängig davon, daß die Aufklärer behaupten, im Sinne allgemeiner Rationalität zu sprechen – die sie aber zugleich in medizinischen Sachen immer nur selbst gewährleisten zu können meinen –, ist das pädagogische Szenarium ein parteiisches Konstrukt. Vor allem das präsentierte »Pflanzenleben« oder die angeklagte Dummheit, Widerständlichkeit und anmaßende Forderung des Publikums haben durchaus ihre berechtigte, eigene Rationalität. Die kommunikativen Bemühungen der medizinischen Aufklärung sind Ausdruck der neuen bürgerlichen Verhältnisse und Abzeichen der alten medizinischen zugleich. Die Informationsfähigkeit und Informationsbereitschaft der Klientel entscheidet über Erfolgsfähigkeit und damit Marktchancen des Arztes.

Wie sieht der Diskurs zwischen Arzt und Krankem aus? Wie kann die Krankheit zur Sprache gebracht werden? Wo liegen die Hindernisse für eine richtige Diagnose? Das zentale Problem besteht darin: Der Arzt muß alles von dem Kranken erfahren, aber andererseits ist den Auskünften des Kranken nicht zu trauen! Die Entdeckung der Krankheit ist ein kompliziertes Spurenlesen. Wie soll man aber hier zurechtkommen, wenn der Patient schweigt, unvollständige oder gar falsche Informationen gibt? »Man muß nun auch den Arzt von seinem Zustande hinreichend unterrichten, oder ihm wenigstens diejenigen Fragen richtig beantworten [...] Verheimlicht man ihm irgendeinen Umstand, so schadet man sich selbst, und der Arzt ist sodann nicht vermögend, die gehörige Hilfe zu leisten.« Aus Dummheit Falsches zu erzählen erscheint unproblematisch, denn der Arzt hat gelernt, das »überflüssige Zeug abzusondern«. Gefährlich aber ist falsche Scham und Bosheit: »Diese unzeitige Scham erstreckt sich über alle verheimlichten Leibesgebrechen, Geschwüre, Brüche, Geschwülste, begangene Fehler usf., welche dem Arzt durchaus zu wissen nötig sind. Aber nicht aus Scham allein, sondern oft aus Bosheit verheimlicht man dem Arzte eine Menge Diätfehler und andere Dinge.« (Baldinger 1768, 41 f.) Das schamhafte Verschweigen von Symptomen oder Erkrankungen bedroht die Erfolgsfähigkeit des Arztes und damit seinen Ruf, aber die Bosheit der Kranken ist das größte Risiko. Die meisten Simulationen und Übertreibungen treffen den Arzt indirekt, haben ihren Zweck in sich selbst, denn sie sollen von den eigentlichen Problemen ablenken oder, aus welchen Gründen auch immer, solche herbeireden. Bosheiten wenden sich direkt gegen ihn: Klienten »wollen dadurch dem Arzt eine Schlinge legen, ob er sich durch erdichtete Zufälle hintergehen lasse, um ihn, falls er sich leichtgläubig finden läßt, entweder zu verlachen oder zu verleumden«. (Ploucquet 1797, 150) Aber Bosheiten sind eine

Frage des Standpunktes. Zimmermann z. B. nennt eine andere Art Bosheit, die den behandelnden Arzt ebenfalls in aller Öffentlichkeit lächerlich macht: Der Fall, daß ein Mädchen mit angeschwollenem Bauch und Fieber auf Wassersucht behandelt wird, weil dieses behauptet, es sei nie »berührt« worden, »aber kurz darauf endigte sich die Wassersucht dieses unberührten Mädchens in einen hübschen Sohn«. Ein Fall, der durchaus häufig vorkomme. (Zimmermann 1763, 282) Später droht dem Arzt Gefahr, wenn er ungewollte Schwangerschaften als Menstruationsfehler behandeln soll. (Liehrsch 1842, 140)

Meistens schaden die Kranken sich nur selbst, wenn sie ihre Schwachheiten verheimlichen, aber warum sind die Kranken eigentlich oft so unkooperativ und grob und wollen nicht antworten? Der Grund liegt wohl in den Ambivalenzen der medizinischen Situation selbst. Welches immer die einzelnen Gründe des Widerstandes der Kranken oder der Partei der Kranken sein mögen, das Krankenbett konstituiert eine spezifische Öffentlichkeit, in der ein Machtkampf um die Kenntnisse der Krankheit, um ihren vermutlichen Verlauf und die anzuwendenden Mittel stattfindet. Keine Partei traut der anderen und das mit gutem Grund. Insbesondere für den neuen Arzt geht es darum, sich Respekt zu verschaffen, und er verwendet dazu alle Mittel, welche ihm erfolgreich scheinen: Es ist nicht nur Recht, es ist Pflicht, sich bekannt zu machen, »seine Brauchbarkeit in Wirkung zu setzen« (Ploucquet 1797, IV), und die Klagen über die Pfuscherei der Ärzte zeigen hinreichend, daß sie auch alle Talente ausspielen. Die Klientel aber muß versuchen, Gewißheit über die Qualität der Kenntnisse ihres Arztes, über seine Geschäftsseriosität zu bekommen, den Wert seiner Ware Dienstleistung zu klären. Eigentlich muß der Arzt diesen Test erst bestehen, bevor er überhaupt zur Behandlung vorgehen kann. Für den Kranken wiederum entscheidet der Ausgang dieses Seriositätstests zugleich darüber, welche Zumutungen an seine Körperintegrität, welche Schmerzen, Leiden durch die Therapie selbst hingenommen werden müssen. Und nicht zuletzt ist einzuschätzen, inwieweit die dem Arzt nicht zu verwehrenden Intimkenntnisse über die Lebensumstände der Familie und ihre physisch-psychischen Konstitutionen als strategische Kenntnisse eingesetzt werden oder werden könnten. Auch Verschwiegenheit ist ein Geschäftsprinzip, ist keineswegs ein ethisch tabuisiertes Prinzip in den professionspolitischen Schriften. Es hat marktstrategische Bedeutung. Einerseits wird die Schwatzhaftigkeit unter die Dummheit gerechnet, der Betreffende, indem er sich durch Prahlen und Leutseligkeit vielfältig einzuschmeicheln versucht, schadet sich nur selbst, andererseits ist dann die gezielte Diffamierung und kalkulierte Indiskretion Abzeichen der ärztlichen Pfuscher. (Stark 1784, 12ff.)

Die medizinische Aufklärung versucht immer wieder, Kriterien für die richtige Auswahl seriöser Ärzte anzubieten. Diesem Bemühen steht entgegen, daß dem Publikum in medizinischen Dingen zu urteilen meist im gleichen Atemzug die Kompetenz abgesprochen wird. Zum anderen ist kaum zu verhehlen, daß alles ärztliche Verhalten von der jeweiligen Situation abhängt und insofern immer zugleich richtig oder kurpfuscherisch sein kann, ein Dilemma, das von einzelnen Autoren auch zugegeben wird. Senfft (1740-1795), Medizinprofessor in Würzburg, spricht in seiner Schrift z. B. alle möglichen Kriterien an, »verspielt« diese kritisch, bis der Bauer als Gesprächspartner endgültig verwirrt ist, Senfft dann die Vernunftgründe aufgibt und versucht, eine Vertrauenstypologie zu entwickeln. Vertrauen als pragmatische Hilfskonstruktion und suggestive Beschwörung nach einem riesigen erschöpften Diskurs durch alle Erfahrungsfelder! »Wenn Ihr ein festes Vertrauen auf Euren Arzt setzt, so wird er Euch nicht nur lieben, sondern auch fleißiger dienen. Man muß dem glauben, der es versteht und nicht den Ohrenbläsern und Weibern, die nichts verstehen.« (1781, 470 bzw. 497ff.)

Die Regeln der professionspolitischen Literatur über die vertrauensbildenden Maßnahmen, den Zugang zu dem Kranken und die Durchsetzung der Therapieart zeigen immer die gleichen Ambivalenzen. Der Arzt soll auf den Charakter der Klientel eingehen und zugleich immer sein wissenschaftliches Profil behalten. Nicht-Kooperation mit Sichtweisen der Klienten hilft nicht weiter, zu große Duldsamkeit diskreditiert auch. Der Arztberuf fordert große Biegsamkeit, wie Zimmermann sagt, aber allzugroße Biegsamkeit ist Kurpfuscherei. Es ist erforderlich, die Krankheit genau zu erforschen, den Kranken genau zu befragen, und zugleich ist nichts wirkungsvoller als zum Krankheitsbild gehörende Symptome schon vorweg zu wissen. Wenn sie »einige Symptome im voraus erraten, so daß sie dem Kranken, ohne abzufragen, sein Krankheitsbild vorhalten können, dann können sie auf seine Bewunderung und auf sein Vertrauen rechnen«. So wird empfohlen.

(Liehrsch 1842, 149; das gleiche als Kurpfuscherei: 115) Das hier passende Pfuscherbild sieht so aus:

»Mit aufgeblasener Miene in das Zimmer treten, gleich mit seiner feinen Nase aus der Atmosphäre und aus den Ausdünstungen urteilen, mit was für einer Krankheit der Kranke befallen sei. [...] Das gibt Zutrauen und Glück, die Leute denken sich schon, er könne durch Wunder heilen, weil er schon wisse, woran der Kranke leidet. Nun muß er pathetisch nach dem Puls bald an der linken, bald an der rechten Hand, bald an der Schläfe etc. fühlen, den Kopf brav schütteln, sehr bedenkliche Miene machen, die Sekunden-Uhr herausnehmen und ihn danach abzählen, bewundern, erstaunen und wohl gar bedauern, wie wunderlich, konfus und gefährlich der Puls gehe.« (Stark 1784, 86f.)

Zu dieser Bluffmethode wird noch 1900 geraten. (zit. Brand 1977, 127) Die Krankheit zum Sprechen zu bringen, ist unter diesen Bedingungen u. U. sehr schwierig. Wird der Arzt nicht hinreichend informiert, da sind sich alle Autoren einig, sollte keine Kur übernommen werden – aber, wendet Ploucquet (1744-1814), Medizinprofessor in Tübingen, ein, man verliert einen Kunden und hat wahrscheinlich den Spott dazu: Man »wendet sich eher an einen Pfuscher, der ihm ohne Bedenken Rat und Arzenei übergibt, die er frohlockend nach Hause bringt, auch mitunter über den kurzsichtigen Doktor spottet, der die Krankheit nicht habe begreifen können«. (Ploucquet 1797, 148) Die Untersuchung der Krankheit ist also eine sensible Kunst, die die ganze Geschicklichkeit des Arztes fordert. Hier ist alles individuell und subjektiv. Die Antworten, die der Arzt bekommt, hängen von seinen individuellen Fähigkeiten ab.

»Überhaupt führen Unbefangenheit und Vertrauen des Arztes auf seine Sache, passender Ausdruck und Ton, die Sprache der Wahrheit, der Überzeugung, der Teilnahme, der angemessene Ernst, in vielen Fällen die schonendste Diskretion, die leiseste und anständigste Berührung der in-Frage-begriffenen Punkte, die vertrauliche Erwartung einer gefälligen Willfahrung der vorgelegten Bitten, das vorwurfsfreie, entschuldigende Entgegenkommen, das beharrliche sanfte Eindringen in die aufzuklärenden Dinge, die Wahl der schicklichsten Zeit, das Abbrechen und Wiederanknüpfen usw. unter verschiedenen Umständen allermeistens zum Zwecke.« (Ploucquet 1797, 154f.)

Kein Wunder, daß unter sonst gleichen Bedingungen nicht zwei Ärzte die gleichen Antworten bekommen werden!

Die medizinische Situation leidet darunter, daß sie immer strategisch angelegt ist. Jede Maßnahme, Sichtweise, Auftretensart, hat die Doppelbedeutung der Sicherung von Einfluß und Konkurrenzvorteil. So setzt dann nicht nur der Laienheiler Maßstäbe, wenn er die Krankheit aus dem Urin »prophezeit«, behauptet, er verstehe die Krankheit ohne den Kranken zu sehen, ohne vom Kranken die Krankheit erklärt bekommen zu haben. Der akademische Arzt behauptet das gleiche, verwendet auch – allerdings den Laienheilern meist unterlegene – ähnliche Bluffmethoden oder Muster magischer Verwünschungen zur Kontrolle. Wohl kein professionspolitischer Autor läßt z. B. den Hinweis aus, zur Erzwingung der Kooperation des Kranken sei als letzte Hilfe darauf zu verweisen, daß der Arzt seine »Verantwortung« zurückziehe, damit alle Folgen dem Kranken als Schuld anlaste. Wie etwa Ploucquet sagt: »Übrigens kann bei fernerer Verweigerung hinzugesetzt werden, daß der Arzt weder der Natur, noch dem Kranken zu befehlen habe, sondern bloß Ratschläge erteile, es hänge also nur der Erfolg der Krankheit von dem Kranken selbst ab, der Arzt könne weiter nun für nichts mehr verantwortlich sein.« (Ploucquet 1797, 175; Liehrsch 1842, 168, 180)

Jeder Kranke wird auch heute, insbesondere im Krankenhaus, bei Nichtkooperation die gleiche Drohung mit dem gleichen Charakter magischer Verwünschung erleben. Eine ziemlich unverfrorene Wendung in Betracht der sonstigen Ratschläge, die dahin gehen, immer vage und vorsichtig zu bleiben, gerade um nicht zur Verantwortung gezogen zu werden. Hier überall findet »ärztliche Politik« statt, und diese beinhaltet nichts anderes, als sich nie eine Blöße zu geben, nie in die Denk- und Verhaltensweisen Einblick zu gewähren. Selbst wenn fehlendes Wissen oder Mangel an Hilfsmöglichkeiten zugegeben werden müssen, dann sind diese Zugeständnisse noch strategisch zu verkaufen. »So verlegen auch am Ende, besonders bei chronischen Krankheiten, der Arzt sein mag, so wird er es doch nicht geradezu sagen, daß er am Ende seines Lateins sei. Eine solche Äußerung führt den Kranken zu anderen Ärzten, selbst zu Pfuschern.« (Ploucquet 1797, 185) Wenn man nicht weiter weiß, kann man z. B. vorschlagen, einen zweiten Arzt hinzuzuziehen, das schafft Vertrauen. Unter Umständen kann man dann die Schuld am Tod dem Konsiliararzt zuschieben, aber das ist selbstverständlich verboten. (190) So sensibel aber auch der Diskurs zwischen Arzt und Kranken ist, so gibt es hier doch keine unüberwindliche Barriere. Es gibt offenbar immer genügend

Wege, Informationen zu bekommen. Auch bei verstockten oder informationsunfähigen Kranken ist Zugang möglich, sogar kann man der »Delikatesse« des Ausfragens der Frauen entgehen. »Überhaupt müssen Umstehende, Verwandte, Wärterinnen und dergleichen uns da zurecht helfen, wo wir oft selbst nicht fortkommen können.« (Stark 1784, 316; Neuearzt 1754, 62f.; Liehrsch 1842, 140) Aber man erinnere sich daran, wie verhaßt den Ärzten andererseits die Anwesenheit und der Einfluß der Umstehenden ist. Und genauso verhält es sich auch mit den bleibenden Ungewißheiten über die bestehende Krankheit, die dazu zwingen können, die Untersuchung des Körpers des Kranken selbst vorzunehmen: Das ist schulmäßig, und das ist auch möglich. »Wo von Lokal-Beschwerden die Rede ist, reicht die simple Angabe öfters nicht hin, man muß sich die Stelle mit dem Finger bezeichnen lassen, oft ist es nötig, solche selbst zu befühlen, zu sehen, auch bei manchen Krankheiten zu touchieren, nach Art der Geburtshelfer.« (Ploucquet 1797, 166f.) Eine Schwangerschaft fälschlicherweise nicht festzustellen, ist auch zu Zimmermanns Zeit ein unentschuldbarer Kunstfehler, und dennoch zeigen sich immer die gleichen Ambivalenzen. Wenn Ploucquet genaue, auch körperliche Untersuchung verlangt, dann warnt er sofort wieder, nicht »ohne Not sich zur Beschauung jedes Auswurfs, jedes Schadens allzu bereitwillig zu finden«. (121) Hier ist nicht nur wieder ein Übergang zur Pfuscherei zu finden, seine Dienstwilligkeit zu übertreiben, sich als gründlich einzuschmeicheln, sondern auch der Bereich des unteren medizinischen Personals, der Bader oder Chirurgen und Krankenwärter, von dem sich der akademische Arzt abzugrenzen hat. 1842 wird die unnötige Verwendung chemisch-physikalischer Untersuchungsmethoden kritisiert: Exakte Untersuchung sei nötig – aber eben nicht an Apparate gebunden – deren Verwendung sei in der Regel »spielender Scharlatanismus«. (Liehrsch 1842, 145) 1860 wird geklagt, daß die – immer noch neuen – Untersuchungstechniken in der Privatpraxis kaum angewandt werden können, weil sie dem Klientel Unbequemlichkeit mache und die konkurrierenden Ärzte behaupten, sie könnten »ohne solche Weitläufigkeiten« genausogut kurieren. (Heutige Privatarzt 1860, 48) In den neunziger Jahren gibt ein alter praktischer Arzt Auskunft über seine Stellung zur jetzt hochmodernen Bakteriologie: »Mein lieber Prof. Naunyn, ich rieche die Bazillen, alle Bazillen.« (Naunyn 1925, 471) Es sind vor allem die Konkurrenzverhältnisse des

Heilpersonals, die die Art und die Verwendung der Diagnosetechniken beeinflussen.

Barrieren des Zugangs zu dem erkrankten Körper bestehen durch professionspolitische Rücksichten, viel weniger durch die Tabuisierung des Körpers. »Man hat noch keinen gesehen, der bei Geschwüren im sonst bedeckten Teile sich nicht hätte anrühren, betrachten oder behandeln lassen«, bemerkt Tissot. (1786, 150f.) Daß Klistiere »bei den meisten Personen außerordentlich verhaßt« sind, wie Tissot ebenfalls anfügt, liegt aber nicht an der hier erreichten Schamgrenze. Klistiere waren offenbar Gegenstand volkstümlichen Vorurteils, weil sie in der älteren Zeit nur als letztes Hilfsmittel benutzt wurden, so daß der eingetretene Tod dieser Therapie zugeschoben wurde: »Sobald ein Arzt ein Klistier verordnet, so schreit der Pöbel ihm mit vollem Halse entgegen: ›Ein Klistier der Sarg vor der Tür‹.« (Baldinger Bd. 1, 1768, 18) Allerdings wird immerhin noch 1825 ein »Beispiel zur Warnung« gegeben, mit dem erinnert wird, wie wichtig eine genaue Untersuchung für eine erfolgreiche Therapie ist: »Wie wohl die Antwort mehr verneinend als bejahend ausfiel, so beruhigte ich mich nicht, sondern nahm meine Hand zu Hilfe und entdeckte wirklich einen Bruch in der rechten Leiste von der Größe eines Hühnereies, welchen die Kranke bisher für eine Drüse gehalten hatte.« Gewarnt wird vor dem Verhalten des vorher konsultierten Kollegen, der sich vorschnell auf die Angabe der Kranken verlassen und lächerliche Krampftropfen verordnet hatte. (Journal d. praktischen Heilkunde, Hufeland, Hg., 1825, 5. Teil, 117ff.) Der Fall ist nur insofern nicht verallgemeinerbar, als hier eine zahlungsunfähige Kranke betroffen ist. Der örtliche Pfarrer hatte um einen zweiten Arztbesuch gebeten, die praktischen Ärzte waren immer nur zu einem unbezahlten Besuch verpflichtet. Es handelt sich also eher um die Vernachlässigung von Armen als um die Achtung von Intimitätsschranken, denn hiermit wäre eine arme Kranke in keinem Fall durchgekommen. Umgekehrt hätte der erste Arzt bei zahlender Klientel den Bruch auch durch Befragen herausgefunden – allerdings gehört die Bruchbehandlung eigentlich noch in das Milieu der nicht-akademischen Chirurgen.

Die Einrichtung der Kur und die Medikamentierung verlaufen wieder nach dem dargestellten Muster. Selbstverständlich geht der Arzt nach bestem Wissen und Einsicht vor, das ist generell unterstellt. Aber der Kranke kooperiert nicht, widerspricht oder will eigene Mittel verwenden, zumindest besteht immer die Möglichkeit, daß der Kranke eigene Vorstellungen haben könnte. Kompromisse können nicht geschlossen werden, die Autorität scheint völlig darin zu liegen, daß der Arzt seine Sichtweisen durchsetzt.

»Dem Kranken dürfen Sie nie, selbst bei den gleichgültigsten Dingen nicht, die Wahl lassen, sonst gerät er auf den Gedanken, daß Sie selbst unwissend sind und wird die Wissenschaft nicht eben achten lernen, deren Prinzipien so wenig festgestellt sind, daß das eine oder das andere erlaubt ist. Wozu sind denn die Ärzte da, wenn sie die Wahl der Mittel dem Kranken überlassen wollen.« (Liehrsch 1842, 167; Plädoyer für Nachgeben: 162f.)

Zugleich ist es nutzlos, auf einer richtigen Sicht strenger Diätetik, auf wie immer gearteten gefährlichen oder unangenehmen Arzneien zu beharren, gegen den Willen des Patienten. Nur in der Hospitalpraxis, erinnert Ploucquet, »dort kann er befehlen, kann durch militärische und andere Gewalt sich Gehorsam verschaffen«. Die Privatpraxis aber verlangt Kooperation des Arztes.

»Etwas muß er daher, wie schon Hippokrates tat der Gewohnheit des Kranken, dem Vorurteil der Individualität aufopfern, will er anders nicht getäuscht werden, und wohl gar auch seine übrigen Verordnungen in einer Art von Insurrektion zu Boden getreten sehen. Auf der anderen Seite aber ist man auch übel beraten, gibt man allzu viel nach, so schließt der Kranke daraus, es müsse mit der Diät ebensovieles nicht zu bedeuten haben.« (Ploucquet 1797, 175f.)

Der Ausweg sind die »kleinen Strategeme« und »gutmütigen Listen« – oder ist das schon wieder Pfuscherei? Der Arzt sei, sagt Baldinger (1738-1804), Medizinprofessor u. a. in Marburg, wegen des Widerstandes »oft in die Notwendigkeit gesetzt, seine Kranken zu ihrem eigenen Vorteil zu betrügen«. Er gibt Medikamente, wobei er die Absicht verhehlt, »um einem einfältigen Widerspruch auszuweichen und ein unnützes Geschwätz zu vermeiden, das zu nichts hilft«. (Baldinger 1768, Bd. 1, 147f.) Aber das sind kräftige Worte, die sich ein normaler Praktiker nicht leisten kann. Es empfiehlt sich, nach dem »praktischen Takt« vorzugehen, aber es empfiehlt sich auch, nicht immer die gleichen, akzeptierten Mittel anzuwenden – die Feinde und die Konkurrenz lauern immer: »Wenn der Kranke oder Laurer vor der Ankunft des Arztes schon voraussagen kann, was der Arzt verordnen werde, so gibt dies Anlaß, wenigstens bei dem Pöbel, ihm gewisse Spottnamen beizulegen, als Brech-, Wurm-, Wein-, Rhabarber-, Aderlaßdoktor usw.« (Ploucquet 1797, 180) Diese alten medizinischen Verhältnisse, die um den Kranken organisiert sind – die »bed-side-medicine«, obgleich der Arzt keineswegs immer selbst am Krankenbett untersucht und therapiert, sondern auch durch Boten und Schriftwechsel tätig ist – bedeuten für den Arzt in allen Etappen eine komplexe Machtbalance. Auch die Kenntnis der Krankheit und die Kenntnis der Wirkung von Arzneien in den Krankheiten hängen stark ab von der Kooperation der Patienten. Der Arzt weiß und kann so viel, wie es seine Klientel zuläßt. Das aber hängt durchaus wieder ab von seinem Geschick, seinem Einfühlungsvermögen und seinen Verkaufstalenten. Das Arzt-Patienten-Verhältnis ist eine komplexe Interaktionsbeziehung, die für den Arzt viele unangenehme Elemente enthält und die unendlichen Klagen über das Publikum verständlich machen. Die bisherige Darstellung soll den Hintergrund abgeben für die folgenden Überlegungen, welche Entwicklungsbarrieren hin zu der medizinischen Kultur unserer heutigen Verhältnisse in der alten Arzt-Patienten-Beziehung enthalten sind. Werden solche Barrieren deutlich, dann sind auch die Entwicklungsimpulse zur Modernisierung der Medizin besser erkennbar.

Foucault hat gezeigt, wie sich seit etwa 1800 der »ärztliche Blick« umorganisiert, von dem verbalen Diskurs ablöst, der den Arzt vom Kranken abhängig macht, in den bisher undurchdringlichen Körper eindringt, dort den »Sitz« der Krankheit selbst lokalisiert, von der der Kranke keine Ahnung haben kann. (Foucault 1973) Unter dem restrukturierten Auge des Arztes soll der Körper in topographische Schichten zerlegt werden, Landkarten, die dem Kundigen jede gewünschte Auskunft geben sollen, unabhängig davon, ob der Kranke auskunftswillig oder erklärungsfähig ist. Die Rolle des Kranken ändert sich dadurch grundlegend, denn in der medizinischen Situation kann er zunehmend aus dem Zentrum in die Peripherie der Aufmerksamkeit gedrängt werden. Seine Leidenskenntnisse werden belanglos, wenn der Arzt das für ihn Notwendige selbst sieht, zugleich damit werden auch seine Bezugspunkte für die Kontrolle der medizinischen Situation entwertet. Man könnte diese Aspekte der Verwissenschaftlichung der Medizin für einen Geniestreich halten, der eine große Anzahl von Schwierigkeiten mit der Klientel beseitigt. Diese sind aber alt und immer als solche empfunden worden, so stellt sich die Frage, warum Kontrolle des Patienten erst seit 1800 möglich ist.

Wenn man daran gewöhnt ist, in der Sichtweise der Schulmedizin den Fortschritt der Medizin an dem zunehmend schärferen Blick abzulesen, also wie das Spezifitätsparadigma möglich wird, Krankheiten besser identifizierbar, abgrenzbar und lokalisierbar und dadurch spezifische Therapien möglich werden, dann müssen die herrschenden Ganzheitskonzeptionen als die wichtigste Entwicklungsbarriere erscheinen. Das Objekt der Heilkunst ist

»der organisch lebende Körper, der seine bestimmten Grade von Leben hat, aber nicht als ein Aggregat der Materie, sondern als ein nach dem inneren Prinzip angeordnetes System anzusehen ist, der durch Spontaneität wirkt, der die Eindrücke anderer Körper auf eigene Art aufnimmt und auf eigene Art zurückwirkt, und der, um nicht bloß zufälligen äußeren Eindrücken überlassen zu sein, sich selbst erregende Stoffe erzeugen muß.« (Stoll 1802, 143)

Die Körper und ihre Krankheiten zeigen unendlich viele Variationen. »Die Natur der Körper und ihre verschiedene Verbindung ist imstande, noch täglich neue Krankheiten zu erzeugen, die das scharfsichtigste Auge des Naturforschers nicht zu bestimmen weiß. Eine krumme Linie kann unendlich verschieden krumm sein.« (Gruner 1772, 182) Und Autopsien, denen später die Ordnung der Symptome zugetraut wird, vermehren die Variabilität noch weiter.

»Man sah in unseren Zeiten, daß die Natur im Bau des menschlichen Körpers unendliche Abweichungen vornehme und daß die fehlerhafte Lage, Bildung, Anzahl, Zusammenhang, Größe und Richtung der Gefäße, Eingeweide, fleischigen Teile usw. eine mannigfaltige Ursache unzähliger Krankheiten abgebe. Man würde nicht einmal von so mannigfaltigen widernatürlichen Bedingungen der Teile unseres Körpers träumen, wenn sie uns nicht das anatomische Messer gelehrt hätte.« (Baldinger 1768, Bd. 1, 83f.)

Die Ganzheitskonzeptionen müssen die unendliche Zahl der Symptome, die der Arzt sieht, notdürftig ordnen und ihnen Sinn geben. Man denkt in Systemen, Gesundheit wird als Balancezustand zwischen den Körperkräften aufgefaßt: Die richtige Mischung der Säfte des Körpers, die richtige Stimmung der Körperfasern. Krankheit ist Aufhebung der Balance und Versuch, diese wieder herzustellen. Diese Systeme entsprechen viel weniger den bestehenden, durch die exakten Methoden überprüfbaren Kenntnissen, sondern beruhen auf groben Analogieschlüssen. Welcher Stoff jeweils im Krankheitsfall die Balance stört und letztlich zum Absterben des Systems führt, wird als gänzlich unklar bezeichnet. Eine Störung kann irgendwo im Körper beginnen, sich irgendwo anders festsetzen, kann mehrere Entwicklungsstufen durchlaufen, bis sie zur endgültigen Desintegration führt.

»Verstopfungen unterschiedlicher Eingeweide, hauptsächlich der Leber und des Gekröses, welche notwendig durch die Untätigkeit und besonders durch die Leidenschaften entstehen, die, da sie die Ordnung der Absonderungen der Galle alsofort stören, machen, daß diese in ihren Kanälen stekkenbleiben, sich daselbst verdicken und sogar verhärten«, ein Gallenstein entsteht, wird dieser nicht entfernt oder behandelt, wird »endlich eine jämmerliche Gelbsucht verursacht, die durch eine unheilbare Wassersucht endigt.« (Tissot 1770, 62)

Aber hier ist fast durchgängig klar, daß es sich sowohl bei der Art der Störung als auch bei dem Systemcharakter des Körpers um Abstraktionen handelt, Metaphern, Annäherungen an die empirischen Prozesse, die man nicht besser versteht, die aber notwendige Hilfsmittel sind, um das Erfahrungswissen zu ordnen. Wenn man die Bewegungs- und Abnutzungsprozesse besser verstünde, z. B. durch die Erkenntnisse der organischen Chemie, dann könnte man auf die subjektiven Begriffe verzichten. So aber ist an Konzepten wie »Lebenskraft« festzuhalten, diese drückt den Systemcharakter des Organismus aus, bleibt aber eine Hilfskonstruktion, die nur »das Verhältnis besonderer Erscheinungen [...] zu ihrer besonders gebildeten und gemischten Materie« angibt. (Reil 1795, 96) Es können nicht die Ganzheitskonzepte sein, die die Kenntnisentwicklung hindern, denn in den medizinischen Philosophien vor 1800 findet sich in der Regel eine Mischlage von unspezifischen Kräfte- und Balancekonzepten und Lokalisierungsvorstellungen, denen im folgenden der Fortschritt zugetraut wird.

Aber wie sollen die festgestellten Erkenntnislücken geschlossen werden? Einerseits seien theoriefähige Erfahrungen in der Medizin möglich, alles sei im Prinzip beobachtbar, zum anderen wird insistiert, daß die eigentlichen Ursachen, letzte Gründe der Krankheiten, Lebensprozesse usw. nie gekannt werden können. Es ist darauf hingewiesen worden, daß dem erkenntnisleitenden Sensualismus der Zeit eine »passive Psychologie« zugrunde liegt, d. h. das Selbstverständnis des Forschers geht dahin, alte und neue Erfahrungskenntnisse zu sammeln, zu kategorisieren und in eine logische Ordnung zu bringen. Vorbild sind die botanischen und naturgeschichtlichen Klassifizierungssysteme der Arten und Familien von Spezies, hier also Krankheitsentitäten. Krankheiten haben ihre eigene Natur, typische Abläufe und Symptome, die sich am Kranken feststellen lassen. Nicht die erkrankten Körper, sondern die Krankheit muß untersucht werden, d. h. das wechselnde Spiel der Symptome muß aufgefaßt werden in bezug auf die passenden Krankheitskategorien, die sie repräsentieren. (Rosen 1946, 331; Lesky 1954) Trotz der Betonung der Analyse bzw. der »Zergliederung« der zusammengesetzten Erscheinungen in ihre Elemente wird also nicht etwa die experimentelle und intervenierende Untersuchung der organischen Lebensabläufe angezielt. Die Medizin als empirische Erfahrungswissenschaft wird z. B. so beschrieben:

»Der Arzt befindet sich wie der Naturforscher überhaupt im Felde der Erscheinungen. Diese werden am Krankenbette ihm geliefert, und diese sind Gegenstände und selbst ihre Erkennung ein Teil seiner medizinischen Kenntnisse. [...] Die ganze Heilkunde ist empirische Erfahrungsdoktrin, die Wahrnehmung muß also die Gegenstände dazu liefern.« (Röschlaub, Magazin zur Vervollkommnung der theoretischen und praktischen Medizin 1799, Bd. 3, 1. St. 252)

Das Bett des Kranken ist der Ort, die direkte sinnliche Wahrnehmung die Instrumente der Medizin, wesentlich Privatpraxis mit allen genannten Beschränkungen. An der Analyse der physiologischen Ablaufprozesse und, als Voraussetzung, der Lokalisierung von Störungen in Körperregionen, wird retrospektiv der eigentliche Fortschritt festgemacht. Die medizinische Aufklärung schließt diese Elemente nicht aus, aber sie beharrt vor allem auf dem Systemcharakter ihres Gegenstandes – das ganzheitliche Modell ihrer Problemkonzeption selbst widerstrebt den retrospektiven Fortschrittssichtweisen.

Die medizinische Aufklärung sucht eine neue Einheit der Wissenschaft, aber sie sucht sie traditionell am Kranken zu finden. Hier hat sie ihren ganzen Antrieb und auch ihre Begrenzung. Die Erfahrungen, die zu ihrer Vereinheitlichung notwendig sind, müssen am Krankenbett gemacht werden. Es ist nicht an eine qualitativ neue Erfahrung gedacht, etwa die der chemischen und physikalischen Wissenschaften. Deren Ergebnisse müssen zwar studiert werden, sind aber nur in unsicheren Analogieschlüssen verwendbar. Das Problem ist eher, daß es zu viele Erfahrungen gibt, die in einem neuen vernunftgemäßen System zusammengefaßt werden müssen. Das gesuchte rationale System muß auf der exakteren Beobachtung der Krankheiten beruhen. Der Arzt als Naturforscher beobachtet vor allem die Natur am Menschen – wichtiger, wie sich die Natur gegen externe Zumutungen ihrer Integrität wehrt. Maßstab der Erfahrungskenntnisse kann nur die rationale Vernunft sein, die feststellt, vergleicht und beurteilt – und natürlich die Konsens herstellende professionelle Öffentlichkeit. Hier ist man aber keinen Schritt weiter. Wenn die Vernunft die einzige einheitsspendende Instanz der Erfahrung ist, muß sich herausstellen, daß jedes Argument, vielleicht logisch einwandfrei, dennoch nur mehr Appell ist. Wie kann man die Richtigkeit einer medizinischen Überzeugung beweisen, wenn vorgeblich jeder Arzt etwas anderes beobachtet und sich darauf ein eigenes System macht? Sind Erfahrungen falsch, wenn man versucht, sie zu wiederholen und dabei zu anderen Ergebnissen kommt? Die Überzeugung vom rationalen Charakter der Körper-Maschine, die also nach limitierten Regeln funktioniert, die feststellbar, kontrollierbar und in ihren Wirkungen reproduzierbar sein müssen, kann nur unendlich paraphrasiert werden, Überzeugen bei abweichenden Meinungen ist unmöglich. (Eschenmayer 1799) Hier liegt das Dilemma der »bedside-medicine«: Die Erfahrungskenntnisse ermöglichen zwar eine durchschnittliche Erfolgsfähigkeit ihrer Therapien, aber eine Einheitlichkeit über ihre Grundlagen und die Art der erzielten Wirkungen läßt sich auf ihrer konkurrenzhaft atomisierten Basis nicht herbeiführen.

Einen Ausweg zeigen dann die französischen Physiologen, die versuchen, eine neue, objektivere Vereinheitlichungsgrundlage als die üblichen Klassifizierungssysteme zu schaffen. Bichat (1771-1802), am Anfang dieser Forschritte der modernen Medizin, schreibt 1801: »You can take notes for twenty years from morning to evening at the sickbed on the desease of the heart, lung, stomach, and you will reap nothing but confusion. The symptoms corresponding to nothing will offer but incoherent phenomena. Open a few corpses, and immediately this obscurity which observation alone would never have removed, will disappear.« (zit. Ackerknecht 1967, 56) Aber so einfach ist es auch nicht. Der Zugriff auf den toten Körper und das Lernen am toten Körper ist mit einer Anzahl von Problemen verbunden, die um 1800 noch recht deutlich sind. Die Verfügbarkeit von Leichen wird meist als eines der wichtigsten Hemmnisse der Entwicklung der Medizin betrachtet: Die Körperintegrität auch des toten Körpers, die Achtung der Ehre der Toten, die den Tod umgebenden populären Ängste tabuisieren den toten Körper. Der professionelle Umgang der Abdecker und Scharfrichter mit Leichen macht diese zu unehrlichen Leuten. Aber die Leichen der Verbrecher, Selbstmörder, Ertrunkenen usw. fallen in den Besitz des Staates und damit unter das Seziermesser der Ärzte. Dieser Kontext von staatlicher Gewalt und Bestrafung, grenzenloser Zugriff selbst noch auf die Leiche des Betroffenen, scheint das Lernen am toten Körper lange überlagert zu haben. Nicht das immer wieder im Sinne des Fortschritts verständnisvoll zitierte Stehlen von Leichen zu wissenschaftlichen Zwecken enthält das orientierende Motiv. Es ist umgekehrt dieser Gewaltzusammenhang von Todesstrafe und verletzter Körperintegrität, die den lernenden Blick des Arztes präformiert und irritiert. Es gibt eine Vielzahl von Hinweisen, die deutlich machen, daß dieser privilegierte Zugang zum toten Körper noch lange mindestens ebenso zu Demonstrationszwecken des sozialen Status, der Produktion von emotionaler Distinktion, Ausweis von Natur-Beherrschung dient wie zu wissenschaftlichen Zielen. Zu denken ist hier z. B. an die Anlage von anatomischen Kuriositätenkabinetten, die die Attraktion der Medizinschulen ausmachte. Die anatomische Sammlung der Universität Heidelberg z. B. wußte sich durch die Ausstellung der Gerippe des Schinderhannes und des Schwarzen Peters ein besonderes Ansehen beim breiten Publikum zu gewinnen. (Kußmaul 1899, 195; Leichenklau für eine private Kuriositätensammlung, 226f.) Zu denken ist auch an die Skelette und Präparate, mit denen sich die Praktiker als gruseligen Ausweis von Wissenschaftlichkeit ihre Ordinationszimmer dekorierten. Ploucquet empfiehlt, sich als Ausweis der Gelehrsamkeit eine »auserlesene Bibliothek, etwas von anatomischen Präparaten, von Naturalien, physikalischen Instrumenten usw.« zuzulegen. (1797, 68) Eine Praxis mit chrom- und lackglänzenden Apparaturen mysteriöser Bestimmung oder die schon veralteten, überquellenden Instrumentenschränke, die heute die gleiche Funktion haben, fehlen natürlich noch. Anatomische Präparate symbolisieren die professionelle Dominanz in einem Gewaltverhältnis, für das der Medizinstudent Kontrolle seiner Affekte zu lernen hat. Erhard schließt seine Diskussion des »Rechts, Kadaver zu sezieren« mit der Warnung, daß der Prosektor darauf zu achten habe, »daß das anatomische Theater nicht eher einem Tummelplatz, auf dem sich Kannibalen mit der Verstümmelung der Körper ihrer Feinde ergötzen«, gleiche. (1800, 168) Klencke berichtet von einem kannibalischen Exzeß im Präpariersaal der Hannoverschen Chirurgenschule in den vierziger Jahren: Unbeaufsichtigt waren die Studiosi »in wilder Aufregung [zu] einem Wurfkampf gegeneinander« übergegangen.

»Jeder hatte eine abgesägte Hirnschale von Menschen, mit blutigen Fleischstücken gefüllt in der Hand, und beide Parteien suchten sich durch eine Kanonade mit Fleischlappen aus dem Feld zu treiben. Zwischen beiden Parteien in der Mitte des Saales lagen auf kreuzförmigen Tischen, und in der ausgebreiteten Armstellung wie Gekreuzigte, zwei furchtbar zerfleischte Menschenleichen, [...] So fürchtete ich jeden Augenblick getroffen zu werden, was mich, bei meinem zum höchsten gesteigerten Ekel, in eine Fieberhaftigkeit versetzte.« (Klencke 1855, Bd. 1, 39-41)

Das Lernen am toten Körper hat auch immanente Grenzen in den bestehenden Konzeptionen und Metaphern der Körperprozesse. Was sieht man eigentlich am toten Körper? Die bestehenden mechanistischen oder vitalistischen Theorien selbst helfen nicht viel weiter. Das Räder- oder Gestängegetriebe, die Blasebälge und Retortensysteme der virulenten physikalischen und chemischen Metaphern, genauso wie die Vorstellungen vitaler Lebensprinzipien, beziehen sich auf den lebenden Körper. Von alledem zeigt der tote Körper nichts mehr. Rademacher z. B. meint, eine große Zahl von Krankheitsursachen lägen »in der feinen, nicht anschaubaren Struktur, in der Mischung der Säfte, in der krankhaft veränderten Lebenstätigkeit. [...] Wenn der Kranke an einem solchen Übel stirbt, so steht es dem Arzte frei, über die Ursachen der Krankheit und des Todes zu resümieren, denn das anatomische Messer kann ihn nicht zum Lügner machen.« (Rademacher 1804, 182) Eine Anzahl von Fehlern in der Gesamtkonstitution und den Organen lassen sich an der Leiche feststellen, nicht aber solche an den eigentlichen Lebensprozessen. Wenn das integrierte Ganze die eigentliche Lebenspotenz ist, ist der tote Körper nur mehr ein Rest, ein Kadaver. Aus einer Sektion kann man daher für die Praxis, für den lebenden Körper, nichts Direktes lernen. Ich kann nicht wissen, wie die Verderbnisse im lebenden Körper gerade aussehen, meint Erhard, hier bin ich auf die Interpretation der Symptome angewiesen und kann nur nach diesen vorgehen. (1800, 165 f.) Also doch eher ein konzeptionelles Problem? Das ganzheitliche Interesse am lebenden Körper reduziert die Bedeutung des Lernens am Toten. Autopsien gelten vor allem als Hilfsmittel für Studenten, die grobe Typologie des Körpers kennenzulernen und sich in chirurgischen Techniken zu üben; sind vor allem Maßnahmen der Gerichtsmedizin und daneben immer wieder Versuche, bei spektakulären Erkrankungsbildern oder Krankheitsabläufen die angenommenen mysteriösen Ursachen zu finden. Das sind aber alles Randbereiche der medizinischen Aufmerksamkeit. Wichtiger sind wohl die soziologischen Determinanten der praktischen Medizin. Die »bedside-medicine« oder Symptom-Medizin interessiert vor allem der Kranke und inbesondere die zahlungsfähige Klientel – nicht mehr die Leiche. Die sozialen Beziehungen, die diesen medizinischen Verhältnissen zugrunde liegen, lassen nicht zu, daß offen an wie immer vorsichtige Experimente oder an Suche nach wissenschaftlichen Ergebnissen gedacht werden könnte. Die höheren gesellschaftlichen Klassen, auf die die akademische Medizin zugeschnitten ist, die die Abnehmer der ärztlichen Dienstleistungen sind, determinieren auch, was und wie die Ärzte lernen bzw. was als praxisrelevant angesehen wird. Gegen Leichenöffnungen ist aber der Widerstand allgemein. 1860 wird beklagt, daß der praktische Arzt es sich nicht leisten dürfe, um die Sektion eines Verstorbenen zu bitten. Mit Entsetzen und Abscheu wende sich das Publikum einem anderen Arzt zu, der »die Krankheit nicht erst nach dem Tode seines Patienten zu lernen nötig hat«. (Heutige Privatarzt 1860, 47)

Foucault gibt ein Beispiel, das ein weiteres zentrales Problem berührt: Was sind eigentlich die Bezugspunkte beim Lernen? Was soll gelernt werden am toten Körper? Nach exakt empirischen Methoden hatte Meckel in den sechziger Jahren des 18. Jahrhunderts die Gehirnveränderungen bei verschiedenen Krankheiten untersucht. Er hatte das Gehirn der Leichen in gleich große Würfel geschnitten und gewogen. Der Vergleich der Gehirne von Gestorbenen mit spezifischen Krankheitsmerkmalen mit denen ohne solche ergibt eine Anzahl von Unterschieden: »Das Gehirn des Manischen ist leicht, trocken und bröselnd, da die Manie eine lebhafte, heiße, explosive Krankheit ist; das Gehirn der Schwindsüchtigen ist ausgezehrt und schlapp, träg und blutleer, da die Schwindsucht zur allgemeinen Klasse der Blutflüsse gehört.« (Foucault 1973, 29) Die Variationen der Abweichungen von der angenommenen Balance können exakt gemessen werden. Damit ist genau bestimmbar, wie sich eine Krankheit in einem Organ niederschlägt – aber was gewinnt man mit der genauen Gradeinteilung? Die Beziehung von Krankheit und Organ, genauso wie die Vermessung in Beziehung zum Charakter der Krankheit bleibt qualitativ. Die Messung bezieht sich auf irgendeine Mechanik des Körpers, die Beziehung von Maßstab und Gemessenem erklärt so nichts und objektiviert nichts über das schon vorher Bekannte hinaus. Die Operation erreicht keine Objektivierung der Beobachtung, überschreitet nicht den qualitativen Bezugsrahmen und ist dennoch ihrem eigentlichen Bedarf nicht näher gekommen: der Verfeinerung des individualisierenden, qualitativen ärztlichen Blicks. Die »Meßkünstler« verdoppeln nur die Qualitäten, lassen aber nichts Neues sehen, während ihre Konstrukte oft absurd der täglichen Erfahrung widersprechen. Das ist noch das Argument gegen die »Exakten« seit der Mitte des 19. Jahrhunderts. (Stromeyer 1875, Bd. 2, 140) Die sich um Objektivität bemühenden Ärzte können nicht angeben, welche Qualität ihre Messungen haben, die sie auch mit Thermometer, Mikroskop, Uhr usw. unternehmen. Andererseits fühlt sich der qualitative ärztliche Blick verwirrt und zur Unverarbeitbarkeit überlastet durch die reine Quantität der für die Messung nötigen Patienten, Leichen, Daten. Die Aufgabe, die vielen verschiedenen Qualitäten der Symptome der Individualität eines integrierten Systems zu erkennen, wird zunehmend unmöglich mit der Zunahme der Zahl der Patienten. Die ausschlaggebenden Unterschiede, die Besonderheiten eines einzelnen Falles verschwinden, je mehr Kranke untersucht werden.

»Der Geist läuft nicht so geschwind als diese Ärzte. Ein sehr beschäftigter Arzt sieht zu viel und denkt zu wenig. Die Beweglichkeit der Gegenstände erlaubt ihm nicht, sie zu beobachten, sie wischen sich untereinander mit der gleichen Behendigkeit aus, und alles, was davon übrig bleibt, ist ein verwirrter Eindruck, ein leeres Eingedenken.« Und das Ergebnis ist dann wieder Kurpfuscherei: »Dieser Esculap [...] stellt sie [Kranke] gemeiniglich in vier Reihen und verordnet der ersten Reihe Aderlässe, der zweiten eine Purganz, der dritten ein Klistier und der vierten eine Luftveränderung.« (Zimmermann 1763, 223f.; meint Privatpraxis)

Und das ist nun wirklich keine »bed-side-medicine« mehr. Diese ist elitär und exklusiv und erreicht ihre Seriositätsschranken eigentlich schon, wenn ein Praktiker »gesucht« und »vielbeschäftigt« ist. Denn sie ist zentriert auf den einzelnen Kranken, an dem und für diesen sammelt sie ihr Erfahrungswissen. Strikt genommen braucht sie auch so keine objektiven Maßstäbe, nicht die Evaluation der Diagnose an der Leiche, denn Irrtümer sind auch dadurch nie auszuschließen, und im Regelfall ist sowieso die jeweils beste Therapie angewandt worden. Erst recht ist kein abstrakt-numerisch organisierter Bezugsrahmen notwendig. Beide, serielle Autopsien und auf Massendaten beruhende Statistik, sind vielmehr Abzeichen der Krankenhausmedizin, die damit der modernen Medizin ihren Stempel aufgedrückt hat.

Die »bed-side-medicine« lernt am lebenden Körper. Aber sie lernt eher, indem sie beobachtet, wie die natürlichen Abwehrkräfte des Körpers arbeiten. Dazu taxiert sie die äußeren Krankheitserscheinungen nach dem bisherigen Verlauf, den Körperausscheidungen, den Wahrnehmungen des Kranken, den vielfältigen Spuren der Körpersprache. Als Beispiel des qualitativen Blicks wird meist die Pulstypologie genannt, weil hier später nur gezählt wird, aber noch individueller ist die Taxonomie der Ausscheidungen, des Stuhlgangs, des Schweißes usw. (Senfft 1781, 158 ff.; Tissot 1770, 41 ff.) Die abwartende Haltung in hippokratischer Orientierung gilt um 1800 als die seriöseste Methode, denn sie verwirrt nicht mit kräftigen und wechselnden Medikamenten die Symptome, läßt vielmehr die Krankheit deutlich hervortreten und ermöglicht dem Körper, zu entscheidenden Krisen zu kommen, zu denen dann auch der Arzt richtig unterstützend oder schwächend eingreifen kann. Gewiß, die expektative Methode kann Kurpfuscherei sein, und sie kann unter Marktbedingungen strikter Wirksamkeitsforderung undurchführbar sein. Medizin ist hier in jedem Fall Spurenlesen. Aber dadurch ist diese Art Naturbeobachtung zeitaufwendig, elitär wie ihre Klientel, erfordert einen ausgiebigen Dialog mit dem Kranken. Der Arzt verbringt u. U. Stunden am Krankenbett. Noch am Ende des 19. Jahrhunderts wartet der Arzt Krisen und die Wirkung von Medikamenten ab, bevor er seinen Krankenbesuch beendet. Weil diese Medizin Spurenlesen ist, ist der Zugang zum Körper bzw. zu seinen Symptomen und zum Kontextwissen über den Kranken, das die Symptome erklärt, so ausschlaggebend. Und weil diese Medizin im Hause des Kranken stattfindet, in der spezifischen Öffentlichkeit des Krankenbettes, in der der Arzt unter vielen Ohren und Augen auskunftspflichtig gemacht wird und verletzbar, falls seine Therapien mißlingen, besteht dieses dem Arzt immer unangenehme Übergewicht der Partei des Kranken.

Die sozialen Determinanten der Medizin erscheinen zentral wichtig auch für die Entwicklung der medizinischen Kenntnisse. Eine wirkliche Entwicklungsbarriere besteht in der Verwendungsfähigkeit der erwartbaren Lernergebnisse von Untersuchungen und Forschungen. Was letztlich auch professionspolitisch entscheidet, ist nicht eine abstrakte Wissenschaftlichkeit, sondern Erfahrung am Krankenbett. Und diese wird nach Jahren gezählt, und dazu einzelne, möglichst spektakuläre, glückliche Kuren, die das Publikum weitererzählt und damit für Popularität sorgt. Die »bedside-medicine« lernt z. T. unter schwierigen Bedingungen, weil sie in ihrem Tun durch die Klientel limitiert ist. Sie kann nicht unter kontrollierten Umständen arbeiten, kann keine methodisch gesicherten Vergleichsuntersuchungen machen. Aber wofür braucht sie das auch? Sie ist nicht auf einen durchschnittlichen Patienten bemessen und braucht keine objektiven Normalitäts-Standards. Aber der Arzt muß wissen, wie der Kranke in gesunden Tagen lebt, welche Umstände für ihn regulär sind usw. Die weiteren Entwicklungshemmnisse der Medizin bestehen vor allem durch die Konkurrenzsituation, durch die hier hervorgebrachten Kurpfuschereien, die erraten statt korrekt zu untersuchen, die nach Mode und Politik medikamentieren, Diagnose und Therapie nach Undurchsichtigkeit und Rückversicherung im Zweifelsfall nahelegen. Es ist extrem wichtig, daß die Entwicklung der Medizin nicht so sehr mit dem Fortschritt der Wissenschaft erklärbar ist als vielmehr mit einem Mentalitätswechsel, der möglich wird, wenn ein Teil des Publikums, zwar Klientel der akademischen Medizin, aus dem Markt medizinischer Dienste herausgenommen wird, so daß sich hier veränderte Arzt-Patienten-Beziehungen bilden können, die dem Arzt absolute Dominanz ermöglichen: die Krankenhausmedizin.

4.4 Krankenhausmedizin

Im Krankenhaus ist alles anders als im Haus der Kranken: Hier gibt es keine Öffentlichkeit, keine externe Kontrolle ärztlicher Tätigkeit, zumindest ist diese extrem eingeschränkt. Es besteht keine Möglichkeit für den Patienten, seine Kooperation zu verweigern, selbst andere Dinge zu probieren, mit anderen Vertrauten oder als Experten eingeschätzte Personen zu beratschlagen. Zumindest sind seine Spielräume extrem reduziert. Hier ist der Arzt nicht angewiesen auf die wohlwollende Vermittlung von Informationen über die Krankheit des Kranken, über die Wirkung von Arzneien und Diätregeln. Er kann selbst sehen, selbst zum Reden bringen, selbst überwachen oder durch die ihm unterstellten Krankenpflegerinnen, Studenten, Assistenzärzte. Das Krankenhaus ist Haus des Arztes, romantisierend Tempel des Aeskulap oder Werkstätte der Wissenschaft und der Erfahrung genannt, nicht Haus des Kranken. Hier herrscht der Arzt, nicht der Kranke. Krankenhäuser als spezialisierte Institutionen zur vorübergehenden Pflege und Heilung von Kranken existieren als Typus erst seit 1800. Ihre Entstehung hängt ab von der Wertschätzung des einfachen Bürgers, dessen staatspolitischer Bedeutung, dessen Wichtigkeit als Arbeitskraft gesellschaftliche Ressourcen mobilisiert; dessen massenhafte Anhäufung in den großen Städten und dessen Hilflosigkeit im Krankheitsfall ein gesellschaftliches Bedürfnis nach Absorption unabweisbar macht. Nicht humanitären Bedürfnissen, christlicher Nächstenliebe verdankt das Krankenhaus seine Existenz, es ist »ein Nebenprodukt der Industrialisierung der führenden Staaten«. (Becher 1905, 1023) Das Krankenhaus wird frequentiert von Armen und Hilflosen, auch wenn im Laufe des 19. Jahrhunderts zahlende Kranke zunehmen, wenn gegen Ende des Jahrhunderts Privat- und Spezialkrankenhäuser auch für die begüterten Schichten entstehen.

Die Krankenhausmedizin wird in Paris nach der Französischen Revolution zu einem eigenen professionspolitischen Tätigkeits- und Versorgungstyp. Die hier entstehende Pariser Schule hat Initialfunktion für die Entwicklung der modernen Medizin allgemein. Die Verbreitung der Krankenhausmedizin zeigt dann länderspezifische Entwicklungen. Im zeitgenössisch deutschen Gebiet existiert Krankenhausmedizin zuerst in Wien seit den dreißiger und vierziger Jahren des 19. Jahrhunderts. Große Krankenhäuser wurden allerdings auch schon früher gebaut, beides fällt nicht unmittelbar zusammen. Krankenhausmedizin bedeutet eine Anzahl neuer Bedingungen für den Kranken, vor allem ist der Kranke hier in eine moderne Fabrikations- oder Observatoriums-Atmosphäre versetzt. (Ackerknecht 1967, 115) Der einzelne Kranke wird eingeordnet in einen Rahmen überpersönlicher Zwecke, denen er durch seine Anwesenheit dient. Das Heilungs- oder Linderungsziel der Medizin ist keineswegs aufgehoben, es ist im Gegenteil in bisher unbekannter Weise über die einzelnen Kranken hinweggehend radikalisiert. Allerdings werden schon allein durch die ungeheure Ansammlung und unendliche Sukzession der Kranken in einer Institution diese zu bloßem Material. Ihre Körper werden nahezu automatisch Ausdruck allgemeiner Klassifikation. Die traditionelle, professionelle Aufmerksamkeit der »bed-side-medicine« könnte in diesem Strom Individualitäten, Symptome der Besonderheit, überhaupt nicht mehr festhalten. Die Reihe der Bilder in diesen Hospitälern verwirrt den qualitativen Bereich. Die Nuancen der Symptome beziehen sich auf nichts mehr, der Bedarf an Sicherheit und Gewißheit in der Medizin scheint hier noch weiter frustriert. Allerdings verweist, zynisch gesagt, bei diesem Übermaß an Symptomen das medizinische Interesse naturwüchsig auf die Leichen, wenn nämlich das Spiel der Erscheinungen endlich zu Ende gegangen ist. Und dies ist tatsächlich ein neues Argument im Konkurrenzkampf der Professionsmitglieder: die Anschuldigung, mehr Interesse an der Durchführung von Autopsien als an deren Verhinderung zu haben. (Shryock 1957, 889)

In den großen Krankenhäusern konnte auch schon vor 1800 keine »bed-side-medicine« stattfinden, für ihren eher elitären Charakter gab es hier keinen Raum. Die in den Krankenhäusern vollzogene Medizin war immer routiniert und simplizistisch, damit aber noch nicht Krankenhausmedizin, wie sie durch die Pariser Schule eingeführt wurde. Die Krankenhausmedizin ignoriert nicht nur die Standards der »bed-side-medicine«, sie verkehrt ihre Normen. Dies vor allem durch drei strukturelle Entscheidungen: Durch Objektivierung des Kranken auf seinen autopsierten Körper, durch Säkularisierung der qualitativen Einzigartigkeit des Krankheitsbildes auf gleichförmige Lokalitäten Organe, Gewebepartien und durch Internalisierung der Ursache der Krankheit bzw. Verkürzung der Kausalitätsketten. Der noch lebende Körper ist nicht Gegenstand der Beobachtung, wie sich die Körperkräfte gegen die Krankheit wehren – eine kontemplative und symbiotische Auffassung, die die Körpergrenzen respektiert. Das übersteigt schon die Möglichkeit der Institution. Neu ist die schonungslose Untersuchung der Körperbeschaffenheit selbst, die experimentelle Durchdringung und sektorale Auflösung der Körperintegrität. Die alte elektrisierende Neugier nach Monströsitäten und Kuriositäten ist hier auf Dauer gestellt, normalisiert. In allen Pariser Hospitälern »touchiert und spekuliert man [d. h. man untersucht mit dem Vaginal-Spekulum], ohne lange zuvor um Erlaubnis zu bitten«. (Wunderlich 1841, 132) Zumutungsschwellen gab es in den alten Einrichtungen auch nicht, aber es gab keine Interessen, die solche Schwellen ausgenutzt oder ausprobiert hätten. Jetzt werden sie systematisch durchbrochen. Nicht nur Körperintegrität, auch Schamgrenzen und Schmerzgrenzen werden nicht berücksichtigt, der Kranke steht zur Disposition der Profession. Gehorsam gehört zum Standardinventar solcher Institutionen. Zimmermann z. B. hatte 1767 mit neidischem Blick auf die Krankenhausverhältnisse in Wien und Mannheim geklagt: »Unsere Bauern muß ich bitten, das zu tun, was recht ist, indes es von ihrer Willkür abhanget, mir meine Bitte zu gewähren, oder mir unter die Nase zu lachen; hingegen kann in einem Lazarett der Arzt befehlen, er ist da ein Despot, und unter allen Regierungen ist in dieser Absicht die despotische die Beste, wenn sie mit Einsicht und Menschenliebe geführet wird.« (Zimmermann 1767, 206f.) Jetzt aber hat der Gehorsam übergeordnete wissenschaftliche Zwecke. Die Zugriffsrechte sind nicht Selbstzweck oder Erleichterung ärztlicher Tätigkeit. Die Pariser Krankenhäuser dienen vor allem der medizinischen Wissenschaft und der ärztlichen Ausbildung. Jeder Student soll direkt und vom ersten Tag an am Krankenbett lernen. Daher werden Untersuchungen und Operationen, auch im Bereich der Geschlechtsteile, öffentlich vorgenommen. Die in Zeitungen als gefährlich angekündigten Operationen haben das große Publikum eines sensationellen Schauspiels. Der verwegene Operateur – ohne Narkose und Asepsis sind alle größeren Operationen tödlich – wird mit Bewunderung und Grausen verfolgt. Jeder große Kliniker macht seine Experimente mit den Kranken, wird zumindest deswegen öffentlich mehr oder weniger heftig angegriffen, doch offenbar ohne jede Konsequenz. Der Zugriff auf die Leiche Krankenhauskranker ist aber noch unausweichlicher. Es gibt dazu eine Rückkaufregel, die die Ansprüche sicherstellt: Innerhalb von 24 Stunden nach Eintritt des Todes muß eine Auslösesumme der Familie oder der Freunde vorliegen, sonst wird die Leiche Eigentum des Krankenhauses. Fast alle im Krankenhaus Gestorbenen werden so obduziert. (Waddington 1973, 218ff.)

Ärzte und Medizinstudenten, die aus aller Welt anreisen, sind begeistert über die gebotenen Studienmöglichkeiten. Nur hier sind alle Zugriffshemmungen überwunden, besteht eine unerschöpfliche Menagerie menschlicher Spezies. Aber sie sind auch gründlich irritiert – nicht nur über das verschwenderische Umgehen, insbesondere der Chirurgen mit Menschenleben. Kußmaul, der aus der kleinen Universitätsstadt Heidelberg kommt, die immer nur über wenige Kranke verfügte, erinnert sich sehr plastisch an seinen ersten Kontakt (1847) mit dieser Krankenhausmedizin: »Die Visite ließ uns keine Zeit, die Kranken genau zu betrachten; sie war ein Dauerlauf, ein medizinisches Wettrennen [...] wer am ersten durch die Säle komme, nur bei einigen besonders schweren Fällen werde etwas ausgeschnauft.« (Kußmaul 1899, 359; für Paris: Otto 1825, Bd. 2, 75 f.) Was lernt man in diesen Krankenhäusern, den Werkstätten der neuen Medizin? Man sieht hier Krankheiten, die sonst selten sind, insbesondere Infektionskrankheiten, die in der Privatpraxis nie vorkommen, Hospitalbrand, der jede chirurgische Aktion begleitet, das berühmte Kindbettfieber sind Beispiele. Später wird man enttäuscht sein über die geringen Erfolge der neuen aseptischen Techniken in der Privatpraxis, es ist eine Krankenhaustechnik. Die Krankenhäuser selbst sind die schlimmsten Infektionsherde: Wer noch nicht totkrank ins Krankenhaus kommt, wird es hier. Nicht zufällig galten sie als »gateways to death«. (Figlio 1977, 280) Vor allem werden die technisch-diagnostischen Fähigkeiten der modernen Medizin hier ausgebildet, die nur in einer Massenpraxis perfektionierbar und routinisierbar sind. Physikalische Untersuchungen durch Betasten und Behören (Stethoskop 1816), diagnostische Techniken, die zeitgenössisch große Aufmerksamkeit fanden, als die großen Fortschritte aufgefaßt werden, werden hier ausgebildet. Allerdings bleibt die Anwendbarkeit der Technik außerhalb dieser sozialen Situation der großen Krankenhäuser dauerhaft unsicher. Das »wissenschaftliche Bewußtsein« dringt beim Publikum nicht durch, »der unschätzbare Vorteil der physikalischen Krankheits-Untersuchungsmethoden geht für die gewöhnliche Privatpraxis [...] überhaupt verloren«. (Heutige Privatarzt 1860, 49) In der Privatpraxis fehlt bis gegen Ende des 19. Jahrhunderts das richtige »geistige« Klima. (Ackerknecht 1967, 193) Zu diesem Zeitpunkt ist die Zumutbarkeitsdifferenz zwischen Privatpraxis und Krankenhaus so groß und die Krankenhausroutine so durchgesetzt, daß den jungen Ärzten empfohlen werden muß, keinesfalls zu versuchen, die Klinikstandards anzuwenden. (Brand 1977, 134) Die Krankenhaustherapien weichen so sehr von denen der »bed-side-medicine« ab, daß selbst ein deutscher Propagandist der neuen Schule wie Wunderlich (1815-1877) sich distanziert: Er erkennt eine spezifische »Hospitaltherapie, heroische Mittel, ohne Individualisierung, meist in derben Gaben und gewöhnlich in bestehenden Formen [...] der Schaden dieser Hospitalpraxis besonders für die Verpflegten, ist nicht zu leugnen«; aber über den Ruhm der wissenschaftlichen Medizin entscheiden eben nicht die Mortalitätslisten, sondern »die richtig gestellte Diagnose«. (Wunderlich 1841, 34) »Es kommt nicht darauf an, ob die Operation den Kranken am Leben erhält, sondern daß sie gemacht wird – von der Kühnheit und Geschicklichkeit des Operateurs kann allein die Rede sein [...], der Kunst [ist] die Ehre zu geben.« So referiert Klencke diese Mentalität der Krankenhausmedizin, hier der Chirurgie. (Klencke 1855, Bd. 1, 90) Es ist die große Zeit der pathologischen Anatomie. In der Perspektive des Fortschritts wird die bisherige Medizin der Symptome zur Medizin der lokalisierbaren Schädigungen. Eine Vielzahl von Krankheiten werden jetzt aus den Leichenbefunden beschrieben und als definierte Konzepte fixiert und abgegrenzt. Das gilt als die größte Errungenschaft der Krankenhausmedizin: Erstmals entsteht eine Ordnung in der bisherigen Unübersehbarkeit der Krankheiten. Erstmals sieht man nicht nur kranke Menschen, sondern Krankheiten. Erstmals werden diese zu objektivierbaren, selbständigen Einheiten und sind doch nicht mehr die künstlichen Definitionen der alten Nosologien. Eigentlich sieht man überhaupt keine Kranken mehr, sondern nur noch die exakten, auf unzähligen Autopsien basierenden, wie es heißt, brillant beschriebenen Krankheitskonzepte. Die größten Heroen der neuen Wissenschaft leben ihr halbes Leben im Seziersaal. Bichat (1771-1802) in Paris autopsiert sechshundert Leichen im Winter 1801/02 und stirbt an dieser Überforderung. (Ackerknecht 1967, 51) Rokitansky (1804-1878) in Wien, der nach Wunderlichs Einschätzung zu allen möglichen Krankheiten Tausende von Autopsien machen kann, verbringt jeden Vormittag mit Sezieren. (Wunderlich 1841, 78) Noch Virchow (1821-1902) läßt sich gerne in seinem mit Skeletten und Präparaten vollgestopften Arbeitszimmer photographieren. Eine launige Bildunterschrift: »Virchow was a kindly, busy man, who lunched on a bottle of beer and two sandwiches, admidst skeletons and skulls.« (Bettmann 1979, 263)

In den großen Krankenhäusern, zunächst in Paris und Wien, wird der Arzt zuerst zum Wissenschaftler, zum Naturwissenschaftler in einer Weise, wie es vorher nicht einmal erträumt werden konnte. Hier entwickelt sich ein festes, objektivistisches Instrumentarium, eine veränderte abstrakte Sichtweise, die alles das verspricht, was professionspolitisch gefordert wurde: eine Vereinheitlichung der Grundlagen der Medizin. Aber es entwickelt sich vielmehr eine komplett neue Mentalität, als daß nur einfach Kenntnisse umgesetzt würden. Es ist beeindruckend, wie inkompatibel das Neue mit dem Alten ist. Marcus Herz (1747-1803) ein angesehener Berliner Arzt und Professor für Philosophie und Experimentalphysik, erkennt 1801 ebenfalls,

»die Vervollkommnung der Kunst muß aus einer ganz anderen Quelle geschöpft werden, [...] statt in dem therapeutischen Gebiete [diskutiert breit Arzeneimittelkenntnisse] müssen wir in dem pathologischen Fortschritte zu machen suchen; statt uns immer mehr und mehr mit Werkzeugen zur Heilung zu überhäufen, müssen wir unsere Kenntnisse von dem, was wir zu heilen haben, vergrößern. Ist erst die Krankheit und samt ihrer Ursache, ihrem Gange und der Bedeutung ihrer Symptome in allen Nuancen offenbart, so kommen wir über das eigentliche Heilen ohne Schwierigkeiten hinweg.« (Herz 1801, 130)

Hier ist scheinbar alles vorhanden, was auch die Pariser Schule antreibt. Vor allem die Errichtung einer klinischen Schule, »eine bloße Schule der Beobachtung« stellt er sich vor. Aber dann ist es doch alles wieder das Alte:

Die »Beobachtung der Krankheiten selbst [sei vorzunehmen], ihres Ganges und Verhaltens zu verschiedenen Perioden, ihrer Symptome bis in ihre kleinsten Abänderungen, inwieweit sie wesentlich oder zufällig, zur Entscheidung notwendig oder ihr hinderlich sind, inwiefern sie Anzeigen [sind] von der vorhandenen Energie der heilenden Natur, bestimmte Zeichen der nächsten Ursache und des Charakters der Krankheit, [...die] Schätzung der Veränderungen in den oft am unwichtigsten scheinenden Zufällen; und in dem Kranken [muß die Aufmerksamkeit] gelenkt werden auf seinen Blick, sein Ansehen, sein Benehmen, seinen Puls, seine Ausleerungen, seinen Atem« und vieles mehr des »diagnostischen Scharfsinns«. (132f.)

Das ist wieder die Konzeption der »bed-side-medicine«, die auf den Kranken schaut und ihn nur imaginativ durchdringt. Die Reduktion, die die Krankenhausmedizin durchführt, ist so drastisch, die Wissenschaft, die sie inauguriert, so radikal, daß trotz aller Forderungen nach Klärung der Krankheitsursachen, nach Klinik und Autopsien von den Alten nicht so weit gedacht werden kann. Es ist offenbar eine Differenz von Mentalitäten vordringlich, nicht von Konzepten.

Das ist es auch, was Besucher in Paris irritiert. Die Ärzte hier sind keine Gelehrten alten Stils, sie seien völlig ungebildet in den klassischen Wissenschaften. Die Pariser Ärzte seien nicht einmal Naturwissenschaftler im bisher bekannten Sinne. Das Studium der Botanik und die Gebiete der Naturgeschichte werden vernachlässigt, die Kranken werden sehr nachlässig und oberflächlich untersucht. In den Schilderungen Ottos (1795-1879), später Professor für Pharmakologie in Kopenhagen, dominiert der Widerwillen gegen diese Unbildung, fehlende Lebensart und ungehobeltes Benehmen in den Kommunikationsformen, von dem Chirurgen Dupuytren, den er besonders verachtet, gibt Otto eine prägnante Schilderung: »Dupuytren hat die sonderbare Gewohnheit, daß er jedesmal, wenn er diese oder jene Operation verrichtet, z. B. wenn er eine Geschwulst exstirpiert und sie zerschneidet, mit großer Behendigkeit seinen Zuhörern plötzlich ein Stück zuwirft, welches dann einen allgemeinen Jubel veranlaßt, in dem ein jeder etwas zu erhaschen sucht.« (Otto 1825, Bd. 2, 55) Es herrscht eine allgemeine Roheit. Vergeßt eure Kranken, nur in deren Leichen steckt die Wahrheit, der Fortschritt, die Zukunft der Medizin! Bichat drückt diese reduktionistische Mentalität aus, wenn er sagt, öffnet ein paar Leichen, dann wird euch alles klar. Später, wenn auch die Arbeitsteilung weiter fortgeschritten ist, wird man sich rühmen, den behandelnden Arzt auch formal »unter die Kontrolle des seinen Diagnosen kritisch gegenüberstehenden pathologischen Anatomen gestellt« zu haben. (Naunyn 1900, 10) Es ist gezeigt worden, daß sich dieser Reduktionismus selbst bei den Hauptträgern der Schule nur langsam durchsetzt. Cabanis, Inspirator und Organisator der Schule, vertritt nur die analytische Methode, die theoretische Zergliederung, während sein medizinisches Weltbild traditionell ganzheitlich ist. Er äußert im heutigen Sinne psychosomatische Positionen. Selbst Bichat, der die lokalistische Theorie endgültig durchsetzt, denkt *auch* noch in Humoralbegriffen und ganzheitlichen Metaphern. Organe, das sind für ihn ganz traditionell »the little machines in the great machine«. Offenbar halten sich, bis diese von Bernard (1813-1873) endgültig aufgegeben werden, hippokratische und vitalistische Elemente, etwa auch die Weigerung, chemische und physikalische Techniken – wie das Mikroskop – in der Medizin zu akzeptieren. Auch besteht noch die Orientierung auf die soziale Umwelt als soziale Beeinflussungsgröße: »Physiology at Bichats time did not yet exclude the observation of social factors and influences.« (Ackerknecht 1967, 54f.)

Die neue reduktionistische Mentalität ist Ausdruck eines gewandelten Arzt-Patienten-Verhältnisses. Die vollständige Unterordnung des Krankenhauskranken unter den Willen des Arztes und seine damit verbundene neue Rolle als wirklicher, direkter Naturforscher schafft neues Ansehen, schafft das Flair einer neuen bewundernd-gruseligen Naturbeherrschung und sichert, als Ausfluß von darstellungsfähiger Naturkenntnis, eine weitläufige Privatpraxis. In dieser verhalten sich auch die Größen der Schule ganz traditionell und therapieren als vorsichtige, menschliche, beratende Hausärzte! Die Medizin erzielt sich im Krankenhaus den eigenen Bereich absoluter Dominanz, der Autorität und sozialen Status verleiht, die sich in der Privatpraxis in diesem Maß nicht gewinnen lassen. Krankenhauspraxis auszuüben bietet zunächst einen wesentlichen Konkurrenzvorteil für die Privatpraxis, die noch lange auch für Medizinprofessoren die Einkünfte für ein standesgemäßes Leben erbringen muß. Und wird später zum Abzeichen der ganzen Profession.

»A few feeble protests that I uttered got no more response than if I had been an animal. I was very impressed by the impersonal way in which the two men started on me [...] It was my first experience of doctors who handle you without speaking to you or, in a human sense, taking any notice of you. [...] As a non-paying patient in the uniform nightshirt, you where primarily at specimen.« (Orwell 1946, 33)

Orwell berichtet von seinen Erfahrungen in einem Pariser Krankenhaus 1929, nahezu in der Gegenwart. Es hat sich offenbar nicht so sehr viel geändert seit 1800. Alle auch von Orwell genannten Merkmale der Behandlungssituation zielen auf eine Objektivierung des Kranken: Therapie, Pflege, Verpflegung sind weitgehend standardisiert und routinisiert. Bezugspunkt ist der Organisationsbedarf der Institution, eine reibungslose Verarbeitung eines großen, nie abreißenden Stromes von Patienten. Es besteht zwar eine spezifische Öffentlichkeit, die aber alle individuellen Intimitätsvorbehalte von Schmerz, Angst, Scham ignoriert, also nicht mehr den Schutz einer kollektiven Instanz bietet. Was existentielle Besonderheit für den Betroffenen ist, ist für die Institution nur routinisierte Übung, Normalität. »The sorded publicity of dying [...] nobody standing by, nobody interested, the death not even noticed.« (39) Das lapidare Desinteresse wird nur durchbrochen, wenn die Krankheit von professionellem Interesse ist, Lernchancen erwartet werden. Aber ein solches Interesse drückt den Kranken noch weiter aus dem eigentlichen Zentrum der Aufmerksamkeit. »Their intense interest in learning their job, together with a seeming lack of any perception that the patients were human beings [...] some young student stepped forward to take his turn at manipulating you. He would be actually tremulous with excitement, like a boy who has at last got his hands on some expensive piece of machinery.« (35) Ausmaß und Konsequenz des Zugriffs werden sich verändert haben seither, wohl auch die Überlebens- und Heilungschancen, vielleicht auch die Versorgungsstandards – nicht aber das Objektivierungsklima, denn das ist die Essenz der Einrichtung.

Warum haben sich die Kranken eigentlich nicht gewehrt? Gegenüber einem gänzlich rationalisierten Apparat qualifiziert sich der Widerspruch zur völligen Belanglosigkeit. Das kann aber nicht immer so gewesen sein. Der Beginn der uns heute selbstverständlichen unpersönlichen Krankenhaussituation und professionellen Objektivierungsattitüden, der Beginn der Krankenhausmedizin war Armenkrankenpflege. Dieser Ursprung der modernen Medizin ist von entscheidender Bedeutung für das Paradigma dieser Medizin. Und die Kranken haben sich auch gewehrt, wie das auch Insassen von Armen- und Arbeitshäusern getan haben, wenn zu drastisch gegen ihre herkömmlichen Rechte verstoßen wurde. Aber die Ausgangslage der Armen ist denkbar schlecht. Ihre Hilflosigkeit besteht ja darin, daß sie nicht mehr für sich selbst sorgen können und ihre Familie nicht für sie, selbst wenn sie existiert und am selben Ort wohnt, was während der Zeit der Industrialisierung und Binnenwanderungen oft nicht der Fall ist. Es gibt für die Armenkranken in der Regel keine Alternative zur bedingungslosen Unterwerfung, auch wenn sie nicht zwangsweise eingeliefert werden, nicht gewaltsam festgehalten sind. Prostituierte werden zwangseingewiesen, als ein soziales Stigmatisierungsmittel. Nur solange bestimmte Normen gelten, die auch von der übrigen Bevölkerung, insbesondere von den Oberschichten geteilt werden, besteht ein gewisser Schutz der Armen durch die Öffentlichkeit. Die Umstellung der Ernährung in Armenhäusern ist schwierig, weil die Armen ihren – unrationell hohen – Brotanteil als Gewohnheitsrecht fordern können. (Lippe 1866, 59, 69) Die Arbeit des Armenarztes in der offenen Armenkrankenpflege wird erschwert, wenn das Publikum Mißachtung mutmaßt und ein privater Hausarzt geschickt wird. (Liersch 1884, 13) Kooperation oder Stillhalten mußte tatsächlich auch von der Krankenhausmedizin mit Gewalt an ihren Kranken erzwungen werden:

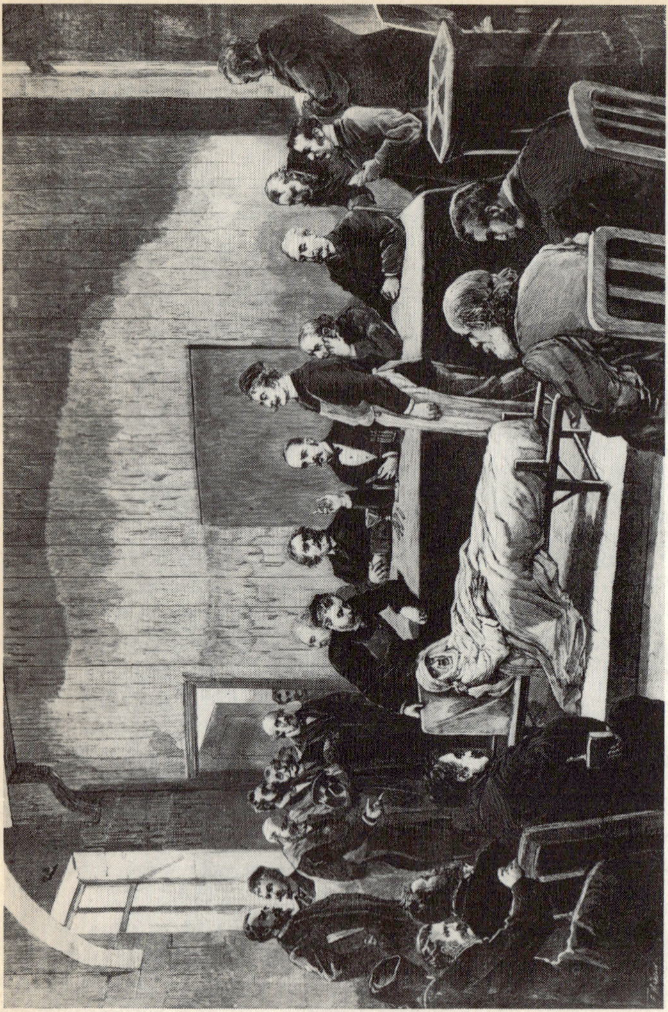

Versuche mit Tuberkulosekranken, Paris 1890

»In some hospitals more or less severe punishments, such as the privation of wine or food, even prison itself, are inflicted on those patients who disturb in some way the established order or who resist the will of the doctor. [...] In the venereal diseases hospital, for exampel, where one is accustomed, for the instruction of students, to expose patients of both sexes to their observation, all resistance on this point is rigorously punished.« (zit. 1818, Figlio 1977, 284)

In der offenen Armenkrankenpflege wird bei Vergehen gegen den Armenarzt auch die Armenhilfe gestrichen. (Rambach 1801, 388) Aber es hat immer Arme gegeben, wieso rücken diese um 1800 ins Zentrum ärztlicher Aufmerksamkeit, warum kommt es institutionell zur Krankenhausmedizin? Kleine Universitätskliniken und ambulante Polikliniken für arme Kranke sind tatsächlich schon vereinzelt seit etwa 1700 eingerichtet worden. Widerstände gegen Krankenhäuser gibt es aber offenbar von zwei Seiten. Einmal professionspolitisch: Wenn die Medizin sich als Beratungsinstanz der oberen Klassen versteht, dann haben die Unterschichten keine Bedeutung. Nichts kann an ihnen gelernt werden, wenn sie sich von den Oberschichten nahezu kategorial unterscheiden in Lebensumständen und Körperkonstitution. Die hier geforderte Medizin käme eher einer Art Tiermedizin für Menschen nahe. Ambulatorische Kliniken werden von den Studenten als nutzlos abgelehnt und gehen ein. (Baas 1896, 319) Dennoch gewinnt das Lernen am Körper der Armen Tradition. Andererseits sind aber auch keine Ressourcen für arme Kranke zur Verfügung, die weiteres professionelles Interesse hätten anregen können. Erst die »aufgeklärten Despoten« gegen Ende des 18. Jahrhunderts bauen die ersten Krankenhäuser, die nicht Hospitäler des alten Typs, d. h. vordringlich Armenasyle, sogar Arbeitshäuser sind. Das Vorbild ist das Allgemeine Krankenhaus in Wien mit zweitausend Betten, das Josef II. 1784 erbauen ließ. Bis dahin wurden Hospitäler »zur Bergung von Leuten aller Art, denen es an einer Unterkunft fehlte, benutzt. Chronisch Kranke, Blinde, Lahme, invalide Soldaten, auch gesunde Obdachlose und Bettler wurden aufgenommen. Aber von jeher sah das Hospital seine Hauptaufgabe darin, akut erkrankten Armen Pflege und Behandlung zu gewähren.« (Becher 1905, 1028) Im Verhältnis zu diesen Verwahrungsanstalten alten Typs mit teilweise unvorstellbaren Lebensbedingungen sind die neuen Einrichtungen wirkliche Verbesserungen und entsprechen humanitären Basisforderungen.

Die professionellen Kriterien der Kategorisierung und Verteilung der Krankheiten sorgen dafür, daß ansteckende Krankheiten abgesondert, Geschlechter getrennt, Kinder alleine gelegt werden, daß jeder Kranke ein eigenes Bett erhält und Krankenverpflegung verbessert oder auch regelmäßige Praxis wird, vor allem nicht mehr von den zufälligen privaten Nahrungsspenden abhängt. Die alten Verhältnisse sind so schlimm, daß es nicht zufällig zum Programm der Französischen Revolution gehört, alle Krankenhäuser abzuschaffen und nur mehr Hauskrankenpflege zuzulassen. (Foucault 1973, 33 ff., 48 ff.) Ergebnis der Revolution ist dann aber der modifizierte, geordnete Apparat. Durch ein Gesetz von 1790 waren alle medizinischen Fakultäten abgeschafft worden und damit auch die gesamte regulierende und privilegierende Medizinalordnung. 1794 werden durch Dekret die großen Hospitäler als neue Medizinschulen bestimmt. Im Schnellverfahren und mit direktestem Praxiskontakt soll der dringende Kriegsbedarf an Militärärzten herangebildet werden, überwiegend aus den unteren Sozialschichten rekrutiert. 1803 wird auf der Basis dieser neuen Medizin das Medizinalwesen reorganisiert. (Ackerknecht 1967, 31 ff.)

Selten ist der Zusammenhang von politischen Verhältnissen, gesellschaftlichem Bedarf und professionellen Kenntnissen und Charakter der sich durchsetzenden Schule so deutlich wie in dieser historischen Situation. Sie beinhaltet vor allem diese neue Beziehung: Die unteren Gesellschaftsschichten werden ernster und wichtiger genommen, und es gibt tatsächlich humanitäre Verbesserungen in den für sie errichteten Institutionen. Aber die Unterschichten gehen auch zugleich über in neue Verfügungsgewalten. Das Krankenhaus konstituiert einen sozialen Ort, von dem ausgehend die ärztliche Profession ihre Potenzen gewinnt und ihre neue soziale Bedeutung dokumentiert. Ärzte werden neben Polizei und Priestern zu den zentralen Kontaktstellen der gesellschaftlichen Ordnung; die bürgerliche Ordnung, für die die Unterschichten in Angelegenheiten des Körpers organisiert und kontrolliert werden sollen. Und die Intention reicht weit über die eigentliche Krankenbehandlung hinaus, auf die Zivilisierung der Unterschichten. Ordnung, Mäßigkeit, Regelmäßigkeit, Sauberkeit sind Ziele, die die Armen auch im Krankenhaus lernen sollen. Hier ist die Gelegenheit, ihnen ihre »verderblichen Gewohnheiten« abzugewöhnen, damit eine zentrale Quelle des Pauperismus zu verstopfen, die schlechten Gewohnheiten, mit denen die Armen zugleich gegen

»Christentum, Moral, Gesundheit und Leben« verstoßen. (Heutige Privatarzt 1860, 119) Nicht zufällig werden die Hospitäler in Paris auch durch die Vergnügungssteuer finanziert. Ein Zehntel auf jedes Theater- und Konzertbillet, ein Viertel der Bruttoeinnahmen aus allen öffentlichen Belustigungen gehen an die Armendirektion. Die wichtigste Einnahmequelle neben der städtischen Verbrauchs- und Verkehrssteuer, die allerdings etwa die Hälfte des gesamten Finanzbedarfs aufbringt. (Casper 1825, 121f.) Nur »aus dem Widerstreben der Armen, sich einer wohltätigen Ordnung und Regelmäßigkeit zu unterwerfen, [ist] zu erklären, daß die erkrankten Armen häufig sich scheuen, in ein Krankenhaus zu gehen«. (Liersch 1884, 19) Das Krankenhaus als Werkstätte der wissenschaftlichen Medizin und Erziehungsanstalt der arbeitenden Unterschichten erfordert völlig neue Ordnungsprinzipien. Nicht nur eine exakte Verteilung der Kranken nach ihren besonderen Merkmalen, ihre Abtrennung voneinander ist nötig, durch Zwischenräume, durch Vorhänge und Stellwände, wenn möglich. Die völlige Vereinzelung des Kranken noch einmal innerhalb des Kollektivs der Kranken wäre das Ideal – die Verhinderung jeder Vermischung, von Infektion, von Konspiration. Und zugleich wäre eine Organisation, die die genaue, unmittelbare Kontrolle jedes einzelnen Kranken ermöglicht, zu finden. Das ist das pan-optische Prinzip, das in Krankenhäusern und Gefängnissen zur Leitidee der Architektur wird. (Foucault 1977, 225, 251ff.) Die Betten eines Krankensaales, die Einzelzelle, bilden einen Zirkel um den Wärter im Zentrum, zu diesem hin sind die Betten, die Zellen offen. Die Flure wiederum, die Gebäudeflügel, laufen strahlenförmig auf ein Zentrum, von dem aus der Gesamtverkehr überschaubar, überwachbar ist. Auch in Gefängnissen soll es um gezielte Besserung gehen, auch im Krankenhaus darf keine Störung der geplanten und berechneten Strategien zugelassen werden. Alles ist auf das Bedürfnis des überwachenden, sezierenden und wissenden Blicks hin organisiert. Das Krankenhaus als »eine wirkliche Maschine zur Behandlung des Kranken«, wie schon am Ende des 18. Jahrhunderts gefordert. Aber vieles ist aus ökonomischen Gründen kaum realisierbar, bleibt Idealvorstellung. Wie auch die komplizierten Entwürfe für Umerziehungseinrichtungen, die Arbeitshäuser, Gefängnisse, wie sie Bentham (1748-1832) forderte, nicht oder nur halb realisiert werden. Gewöhnlich werden Krankensäle nach dem Kammsystem gebaut, mit dem Fußende zum Mittelgang stehen rechts und links eine lange Reihe Betten, ökonomisch, aber schlechter zu überwachen. Das Verschwinden der Strafanstalt aus dem Krankenhaus fordert u. a. die Berliner Sozialdemokratie 1893/94, die das große staatliche Krankenhaus Charité boykottiert:

»Fortfall der militärischen Disziplin und des Kasernentones«, »Wegfall aller gefängnisartigen Einrichtungen und Maßregelungen; Wegfall aller Disziplinarstrafen«, »völlige Freiheit des Kranken in bezug auf Verwendung zu Unterrichts- und Demonstrationszwecken. Völlige Freiheit der Kranken in der Wahl ihrer Lektüre. Fortfall der religiösen und politischen Beeinflussung.« (zit. Labisch 1981, 132)

Sie fordert das Verschwinden des Militärischen, des Arbeitshauscharakters und eine reinere Herrschaft des Medizinischen, des Arztes! Die neuen Krankenhauskonzepte und Pläne gelten zunächst vor allem für Frankreich, wo die neuen sozialen Kräfte sich eruptiv durchsetzen. In Deutschland dagegen dominiert um 1800 der spätabsolutistische Repräsentationsbau, die imponierende Fassade, später, inbesondere nach den Erfahrungen mit den Kriegsbaracken von 1870/71, das Pavillonsystem, separate kleine Häuser für jeweils unterschiedliche Zwecke. Man gibt sich nicht die Mühe mit der Umerziehung der arbeitenden Unterschichten wie in Frankreich. In Deutschland werden nur Gefängnisse nach dem pan-optischen Prinzip gebaut, z. B. das 1881 fertiggestellte Moabiter Gefängnis in Berlin.

Deutschland hat um 1800 ganz andere politische und soziale Bedingungen. Häberl (1759-1846), Planer des berühmten neuen Allgemeinen Krankenhauses in München, das unter seiner Leitung zwischen 1808 und 1813 gebaut wird, informiert über die Ziele der Krankenhäuser:

»Die Hilfsbedürftigen, die die großen zentralen Krankenhäuser aufnehmen sollen, gehören, solange sie sich durch Handarbeiten ihren Lebensunterhalt erwerben konnten, zu jenen verdienstlichen Bürgerklassen, ohne welche die übrigen keine Kleidung, keine Nahrung und keine Wohnung hätten; [...] um den Bedürfnissen der höheren Stände Genüge zu leisten, suchen ganze Haufen aus den ärmeren Volksklassen in den Eingeweiden der Erde, in den Hütten und Schmelzwerken für sich Krankheit und Tod oder siechen in den Werkstätten und Fabriken. Ist es nicht Pflicht, diesen für die Staatsgemeinschaft so wichtigen Individuen in Krankheitsfällen ein Asyl zu eröffnen, wo sie ihre Gesundheit, um wieder nützlich zu werden, erlangen, oder wenigst eine Besorgung finden können, wobei sie keine Ursache haben, die Staatsgesellschaft einer undankbaren Härte zu beschuldigen.« (Häberl 1813, 155f.)

Das ist noch ganz der protektionistisch-patriarchale Ton des 18. Jahrhunderts. Häberl verfaßt eine Propagandaschrift für zentrale Krankenhäuser, nicht für Krankenhausmedizin. Er argumentiert im Sinne einer physiokratischen Staatsvorstellung, die die übergeordnete Bedeutung der nationalen Produktivkraft hervorhebt und die Verantwortlichkeit des Souveräns für die im Interesse des Ganzen tätigen Landeskinder. Die in der Pariser Schule dominierende Ideologie ist dagegen demokratisch und republikanisch, bürgerlich-liberal bis sozialrevolutionär. Der medizinische Reduktionismus faßt seinen Gegenstand prinzipiell anders, auch hier stimmen politische und medizinische Sichten zusammen. Der einzelne ist Basiseinheit, unabhängig von seiner klassenspezifischen Kategorisierung. Er wird überhaupt erst zum einzelnen, gleichen, indem seine Lebenslage, die spezifischen Verortungsdeterminanten durchdrungen werden. Seine gesellschaftliche Hülle muß durchdrungen werden durch die neuen Sichtweisen auf die innere Topographie der geschädigten Organe und Gewebepartien. Auch die politischen Wertmaßstäbe weisen auf den einzelnen, der gleichgewichtige Bedeutung haben soll. Die Physiologie und pathologische Anatomie, die hier entsteht, sind »große Demokraten«. Sie erkennen nur noch gleiche Funktionen, gleiche Gewebe, machen alle gleich. Es ist eine abstrakte Gleichheit, die aus der Mißachtung des spezifischen Rechts des einzelnen entsteht, entsteht aus der seriellen Existenz der Kranken in diesen Krankenhäusern. Der Kranke verliert seine klassenspezifische Verortung und verschwindet in der neuen, der medizinischen Wissenschaft.

Die ärztliche Behandlung des einzelnen Kranken dürfte in den großen Krankenhäusern kaum stark variiert haben, aber die Art der Aufmerksamkeit, die dem einzelnen Kranken zuteil wird, ist grundverschieden. Für Häberl ist das Zentralkrankenhaus vor allem eine Lösung im Sinne ökonomischer Rationalität, daneben der möglichst humanen, zweckmäßigen Unterbringung der Kranken. Das Krankenhaus ist ein rationeller Behälter für Kranke! Zwar denkt auch Häberl an mögliche Lernchancen; fortbildungsinteressierte Ärzte sollen vor allem die Versorgung der Kranken übernehmen. Aber das professionelle Interesse ist nicht auf objektivierende Wissenschaft gerichtet, es geht um die »Besorgung« der Kranken. Für die Pariser Kliniker dagegen ist das Hospital ein Observatorium für Krankheiten. Erst hieraus ergibt sich die notwendige Organisation, Verteilung und Behandlung der Kranken: Der demokratische Blick ist genauer und tatsächlich »peinlicher« als der absolutistische! »Erschütternd Hustende, lärmend Delierende, aus Schmerz laut Jammernde und gewaltsam Sterbende«, ein ungeheurer Lärm und Gestank, das ist das Szenarium der Krankensäle, »diese Plage ist eine der vorzüglichsten, warum selbst die dürftigsten Subjekte so hart darangehen, in Krankenhäusern ihre Zuflucht zu suchen«. (Häberl 1813, 234f.) Angst und Schrecken läßt die Kranken, wenn sie gerade dazu fähig sind, aus den Krankenhäusern fliehen. Die Kranken sind meistens erst dann bereit, ins Krankenhaus zu gehen, wenn es zum Äußersten kommt. Ein Photo von 1892 zeigt ein extremes Beispiel: Ein Bauer geht erst ins Krankenhaus, nachdem ein verletzter Fuß schwarz nekrotisch und die Unterschenkelpartien schon vom Knochen abgestoßen sind. (Vogt 1980, 259) Es kann nicht im professionellen ärztlichen Interesse liegen, daß sich hier die Abschreckungspraktiken der allgemeinen Armenpflege wiederholen. Eine genauere Unterteilung der Kranken, vor allem mehr Reinlichkeit, bessere »Wartung«, bessere Ernährung sind nötig. Das Krankenhaus muß in vieler Hinsicht eher eine vorteilhafte Alternative werden, die den Disziplinarcharakter akzeptierbar macht. Dennoch wird an den Rahmenbedingungen noch nicht gezweifelt. Die Belästigung in den Krankensälen ist zwar enorm, sagt Häberl, aber

»man vergesse nicht, die Qualität der Krankenhauskranken mit in Anschlag zu bringen. Wenn man ihrer Gefühllosigkeit und angewöhnten Härte die Empfindlichkeit oder verfeinerte Erziehung der Wohlhabenden substituieren wollte: So würde man freilich nach Hofmanns Vorschlag jedem Kranken ein eigenes Zimmer geben müssen und nach Strak's Vorschrift keine anderen als kastrierte Katzen im Hause haben dürfen.« (Häberl 1813, 237)

Krankenhausmedizin, egal unter welchen politischen Bedingungen, bleibt Armenkrankenpflege und setzt als solche Grenzen auch da, wo professionelle Kriterien eigentlich Veränderungen, mehr Humanität, fordern.

Die Statistik der Krankenanstalten im Deutschen Reich, die seit 1877 existiert, zeigt die drastische Zunahme der Bedeutung des Krankenhauswesens. 1877 stehen in Allgemeinen Krankenhäusern 16,5 Betten für 10000 Einwohner zur Verfügung, 1901 sind es 31 Betten, 1911 41,5 und 1921 53,1. Dabei entfallen die Bettenzahlen überproportional auf die großen Städte und Industrieregionen. In den großen städtischen Krankenhäusern ist die Masse der Kranken von den Armenbehörden, der Polizei u. ä. eingewiesen. In einem repräsentativen Berliner Krankenhaus sind das 1884/85 82,3 v. H. der Kranken, dieser Anteil sinkt bis 1910 auf 39 v. H. Im gleichen Zeitraum steigt der Anteil der Kassenpatienten, deren Kosten also von den neuen Arbeiterkrankenversicherungen getragen werden, von 3,8 v. H. auf etwa 50 v. H. Der Anteil der selbstzahlenden Kranken variiert zwischen 8 v. H. und 5 v. H. In Berlin zumindest verlieren die öffentlichen Krankenhäuser ihren Ruf als Armenanstalten erst seit den dreißiger Jahren des 20. Jahrhunderts. Der Stamm der Krankenhauskranken bleibt also bis ins 20. Jahrhundert gleich, wobei aber zunehmend die Arbeiterschichten als Kassenpatienten zu zahlenden Kranken werden. Trotz des gravierenden Pflegebedarfs in den großen Städten, der aus den schlechten Wohnverhältnissen und den vielfach aufgelösten und unvollständigen Familienbindungen folgt, hat es Belegungsschwierigkeiten bzw. Aufnahmeprobleme gegeben, gerade in den großen städtischen Krankenhäusern. Es besteht eher ein Überangebot an Krankenhausbetten. Denn aufgenommen wird nur derjenige, für den gezahlt wird oder der selbst bezahlen kann. Im ersten Fall tritt vor allem die Armenbehörde ein, was einen Anerkennungsprozeß voraussetzt und den Verlust der bürgerlichen Ehrenrechte, z. B. des Wahlrechts, nach sich zieht. Die Kosten selbst zu tragen, ist den betroffenen Schichten meist nicht möglich. Gerade für diese breiten Schichten, die nicht als Arme anerkannt sind und nicht zu den Wohlhabenden zählen, besteht eine Versorgungslücke, die perspektivisch von den Arbeiterversicherungen gefüllt wird. So bleiben bis zur Jahrhundertwende die Belegquoten bei etwas über 50 v. H., noch 1910 werden im Jahresdurchschnitt nur 59,6% der Betten genutzt – trotz der fraglos besseren Versorgungsstandards der Krankenhäuser und der allgemeinen Wohnungsnot, die häusliche Krankenpflege häufig unmöglich macht! Von den selbstzahlenden Kranken aber wird noch am Anfang des 20. Jahrhunderts eine Vorauszahlung der Kosten für eine bestimmte Zeit verlangt, und falls sie danach in Zahlungsverzug kommen, droht der Entzug der Ehrenrechte. (Esche 1954; Stürzbecher 1976; Labisch 1981)

Neben den Krankenhäusern gab es eine weitere Einrichtung für ärztliche Versorgung der armen arbeitenden Unterschichten: die Krankenbesuchsanstalten. Ähnlich wie die Krankenhäuser sind auch sie getragen von einer ambivalenten Koalition humanitärer und professionspolitischer Ziele. Diese sind inspiriert durch die englischen »dispensaries«, die um 1770 beginnen, den »useful and deserving poor« Hilfen zu bieten, z. T. ausdrücklich mit dem Ziel, ihnen die demütigenden Prozeduren der Armenkrankenpflege zu ersparen (Loudon 1981; Rosenberg 1974) Die ursprüngliche englische Form – Subskriptionsvereine des Bürgertums zur Krankenversorgung von Bedürftigen – wird offenbar nur in Hamburg aufgegriffen, mit geringem Erfolg. Die erste Initiative geht 1768 von Ärzten aus, die sich vornehmen, den gemeinen Mann den Händen der Pfuscher zu entreißen, und verläuft im Sande, offenbar wegen des Widerstandes der Geistlichen der Stadt. (Baldinger 1768, Bd. 1, 170f., 190) Ein neuer Anlauf kommt 1781 zustande, mit »reichlicher Subskription« und erreicht vor allem, daß »das grenzenlose Elend (der Armen) erst recht bekannt« wurde. (Rambach 1801, 382) Schon 1788 geht diese Vereinstätigkeit über in die erste ambulante, städtische Armenkrankenpflege in Deutschland. Die in Deutschland übliche Form der Besuchsanstalten wird von Universitäten und Medizinschulen eingerichtet, denen Krankenhäuser zur praktischen Ausbildung der Medizinstudenten ganz fehlen, so etwa in Göttingen 1773, die erste Besuchsanstalt in Deutschland überhaupt, oder deren Krankenhäuser in einem zu schlechten Zustand waren, wie in Hamburg 1781 und in Hannover 1785. (Häberl 1813, 215 ff.) Es sind also Polikliniken, die als Ausbildungseinrichtungen, die den Universitäten Untersuchungs- und Demonstrationsmaterial zuführen sollen, erst im Laufe des 19. Jahrhunderts zu ihrer eigentlichen Bedeutung kommen. Arme sind »Probe-Kranke«. (Liersch 1884, 15) Das Ausbildungsinteresse liegt zunächst vor allem auf dem richtigen Verhalten am Krankenbett und der Übung des alten Spektrums unmittelbar sinnlicher Diagnostik. Daher ist Poliklinik Besuchspraxis für die Studenten. (Kußmaul 1899, 258 ff.) Später ist sie nur noch Sprechstundenpraxis, wenn die Körper wesentlich als Objekte zur Übung physikalisch-chemischer Untersuchungsmethoden interessant sind. In Berlin wird 1810 die erste Poliklinik gegründet. Seit der Mitte des Jahrhunderts entstehen neben diesen Universitätseinrichtungen auch private Polikliniken, häufig ein oder zwei Zimmer in einer Etagenwohnung, eingerichtet zu Forschungszwecken, um Techniken zu perfektionieren, um Privatdozenten Gelegenheit zu bieten, ihre akademische Karriere aufzubauen. Um 1900 existieren in

Berlin etwa 300 Polikliniken. (Alexander, Berliner Klinische Wochenschrift 1908, 83)

Es habe großes Aufsehen erregt im Publikum, wird 1785 berichtet, daß innerhalb eines Jahres fünf junge Ärzte der Hamburger Besuchsanstalt sich bei ihrer Arbeit Infektionen zugezogen haben, schwer erkrankt sind und daß drei von ihnen starben. Diese Situation ist professionspolitisch sehr ambivalent. Das Publikum schätzt und würdigt immer, wenn Professionsmitglieder persönliches Risiko auf sich nehmen und sich dieses durch ihren Tod manifestiert. Das ist eine Erfahrung, die auch alle Epidemien und Kriege zeigen. Diesem Popularitätsgewinn stehen aber Risiken gegenüber. Das Risiko scheint immer vor allem die hoffnungsvollsten Professionsmitglieder zu treffen – hier Söhne berühmter Ärzte – die »sorgfältigsten Naturbeobachter«, die »voll Enthusiasmus für ihre Kunst« waren. Dürfen diese für die Armen geopfert werden?

»Jedes Menschenleben hat einen Wert, des Armen sowohl als des Reichen, des Kranziehers so gut als des Kaufmanns, des Bauern so gut als seines Fürsten, [...aber] die Wichtigkeit für dies Leben ist doch hier der Maßstab der verschiedenen Schätzung des Lebenswertes. Es ist doch nicht eins, ob ein unbeerbter Kurfürst oder sein Trompeter in den Pocken verhudelt wird.« Und: »So verdiente er [der junge Arzt] doch am meisten zu leben, er hätte lange noch ein treuer und glücklicher Arzt, ein Retter vieler anderer werden können.« (zit. Krünitz, Enzyklopädie, Bd. 47, 1789, 136)

Auch den Armen ist eine gewisse menschliche Bedeutung nicht abzusprechen, sie ist aber das Gesundheitsrisiko keines Arztes wert. Es geht um die Frage, ob Krankenhaus oder Besuchsanstalt vorzuziehen sind. Die Keller und Buden des gemeinen Mannes sind »scheußlich und stinkend«, »daß ein Gesunder solch einer Luft widerstehen kann, ist schon viel, daß es aber ein Kranker noch oft kann, ist schier noch mehr unbegreiflich« und überhaupt nur »seiner elastischen Menschen-Natur« zuzurechnen. (131f.) Die Lebensbedingungen des gemeinen Mannes stellen eine unzumutbare Lebensgefahr für den im Prinzip hilfsbereiten Arzt dar. Das ist die eine Seite des Arguments für Krankenhäuser. Kranke sind unwissend, verstockt, in ihren Vorurteilen jederzeit bereit, die Handlungen des Arztes zu kritisieren, eher offen für die Einflüsterungen der Freunde und Nachbarn, unverläßlich in der Befolgung der Vorschriften des Arztes. Sie sind einfach schlecht zu kontrollieren, denn sie beugen sich nicht freiwillig dem professionellen Regime. Das ist die zweite Seite.

»Jeder Mensch hat seine vorgefaßte Meinung, der ist gegen Blut lassen, ein anderer gegen Brech- oder Zugmittel eingenommen. Er entsinnt sich, daß es dem oder dem geschadet habe. Wie will man dies vielköpfige Ungeheuer des Irrtums und des Vorurteils bekämpfen und nun plötzlich es beiseite schaffen? Wie will man sicher werden, daß das geschehe, was geschehen soll?« (133)

Eigentlich sind die kranken Armen zu gefährlich für den hinzugezogenen Arzt. Da sie aber aus gesellschaftlichen und professionspolitischen Gründen irgendwie versorgt werden sollen, müssen alle Risiken so klein wie möglich gehalten werden. Vor allem aber ist den Armen, ob privat oder im Krankenhaus behandelt, keinesfalls eine Mitsprache oder Verweigerungsmöglichkeit einzuräumen, die bei den Reichen hingenommen werden müssen. Wird durch die »alten Weibermittel« in die Kur hineingepfuscht, »so büßt der Kranke sein Leben und der Arzt seine Ehre ein«. Jede übernommene Kur ist auch ein symbolischer Vertrauen-Ehre-Vertrag. Das Beispiel eines gebrochenen Vertrags, selbstverständlich eines zahlungsunfähigen Kranken, ist ein Lehrstück mit magischen Qualitäten: »Ich verlor die Lust, ihn ferner zu besorgen, denn wirklich habe ich den Fehler, daß ich Kranke, die nicht folgen, auch nicht lieben kann. Bei mir ist notwendig, daß der Kranke ebensowohl auf mich, wie ich auf ihn Vertrauen habe. Er starb, wie es sich gebührte.« (Senfft 1781, 357f.)

Die fraglose medizinische Dominanz über die Armen ist der erste Schritt zur angestrebten Dominanz auch über die bürgerliche Klientel. Nur im Krankenhaus ist die volle Kontrolle des Kranken möglich, bestehen wenig Chancen, sich der professionellen Regie zu entziehen. So ist das Krankenhaus auch ein Lehrstück über die richtige Beziehung zwischen Arzt und Krankem allgemein, und die Armen sind auch hier Demonstrationsmaterial. Im Krankenhaus ist die Professions-Ehre abgeschlossen, sorgfältig isoliert von externen Einflüssen und Einblicken. Das Krankenhaus ist der Ort körperlicher und moralischer Besserung für die Armen-Kranken, Demonstrationsfeld professioneller Naturbeherrschung, Werkstätte zur Bearbeitung der Natur des Menschen. Es symbolisiert weiterhin das Versprechen großer Triumphe und Fortschritte, falls nur der Medizin jede Dominanz zugestanden würde.

Gewiß, das Krankenhaus wird selbst wieder hineingezogen in die üblichen Konkurrenzkämpfe um den zahlenden Kranken, die ja im Kampf um die Dominanz über den Kranken so hinderlich sind.

Berühmt sind die öffentlichen Beschimpfungen der Ärzte der Pariser Schule wie Broussais oder Dupuytren, die sich wegen ihrer Methoden und Sichtweisen gerne wechselweise als Mörder bezeichnen. (Otto 1825, 2. Bd., 41; Ackerknecht 1967, 64) Das ist in Deutschland nicht anders. Selle übernimmt in den siebziger Jahren des 18. Jahrhundert die Leitung der Berliner Charité trotz den damit verbundenen großen Beschwernissen und dem niedrigen Gehalt, um ein neues Heilverfahren »ohne äußere Störung« anzuwenden und zu vervollkommnen. Selbstverständlich wird er öffentlich und leidenschaftlich von seinen frei praktizierenden Kollegen verunglimpft, »er erlaube sich in dieser Krankenanstalt leichtsinnige, dem Leben Gefahr drohende Versuche«. Das ist natürlich kränkend, aber die Beschuldigungen »lähmten in keiner Hinsicht seinen Eifer«! (Formey 1821, 280f.) Auch der König, Friedrich II., hatte sich wegen den Beschwerden eingeschaltet, aber sich als aufgeklärter Monarch nicht gegen den Naturforscher gewandt. Die Krankenhäuser sind Bollwerke, Festungen für die dort arbeitenden Ärzte, nahezu unangreifbar von außen und exzellente Stützpunkte für Ausfälle auf das zahlende Publikum. Reisende, die z. B. Broussais Krankenhaus besuchen, sind zwar äußerst mißtrauisch gegenüber den immer stereotypen Diagnosen und unkonventionellen Therapien – »Gastro-Enteritis« und Blutegel setzen, keine Erregungsmedikamente. Aber wer kann die Fanfaren der Erfolgsmeldungen kontrollieren? Die Kranken kommen und verschwinden, sterben, werden entlassen, laufen einfach weg, ein unendlicher Strom, wer hat hier einen Überblick? (Otto 1825, 2. Bd., 74ff.) Allerdings ist die professionspolitisch gesicherte Abgeschlossenheit des Krankenhauses stets gefährdet, solange die Krankenhauspraxis als Konkurrenzvorteil im Kampf um die eigentlich ökonomisch interessante Privatpraxis gesehen wird. Und auch so gesehen werden muß, weil Krankenhausärzte als konsultierende Ärzte gelten, ihre Anstellung ehrenamtlich ist, wie in Paris, oder nur sehr geringe Bezahlung einschließt, wie in Deutschland fast während des ganzen 19. Jahrhunderts. Ein berühmtes Beispiel der immer drohenden Gefahr aus dem Inneren der Institution sind Mortalitätsstatistiken, von Assistenten Broussais zusammengestellt, die nachweisen, daß seine Methode zumindest nicht besser ist als andere. (Ackerknecht 1967, 65)

In Deutschland um 1800 ist das ärztliche Interesse an den Armen sehr distanziert und abgeleitet. Die erste Welle der ärztlichen Professionspolitik formiert sich um die Forderungen nach verbesserter Medizinalpolizei: für die ärztliche Versorgung der Armen und Kampf gegen die Kurpfuscherei der unteren medizinischen Dienstleister und Laien, die beiden Seiten der gleichen Angelegenheit. Aber das ist eben alles Programm, Appell. »Ein Arzt, ein Bader, eine Hebamme sind Leute, die dem Staat dienen und die die Reichen schätzen und belohnen müssen, da es die Armen nicht können. Aber leider sind diese oft die kärgsten, geizigsten und niederträchtigsten Seelen.« (Senfft 1781, 346f.) Armenkrankenpflege ist noch Privatwohltätigkeit. Die Armen werden vernachlässigt, falls sie sich überhaupt an akademische Ärzte wenden oder falls diese zu ihnen geschickt werden sollten. Die von Hamburg ausgehende ambulante Krankenpflege ändert nur den Disziplinarrahmen, schafft wenig neues professionelles Interesse. Armenkrankenpflege bleibt auch hier schlecht bezahlte, unangenehme, gefährliche und keineswegs reputationsträchtige Tätigkeit. Ein Anteil Armer an einer Praxis ist bestenfalls Ausweis der Menschlichkeit des Arztes. Seine Fähigkeit, selbst seine Wissenschaftlichkeit hat er dagegen an den komplizierten, delikaten Krankheiten der oberen Klassen zu beweisen. Die Armen sind, außer als erste Übungsobjekte für Studenten, ohne direktes professionelles Interesse. Die Armen sind nur ein moralisches Problem. An ihnen ist überhaupt nichts zu gewinnen, aber u. U. alles zu riskieren. Nicht ganz, sagt Rademacher 1804, wer auch Arme versorgt, verfügt über eine wertvolle Warnanlage: »Fast alle epidemischen Krankheiten [...] äußern sich zuerst und am heftigsten in den Hütten der Armen, [...] wer die Armen fleißig besorgt, hat immer den Vorteil, daß er den Charakter einer Seuchenkrankheit studieren kann, ehe sie im Publikum unter der gewöhnlichen Form erscheint.« (Rademacher 1804, 142) Selbst diese »Warneinrichtung« hat die Besonderheit, daß sie nicht die wirkliche Bedrohung für das Publikum anzeigt, denn die Krankheiten, die Körperkonstitutionen folgen der sozialen Schichtung. Aber immerhin läßt sich von den Krankheiten der Armen auf die drohende bürgerliche Form der Krankheiten schließen. In Deutschland ist das bürgerliche Interesse am einzelnen, an den persönlichen Freiheitsrechten, als Voraussetzung der Entfaltung seiner Industrieosität, überall gehemmt oder gezwungen, im absolutistisch-physiokratischen Gewande aufzutreten. Für die Ärzte drückt sich dieses gehemmte Interesse in der Ambivalenz der Armenkrankenpflege aus. Die Menschen sind, gesellschaftlich gesehen, noch nicht gleich genug, als daß den Armen volles professionelles Interesse zukommen könnte. So bleibt auch das ärztliche Interesse lediglich das allgemein humanitäre oder moralische des Bürgertums selbst.

5. Bürgerliche Medizin in Deutschland

Die Medizin wird bürgerlich, wenn auch die Gesellschaft eine bürgerliche wird, das ist die Grundlage. Verändert ist die Konzeption und Bedeutung von Gesundheit und Krankheit, ebenso die Rolle und der Status der Ärzte als Experten des Körpers, wenn dieser Garant dauerhafter Leistungserwartung, möglichst nie unterbrochener Berufstätigkeit wird. Gewandelt haben sich auch Institutionen, die den Ärzten zur Verfügung stehen, für die die Gesellschaft Ressourcen bereitstellt, und natürlich die Berücksichtigung der gesellschaftlichen Unterschichten, die auch hier zuerst die Last sozialer Experimente zu ertragen haben. Einige bereits angesprochene Entwicklungslinien müssen jetzt weiter verfolgt werden. Zu betrachten ist die Entwicklung der Medizin seit der Mitte des 19. Jahrhunderts bis zum Übergang zur staatlichen Arbeitersozialversicherung unter dem Gesichtspunkt ärztlicher Professionspolitik. Mitte des 19. Jahrhunderts hat sich die ärztliche Praxis kaum gewandelt gegenüber der Situation um 1800. Die neuen Elemente der Professionspolitik, Objektivierung des ärztlichen Handelns durch lokalistische Krankheitskonzepte, physikalisch-chemische Diagnosemethoden, die Herausbildung von Spezialärzten, weiter dann die Verfügbarkeit neuer fabrikhergestellter Arzneien, setzen sich in den großen Städten schneller durch, bleiben aber offenbar noch lange, durch den konservativen Heilbedarf der Gesellschaft bedingt, auf den Umkreis der Universitäten und Krankenhäuser beschränkt. Diese neue naturwissenschaftlich orientierte Medizin, die sich auch in Deutschland seit der Mitte des Jahrhunderts durchsetzt, versteht sich ausdrücklich als »bürgerliche« Medizin. Ein Paradox, denn ihre konzeptionellen Intentionen beziehen sich zwar auf den gleichberechtigten einzelnen, sie sieht sich rückhaltlos dem gesellschaftlichen Fortschritt verpflichtet, aber ihre Praxis, ihre professionelle Realität ist Krankenhausmedizin, Armenkrankenpflege also.

Die ärztliche Professionspolitik bis 1883 zeigt zwei Hochphasen, die eng mit den sozialen und politischen Verhältnissen der Zeit verknüpft sind. Sie müssen getrennt betrachtet werden. Die Zeit der bürgerlichen Revolution 1848/49 ist auch die heroische Zeit ärztlicher Professionspolitik. Wenn Bürgertum, Handwerker und

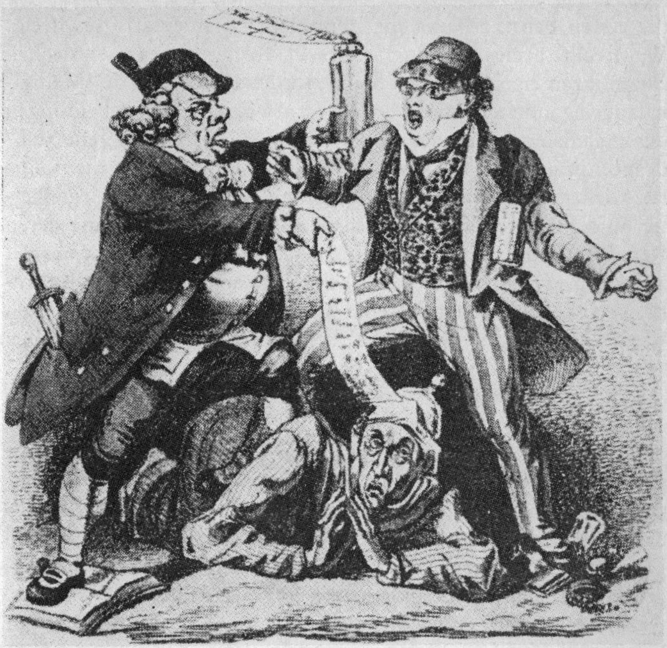

Streitende Ärzte, um 1830

die ersten Fabrikarbeiter die Republik, Parlamentarismus, freies Wahlrecht, freies Vereinigungsrecht fordern, dann entdecken Ärzte ihren eigenen, freien Stand, fordern Regelung der Medizinalangelegenheiten durch selbstverantwortliche Entscheidungen des organisierten Standes. Sie betreiben eine direkte, offene Standespolitik und fordern – wie das politische Bürgertum die politische Selbstregulation – die Regulation der eigenen Angelegenheiten und die ihrer Klientel, für die sie als Experten, ohne deren Repräsentation, mitzuentscheiden gedenken. Die Reaktionszeit zwischen 1850 und 1862 unterdrückt alle demokratischen Bestrebungen. Die ärztlichen Vereine werden allerdings nicht verboten wie politische und gewerkschaftliche Vereinigungen, sie verfallen aus Desinteresse.

In den sechziger Jahren erst zeigen sich neue professionspolitische Einigungs- und Organisationsbestrebungen. Anlässe sind die deutschen Kriege 1864 und 1866. Kriege sind immer bedeutende professionspolitische Ereignisse, führen aber darüber hinaus zu einem wachsenden nationalen Interesse, zur Gründung des Norddeutschen Bundes 1866/67 unter Führung Preußens und nach dem Deutsch-Französischen Krieg 1870/71 schließlich zur Reichsgründung, zur Kaiserproklamation im Spiegelsaal von Versailles. Ärztevereine werden wieder aktiviert im Sinne eines Beitrags zur nationalen Einigung und insbesondere nach 1871 – die gesamte Profession war direkt oder indirekt an diesem Krieg beteiligt – des »inneren Reichsaufbaues«. Erst im Zuge der nationalen Einigung ergeben sich ideologische Orientierungen, die die privaten, partikularen Interessen mit allgemeinen verknüpfbar machen. Die Salubrität des neuen Nationalstaates, die Sanitärfrage, ist das indirekte Programm der Professionspolitik, Kristallisationskern für Vereinstätigkeiten, Gegenstand von Öffentlichkeitskampagnen und Resolutionen an den Reichstag. Eine indirekte Politik, denn sie bedeutet ein Kooperationsangebot: Dienen in den staatlich bestimmten Bedingungen. Sicher, man stellt Gegenforderungen, aber es gibt nicht mehr die Erwartung freier Selbstregulation. Öffentliche Gesundheitspflege spielte immer eine wichtige Rolle in den professionspolitischen Positionen, insbesondere auch in der heroischen Zeit 1848/49. Aber erst jetzt, mit dem natur-wissenschaftlichen Instrumentarium kann die Profession eine pragmatische Politik anbieten, die nicht nur, wie bisher auf direkte Kompensation sozialer Schäden hinausläuft. Und sie kann die neutrale

Expertenrolle profilieren, den Experten, dem nicht wie bisher immer unterstellt werden kann, daß er nur im eigenen Interesse auftritt. Der Arzt, der Wasser nach Bakterien absucht, Desinfektionsmittel zur Neutralisierung von Unrat ausprobiert, Vorschläge zur Reinhaltung des Bodens macht usw., kann nicht beschuldigt werden, sich für Krankheit nur in eigennütziger Weise zu interessieren. Dieses öffentliche Image muß erst entstehen, wie es ein Verwaltungsbeamter vorgreifend ausdrückt: Es sei um so auffallender, daß die Hauptträger der »hygienischen Bestrebungen« Ärzte sind, »da unleugbar durch die Beförderung der Hygiene kein Stand in seinen pekunären Interessen mehr bedroht wird als gerade der Stand der Ärzte«. Damit werde der Beweis erbracht, »daß eben unter diesen Ärzten die Rücksicht auf das allgemeine Wohl unendlich höher steht als die Rücksicht auf ihren pekunären Vorteil«. (Dr. jur. Silberschlag 1875, 40) Die Ärzte haben diese Einschätzung ihrer selbst zwar immer vertreten, aber erst jetzt können sie mit öffentlichen Demonstrationen der allgemeinen Verwendungsfähigkeit ihrer Expertise Raum gewinnen.

Die Entwicklung der medizinischen Wissenschaften zeigt zwei kompatible, wenn auch nicht identische Phasen. Auch diese sind getrennt darzustellen. Das tragende wissenschaftliche wie professionspolitische Interesse um 1848 besteht einmal mehr darin, die Grundlagen der Medizin zu sichern. Die politischen Intentionen der Rationalisierung der staatlichen wie wissenschaftlichen Verhältnisse verlaufen hier parallel. Dieser Modernisierungsimpuls scheitert zwar politisch, verhilft aber dafür vor allem der Physiologie zu bedeutendem Ansehen, neuen Lehrstühlen und neuen Instituten, die wie Fabrikwerkstätten organisiert sind. Allerdings trägt dieser Ansatz nicht sehr lange. 25 Jahre später zeigen Beteuerungen, die Physiologie sei »die Königin unter den Naturwissenschaften« (Du Bois-Reymond) eher eine aristokratisierende Konventionalisierung dieser Modernisierungsintentionen. Die Praktiker fühlen sich weiterhin in ihren Gewißheits- wie Orientierungsbedürfnissen alleine gelassen. Zu viele neue Techniken werden angeboten, Resultate sind weiter ungewiß, durch unsaubere Motive verzerrt, überall scheint willkürlicher Eklektizismus zu herrschen in der Privatpraxis.

»Wie selten empfindet er [Praktiker] volle Sicherheit bei den dreisten Übergriffen der Pfuscher und der illoyalen Willkür ihm nicht persönlich befreundeter Kollegen. Entbehrt denn sein Wissenschaftszweig allein jedes

Fadens, um daran den Zusammenhang der Einzelergebnisse verfolgen zu können, und waren die Alten nicht glücklicher, als sie – wenn auch nicht mehr mit den Religionen, so doch mit den Philosophemen ihrer Zeitalter lebendige Fühlung hatten?« (Wernich 1881, 3)

Auch die naturwissenschaftlich orientierte Hygiene, die vor allem von dem professionspolitischen Interesse des »inneren Reichsaufbaus« getragen wird, löst kaum eines der praktischen Probleme, aber sie gibt neue Orientierungen und neues professionelles Selbstbewußtsein. Dieser neue Modernisierungsimpuls, die Erwartung der technischen Kontrolle der Welt, wird 1876 mit der Gründung des Kaiserlichen Gesundheitsamtes unterstützt und führt um 1880 zum Ausbau der Bakteriologie als medizinisch normsetzende Leitwissenschaft, die die Physiologie in dieser Rolle ablöst.

5.1 Perspektiven der naturwissenschaftlichen Medizin

In den vierziger Jahren des 19. Jahrhunderts wird die deutsche Medizin immer mehr von dem Vorbild der Pariser Schule beeinflußt. Die für wohlhabende Studenten und junge Ärzte üblichen Studienreisen haben immer wieder Begeisterung für die wissenschaftlichen Aktivitäten in Paris, aber auch Ablehnung gegen die herrschende Kultur hervorgebracht. Die traditionelle medizinische »Armstuhl-Wissenschaft« spekulativer und kontemplativer Betrachtung in Deutschland beginnt die Entdeckungen der Krankenhausmedizin zu akzeptieren. Ja, sie würdigt ausgiebig die von Frankreich kommende wissenschaftliche Orientierung, die erstmals verspricht, die Medizin auf gesicherte Grundlagen zu stellen, als Fortschritt, und zugleich bleiben Vorbehalte gegen die einseitige wissenschaftliche Ausrichtung, den Mangel an therapeutischem Fortschritt, den statistischen Systematisierungen, den Mangel an Individualisierung. Denn eigentlich gäbe es doch nicht einmal zwei ganz gleiche Krankheitsfälle, müsse jeder Kranke besonders aufgefaßt und behandelt werden.

»Wie viele geringfügige Umstände hinsichtlich des Alters und Geschlechtes, der Körperkonstitution des Kranken und der äußeren, ihn umgebenden Verhältnisse kommen hierbei zu berücksichtigen. Wie viele andere hinsichtlich der der In- und Extensität der Krankheit selbst, ihrer Dauer, der sie begleitenden Komplikationen, heute oder morgen, da oder dort etc.!« (Kratzmann 1846, 206)

Trotz des Lobes der »positiven Forschung«, der objektiven, lokalistischen Orientierung lassen sich hier wieder die alten vielfältigen Differenzierungen finden. Der Eindruck könnte auftreten, als verstehe man diese neue Medizin noch nicht recht oder wolle sie nicht verstehen. Es ist eine neue Ärztegeneration, die in den vierziger Jahren auch in der deutschen Medizin aggressiv die neuen Werte vertritt und sehr bald die medizinischen Lehrstühle besetzt. In den folgenden Jahrzehnten wird man immer wieder eine jetzt entstehende Diskrepanz beklagen zwischen der Medizin der Universitäten, die auch in Deutschland Krankenhausmedizin wird, und der Privatmedizin, der praktischen Ärzte, die völlig andere Forderungen und Standards beinhaltet.

»In Frankreich, und namentlich in Paris, muß man, je bälder desto besser, etwas Augenfälliges leisten; in Deutschland genügt es, es zu wollen«, behauptet Wunderlich (1815-1877), einer der Propagandisten der naturwissenschaftlichen Medizin, später ein bedeutender Kliniker. Der »tumultarische Wettstreit« in Paris mache es leicht, sein Glück zu machen, aber die Leistungen müssen auch immer wieder neu bewiesen werden. Dagegen: »In Deutschland ziehen sich ganz häufig auch die Besseren in ihr Inneres zurück, leben der Überzeugung, daß sie es besser wissen als die anderen, beruhigen sich damit und schweigen.« (Wunderlich 1841, 46f.) Aber dieses Bild eines leistungsorientierten Marktes, statt protektionistischer Sphärenabgrenzungen, ist eher die Klage, daß der deutsche Markt nicht automatisch offen ist für die Vorstellungen und Berufschancen der neuen Richtung. Wunderlich ist vor allem von den Möglichkeiten der institutionellen Verhältnisse fasziniert, hier wird endlich Medizin als Wissenschaft betrieben. Zwar sei »der Schaden dieser Hospitalpraxis«, die entweder »exspektativ« therapiert, also fast gar nicht behandelt, oder aber ganz unterschiedslos mit starken, heroischen Mitteln, »besonders für die Verpflegten [...] nicht zu leugnen; aber der unbezahlbare Vorteil der Einrichtung ist jedenfalls, daß jeder, der mit einer Frage sich beschäftigt, fast augenblicklich die Gelegenheit hat, die Beantwortung von der Natur selbst zu verlangen«. (34) Denn »die erste Aufgabe der Medizin ist allerdings Naturforschung« (42), durch physikalisch-chemische Diagnosetechniken und Autopsien. Man bemüht sich in Paris und seit neuestem auch in Wien, »vorzugsweise die objektiven Zeichen mit möglichster Genauigkeit aufzufassen, die Anamnese und die Angaben der Kranken nur als

Supplemente zu betrachten«. (44) Gerade die Wiener Schule sei unmittelbar aus dem »Leichenhof« hervorgegangen. (74) Für Wunderlich wird eigentlich erst hier der Kranke wirklich untersucht, wird exakt jedes Organ geprüft, wird »kein sinnliches Phänomen« vernachlässigt, wird alles im Zusammenhang gesehen. Aber das ist natürlich übertrieben; es wird keineswegs genauer untersucht, und das gibt Wunderlich zuweilen zu, es wird anders untersucht. Die objektive Diagnose sucht nach objektiven Zeichen, d. h. Zeichen, die sich als Organstörungen lokalisieren lassen und die durch die folgenden Leichenbefunde bestätigt werden können. Wunderlich sagt genau, warum ihm diese Objektivität so wichtig ist: »Wir haben hier endlich einmal – selbst für die Augen des Laien – einen sicheren Maßstab für den Wert und die Brauchbarkeit des Heilkünstlers.« (45) Diese Objektivität wendet sich polemisch gegen Arzt und Kranken. Gegen den Arzt, der bisher seine diagnostischen Fähigkeiten als Genieakt begriffen hatte: im guten Sinne mimetischer oder symbiotischer Potenzen, als Mitleiden; im schlechten Sinne die Fähigkeit, sich jede Kritik und Praxisübernahme durch die angebliche Singularität seiner Einsichten zu verbitten. Und hier wehrt man sich auch, Wunderlich selbst nennt die Einwände. Die objektive Methode sei zu unpraktisch, zu unsicher. Die Objektivitätsforderung wendet sich gegen den Kranken, indem er zum nur mehr passiven Träger von Zeichen, zu dem uns heute nur noch bekannten Typus von Patienten werden soll.

»Und hätten wir auch alles Zutrauen zu dem guten Willen, zur Fähigkeit des Kranken, sich selbst zu beobachten, so dürfen wir nicht vergessen, daß eben durch die Krankheit selbst jene Akte der Perzeption und der Beurteilung alterniert und modifiziert werden können; und ich möchte fast behaupten, daß so viele verschiedene Einflüsse, bewußte oder unbewußte, den Kranken zur Steigerung, Verminderung oder Einstellung seiner Selbstbeobachtung veranlassen, daß das Bild der Erscheinungen im Munde jedes Kranken von der Wahrheit abweicht.« (45)

Aber auch dieses Argument ist in dieser Form nicht richtig, nie hatten die Ärzte sich ausschließlich auf rein verbale Mitteilungen verlassen, wenn Selbstsehen möglich war, ganz zu schweigen auf einzelne Symptome, »Zufälle«, oder auf die betroffenen Körperpartien. Das waren gerade die ärztlichen Pfuscher oder die Laienheiler, die ihren Kranken nicht ihre ganze Aufmerksamkeit, »Liebe«, zukommen lassen wollten oder die Urinbeschauer z. B., die sich aus Unkenntnis auf seine Symptomgruppe verlassen wollten. Wenn Wunderlich Hufelands Darstellung über die Kunst des Pulsfühlens zitiert, diese »eigene Kultur des Gefühls, ein eigener Takt in den Fingerspitzen dazu«: Der Puls muß behandelt werden »wie der Virtuose sein Instrument (behandelt), er (Arzt) muß ihn ebenso gut spielen lernen und (mit ihm) vertraut werden, wie dieser mit dem seinen« (45) –, versucht er ihn vor allem lächerlich zu machen. Denn der metrische wie der qualitative Puls sind für sich alleine gleichermaßen belanglos. Zimmermann z. B. nannte die drei Indikatorengruppen Geschwindigkeit, Rhythmus und Intensität, die zu kombinieren sind, und empfahl, die Geschwindigkeit mit einer Uhr zu messen. Er schloß mit dem Ratschlag: Man dürfe auf keinen Fall »auf diese Zeichen (Puls) alleine sehen, so wichtig es auch ist«. (1763, 357) Hier überall versucht Wunderlich, den Eindruck der jetzt stattfindenden Überwindung des in sich gefangenen Urteils, der Überwindung des Partiellen, Isolierten, Reduzierten zu schaffen. Erst der klinische Blick durch die Weite der großen Krankensäle ermögliche die richtige Synthese, die große Einheit und Ordnung. Aber die alte Sicht beinhaltete ja gerade ein sonst kritisiertes Systemdenken, allerdings in hierarchisch geordneten Metaphern des Ganzheitlichen.

Die Kritik zielt vor allem auf die subjektiven Maßstäbe aller »vorwissenschaftlichen« medizinischen Tätigkeit. Nur der praktische Arzt selbst ist hier Maßstab der Symptomwelt, die er sieht. Er, seine Wahrnehmung, seine Erfahrung, seine individuelle Interaktion mit dem einzelnen sind das Zentrum seiner medizinischen Welt. Diese medizinische Wissenschaft ist so ein weitläufiger Kosmos sich kaum schneidender Welten, in dem eine Krankheitserscheinung als einheitliches Wesen sich außenpolitisch zu allen anderen verhält. Die Krankheitswelt ist genauso extern gegliedert in Klassen, Familien, Sippschaften, Gruppen und Gattungen wie die gesellschaftliche Welt, die durch den Kranken repräsentiert wird. Hier wie dort ist sie definiert als Unterschied, Distanz, Hierarchie – eher eine Ordnung göttlichen Ursprungs als ein interdependetes Funktionssystem. Dies Szenarium gilt jetzt als falsche Welt von Scheinrealitäten: Man hat Worte für Wirklichkeit genommen und diese mit der eigenen Phantasie belebt. Hier herrscht das alte Bedürfnis der Menschen, das, was sie nicht verstehen, wenigstens zu personifizieren und mit einem Namen zu belegen. Diese medizinische Welt ist eine Gespensterwelt, nur aufrechtgehalten durch Glauben, Unwissenheit, Ignoranz der daran festhaltenden Ärzte. »Einmal mit der Verkörperung der Phänomene fertig, wurden den ideellen Einheiten – den Krankheitseinheiten – auf dieselbe plumpe anthropomorphische Weise aus Analogien Attribute zugeschrieben, wie dies zu allen Zeiten und selbst heute noch bei allen ideellen Existenzen – Gott, Seele, Teufel, Natur etc. – geschieht.« (51) Das sind Standardargumente, mit denen sich die Jungen in den vierziger Jahren nicht genug lustig machen können. (Henle 1844; Du Bois-Reymond 1848; Virchow 1849) Das klingt alles sehr aufgeklärt und einleuchtend, erscheint immer in der zweiten Bedeutung sehr politisch, ist aber Rhetorik und wohl im Kern falsch. Insbesondere wird eher absichtlich die Bedeutung der Verwendung von Metaphern verkannt. Es ist das spektakulärste Argument, um sich abzugrenzen von der Art Naturwissenschaft, die bisher von den Ärzten immer reklamiert wurde.

Diese neue medizinische Naturwissenschaft ist selbst radikales Distinktionskriterium, das jetzt die Medizin in zwei Welten teilen soll: »Die wahre Wissenschaft« ist »in gewissem Sinne die Antipode der heilkünstlerischen Weltpolitik«. (Wunderlich 1841, 141) Wissenschaft, nicht mehr die alte literate Kunst, die Weltweisheit, wie sie sich nannte, die die Krönung der praktischen Kunst war, notwendige Ergänzung zur Vollständigkeit. Die Unterscheidung zwischen Wissenschaft und Kunst ist jetzt zuallererst eine des Berufsverständnisses und der mentalen Kapazitäten, und hier werden unüberbrückbare Gräben aufgerissen. Es sei davon auszugehen, daß diese Naturwissenschaft »die Freude, wie die notwendige Sicherheit zum Handeln lähmt, das Sich-Verlassen auf die Mittel, den Glauben an die Kunst und die eigene Unfehlbarkeit zerstört«. Das sind aber alles Qualitäten des praktischen Arztes, der »jene individualisierende Virtuosität, jene Sicherheit des Auftretens« braucht, der auf seinen »Takt« und »im stillen auf den lieben Herrgott und die Heilkraft der Natur [vertraut], und im unglücklichen Falle mangelt die Sektion, um seine Fehlgriffe zu desavouieren«. Diese Charakteristik des praktischen Arztes trägt alle Zeichen des Kurpfuschers der professionspolitischen Literatur, und Wunderlich scheut sich nicht, die Nähe auszusprechen: »Wasserheilkünstler, Damenärzte und Barbiere sind die sichersten in ihren Aussprüchen.« (141) Der medizinische Naturwissenschaftler dagegen »wird jeden einzelnen Fall viel zu wichtig nehmen, es werden ihm zu viele Möglichkeiten sich aufdringen, die Heilbarkeit gewisser

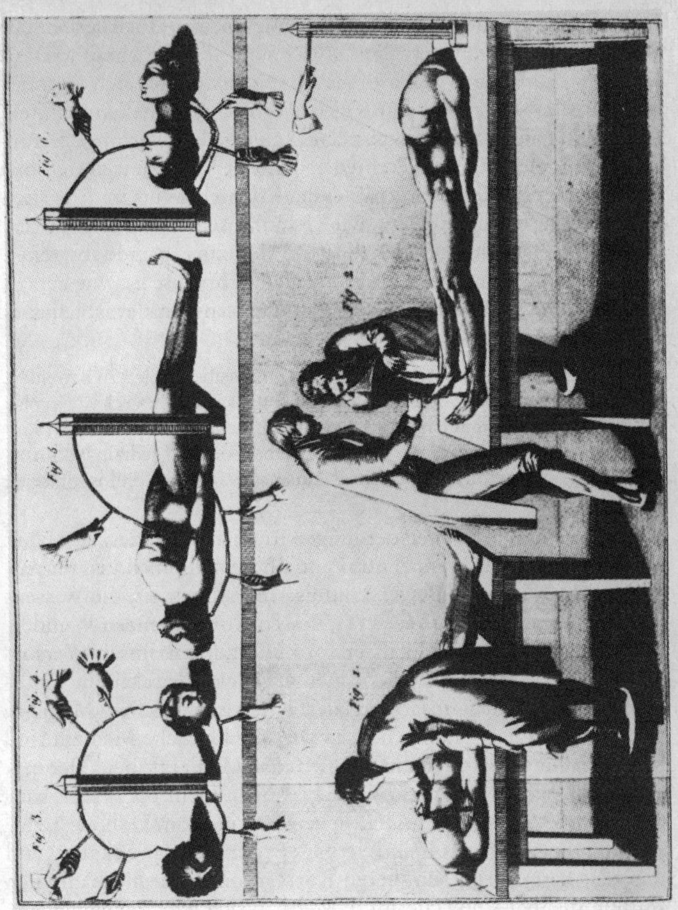

Elektrisches Experiment bei Enthaupteten, Aldini 1804

Krankheiten erscheint ihm viel zu gering und die Unsicherheit der Diagnose, bei allem Eifer, allen Mitteln und aller Gewandtheit und Logik hat sich ihm viel zu oft erwiesen, als daß er sich noch als Heilkünstler – oder soll man sagen als Arzt? – verstehen könnte«. (141) Auch hier wieder bietet sich die gleiche Umwertung: Natürlich nimmt nicht der Kliniker jeden einzelnen Fall zu wichtig, sondern der Praktiker seine zahlende Klientel. Nur in der alten Kosmologie hatte jeder einzelne Kranke seinen eigenen unverwechselbaren Charakter, den die neue Medizin ja gerade abstreitet. Die Differenz zwischen alter und neuer Sichtweise ist, wie gesagt, eine mentale: Ein medizinischer Naturwissenschaftler ist jemand, dem es

»Bedürfnis ist, seine Wissenschaft nur um ihrer selbst Willen zu betreiben, wem das Wissen nicht Mittel zum Zweck, sondern Selbstzweck ist, wer bei dem, was er lernt, nicht darüber sich grämt, ist es auch zu brauchen?, sondern sich freut, daß er es lernt, wem mit einem Wort die Medizin Naturforschung ist, das empirische Material zur Beantwortung philosophischer Fragen«. (142)

Wie immer die Positionen der jungen Reformer der vierziger Jahre im einzelnen differieren, zentral und übereinstimmend ist ihr emphatisches Wissenschaftsverständnis, »ihre Gottheit, die Wissenschaft« (Ackerknecht 1957, 141), dessen Konsequenzen Wunderlich vielleicht nur am radikalsten formuliert. Medizinische Versorgung selbst wird zur untergeordneten Tätigkeit, praktische Medizin ist nur mehr Umsetzung der wissenschaftlichen Medizin. (Virchow 1847, 4) Praktische und wissenschaftliche Medizin sind kategorial und personell unterschiedliche Medizintypen. Der medizinische Wissenschaftler beobachtet nicht mehr die Natur, sondern wendet naturwissenschaftliche Methoden an. D. h., er reduziert die Totalität auf objektivierbare Parameter, die er kausal und logisch verknüpfen kann, deren Korrelationen mit mechanischen Mitteln meßbar sind. Hiermit besteht an sich weder eine bessere, erfolgreichere, in keinem Fall humanere Medizin als die vorhergehende. Zunächst wird nur einfach der Korpus der Konventionen, Terminologien, Definitionen, der analytische Apparat umgewälzt. Daß die naturwissenschaftlich orientierte Medizin jetzt nur noch objektivierbare, meßbare Evidenzen zulassen will, also nur noch das erkennt, was laut Methodik vorhanden sein kann, ist vermutlich kein Rückschritt im Vergleich mit anderen Systemen. Aber die naturwissenschaftliche Medizin bleibt sowieso auf die Universitäten und Krankenhäuser beschränkt, der Eklektizismus der Praktiker ist durch Konkurrenz und Marktlage des zahlenden Publikums weiterhin erhalten, alternative Medizinsichten bleiben stets virulent.

Die neue Medizin wird in Deutschland nicht durch neue soziale Verhältnisse erzwungen, wie in Paris, das gezwungen ist, große Massen Kranker der arbeitenden Unterschichten auf »rationale« Weise zu absorbieren. Auch ist die bestehende medizinische Kultur der naturphilosophischen Schule nicht völlig unhaltbar (Hirschfeld 1930), wenngleich anachronistisch gemessen an den Entwicklungen des Auslandes. Daher dauert ihre Durchsetzung auch so lange. Professionsintern hat sie nur den Neuigkeitswert, radikal mit dem Bestehenden brechen zu wollen, für sich, das Versprechen, mit einem Sichtwechsel, dem methodischen Reduktionismus, endlich eine handhabbare Ordnung und objektive Einheit in der Medizin herbeizuführen. Für den Staat, die Universitätsbehörden war sicherlich interessant, daß der soziale Mensch in dieser Betrachtungsweise unwichtig ist, nur objektiv sichtbare, meßbare Befunde zählen sollen. Die Praxisrelevanz naturwissenschaftlicher Sichtweisen führte im übrigen die Chemie, die jetzt zur großen Rivalin der Medizin wird, sehr arrogant vor. Liebig (1803-1873), in Paris ausgebildet, gleich berühmt als Wissenschaftler und Erfinder kommerzieller Produkte, das Vorbild der Jungen und der »Hans Dampf« des neuen naturwissenschaftlichen Geistes, schüttet 1840 anläßlich eines Parforceritts für die Chemie Hohn und Spott über die Medizin: Produkte des Lebensprozesses wie Wirkstoffe bestimmter Pflanzen oder Absonderungen bestimmter Tiere, ja sogar Harnstoff, deren Produktion die Medizin der okkulten Lebenskraft zuschreibt, weil sie rein gar nichts versteht, kann die Chemie künstlich herstellen. Was eure Lebenskraft kann, können wir schon lange. Aber »Bartscherer und Naturphilosophen bedürfen bekanntlich der Naturwissenschaften nicht, um sich selbst zu etwas zu machen«. (Liebig 1874, 26f.) Und 1844 ist seine Lektion vielleicht noch deutlicher: Die Medizin kenne die Basisabläufe im Körper nicht, aber sie weigere sich, methodische Voraussetzungen zu akzeptieren, um sie zu erfahren. Die Reduktion der vielfältigen Erscheinungen, die Annahme von gleichen stereotypen Abläufen falle der Physiologie schwer. Aber warum sollte Kausalität oder formallogisches Schließen und die Basisannahme, daß gleiche Wirkung auch gleiche Ursachen haben müssen, in der Medizin nicht gelten? Man will nicht vom einzelnen absehen und kann nicht fruchtbare von unfruchtbaren Fragen unterscheiden. (60ff.) Aber nur »durch die Einführung besserer Methoden wird die Physiologie und Pathologie unwandelbar feste Prinzipien erhalten [..., während] noch jetzt viele Ärzte durch individuelle Interpretation schlecht beobachteter Krankheitserscheinungen sich gegenseitig hinters Licht und endlose Streitereien [...] führen«. Die Chemie habe, seit sie sich aus der Dienerschaft der Medizin befreit hat, einen ähnlichen Formalisierungsprozeß durchlaufen müssen. Heute aber stütze sich keiner mehr

»auf seine sogenannten Erfahrungen, in welchen er durch einen gescheiten Bauern oder Schäfer erreicht oder übertroffen werden kann. Früher ging der Chemiker zum Seifensieder, Gerber, zum Fabrikanten und Techniker, jetzt besucht der Seifensieder, Gerber, Fabrikant und Techniker unsere Universitäten, weil sie wissen, daß es jetzt die Wissenschaft ist, die ihnen allein den Hauptschlüssel, die magische Springwurzel in die Hände geben kann, die alle ihnen sonst verschlossenen Türen öffnet.« (72f.)

Liebig empfiehlt chemische Analyse und Mikroskop, die Jungen folgen und haben in ihrem neu gewonnenen mikroskopischen Blick nur mehr Partikel: »Ein lebender Mensch, d. h. eine gewisse Menge einheitlich verbundener, wechselnder Substanz.« (Virchow 1849, 32) Für die französischen Physiologen um 1848, bemerkt Temkin, ist der Mensch ein Tier, für die Deutschen eine vorübergehende Konstellation lebloser Partikel. (Temkin 1977, 343) Das erscheint ganz folgerichtig, schließlich kann die deutsche Medizin nicht von dem ungeheuren Patienten-»Gut« abstrahieren wie die französische. Die Kliniken haben weiterhin nur wenige Kranke zur Verfügung, der mikroskopische Blick ist zunächst der Kompromiß in dieser Situation.

Die naturwissenschaftliche Methode, die objektiven Techniken haben vielfältige Konsequenzen für das Arztbild, die ärztliche Ethik, die Konzeption des Patienten, die Professionspolitik. Das alles kristallisiert sich um die veränderte Konzeption des Verhältnisses von Gesundheit und Krankheit. Wenn die objektive Methode nach festen Stützpunkten sucht, Verortung des Spiels der Symptome, Fixierung von Schädigungen, dann reduziert sie zunächst die Körpergesamtheit. Die neue Sichtweise versucht, eine kontrollierte Versuchsanordnung herzustellen, beinhaltet nicht mehr Nachvollzug der sichtbaren Tätigkeit der körperlichen Abwehrkräfte in alter Sichtweise. »Dem rationellen Arzt bedeutet ein

Symptom nur eins«, postuliert Henle (1809-1885), ein berühmter Histologe. (1844, 24) Vereinfachung ist gefordert, um der logischen Kausalität zu genügen, Abstraktion von der variierenden Plastizität, den Wirkungen der Natur, die man bislang phänomenologisch entschlüsseln wollte. Lokalisierung und kausale Verknüpfung sind immer beides zugleich, methodische Voraussetzung und Ergebnis der Untersuchung – »auf Vereinfachung muß unser Bestreben gerichtet sein«. (27) Aber woher weiß man eigentlich, welche Bedeutung der gegriffene Parameter hat? Es bleibt vor allem die »laxe Logik« der Medizin, über die sich Henle schämt, denn diese habe sich den »exakten Naturwissenschaften gegenüber zum Gespött gemacht: Nur in der Medizin gibt es Ursachen, die hunderterlei Wirkung haben oder deren Wirkung nach Belieben einmal ganz ausbleiben kann, nur in der Medizin darf derselbe Effekt aus den verschiedenartigsten Quellen abgeleitet werden.« Und er sagt auch, worüber er sich am meisten ärgert, »fast bei jeder Krankheit« wisse die Ätiologie nur zu antworten mit dem Verweis auf »dasselbe Heer von Schädlichkeiten, schlechte Wohnung und Kleidung, Branntwein und Liebe, Hunger und Kummer«. (25) Es sind tatsächlich die unspezifischen Belastungen der Lebensumwelt, diese multikausale Basisdeterminante der alten Krankheitsauffassung, die die Jungen stört: Lebensbedingungen, das ist vielleicht die soziale Frage, aber jedenfalls nicht medizinische Naturwissenschaft! Das ist sozusagen der eine Pol, an dem Ordnung geschaffen wird. Wenn Wirkungen überhaupt auf letzte Ursachen zurückgeführt werden, dann werden jedenfalls nur monokausale Ketten zugelassen.

Der andere Pol – schon mehrfach angesprochen – ist der eigentliche Ansatzpunkt der objektiven Methode, die der Autopsien als Garant von Gewißheit: »Ausgangspunkte waren unbestreitbar, nachweisbar, palpable Veränderungen, ohne Voraussetzung und Befangenheit beobachtet und um sie zu erläutern, durfte er [Rokitansky] nur die erfahrungsmäßigen Gesetze der Physik und der Physiologie nutzen.« (Wunderlich 1841, 76) Hier, im Leichenbefund bzw. den feststellbaren Schädigungen, ist der feste Ausgangspunkt, das bleibende Resultat des Krankheitsprozesses, hier ist das wechselnde Spiel der Symptome endgültig zu Ende gegangen. Die Symptome boten keinen einzigen festen Anhaltspunkt, jetzt erst, vom Endprodukt aus, kann methodisch befriedigend vorgegangen werden. Rokitansky (1804-1878), der große Wiener pathologische

Anatom, für Wunderlich eine Art erster Wissenschaftler, »bemächtigte sich dessen, was augenfällig war: des Sektionsbefunds und schritt nun rückwärts, sich fragend: Wie konnte dies entstehen? Welche verschiedenen physikalischen und physiologischen Möglichkeiten konnten die Alteration herbeiführen, wie sie die Leiche zeigt?« (77) Es spricht für sich, daß Wunderlich das Gegenargument, das Endprodukt könne nichts mehr über die Lebensprozesse sagen bzw. diese lägen hier genauso nur verschlüsselt zutage, lächerlich macht: »Jene Belauscher der Natur [...] haben gewöhnlich nur im eigenen Schädel gelauscht«, wer dagegen von den objektiven Ergebnissen ausgeht, »wird sich einen ziemlich richtigen Gang des Prozesses komponieren und jedenfalls weiter gedeihen als der, der sich einbildet, das Gras selber wachsen zu sehen.« (79) Immerhin gibt er zu, »daß man im Kadaver vielleicht nicht alle Veränderungen gefunden und aufgefaßt hat«, aber »Modifizierung« ist dann die Aufgabe der Zukunft. (80f.) Letztlich verfügt die neue Wissenschaft zur Zeit nur über die Methode – der Rest ist zum »Hineinwachsen«! Das Vorgehen der naturwissenschaftlichen Medizin enthält eine Grundentscheidung, eine methodische, keine inhaltliche. Das Paradigma der medizinischen Naturwissenschaft ist es, vom Endprodukt, vom Leichenbefund rückwärts gehend auf die Lebensprozesse zu schließen. Aber was heißt das? Zunächst wird vor allem die traditionelle Zeichenlehre umgewälzt mit den schon genannten Folgen für das Verhältnis zwischen Kranken und Arzt. Jetzt sollen nur mehr materialisierbare Symptome zugelassen werden: »Tendenz ist, nur solche Zeichen als tauglich aufzunehmen, die auf einer bestimmten materiellen Veränderung beruhen und mit dieser in einem physikalisch greifbaren Zusammenhang stehen, alle anderen aber als trüglich und unbrauchbare« zu entfernen. (91) Und wieder das Professionsproblem hinter der exakten Methode: »Wer sich dagegen bei der Stellung der Diagnose nur auf die Autorität der Erfahrung verläßt, der ist verlassen, sobald eine andere Autorität sich ihm gegenüberstellt.« (90)

Die zweite Umwälzung ist enthalten in dem Programmpunkt der Vereinigung von pathologischer Anatomie und Physiologie. (Kratzmann 1846, 36, 111ff.; Henle 1844, 28; Virchow 1847, 16) D. h. vor allem, sobald der Endzustand als verläßlich gilt, liegt aller Zweifel auf den eigentlichen Lebensabläufen. Gesundheit wird ein ganz unverständlicher Zustand, nunmehr ein kritischer Begriff.

Man kann nicht mehr einfach von gewöhnlichen Zuständen ausgehen, sich nicht damit beruhigen, daß Gesundheit existiert; der feste Endzustand fordert die Definition eines »Normal«-Zustands. D. h. nicht, daß Gesundheit nicht auch früher definiert worden wäre. Aber wenn z. B. Tissot sagt: »Man befindet sich wohl und gesund, wenn alle Verrichtungen ordentlich, leicht und ohne einige beschwerliche Empfindung vor sich gehen« (1770, 3), bedeutet dies nur, daß Gesundheit vorausgesetzt werden kann. Man muß nicht die Möglichkeit von Gesundheit begründen, diese hat man vor Augen: real als Möglichkeit der vernünftigen Lebensordnung, ideal im »Naturzustand« des einfachen Lebens, der Wilden, bei der einfachen Landbevölkerung. Gesundheit ist auch hier Norm, aber eine ganz subjektive, ja spezifische der jeweils in Frage stehenden Person – und es ist kein Deduktionsproblem aus einem anderen, angeblich sicheren Zustand (Krankheit, Todesursache). Gesundheit ist wirklich Anfang – nicht hypothetische Hochrechnung. Erst als konstruktives Normproblem wird Gesundheit sowohl theoretisch begründungspflichtig als auch empirisch ein Problem kausal gebündelter Parameter – mit den bekannten Folgen: Diese Stäube sind schädlich, weil die gesetzten Schwellenwerte überschritten sind; diese bestimmte Schadstoffquantität zeigt keine spezifischen Wirkungen, muß daher als unschädlich gelten; diese spezifische Wirkung hat keinen erkennbaren kausalen Zusammenhang zu lebensverkürzenden, morbiden Ereignissen, muß daher außer acht bleiben usw.

Henle zeigt dieses Normierungsproblem sehr schön: Wenn Krankheiten »als Folgen abnormer äußerer Einwirkungen auf diese mit eigentümlichen Kräften begabte organische Materie« gelten sollen, dann wäre zunächst »die Erforschung des Normalzustandes und der normalen Varietäten« anzustreben. (1844, 23f.) Normalität ist ein Definitionsproblem, ist zwar als Bezugspunkt unerläßlich, muß aber als solcher vorausgesetzt werden, kann nicht selbst Untersuchungsgegenstand sein. Determinanten von Gesundheit und Normalität sind daher nur indirekt zu erschließen, hier helfen nur Hilfskonstruktionen weiter: Krankheiten müssen in diesem Sinne als »physiologisches Experiment« (30) angesehen werden. »Aus der Wirkung solcher abnormer Einflüsse, wodurch Krankheit entsteht, lernen wir eben die Kräfte des gesunden Organismus kennen.« (28) Und um ganz sicherzugehen, wiederholt Henle noch einmal: In der bisherigen Physiologie wurde

»aus Säften und Kräften immer erst der gesunde Körper gebaut und aus einem abnormen Spiel desselben die Krankheit abgeleitet. Das Charakteristische der rationellen Medizin ist, daß sie von den einzelnen Tatsachen ausgeht.« (31)

Die naturwissenschaftliche Medizin kehrt aus methodischen Gründen das Verhältnis von Gesundheit und Krankheit um und kennt ab sofort nur noch Krankheit. Die Verschmelzung von pathologischer Anatomie und Physiologie bedeutet die konzeptionelle Verschmelzung von Gesundheit und Krankheit aus der Perspektive des Endzustandes: Krankheit ist das natürliche Experiment des gesunden Körpers, Gesundheit ist eine erkennbare Entwicklungsstufe hin zum Leichenbefund. Virchow nennt das elegant die Befreiung des »Begriffs der Krankheit von seiner exzeptionellen und ontologischen Bedeutung«. (1849, 32) Sein berühmter Satz: »Krankheit ist weiter nichts als Leben unter veränderten Bedingungen« (33) hat als Kontext die Abschaffung des unproblematischen Begriffs der Gesundheit und die Auflösung von Gesundheit und Krankheit in gleitende, aber monokausale Skalen. Die schon angedeuteten Folgen sind der Verlust einer einheitlichen, positiven Körperkonzeption als Ansatzpunkt jeglicher gesundheitsökonomischer Lebensordnung. Henle z. B. legt großen Wert darauf, daß es keine Vermittlung zwischen der hippokratisch orientierten Medizin, die auf ganzheitlicher Körperkonzeption und ökologischer Ätiologie beruht und der naturwissenschaftlichen Medizin mehr geben kann: Die Abschaffung der »Autokratie der Natur«, d. h. der Selbstregulationsfähigkeit des Körpers, habe stattgefunden. (1844, 11 ff.) Gesunderhaltung wird konzeptionell zur medizinischen Eingriffssache. Vor allem ist aber wichtig, daß konstruierte Normalitätsdefinitionen der Körperfähigkeiten und Gesundheitszustände, also stets medizinische Normen, die traditionellen sozialen Krankheitskoordinaten ersetzen.

Seltsamerweise führt damit die eigentlich aufklärerische Sicht, daß Krankheit keine feindliche, fremde Instanz ist, die den Körper als ein Schicksalsschlag befällt und mit den Körperkräften um den Sieg, um Wiederherstellung der Körperbalance oder aber um Dekomposition, Tod, kämpft, sondern ebenfalls eine natürliche Körpererscheinung (Krankheit, der »noch mögliche relative Gesundheitszustand« [Kratzmann 1846, 203]), dazu, die Konzeption von Gesundheit ganz aufzuheben. Die Orientierung auf die unendliche Abweichung von einem definitionsgemäßen Normalzustand, als

Krankheit, als integrierter – und insofern wieder normaler, wenn auch unerwünschter – Ablaufprozeß, zieht die Abschaffung der Selbstregulationskräfte des Körpers nach sich. Dieses Konzept ist aber notwendiger Bezugspunkt für Gesundheit, für die Möglichkeit einer selbstverantwortlichen Lebensordnung, ist konzeptionell notwendig zur Begründung der Chance, den eigenen Körper der Selbstkontrolle zu unterwerfen, mit eigenem Willen psychisch-physische Verhältnisse zu beeinflussen und nicht nur bei akuten, noch viel wichtiger, bei chronischen Abweichungen nicht ausschließlich auf die Hilfe von Experten verwiesen zu sein. Denn nur, wenn der Körper über eigene Kräfte verfügt, über einen Überschuß an funktionsfähiger Körpersubstanz, wenn die Fähigkeit zur Regeneration und Substituierung besteht, nur dann kann der eigene Wille überhaupt einen Ansatzpunkt haben. Selbst wenn in der einen oder anderen Form auch später auf den Willen des Patienten oder die Widerstandskräfte seines Körpers Bezug genommen wird – allerdings häufig als »Blaming-the-victim-Argument«, dann ist dennoch der Ansatz der naturwissenschaftlich orientierten Medizin hier systematisch ignorant. Es geht immer um lokalistische oder spezifische Intervention, nicht in der alten Sicht um die ganzheitlich gedachte Stützung oder Korrektur der körpereigenen Abwehrkräfte. Und dieser Sichtwechsel ist natürlich kein rein wissenschaftlicher. Das Argument, daß die Natur selbst heilt, war, darauf ist verwiesen worden, ein Zentralproblem der Professionspolitik im ganzen Zeitraum der Betrachtung, ein Gegenargument gegen die Ansprüche der Ärzte. Wenn die naturwissenschaftlich orientierte Medizin, wie sie von Virchow, Henle und Wunderlich vertreten wird, mit dem Konzept des gleitenden Übergangs vom Normalen zum Pathologischen das Selbstregulationskonzept aus methodischen Gründen verabschiedet, ist das eben nicht nur die Verabschiedung eine der »gedankenlosen Phrasen [...] durch die man sich seit Jahrhunderten über die Lücken des Wissens verblendet hatte«, wie Wunderlich die alten Sichtweisen wegwischt, sondern auch Absicherung gegen den systematischen Zweifel an der ärztlichen Potenz im Sinne der Dominanz professionspolitischer Interessen. (Wunderlich, Roser 1842, II)

5.2 Die Demokratisierung des Stoffs

»Unsere Medizin hat das einfache bürgerliche Gewand angetan, um es nicht wieder abzulegen.« (zit. Ackerknecht 1957, 131) So kennzeichnet Virchow (1821-1902), seit 1849 Professor für pathologische Anatomie, wohl der berühmteste deutsche Mediziner in der zweiten Hälfte des Jahrhunderts, die naturwissenschaftliche Medizin. Warum liegt ihm und seiner Generation so sehr daran, diese als bürgerlich zu reklamieren? Was ist das Spezifische, was rechtfertigt diesen polemischen Aspekt, wie tritt die medizinische Partei als politische auf? Die Revolution in der Medizin, als naturwissenschaftliche Rationalisierung der bisherigen Willkürherrschaft aufgefaßt, antizipiert die bürgerliche Revolution der Gesellschaft – konzeptionell gesehen – dann begleitet sie sie, am Ende ersetzt sie sie.

Die Verwendung organisierender Metaphern in der Medizin reflektiert allerdings immer auch politische Perspektiven, das kann zunächst ein Rückblick zeigen. (Figlio 1976) Seitdem der Körper als Maschine oder Organismus konzipiert ist, ist damit zugleich die Frage nach den bewegenden Kräften gestellt. Seitdem das Problem des körperlichen Lebens überhaupt in dieser Weise existiert, wird in beide Richtungen gefochten: Die politischen Mächte beanspruchen in der medizinischen Konzeption des Lebens Repräsentation. Umgekehrt finden die medizinischen Theorien hier den Nukleus des sozialen Gewebes auf und greifen in gesellschaftspolitische Konzeptionen über. Seltsamerweise scheinen dennoch gerade in dieser Maschinenmetapher alle möglichen Positionen ihren Kompromiß gefunden zu haben, zumindest ein Feld pragmatischer Koexistenz. Die Körpermaschine kann als Instrument der Seele aufgefaßt werden, als eine Art göttliches, künstliches Werkstück mit mechanisch-automatischem Lauf, der mit dem göttlichen Willen korrespondiert. Hier ist aber wenig Raum für freien Willen und ärztliche Tätigkeit. Genauso kann die Maschine aufgefaßt werden als Realisierung mechanischer Gesetze, die keine Seele nötig haben, um zu funktionieren. Materie und Bewegung sind ausreichend als Regulationskriterien. Die Seele muß nicht ganz ausscheiden, ist aber statt steuernder Instanz nur noch marginaler Referenzpunkt. Die Körpermaschine selbst kann hier schlecht sein und ist prinzipiell durch moralischen und medizinischen Eingriff verbesserungsfähig. Das sind aber nur die beiden Grundmuster, dazwischen liegt ein breites Feld, in dem Naturgesetze und Schöpfungsregeln nahezu unbegrenzt flexibel kombinierbar scheinen. Und es ist eigentlich auch keine Frage, daß die Seele selbst genauso wenig reguliert wie Gott, und falls beide durch die Selbstregulationskräfte des Körpers regieren – was ist das mehr als Wortspielerei? »Ei, ei, das ist wunderlich – das Herz bewegt sich von selbst? Glaubte ich immer, die Seele verursachte die Bewegung des Herzens.« Dies läßt Senfft seinen Bauern sagen, worauf der Arzt antwortete: »Die Seele hat keine Gewalt oder Vermögen, dessen Bewegung geschwinder oder langsamer zu machen. Daraus könnt Ihr abnehmen, daß die Kraft des Lebens in den fleischigen Teilen des Herzens und der Schlagadern besteht.« (Senfft 1781, 32f.)

Aus wohlverstandenem Interesse hatten die Ärzte sich stets stärker auf die mechanischen Aspekte in der Maschinenmetapher orientiert als auf die spirituellen. Aber selbst die medizinische Aufklärung versucht nicht, die »Seele« ganz zu eliminieren, eher, sie zu materialisieren, sie analysierbar zu machen, aber als Metapher des Ganzheitlichen zu erhalten. So kann sie z. B. zu einem »feinen Stoff« werden, der im Gehirn abgesondert wird und sich im übrigen nach physiologischen Gesetzen verhält. (Hirsch 1893, 211f.) Der alles belebende »Weltgeist«, den der Theologe Herder (1744-1803) in den achtziger Jahren des 18. Jahrhunderts wiedererweckt, muß abgelehnt werden. Dennoch bleibt Leben erklärungspflichtig:

»Warum leben nicht auch die Steine, die Vaucansonschen Automaten und die Kempelschen Schachspieler, wenn zum Leben nichts weiter gehört, als daß man eine Seele oder einen Lebensgeist in eine tote Maschine hineinpflanzt?« fragt Reil 1795. »Warum hat nie ein Mensch Kürbisse getragen, nie ein Esel geweissagt und nie die Eiche ihre Äste nach Willkür bewegt, wie das Tier seine Glieder?« (Reil 1795, 10)

Die Vorstellung von Seele darf für Reil das Nachdenken über die realen Prozesse nicht behindern. »Der ganze Körper [...] auch die kleinsten Teile desselben sind Maschinen [...] eine künstliche [d. i. kunstvolle] und zusammengesetzte Mechanik. [...] Durch die Vereinigung dieser unzähligen Organe, die durch verschiedene Stufen zu einer ganzen Maschine zusammengesetzt sind, werden ihr ebenso zusammengesetzte Kräfte mitgeteilt.« (20f.) Das Besondere des jeweiligen Körpers ist seine spezifische Organisation. Diese ist eine Einheit, aus dieser gewinnt der Körper seine Kraft. Die kombinierte Kraft seiner Teile ist sein Leben, auch die »Lebenskraft« ist nichts anderes als die kombinierte Wirkung des Gesamtkörpers. Gegenüber den berühmten Automaten (Wawrzyn 1976, 98ff.) ist die menschliche eine außerordentlich kompliziert zusammengesetzte Maschine, gegenüber anderen Formen organischen Lebens vor allem eine andere Organisationsform. Leben, das ist die Gesamtheit der Materie, ihre Mischung und ihre Form des in Frage stehenden Körpers. Eigentlich existiert eine Seele also nicht mehr, es ist eher ein falscher Begriff von organischem Leben, dennoch kommt Seele wieder vor als Metapher der spezifischen Organisiertheit des Lebens. (Reil 1795, 2ff., 48f.) Leben ist also das spezifisch Ganze – und für Reil ist das nicht mehr die Seele, sondern der Organismus, die Organisation. Es ist auch die Lebenskraft, aber immer mit einer zentralen korrigierenden Voraussetzung: Das Ganze, die Lebenskraft usw. sind Metapher für das Zusammengesetzte. Die partikularen Maschinen der Organe und Körperteile haben ihre eigene organisierende Kraft. Als einzelne ist ihre Existenzbedingung zwar die Integration in ihre Umwelt, dennoch bleiben sie selbständig. Reil zeigt, daß Ganzheitskonzepte keine Mysterien sein müssen, wie die jungen, naturwissenschaftlich orientierten Mediziner behaupten.

Jedes Organ könne »als besonderes, für sich bestehendes organisches Wesen (genommen werden), das sich nur an die anderen anhängt, ein Parasit derselben ist, und wieder zum Parasiten für die übrigen dient. [...] Der tierische Körper ist gleichsam eine große Republik, die aus mehreren Teilen besteht, welche zwar sämtlich in einem bestimmten Verhältnis zueinander stehen und einzeln zur Erhaltung des Ganzen mitwirken; aber ein jeder wirkt doch durch seine eigenen Kräfte.« (Reil 1795, 58f.)

Das Ganze ist eine Republik an sich parasitärer Einzelkräfte, also keine Monarchie oder Autokratie, denn die hier enthaltenen Vorstellungen der Unterordnung, der Beherrschung sind in die Natur hineingetragen. »In der Natur findet keine Absonderung der Kräfte, keine Allgemeinheit, Herrschaft oder Subordination derselben statt, sondern die Körper sind konkret.« (28) Das ist bewußte Wahl der Metaphern, ist politische Stellungnahme und auch nicht etwa logischer Schluß aus dem vorliegenden physiologischen Material. Reil hätte, traditionell von den Körperkreisläufen ausgehend, z. B. die Organe in ihrer »Prominenz« für den Gesamtprozeß ordnen können. Bei Schmidt (1804-1852), preußischer Medizinalbeamter und Professor für Gynäkologie, dem Lieblingsfeind Virchows, klingt das so:

»Jeder gute Physiologe wird wissen, daß in einem gesunden Organismus das Niedere sich dem Höheren fügt, aber auch, daß das Höhere zirkelförmig umbiegt, sich des Niederen annehmen muß, solange das Herz durch die Stämme und Zweige seiner Arterien im kleinsten Haargefäße fortwirkt, aber auch das kleinste Haargefäß durch die Wurzeln und Stämme der Venen dem Herzen seinen Tribut sendet, besteht der lebende Kreislauf. [...] Wie der astronomische Weltorganismus und die Maschine jedes Einzelwesens, also besteht der Organismus der menschlichen Gesellschaft nur durch zwei Triebfedern, durch Subordination und Wohltuen.« (Schmidt 1846, 187f.)

Der Mediziner redet hier offenbar immer gerne zugleich als politischer Mensch. Leben ist die kombinierte Wirkung des gesamten Organismus, nur aufrechtzuerhalten durch die kombinierten Kräfte. Dieser Systemcharakter kann auch als naturgeschichtlicher Beweis für die Richtigkeit feudaler Gesellschaftskonzeptionen betrachtet werden, der alles bewegende Geist ist die Imagination der politisch Herrschenden. Das ist die Position, gegen die die Reformer angehen.

Um 1848 üben die Jungen grundlegende Kritik. Kraft und Materie erscheinen als leere Abstraktionen, Zweckhaftigkeit der Organisation eine faule, anthropomorphe und zirkuläre Redeweise, Lebenskraft ein nicht umzubringender Popanz. Wendet sich Reil z. B. gegen die falsche, mißbräuchliche Nutzung der Ganzheitsvorstellungen, so bekämpfen die Reformer der vierziger Jahre diese aus generellen Überlegungen. Das Zentralargument, das auch Reil unterschrieben hätte, lautet: Anthropomorphe Begriffe sind falsch in der Naturwissenschaft wie in der Medizin. Aber die Argumentation wird ausgeweitet und stark radikalisiert. Schon der Begriff der Kraft selbst sei »nichts als eine verstecktere Ausgeburt des uns eigenen unwiderstehlichen Hanges zur Personifikation, gleichsam ein rhetorischer Kunstgriff unseres Intellekts, das zu tropischen Wendungen greift, weil ihm zum reinen Ausdruck die Klarheit der Vorstellung fehlt«, schreibt Du Bois-Reymond (1818-1896), einer der Wortführer der neuen Richtung, seit 1855 Professor für Physiologie. (1848, 14) Die Begriffsverwendung von Kraft und Materie konstruiere den gleichen Dualismus wie den der Vorstellungen von Gott und Welt, Leib und Seele. Der Begriff der Lebenskraft als einer ganzheitlichen Instanz impliziert den Schöpfungsmythos, wird in diesem Charakter immer funktionalisierbar sein von Kirche und Feudalinteressen: »Lebenskraft als Ursache und oberster Ordner aller Lebenserscheinungen« ist selbst eine Art Feudalinstanz, »Gesetze kennt sie nicht, ihr ist gegeben zu binden und zu lösen, wie ihr gefällt«. (10) Die Dualitäten, denen sich auch die Naturwissenschaftler unterwerfen – indem sie zwei Kategorien von Natur annehmen, die organische und die nichtorganische – sind nur eine Denkbarriere und eine politisch motivierte dazu. In Wirklichkeit gäbe es nur ein Kontinuum der Materie, in all ihren Bereichen mit den gleichen Methoden zu analysieren. Die angeblich synthetisierende Denkfigur der Lebenskraft ist ein Phantasiegebilde, hinter dem ansonsten nicht mehr steckt als Unwissenheit. (11f.) Die Position zieht also noch einmal ihre Schubkraft aus dem emanzipativen Gestus der Befreiung von der alten Ordnung, von den Hierarchien der Kräfte und Potenzen, den dunklen, religiösen und mythischen Bedürfnissen. Sie baut jetzt aber zugleich im Ansatz schon das neue Denkverbot auf. Auf die Beteuerung, daß die ganzheitlichen Begriffe »nichts« bedeuten, folgt die methodische Rigorosität: Außer dem, was unsere Methode entdeckt, existiert nichts. Die Alternative zu den naiven Positionen, die mit ihren ganzheitlichen Begriffen lächerlich sind, sei eine »analytische Mechanik«. Diese sieht in der Natur nur zwei Kräfte wirken, auf die alle anderen Erscheinungen reduzierbar sind: die als mathematische Funktion ausgedrückten Parameter der Anziehung und Abstoßung der jeweiligen Stoffteile. Der Kern der Methode ist »zu suchen in dem Streben, sich den ursächlichen Zusammenhang der natürlichen Erscheinungen unter dem mathematischen Bilde der Abhängigkeit, der Funktion vorzustellen«. (6) Unter diesen Prämissen würde bei fortschreitenden Kenntnissen und der Verbesserung von Skalierungen »eine analytische Mechanik sämtlicher Lebensvorgänge möglich« sein, womit dann »die analytische Mechanik im Grunde reichen würde bis zum Problem der persönlichen Freiheit«. (9) Leben ist somit – falls man unbedingt noch davon reden will – die Bewegung der Stoffteilchen, die nach mechanischen Gesetzen verfahren. Leben ist »nur ein Ausdruck für eine Summe von Erscheinungen, deren jede einzelne, nach den gewöhnlichen physikalischen und chemischen – d. h. mechanischen – Gesetzen vonstatten geht«. (Virchow 1845, 7) Da ist also nichts Mysteriöses mehr, nachdem der bisher in der Physiologie herrschende »Abgott« – die Lebenskraft – »zertrümmert« ist, ihm nicht mehr »geopfert« wird. Fast könnte man vergessen, daß die hier propagierte Wissenschaft die der gesunden Lebensvorgänge des menschlichen Körpers ist, daß mit der Aufgabe des ganzheitlichen Systembegriffs auch der theoretisch begründete Integritätsschutz des Körpers zertrümmert wird. (Figlio 1976, 270f.)

Die Reformer der vierziger Jahre treten auf mit dem Anspruch, durch die naturwissenschaftliche Umwälzung der Medizin einen Beitrag zur politischen Kultur des Bürgertums zu leisten. Ihr wissenschaftslogischer Ansatz ist die Einheit der Natur, angelegt als Demokratisierung des Stofflichen. Den dualistischen Denkbewegungen, hinter denen sich Hierarchie, autokratische Legitimität, unbegründete Subordination usw. verbergen, die nie ohne transzendente Vereinigungskräfte auskommen, wird der Kampf angesagt. Diese dualen Konstruktionen sind überall: Humoral- und Solidarpathologie, Geist und Körper, Gesundheit und Krankheit, organische und nichtorganische Welt. In Wirklichkeit besteht die Welt aus Atomen, es interessiert allein ihre mechanische Bewegung der Anziehung und Abstoßung. Ludwig (1816-1895), »Fahnenträger der Schule«, seit 1849 Professor für Physiologie, baut darauf 1852 ein physiologisches System. (Temkin 1977, 273f.) Aber Virchow findet in der Zelle zugleich wieder eine neue Einheit, die Zelle ermöglicht die eigentlich »präzise Theorie des Lebens«. Es gelingt ihm, mit der Zellularpathologie die verschiedenen Sichtweisen der Reformer in ein einheitliches Prinzip zu fassen, das auf erstaunliche Weise gesellschaftliche und physiologische Theorien identisch erscheinen läßt. (Hirschfeld in: Kyklos 1929, 106ff.) Der Körper ist ein »Zellenstaat«, ein in loser Liberalität gebündelter Verband von Organen, »millionenfache Nebeneinander-Existenz« (Hirschfeld) auf sich verwiesener Einzelzellen. Die Einzelzelle erscheint als Grundeinheit des Lebens – als der eigentlich tätige Teil –, die im zweiten Schritt erst in Interaktion mit anderen tritt und so Leben realisiert. Eine solche partikulare Lebenseinheit komponiert dann im Grunde einen inorganischen Körper. (Temkin 1977, 273) Es ist ein Verbund von Individuen, der zwar als Organismus zu bezeichnen ist, aber keine der alten organisierenden Gliederungskriterien aufweist. Es gibt keine Balance oder Konfrontation von Kräften, keine Proportionen und Relationen von Formprinzipien – nur Gleichberechtigtes. Das ist der ideale Staat des Liberalismus: Mit der Körperkonzentration wird auf der Ebene der Medizin oder allgemeiner, der der anthropologischen Metaphern, gegen den realen Klassenstaat gekämpft, vielleicht nur fortschrittsgläubig weggeträumt.

»Wie im Leben der Staaten, so ist auch in dem Leben der Individuen der Zustand der Gesundheit des Ganzen bedingt durch das Wohlsein und die Innigkeit der Beziehung der einzelnen Glieder; sobald einzelne Glieder anfangen, in eine der Gemeinschaft nachteiligen Untätigkeit zu versinken oder gar auf Kosten des Ganzen eine parasitische Existenz zu führen, so ist die Krankheit gegeben. Die Krankheit zerstört all die Illusionen über die substantielle Einheit des Organismus.« (Virchow 1859, 72)

Aber diese atomistische, antifeudale Position ist gleichwohl auch wieder kompromißfähig und kooperationsbereit:

»Indem wir das Recht des Tiers-état der vielen, kleinen Elemente verfechten, mag es so aussehen, als sollte die Aristokratie und Hierarchie von Blut und Nerv bis in die Wurzeln zerstört werden. Allein auch hier ist es nur die Usurpation, die wir angreifen, das Monopol, welches wir auflösen wollen, und noch einmal heben wir hervor, daß wir Blut und Nerv als gleichberechtigte Faktoren neben den übrigen Teilen vollständig anerkennen.« (Virchow 1849, 51; Zusatz von 1856)

Wie läßt sich die von den Reformern propagierte Medizin insgesamt als »bürgerliche« charakterisieren, worauf Virchow so viel Wert legt? Natürlich sind die Vorstellungen naturwissenschaftlicher Medizin genauso mit gesellschaftspolitischen Werten und subjektiven Entscheidungen überlastet wie die von ihnen kritisierten Positionen, und schon hier ist der allgemeine Gestus augenfällig. Die Leitfigur des Arztes als Wissenschaftler ist aufgebaut als die eines unheroisch naturwissenschaftlichen Arbeiters, »die ruhige, fleißige und langsame Arbeit« der unzähligen Untersuchungsreihen und Labortests wird vor Augen gerückt, die neue Medizin »als Resultat vieler und mühsamer Forscher«. Das richtet sich polemisch gegen die Ergebnisse »einzelner, hitziger Köpfe« (Virchow 1847, 19), die »Überfälle« des alten Genieideals. Die eingebildeten »Blitze der Genialität« sind unseriöse Versprechen, die Menschheit erreicht den Fortschritt nur durch mühsame Arbeit. (Helmholtz 1877, 25) Hier wird bürgerliche Arbeitsethik stark gemacht gegen die als feudal-aristokratisch denunzierte Spekulationslust, hartnäckiges Bemühen um Fortschritt gegen rundherum Überflüssiges. Der Arzt erscheint als moderner Produzent, nicht mehr als Heilkünstler. Die Medizin will sich so einrichten, daß sie vor allem von dem »Durchschnittskopf« betrieben werden kann. (Du Bois-Reymond 1877, 651) Im 18. Jahrhundert hatten die akademischen Ärzte das Symbol der Schlange wieder als Berufssymbol reklamiert – Sinnbild der scharfen, blitzschnellen Aufmerksamkeit, der keine Qualität entgeht. (Zimmermann 1763, 179) Die neuen Symbole sind serielle Technik: Mikroskop und Reagenzglas, deren Erfolgsfähigkeit von den neuen Fortschrittskräften der chemischen Industrie vorgeführt wird. Insbesondere die Physiologie versteht sich als die eigentlich moderne Wissenschaft, im Rahmen des noch »bedenklichen Halbdunkels der Medizin«. (Du Bois-Reymond 1877, 651) Denn hier wird zerlegt wie in der Chemie, wird gearbeitet »wie in einer Fabrik, jedem Arbeitsraum (wird) neben Wasser und Gas mechanische Kraft von einer Gasmaschine zu(ge)führt«. (640) Hier allerdings liegt auch ein Problem, denn Ergebnisse können aus dieser Fabrik leider nicht wie Manufakturwaren in Strömen kommen. (647) Experiment, Technik, praktische Übung sind die affektiven Werte der neuen Wissenschaft.

»Wir haben selber unsere Rollen gewickelt, unsere Elemente gelötet, ja unsere Kautschukröhren geklebt, denn noch gab es keine käuflichen Gummischläuche. Wir sägten, hobelten und bohrten, wir feilten, drechselten und schliffen. Das Bedürfnis nach Rat und Hilfe in mechanischen Dingen trieb uns in die Werkstätten, wo wir im Verkehr mit talentvollen Künstlern allerlei nützliche Handgriffe lernten, und uns gewöhnten, den Bau von Instrumenten bis auf die letzte Schraube uns so klar zu machen, als handele es sich um Anatomie eines Tieres.« (634f.)

Auch Helmholtz (1821-1894), der berühmteste der Physiologen, der später nur noch Physik vertritt, seit 1849 Professor, durchlebt noch einmal die Revolution, wenn er aus den fünfziger Jahren berichtet: Der wohlwollende Kollege, »bejahrt und hochgelehrt [,...] gab mich auf, als ich ihm erklärte, ich betrachte selbst die Experimente als die eigentliche Basis der Wissenschaft«. (Helmholtz 1877, 21)

Arbeitsethik, abstrakte Nützlichkeitsorientierung, abstrakte Gleichheitsvorstellung grundieren die Basisentscheidung: Die Medizin setzt an dem kleinsten gemeinsamen Element alles Stofflichen als dem einzig sicheren Ausgangspunkt an. Auch diese Entscheidung ist zunächst nur aus professionspolitischen Gründen zu verstehen. Es ist ein weiterer Versuch, Einheit und Ordnung in der Medizin zu schaffen – jetzt kräftig angestoßen von den Erfolgen der Chemie. Man sah zunächst nur einen neuen Weg, erhoffte rationalere Kenntnisse statt der bisherigen, stets einsturzgefährdeten Systeme.

»Wer auf wohlgesicherter Basis arbeitet, kann einen Irrtum gern zugeben;

ihm wird dabei nichts genommen als das, worin er sich geirrt hat. Wenn man aber den Ausgangspunkt auf eine Hypothese gestellt hat, die entweder durch Autorität gewährleistet erscheint oder nur gewählt ist, weil sie dem entspricht, was man für wahr halten zu können wünscht, so kann jeder Riß das ganze Gebäude der Überzeugungen rettungslos einreißen.« (Helmholtz 1877, 15)

Diese Medizin möchte im Laboratorium verschwinden, objektiv werden, den sozialen Kontext außer Kraft setzen – eine völlige Umwälzung also. Nicht zufällig scheint es dieser Reformgeneration, sie seien die ersten gewesen, die überhaupt Medizin betrieben, das vor ihnen nicht viel existierte. Virchow z. B. widersetzt sich 1898 mit genau diesem Argument der Etablierung der Medizingeschichte als ein akademisches Fach: Nützliches sei aus der alten Medizin nicht mehr zu gewinnen.

»Der Gedanke jenes unbegrenzten Fortschritts – dem der Abgeordnete Virchow hier auch durch seine Parteizugehörigkeit zugeschworen war (Fortschrittspartei bis 1884) – verträgt einen Rückblick höchstens als historisch-pragmatische Belehrung, wie weit es die Gegenwart gebracht habe, wie weit es die Zukunft noch bringen könne.« (Hirschfeld in: Kyklos 1929, 112f.)

Das alles ist mehr als nur einfach: bürgerliche Medizin ist die Medizin, die in der bürgerlichen Gesellschaft ausgeübt wird, mehr als ideologische Überlastung, Interpretationsüberschuß eines kontinuierlichen Fundus von Kenntnissen und Praktiken, die nicht weiter handlungsrelevant sind; indem die naturwissenschaftliche Medizin vom Individuum ausgeht, das sie nach innermedizinischen Kriterien konstruiert, statt in ihm wie bisher einen Repräsentanten sozialer und ökologischer Klassen zu sehen. Und indem sie den »Herd« des Lebens in die einzelne Zelle verlagert, die plötzlich in die Lebenstätigkeit des Ganzen übergeht, konstruiert sie das medizinische Denkgebäude tatsächlich wie die liberal-bürgerliche Staatsvorstellung die Gesellschaft. Auch diese kennt vor allem nur den einzelnen Bürger, der in der Ansammlung der einzelnen immer wieder von neuem plötzlich durch Interessenentscheidung zur Gesamtheit des Staates wird. Die Staatsanalogie der Zellularpathologie ist in diesem Sinne völlig korrekt: Dieses medizinische Programm ist in Analogie des politischen Denkens des Bürgertums konstruiert. Das ist noch etwas anderes als die einfache Konstatierung der Nützlichkeit segmentierender, abstrahierender, komodifizierender usw. Sichtweisen für die Aufrechterhaltung der

Macht. Weil diese erlauben, immer »lokalistisch« zu handeln und mit dem fehlenden Beweis für die Gesamtzusammenhänge zu argumentieren. Diese Medizin denkt und handelt wie das Bürgertum. Und vielleicht nicht einmal so sehr, weil die »rationale« Medizin unterstellt, daß der skalierte Mensch tendenziell nach Bedarf optimierbar ist – Medizin als eine Produktivkraft der Gesellschaft und wiederum, wie alle gesellschaftlichen Ressourcen, unter Optimierungskalkül stehend. Sondern weil sie mit einem methodischen Zwang auftritt: Suche nach und Zugriff auf das kleinste gemeinsame Element. Denn das ist die universale Kontrollforderung, man schafft »einzelnes«, was im folgenden in eine »gehörige« Ordnung gebracht werden kann. Solange in der Medizin physiologische Probleme noch morphologisch und nicht numerisch-funktionalistisch gefaßt wurden, war dagegen deutlich, daß jede Erscheinung eine je spezifische Grundeinheit hat. Falls man diese Grenzen mißachtet und fortschreitet in der Zergliederung, sieht man nur mehr Phantome: »Ein allzu feines Gefühl führt zu Beobachtungen, die wie Spinnweben fein und unnütz sind. Diese außerordentliche Empfindlichkeit stürzt aus dem Reich der Sachen in das Reich der Wörter.« (Zimmermann 1763, 141) Aber diese Erinnerung macht nur noch einmal klar, warum man den qualitativen Blick lieber aufgeben wollte.

Dieser systematische Reduktionismus jedenfalls und die Forderung der Umformulierung aller Gesundheits-Krankheits-Probleme nach naturwissenschaftlichen Methoden als angeblich rein wissenschaftliche, wenn auch politisch begründbare Entscheidungen, zieht als sozialpolitische Forderung die Übernahme der Direktionskompetenz gesundheitsrelevanter gesellschaftlicher Bereiche durch die medizinischen Experten nach sich. In den berühmten Worten Virchows: »Zunächst müssen dann die Ärzte wieder Priester werden, die Hohenpriester der Natur in der humanen Gesellschaft. [...] Ihre letzte Aufgabe als solche ist die Konstituierung der Gesellschaft auf physiologischer Grundlage«, im folgenden kann dann »diese Priesterschaft sich wiederum in das Laienregiment auflösen«. (Virchow 1859/1879, 58) Das mag »utopisch-romantisches Denken« sein, ist aber logische Folgerung des Ansatzes naturwissenschaftlicher Medizin und ist auch nicht später erst in Wissenschaft übergegangen, sondern ist ohne die entlarvende Omnipotenzrhetorik zum Bodensatz unserer heutigen Verhältnisse geworden. Auf diesem Stand sind die Medizin und die

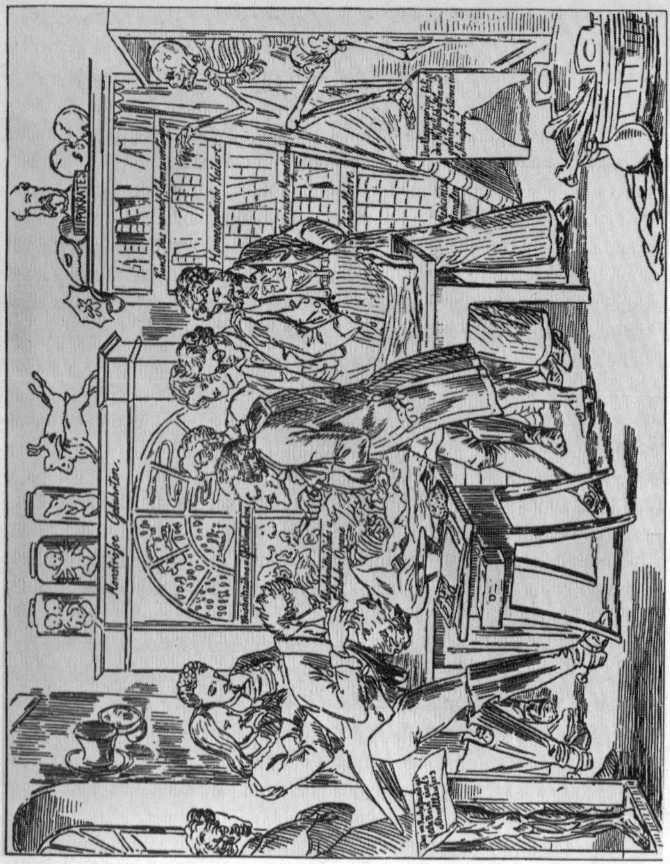

Anatomiestunde, v. Hallerstein um 1820

Ärzte im Deutschland der vierziger Jahre aber noch lange nicht. Die Unentbehrlichkeit medizinischer-naturwissenschaftlicher Kenntnisse in allen Lebensbereichen und der Arzt als Sachwalter übergeordneter, rationaler Zwecke werden jetzt als orientierende Werte und Handlungsmuster progagiert, noch ohne unmittelbare praktische Auswirkungen.

5.3 Die Erfindung des ärztlichen Standes

Die Bemühungen um Reform des Medizinalsystems, also die Frage, welche Kenntnisse und Fähigkeiten der Staat als Approbationsinstanz von den Ärzten erwarten kann und muß, welche Rechte und Pflichten ihnen im Gegenzug zustehen sollen, kumulieren in den vierziger Jahren des 19. Jahrhunderts. Es sind die politischen Anstrengungen der Zeit, die auch Teile der Ärzteschaft ergreifen, die die Professionspolitik bis 1848/49 zu der sog. Medizinalreformbewegung stimuliert (Finkenrath 1929; Ackerknecht 1932), nicht aber besonders schlechte oder sich verschlechternde Arbeitsbedingungen der Ärzte. Der autoritäre, nirgends demokratisch legitimierte Staat, seine bürokratisch bevormundenden, nirgends reflexiven Handlungsweisen werden zunehmend als kultureller Skandal empfunden. Große Teile der Ärzteschaft fühlen sich liberalen und demokratischen Vorstellungen verbunden, mit denen sie sich allgemein gesellschafts- wie professionspolitisch im Gegensatz zu den herrschenden Kräften sehen. Die Gegner in der Medizin und in der Gesellschaft erscheinen identisch. Immer geht der Kampf gegen die nicht auf Verdienst und Fähigkeit beruhenden sozialen Privilegien. Die Probleme der Gesellschaft scheinen selbst medizinische zu sein: Einigkeit und Freiheit, Menschenrechte und die deutsche Republik sind die allgemein politischen Forderungen; individuelle Freiheit, Selbstbestimmung, Bildungschancen, Infrastrukturpolitik sind auch Virchows berühmte gesundheitspolitische Forderungen für die oberschlesischen Epidemiengebiete. Ärzte fordern als politische Revolutionäre die Republik und als Professionspolitiker einen einheitlichen Ärztestand mit Selbstverwaltungsrechten zur verbindlichen Regelung ihrer Probleme.

»In den gegenwärtigen ernsten und schweren Tagen, wo die Schicksale der Völker in der Waagschale liegen [,...] sollten [...] Standes-Interessen nur dann zur Sprache kommen, wenn dieselben mit den großen Tagesfragen verbunden und in engster Verbindung stehen. Die tägliche Erfahrung lehrt zwar, daß uns in dieser Hinsicht viele gegenüberstehen, welche hierüber ganz anders denken.« (Liese 1848, 84) »Was aber ist das Verlangen der meisten medizinischen Reformschriften? Kurz ausgedrückt: Privilegien. Und daher nenne ich sie Restaurationsschriften. [...] Ich gestehe, daß mir diese Literatur außerordentlich unerquicklich und dem Geiste, welcher im Staatsleben seine Flügel zu entfalten beginnt, gänzlich entfremdet erschienen ist.« (Allg. Med. Central-Zeitung 1848, 97)

Die hauptsächliche Tendenz der Medizinalreformbewegung fand zeitgenössisch durchaus skeptische Beurteilungen, während die Bewegung von Historikern der Medizin und der Ärzte geschätzt wird als eine heroische, demokratische Phase. Es zeigt sich aber, daß ihr Programm der Sozialreform nicht hinausgeht über die Forderung nach liberaler Marktwirtschaft und technokratischer Entwicklungspolitik für die ländlichen Regionen, in denen in den vierziger Jahren noch einmal die alten Hungerkrisen auftreten. Andererseits werden Maßnahmen gegen Kurpfuscherei gefordert und staatliche Anerkennung, d. h. Autorisierung der zu gründenden Selbstverwaltungskörperschaften und ihrer Beschlüsse als allgemein verbindliche. Das sind durchaus Privilegienforderungen gegenüber den konkurrierenden Laienheilern, der professionspolitischen Gesamtinteressen gegenüber abweichendem Verhalten von Kollegen, gegenüber staatlichen Aufsichts- und Direktionsinteressen. Der Vorwurf, die Reformer wollen staatliche Bevormundung aufheben, nur um selbst zu bevormunden, ist so von der Regierungsseite auch nicht ausgelassen worden. (Fraatz 1939, 93, 95 f.) Vor allem zwei wichtige Markierungen werden durch die Medizinalreformbewegung gesetzt: Ein einheitlicher medizinischer »Stand« wird erstmals zum professionspolitischen Programm gemacht. Und dieser neue Stand entdeckt jetzt endlich vorbehaltlos seinen spezifischen sozialpolitischen Gegenstand, die Armen. Erstmals heftet sich in breiterem Umfang professionspolitisches Interesse an die arbeitenden Unterschichten. Allerdings verbindet sich dieses Interesse direkt mit den Forderungen nach der gebührenden sozialen Stellung im Staat. Die Entdeckung der Armen ist zwar zeittypisch wie das bürgerliche Vereinswesen auch, aber das legitimatorische Interesse von Bürgervereinen, zur Förderung des Gewerbefleißes etwa, ist doch ein anderes als das der Ärzte an den armen Kranken. Medizinische Versorgungsanstalten sollen es den Ärzten ermöglichen, ihre gesellschaftspolitische Bedeutung zu zeigen. Sozialpolitik wird daher zum Problem des ärztlichen Standes erklärt. Mit der Lösung sozialpolitischer scheint die professionspolitischer Probleme einherzugehen. Und Gesundheit wird zum legitimierenden, allgemein gesellschaftlichen Orientierungswert der Sozialpolitik.

Das vielleicht Erstaunlichste ist, daß sich ausgerechnet in den vierziger Jahren der Medizinalreformbewegung erst ein ärztlicher »Stand« konstituiert haben soll. Schließlich gibt es schon lange Ärzte, es gibt aber keine Formation, die man zu Recht als »Stand« bezeichnen könnte. Dieser zunächst etwas verwunderlich erscheinende Bedarf nach einer Gruppenidentität ist als Diskussionsthema Anfang der vierziger Jahre aufgeworfen worden. (Richter 1873, 67) Der Kristallisationspunkt ist der Zustand der Medizin, der sich immer noch in der traditionellen Trennung und hierarchischen Organisation der Tätigkeitsbereiche darstellt: Die innere Medizin, weiterhin privilegierte, akademische Tätigkeit, untergeordnet dann die Chirurgie, die noch durch die handwerklich orientierten Wundärzte ausgeübt wird, Geburtskunde wird zum großen Teil durch angelernte Hebammen betrieben. Das Thema selbst, daß es nur einen einheitlichen Korpus medizinischer Kenntnisse geben kann, weil auch der Körper nicht in innere oder äußere Zufälle zerfällt, Eingriffe immer auf das Gesamtsystem wirken usw., selbst wenn diese Kenntnisse von unterschiedlichem Personal angewandt werden, ist im Zusammenhang mit der Kurpfuscherfrage seit langem diskutiert worden. Auch die resultierenden Forderungen sind fast immer die gleichen geblieben: Die Kontrolle des niederen Medizinalpersonals ist notwendig, am besten wäre ihre gründliche Vertreibung aus dem Bereich der Medizin. Es ist auch lange erkannt worden, daß die chirurgische Praxis insbesondere in ländlichen Bereichen wesentlich erfolgreicher und profitabler ist, junge Ärzte hatten sich darauf eingestellt, indem sie sich seit 1800 zunehmend in Chirurgie und Geburtshilfe wie auch in der inneren Medizin ausbilden und approbieren lassen. (Pfeufer 1811, 45ff.; Huerkamp 1980, 357f.) Aber all diese Debatten bleiben ohne den Bezug auf einen Stand bzw. auf die Vereinheitlichung dieses Standes. (Z. B. Röschlaub 1802) Natürlich wurde auch früher der Begriff benutzt, aber nicht als orientierender Wert. Stand als Terminus ist austauschbar mit Kunst, dem ärztlichen Beruf, bezeichnet bestenfalls eine ideelle Einheit einer ansonsten parzellierten Berufsgruppe, die der Gliederung einer ständischen Gesellschaft entspricht. Der Stand der Ärzte ist genauso abstrakt wie der der Weltweisen, zu denen sich die akademischen Ärzte des 18. Jahrhunderts auch zählten. In der medizinischen Aufklärung bemühte man sich mit allen Mitteln darum, das sich Abschließende, Ständische abzustreifen, und auch die Beschränkungen der Berufspolitik lagen gerade in ständischen Relikten.

Eine Debatte in den zwanziger Jahren des 19. Jahrhunderts, die große professionspolitische Aufmerksamkeit erreichte, zeigt die vor-standes-politische Einstellung. Nasse (1787-1851), Medizinprofessor in Bonn, hatte den auf Profit orientierten Gewerbecharakter der Medizin abzuschaffen gefordert und eine korporative Selbstorganisation der Ärzte vorgeschlagen: regionale Vereine mit Versorgungsmonopol und Zulassungshoheit, mit intern beamtenmäßig organisierten Besoldungs-, Dienstbereich- und Karrieremustern. Die Marktregulierung der medizinischen Versorgung funktioniere nach individuellen Protektionskriterien. Der Arzt und die medizinische Wissenschaft organisieren sich um den Bedarf, die Allüren, die Einflußkanäle der Reichen und Mächtigen. Der Arzt partizipiere an Reichtum und habe Einfluß nur auf Kosten einer dauernden Unterordnung, Servilität, Einschränkung der Wissenschaft. Ein »vollkommenes Schmeißfliegenleben«, wie Klenke sagt. (1847, 53) Statt individueller Protektion sei staatliche Protektion nötig und eine korporative Organisation des gesamten Standes:

»Die Ärzte sollen untereinander für das Wohl des Ganzen und des einzelnen wie für die Pflege der Wissenschaft, als Diener des gemeinsamen Berufs vereint sein. Das Gewerbe soll sie nicht trennen, der einzelne soll nicht gerade für seinen, sondern für den gemeinsamen Erwerb seines Standes dem Kranken dienen, der Kranke soll nicht mehr ein Gegenstand des Gewinns zum unmittelbaren Vorteil des einzelnen sein.« (Nasse 1823, 361)

Indem die Medizin Einfluß nimmt auf die Wohlfahrt, die »äußere physische Freiheit des Menschen«, dem Kernbereich von privatem Eigentum, körperlicher Entwicklung, ist die Medizin strukturell Staatstätigkeit:

»Der Förderung der menschlichen Entwicklung gehört aber der Arzt an, sofern diese Förderung, die der äußeren physischen Freiheit des Menschen, oder mit anderen Worten, das Unabhängig-Werden des Menschen von der feindlich wirkenden Kraft der Natur, zu welchem der Arzt zufolge seines Berufs wesentlich mitwirkt, notwendig in sich schließt.« (294)

Der Arzt ist dementsprechend an sich Staatsbeamter, darf es aber formal nicht werden, denn der Arzt ist Heilkünstler, die Kunst erträgt keinen Eingriff von außen.

»Für dieses Walten und Wirken gibt nun aber der Arzt sich selbst das Gesetz; er steht für dasselbe nicht bloß in einem unmittelbaren Verhältnis zur Wissenschaft, sondern er bestimmt auch sein Berufshandeln ganz allgemein nach seiner eigenen Erkenntnis.« (293) »Bevor man darauf ausgehen wollte, in der Medizin feste Satzungen geltend zu machen, müßte man erst der zeugenden und wandelnden Kraft der Natur Stillstand gebieten. Die Ausübung des ärztlichen Berufs fordert die volle Freiheit dessen, der diesen Beruf ausübt.« (302)

In diesen Äußerungen herrscht noch das traditionelle Arztbild. Der Arzt ist vor allem Heilkünstler, aus seiner individuellen Sicht gliedert sich die Welt. Staat, Wissenschaft und auch der Berufsstand sind wichtig, können aber nur absolut nachrangige Bezugspunkte sein. Die geforderte korporative Organisation hat das Ziel, diese essentielle Individualität des Arztes gegen das Übergewicht der unendlich individuellen Klientel abzusichern. Der Stand ist eine zweite Außenwelt, eher eine Sozialisationsinstanz, kaum Regelungsinstanz. Der Stand schützt gegen die Dominanz der Patienten und die aus der Konkurrenz resultierenden Nachteile. Die Individualität der Klientel aber schützt vor der möglichen Dominanz Dritter, des Staates, einer Berufsorganisation usw. Wie bei Erhard 1800 ist das eigentlich ethische Problem der Ärzte die Gewerbstätigkeit. »Die Gewerbsstellung der Medizin wirft ihre Schatten in alle Verhältnisse des Arztes [..., sie] ist ein Radikalübel, ein Übel an der Wurzel, das so durchgreifend störend wirkt.« (27) Hierdurch wird auch wirkliche Gesundheitspolitik der Ärzte verhindert: Prävention, der Arzt als »Gesundheitsfreund« und »Lehrer zur Erhaltung und Bewahrung des Lebens« unter Marktverhältnissen »liegt im Bereich der frommen Wünsche«. (393) Nasse will durch Kollektivierung die Gewerbeheilkunde aufheben, nicht hingegen etwa diese durch autoritativ entscheidende Gremien, die ethische und inhaltliche Verhaltensstandards setzen, zivilisieren und vereinheitlichen.

Nasses Position enthält dennoch viele Elemente, die an die spätere Standesideologie erinnern, aber die Einwände gegen seine Position zeigen um so deutlicher den professionspolitischen Charakter der Ärzte dieser Zeit und die bestehenden Widerstände gegen eine wirkliche Standespolitik. (Journal d. prakt. Heilkunde 1825,

Candidus [Pseudonym], 3ff.; Stieglitz, 17ff.; Hufeland, 112ff.) Nasses Vorschlag, ärztliche Vereine zu bilden, die vom Staat privilegiert werden sollten, »um den Stand der Ärzte emporzubringen [...] das ist ungefähr als ob man verlangte, daß die Regierung festlegen soll, ob der Rotwein oder Weißwein besser schmeckt«, polemisiert Candidus. (7) Stieglitz (1767-1840), Leibmedikus und Leiter der Medizinalbehörde in Hannover, meint: »Unausführbar, chimärisch, sind alle Vorschläge, die Lage des ärztlichen Standes im allgemeinen durch pekuniäre Vorteile, der viele und zwar frühzeitig teilhaftig würden, zu verbessern [...] jedem einen angemessenen Wirkungskreis zu verschaffen.« (21f.) Hufeland meint, Nasses korporative Organisation enthalte »die Mängel, die jede Zunftvereinigung mit sich führt, Nepotismus, Pedantismus, Monopolismus, Erstarrung in alten Formen, Hemmung des Fortschreitens – welche am Ende dem Geiste der Zeit und der freien Konkurrenz haben weichen müssen«. (112f.) Die Organisation des ganzen Standes ist ihnen undenkbar. Öffentliches Ansehen, Würde oder die materielle Situation der Ärzte kann überhaupt nicht so schlecht sein, daß eine solche Organisation gerechtfertigt wäre. Im Gegenteil sei durch die freie Konkurrenz überhaupt erst der ärztliche Stand »in seiner Achtung und Bedeutung« deutlich gestiegen, behauptet Stieglitz. (94) Es kann nicht für den ganzen Stand gesorgt werden, jeder muß da schon seine eigenen Fähigkeiten entwickeln, auch ist nicht zu verhindern, daß es schlechte und gute Ärzte gibt. Es kann für alle Bürger auch nicht die gleiche medizinische Versorgung geben, der Unterschied zwischen arm und reich besteht eben und ist nicht aufzuheben. Candidus schlägt vor, daß gegen die ärztliche Pfuscherei und unwürdige Scharlatanerie nur vorgegangen werden könne, indem sich die qualifiziertesten Ärzte zusammentun und eine Art aristokratisches Oberhaus bilden. (4) Eine ärztliche Aristokratie könne aber überhaupt keine feste Grundlage haben und stehe den »Eigentümlichkeiten des ärztlichen Standes entgegen«, antwortet Stieglitz. (27) Und auch Hufeland kann sich nur einen ganz unverbindlich empfehlenden »Rat der Alten« vorstellen, der aus dem Olymp die »Erhaltung der Würde des Standes« fördert. (113f.)

»Die weitgehende Verschiedenheit der wissenschaftlichen Ansichten und Meinungen in der Medizin kennt jeder, und keiner ist befugt, seine individuelle Überzeugung einem anderen Arzt aufzudrängen. Jeder vom Staat anerkannte Arzt ist berechtigt, Krankheiten zu beurteilen und zu behandeln, wie seine wohlerwogene Überlegung und selbständige Einsicht es ihm vorschreibt.« (Stieglitz, 110f.)

Nasses Positionen sind Vorgriffe auf spätere Standespolitik: Er fordert Privilegierung, um die Unabhängigkeit von den zahlenden Kranken sicherzustellen, sowie Selbstverwaltungshoheit, um die Unabhängigkeit gegenüber Staatsinstanzen zu gewährleisten. Dennoch ist Nasse kein Standespolitiker, wie sie seit den vierziger Jahren bestehen, mit universalen Ansprüchen und vollständig mit Standes-Ethik überlastetem Rollenverständnis. Es geht ihm letztlich immer um individuelle Gesundheitssicherung, sei diese kurativ oder präventiv. Die übergreifenden Normierungsvorstellungen und die Perspektive der Umgestaltung der Gesellschaft nach professionspolitischen Kriterien fehlen. Allerdings ist sogar seine moderate Forderung nach Beteiligung an gesellschaftspolitischen Entscheidungen für Stieglitz zu weitgehend, dieser hält Ärzte überhaupt nicht für staatspolitisch kompetenzfähig! Deutlicher kann die Differenz zu den vierziger Jahren kaum sein.

Die Ärzte sind »wie die Spinnen, jeder in seinem Netze«. (Richter 1873, 66) Ihre Gemeinsamkeit ist höchst abstrakt, ein gemeinsamer Stand, sobald irgendeine Art Regulation damit verbunden ist, wird nahezu neurotisch abgewehrt. Diese Situation ist in den vierziger Jahren natürlich noch unverändert. Der typische Arzt ist Kleingewerbetreibender, fordert immer zugleich Schutz, Absicherung und Privilegierung und greift zu diesem Zweck zur Verbeamtung, Standesorganisation, zu einer wie immer gearteten Monopolisierung und fürchtet doch nichts mehr, als die damit gesetzte Einschränkung individueller Prosperität, wie richtig bemerkt wurde: »Dieser gequälte Aufschrei, diese hysterische Angst des Kleinbürgertums, das durch die Konkurrenz zerrieben wird, ist durchaus echt. [...] Die Stellung des Kleinbürgertums zur Konkurrenz ist aber eine zwiespältige. Ist einerseits die Konkurrenz sein Ruin, so ist sie andererseits seine einzige Aufstiegschance.« (Ackerknecht 1932, 103) Das Neue der Situation charakterisiert Richter (1808-1876), der wichtigste Professionspolitiker im zweiten Drittel des Jahrhunderts so: Die Medizinalreform gehe »von dem obersten Grundsatz aus: Es soll nur einen einzigen Stand der Ärzte geben. Gesundheit und Krankheit sind bei reich und arm, Zivil und Militär, Städter und Bauer dieselben und jedem einzelnen gleichviel wert. Es gibt keine Klassen der Gesundheit.« (Richter 1846/1865, 38) Nasse hatte noch auf der Basis des traditionellen

Medizinbildes für eine professionspolitische Formation argumentiert, eine Art Vereinheitlichung durch Organisation. Jetzt baut das Programm standespolitischer Vereinheitlichung auch auf einem naturwissenschaftlich informierten vereinheitlichten Medizinbild auf. Die kategoriale Ungleichheit der Ärzte kann sich nicht länger durch die kategoriale Ungleichheit des medizinischen Bedarfs, durch die sozialen und konstitutionellen Differenzen legitimieren! Nasse kommt in dieser Entwicklung eine Art Zwischenstadium zu. Für ihn sind Arme und Reiche medizinisch gleich wichtig, deshalb brauchen beide Kategorien gute Ärzte, die Besonderheiten der Kranken werden durch die qualifizierte und autonome Stellung des Arztes ausgeglichen. Und seine Gegner hatten prompt geantwortet: Arme und Reiche sind medizinisch unterschiedlich und verlangen daher ganz unterschiedliches Medizinalpersonal. Im neuen Bezugsrahmen sind die gesellschaftlichen Klassen, unabhängig von ihrer sozialen Bedeutung, medizinisch gleich, die Ärzte sind damit per Definition ebenfalls gleich geworden, sind per Programm gleichberechtigte Genossen, selbst wenn sie sich praktisch dagegen wehren sollten!

Die der sozialen Klassenlage nachgebildete Segmentierung des medizinischen Personals ist aufzuheben und in einem Stand zu vereinheitlichen. Vor allem sind repräsentative Vertretungsorgane zu schaffen, die die gemeinsamen Interessen dem Gesetzgeber gegenüber und damit in der Gesellschaft durchsetzen. Das ist das Programm der bürgerlichen Revolution in der deutschen Medizin. Wenn der einheitliche Stand der Ärzte als eine rhetorische Erfindung der vierziger Jahre anzusehen ist, woher kommt der Anstoß? Noch einmal, der ökonomische Verfall der ärztlichen Tätigkeit ist nicht nachweisbar und als Trendaussage aus prinzipiellen Gründen auch skeptisch einzuschätzen. Hier gilt eher die folgende Sichtweise: »Diese prinzipielle, aparte Not der Ärzte [ist] nichts als das Partizipieren an der allgemeinen Not.« (Allg. Med. Central-Ztg. 1848, 98) Zentral ist die politisch-ideologische Ebene, die dem alten professionspolitischen Problem zeitgenössisches Kolorit und neue Überzeugungskraft gibt.

»Das System der Gleichheit hat sich aus der politischen Welt in die wissenschaftliche übertragen. Es gibt keine Schranken mehr zwischen Sachverständigen und Laien. Eine Konversationslexikon-Gelehrsamkeit hat auch den Nichtkundigsten in wenigen Stunden eingeweiht.« (Liehrsch 1842, 2) »Die Laien sind jetzt in der Regel mißtrauisch gegen alles, was von den

Fachmännern kommt. [...] Sie wollen noch mehr: Nach langer Unmündigkeit wollen sie über alles selbst mitreden, selbst mitschaffen und mitprobieren. Diese Emanzipation des Laientums« hat »Einbrüche« in allen sozialen Bereichen verursacht und die Medizin »schon von drei solchen Sintfluten – Homöopathie, Hydropathie, Magnetismus – heimgesucht«. (Richter 1844/1865, 4f.) »Es ist weit genug gekommen mit uns Ärzten [...] weil wir wieder anfangen müssen, bei den Laien in die Schule zu gehen [...] wenn promovierte Ärzte, nachdem sie Dezenien studiert, praktiziert, beobachtet und gedacht, scharenweise nach Gräfenberg wallfahrten [Ort der ersten, von dem Bauern Prießnitz gegründeten Wasserheilstätte], um da eine Generalbeichte über alle ihre bisher begangenen Sünden abzulegen. [...] Es genügt, daß ein Chirurg, ein Tierarzt oder ein Laie nur nachweist, er sei in Gräfenberg gewesen und habe Prießnitz gesehen, um sofort ungehindert eine Wasserheilanstalt zu begründen und sein Wesen als Wasserarzt treiben zu können!« (Ztsch. f. Staatsarzneikunde 1844, 22)

Die wieder virulenten Gleichheits-, Freiheits-, Demokratieforderungen scheinen nicht etwa nur eine Bedrohung für den alten Staat zu sein, sondern jetzt auch für die Aristokratie der medizinischen Fachmänner.

Es ist das alte Problem mit dem Publikum, das immer und jederzeit bereit ist, die ärztliche Kompetenz zu bestreiten und zu mißachten, daß sich zyklisch Teile des Publikums von der Schulmedizin abwenden und einen bestimmten Adaptionsdruck irregulärer Therapieformen auf die Profession ausüben. Im Gegensatz aber zur bürgerlich-revolutionären Stimmung im letzten Drittel des 18. Jahrhunderts scheint es jetzt für die Profession keine vermittelnde Instanz zum Publikum zu geben. Die bürgerliche Öffentlichkeit – das Lesepublikum – ist nicht das gemeinsame Forum, sich über Probleme von Gesundheit und Krankheit zu verständigen: Die hier leitende Programmatik, der über die Möglichkeiten der Medizin aufgeklärte und insofern verständige Bürger sei der einzig gute Kranke, ist veraltet. Es erscheint eine Flut von Schriften, aber über die Krise der Organisation des Medizinalwesens, professionspolitische Schriften, die die eigene Lage diskutieren oder Forderungen an die Staatsverwaltungen formulieren. Die professionspolitische Orientierung ist verändert: nicht Gleichheit der Bürger, sondern Repräsentation ihrer gesundheitspolitischen Interessen durch die Profession, nicht Aufklärung über die Grundlagen einer prosperitätsfähigen Lebensordnung, sondern effektivere, organisatorische Grundlagen der professionellen Produktivkraft Medizin, nicht ärztliche Verständigung über den – individuellen – Charakter ärztlicher Tätigkeit, sondern professionsinterne Verständigung über die kollektiv zu erreichenden gesellschaftlichen Ziele. Das allgemeine Publikum ist nicht angesprochen, und es interessiert sich auch nicht für diese Bestrebungen. (Ackerknecht 1932, 163) Der Arzt ist etwas vom Bürger gänzlich Verschiedenes geworden. Die Medizinalreformbewegung versucht, diesen Status allgemein verbindlich zu machen. Der Laie ist schon terminologisch kein Gleicher, ist nicht einmal Verbündeter, sondern stellt ein Dominanzproblem: Er soll immer schon aufgegangen sein in der professionellen Gemeinwohlsicht. Die rhetorische Wendung der »Emanzipation des Laientums« ist gerade der argumentationslogische Ansporn der Forderung zur Vereinheitlichung des ärztlichen Standes.

Das Bedürfnis der Laien, sich von Bevormundung zu befreien, gibt der ärztlichen Professionspolitik das Stichwort für die Artikulation ihres Bedürfnisses nach Befreiung von Bevormundung, aber auch zur Überprüfung der Vorteile des Privilegiensystems. In einem »vollkommen ausgebildeten Volksstaate« – der den Gegensatz zu dem bestehenden, überall hineinregierenden »Beamtenstaat« darstellt – würde, so schreibt Richter 1845, die soziale Bedeutung der Medizin nicht auf den »subjektiven Interessen der Privatmedizin« beruhen, sondern auf objektiven, naturhistorisch und statistisch begründeten Tatsachen«. In einem Volksstaat könnten die Gesundheitsprobleme von einem wirklichen Allgemeininteresse aus angegangen werden, weil »die Medizin die besten Früchte [...] als Staatsanstalt zum Wohle der leidenden Menschheit verwenden kann«. Während das heutige »Patientenkurieren der Privatärzte« wenig ausrichtet, vor allem weil ihnen die sozialen Ursachen der meisten Krankheiten, »wie Ansteckungen, Seuchen, Proletariat, Säuferei, Wollust usw.« ganz unzugänglich sind. (Richter 1845/1865, 8) Aber ein solches Allgemeininteresse gibt es nicht unter den herrschendenn Staatsverhältnissen. Das Interesse der Staatsverwaltung und das der Privatmenschen stehe sich ganz fremd gegenüber. Die »staatsärztlichen« Maßnahmen seien unweigerlich »von oben her diktiert«, drückend und nutzlos, während die gleichen Maßnahmen wohltätig und freiwillig befolgt würden in einem Volksstaat. Die Situation erscheint aussichtslos, denn zum einen ist die Verstaatlichung der Ärzte nur möglich in einem Volksstaat, den es nicht gibt. Eine wirkliche Freiheit des einzelnen in medizinischen Dingen ist aber genauso unmöglich, denn unter einem Privilegiensystem wie dem bestehenden kann es keine

Freiheit geben, weil die Akteure zur Freiheit unfähig sind. Das Problem der Medizinalordnungen besteht ja gerade darin, daß sie die Machenschaften von Homöopathen und Laienheilern nicht strikt genug unterbinden, und auch die Patienten dürften eigentlich keine Handlungsfreiheiten haben. (9f.)

Der einheitliche, regulationsbefugte Stand ist die einzige Lösung dieses Dilemmas. Und das sind natürlich Forderungen an den Staat. Erst wenn diese erfüllt sind, würde die Profession

»der jetzigen beengenden Schranken und Privilegien nicht mehr bedürfen. [...] Dann, wenn in späteren Jahren unsere neuen Staatseinrichtungen zu ihrer vollen Konsequenz gediehen, zur vollständigen Volkstümlichkeit durchgebildet sein würden, wenn der Unterschied des Beamtenstaates und der Privatmenschen sich in die Spontaneität des gesamten Staatswesens aufgelöst haben würde, als dann [...] ist die wissenschaftliche Medizin Staatssache geworden«. (15)

Diese Position des sehr einflußreichen Richter aus dem Jahr 1845 verdeutlicht gut die im Werden begriffene Professionspolitik der Medizinalreformbewegung. Es ist der Versuch, Privilegierung und zeitgenössische Freiheitsforderung zu kombinieren, eine Sichtweise, die Virchow später nur noch geschmackvoller formuliert. Die neue medizinische Weltsicht ist zunächst als Privilegierungseinrichtung durchzusetzen, dann erst kann gesundheitspolitische Freiheit gegeben werden. Erst wenn die staatlichen Einrichtungen nach standespolitischen Kriterien funktionieren, kann ihre Verbindlichkeit akzeptiert werden. Demokratie und Gleichberechtigung sind gefordert, aber als Regelungsprinzip nur im innerprofessionellen Bereich akzeptiert. Das betroffene Publikum, so schlecht seine Interessen durch den aristokratischen Obrigkeitsstaat ausgedrückt sein mögen, ist unbedingt ausgeschlossen. Freiheit in Fragen von Gesundheit und Krankheit gilt nur für den definierten professionspolitischen Stand. Einheit der Berufsgenossen gilt gerade engagierten Ärzten als zentrale Handlungsvoraussetzung für eine sozialpolitische Modernisierung der Gesellschaft.

Die allgemeinpolitischen Forderungen der Zeit haben professionspolitisch einen abweichenden Stellenwert. In den vierziger Jahren ist keineswegs ein mittelalterliches Relikt, ein traditionell bestehender »Stand« demokratisiert worden, sondern ein spätfeudales Konstrukt, ein ärztlicher Stand, wird unter der Zeitforderung des Selbstvertretungsrechts, der »Assoziation«, überhaupt erst propagiert. Die Forderung einer korporativen Durchformierung, Vereinheitlichung dieses Standes entspricht wohl kaum irgendwelchen objektiven gesundheitspolitischen Anforderungen. Es ist die zeittypische Formulierung des alten Problems der Dominanz des Kranken, wahrgenommen – oder vielleicht nur vermarktet, aber das ist hier gleichgültig – unter der These der Bedrohung durch eine allgemeine Emanzipation der Laien.

Allerdings bleibt diese Standes-Propaganda auch weiterhin Rhetorik, ist keineswegs dazu in der Lage, eine wirkliche Vereinigung der Ärzte herbeizuführen. Als Realprozeß findet diese »von oben« statt. Staatsverwaltungen versuchen, sich Beratungs- oder bestimmte Implementationsinstanzen zu schaffen. Die Gründung von Ärztekammern mit gewissen öffentlich-rechtlichen Beratungs- und Begutachtungsaufgaben, zuerst seit etwa 1864 in Baden, sind Ärztevereinsgründungen im staatlichen Verwaltungsinteresse. Und die Standespolitiker stimmen dieser Entwicklung ausdrücklich zu, es sei leider so, »daß nur auf diesem Wege eine möglichst zahlreiche Teilnahme der Ärzte zu erzielen ist«. (Richter 1873, 85) Wie gering das ständische Interesse der Ärzte ist, zeigen Beispiele. Ein »Verein Berliner Armenärzte« wird 1853 gegründet, aber die gemeinsamen Interessen sind so gering, daß keine eigene Vereinstätigkeit zustande kommt. Erst 1868 wird von der Armendirektion, also der Anstellungsbehörde, der Antrag gestellt, eine permanent tagende und Bericht erstattende Institution einzurichten, eine Versammlung, die laut Denkschrift auch erreichen soll, daß »das Gemeingefühl, das bessere Selbstbewußtsein geweckt (wird); die Ärzte lernen sich als Beamte fühlen, sie gewinnen eine höhere und bessere Meinung von ihrer Stellung, indem sie durch ihre Mitwirkung Einfluß ausüben können«. (Pagel 1904, 25) Der Verein wird daraufhin neu gegründet. Der von Beneke 1852 ins Leben gerufene »Verein für gemeinsame Arbeiten zur Förderung der wissenschaftlichen Heilkunde«, der sich der Assoziation und der naturwissenschaftlichen Medizin verschrieben hatte, kam trotz Teilnahme berühmter Ärzte nie zu einer wirklich zufriedenstellenden Arbeit und mußte, obgleich die Ansprüche an das Vereinsziel laufend reduziert wurden, 1869 endgültig die Tätigkeit einstellen. (Beneke 1870) Es existieren um 1870 sehr rührige Ärztevereine, aber eine straffe organisatorische Vereinheitlichung wird erst möglich durch die Agitation gegen eine existentielle Bedrohung des kleingewerblichen Daseins durch die schnelle Entwicklung der Sozialversicherung einerseits, vor allem durch eine veränderte staatliche Ärztepolitik nach 1900 andererseits.

»Das Besondere der Medizinalreform-Bewegung von 1848 [... ist] gerade nicht ihr speziell standespolitischer, sondern ihr allgemeiner, umfassender, universeller Charakter«, Wissenschaft und Gesellschaft sollten reformiert werden, so hat der Medizinhistoriker Ackerknecht geurteilt. (1932, 93) Tatsächlich ist es ziemlich schwer, die immer wieder auftauchenden Sozialreform-Vorstellungen einzuschätzen, was ist politische Lyrik, was sind strukturelle Forderungen? Bei Betrachtung der Geschichte der Professionspolitik scheint allerdings die Umkehrung von Ackerknechts Einschätzung richtiger: Das Besondere ist, daß Standespolitik jetzt als allgemein gesellschaftliches, als universelles Problem abgehandelt worden ist. »Die medizinische Reform, die wir gemeint haben, war eine Reform der Wissenschaft und der Gesellschaft.« (Virchow 1848/1879, 78) Der Bezug auf Universalprobleme ist nicht neu, es findet sich jetzt nur eine konkretere oder akzentuiertere Problemfassung als etwa die Reformforderungen der Medizinalpolizei vor 1800. Neu ist die leitende Rahmenideologie: Die naturwissenschaftliche Methode ist der universelle Reformhebel, der für alles Wissenschaftliche und alles Gesellschaftliche gültig sein soll. Die Forderung der unbeschränkten Einsetzung des universalen Mittels Naturwissenschaft hat offenbar eine gewisse soziale Sprengkraft enthalten. Naturwissenschaft gleich Materialismus gleich Sozialismus war insbesondere in Preußen eine obrigkeitliche Gedankenkette und letztlich der Grund, warum diese Art Sozialreform erst seit den sechziger Jahren als Schulreform, als Ausbau der Universitäten auch aus obrigkeitlicher Sicht Überzeugungskraft hatte.

Die Ambivalenz der Medizinalreform als Stellvertretung für oder erste Stufe zu einer Sozialreform kann an ihrem profiliertesten Vertreter Virchow dargestellt werden. Eine Vorbemerkung ist nötig. Bei der Lektüre von Virchows Schriften ist an Foucaults Ausspruch zu erinnern, daß sich das Regelungsinteresse der Bourgeoisie nicht offen in den geweihten Texten ihrer großen Autoren findet, zu denen Virchow fraglos gehört, einer der »großen Männer«, die im Laufe ihres langen Lebens immer wieder zu allen entscheidenden Themen Richtungsweisendes gesagt haben. (Ackerknecht 1957, VIII, 34ff.) Dennoch bleibt Virchow in einer Zwischenstellung. Er schreibt zwar immer in der Attitüde der Ausgewogenheit der geweihten Texte, eine Position sucht immer die andere zu modifizieren und zu ergänzen, dennoch sind eine Anzahl von Argumentationsbrüchen und ideologischen Annahmen deutlich, von denen ausgegangen werden kann. »Die Medizinal-Reform soll doch nicht sowohl der Ärzte, als der Kranken willen geschehen«, schreibt Virchow 1848 in der Einleitung seiner Zeitschrift *Medizinische Reform*, aber das ist Rhetorik, wichtiger ist der dann folgende berühmte Ausspruch: Das ärztliche Interesse an den zu schaffenden staatlichen Gesundheitseinrichtungen der öffentlichen Gesundheitspflege ist insbesondere zu beachten, denn: »Die Ärzte sind die natürlichen Anwälte der Armen, und die soziale Frage fällt in einem erheblichen Teil in ihre Jurisdiktion.« (1848/1879, 4) Die Ursachen der sozialen Frage, die aus Unfreiheit, Unwissenheit und Privilegienherrschaft resultierende ungleiche Verteilung von Wohlstand, haben zur großen sozialen Unruhe der arbeitenden Unterschichten geführt, »unklare Gedanken von Menschenwohl und Menschenwürde begannen sich in ihnen zu regen und wurden von wühlerischen Elementen zu immer allgemeinerer Agitation genutzt, eine Agitation, der gegenüber, wie man sagt, die europäische Zivilisation auf dem Spiele steht«. Und weil die Ärzte in vieler Hinsicht genauso wie das Proletariat »Opfer falscher gesellschaftlicher Grundsätze« sind, stehen auch viele Ärzte in der Aufruhrfront. Aber diese Opposition ist eine durch unkluge, überlebte Reaktionäre aufgedrängte, denn eigentlich ist Medizin ihrem Wesen nach eine Integrationswissenschaft: »Die Medizin ist eine soziale Wissenschaft, und die Politik ist weiter nichts als Medizin im großen.« (34) Die »soziale Medizin« ist eine Integrationswissenschaft, denn sie zeigt, als öffentliche Gesundheitspflege, wie der außerhalb der Gesellschaft stehende »Pöbel«, die marginalisierten Unterschichten, wieder in diese aufgenommen werden kann. (39f.) »Die Arbeitskraft ist die Quelle des Nationalwohlstandes, die Arbeitslust der Ausdruck des moralischen Zustandes der Bevölkerung; es kann demnach Ruhe und Gesetzlichkeit nur in dem Staate gesichert werden, wo der einzelne im Volk ein gewisses Maß von psychischer und moralischer Kraft besitzt.« (35) Die Medizin hilft, Ruhe und Ordnung im Staat zu gewährleisten, das ist ein Dauerthema professionspolitischer Öffentlichkeitsarbeit seit den Medizinalpolizeikonzepten in den achtziger Jahren des 18. Jahrhunderts. Kraft resultiert aus Gesundheit und Bildung – der Staat als die sittliche Einheit aller Staatsbürger hat für diese Grundlage des Wohlseins aller zu sorgen: öffentliche Gesundheitspflege, öffentlicher Unterricht. (14ff.)

»Was zunächst den Umfang der öffentlichen Gesundheitspflege betrifft, so hat also die Gesamtheit [Staat] die Verpflichtung, dem Rechte der einzelnen auf Existenz, und zwar auf gesundheitsgemäße Existenz nachzukommen.« (17) Die »gesundheitsgemäße Existenz« ist die medizinische Variante des liberal-staatlichen Abgrenzungsrechts auf Existenz: Wenn »Bürger in die Lage gebracht werden, verhungern zu müssen, so hört er rechtlich auf, Staat zu sein, er legalisiert den Diebstahl – die Selbsthilfe – und raubt sich jedes sittlichen Grundes, die Sicherheit der Personen oder des Eigentums zu wahren«. (16) Existenz umfaßt natürlich die gesamte Lebenslage, hier läßt sich allgemein nicht mehr sagen, als daß öffentliche Gesundheitspflege überall stattfindet: »Indem sie in ihren Forderungen den Lebensverhältnissen der verschiedenen Volksklassen nachgeht und die feinen, gleichsam geheimen Schwankungen des Massenlebens verfolgt, bei den meisten sozialen Schwierigkeiten eine entscheidende Stimme hat.« (22) Hier herrscht die suggestive Gestik des typischen Standespolitikers, die ganze Welt wird als originäres Besitztum reklamiert, aber kein Wort, was Medizin überhaupt tun kann. »Haben wir also nicht hier würdige Aufgaben für die öffentliche Gesundheitspflege? Gewährt nicht die jetzige Lebensweise unseres Volkes die vielfachsten Anknüpfungspunkte für große Verbesserungen? Ist nicht in Kleidung, Nahrung und Wohnung unendlich viel zu reformieren?« (21) Öffentliche Gesundheitspflege ist in diesem weiten Sinn der Existenzsicherung für Virchow natürlich nicht nur Medizin oder Gesundheitspolitik, sondern Entwicklungs- und Infrastrukturpolitik allgemein. Dennoch ist die eigentlich hier zuständige gesellschaftliche Orientierungswissenschaft die Medizin als die originär »soziale Wissenschaft«, sind die Ärzte die eigentlichen »öffentlichen Gesundheitspfleger«. (1849/1879, 50) Aber sie sind Gesundheitspfleger nicht in ihrer bisherigen Einzelexistenz, sondern nur in der kollektiven Zusammenfassung als Assoziation, die erst die Potenzen entwickelt, indem sie die Möglichkeiten der einzelnen bündelt: »Assoziation bedeutet für uns die freie Innung, welche ohne alle Exklusion in der selbständigen Entwicklung ihrer Glieder die Basis der Selbstregierung sucht.« (60)

Hier stehen zwei Grundwerte der Zeit gegeneinander: die Freiheit, die Durchsetzung der ungebremsten Individualitätsrechte und die »sittliche Einheit«, das Gesamtinteresse, die Pflicht der Gesamtheit, gegenüber den sonst hilflosen einzelnen. Hier ist zwar nun überall das Zentralproblem die Bändigung der falschen Autorität, der alten Aristokratie, der unbegründeten Bevormundung, aber am Ende ist doch nicht die Freiheit das Ziel, sondern die »Organisation der Freiheit«: »Da die Freiheit ohne Organisation durch die Anarchie zur Knechtschaft führt, so muß auch der ärztliche Stand organisiert werden in der freien Assoziation.« (69) Man käme zu keinem Ziel,

»wenn man die ganze Frage der Vereinigung dem freien Ermessen der einzelnen, der privaten Agitation überlassen wollte. Ein gewisser Zwang muß stattfinden, aber dieser muß nicht ein polizeilicher, sondern ein persönlicher [...] sein; das eigentliche Interesse muß die einzelnen zusammenführen, und die Staatsgewalten müssen ihnen den Weg dazu öffnen. Wir sind daher für eine Beschränkung der Selbstbestimmung.« (67)

Es handelt sich hier zweifellos um einen Balanceakt: Individualrechte sind zu fordern, aber letztlich nur als Staatshilfe zu realisieren; formale und materielle Ansprüche sind berechtigt, aber sie müssen im Rahmen und unter der Kontrolle des Staates bleiben. Selbstverwaltung existiert also nur im Hinblick auf die Stabilität des Ganzen. Die Freiheit ist aus den Existenzbedingungen des Staates abgeleitet und nicht umgekehrt! Keine Freiheit ohne grenzensetzende Organisation, ohne Deduktion aus dem allgemeinen Ziel, d. h. Zwangsmitgliedschaft in Ärztekammern, Majoritätsprinzip und Verbindlichkeit aller Beschlüsse, Praxismonopol, Gerichts- und Verwaltungshoheit. Keine Organisation ohne staatliche Gewährleistung – d. h. staatliche Privilegierung und Rechtsaufsicht, Teilnahmerecht an allen öffentlichen Belangen durch Beratungs- und Begutachtungspflicht. Keine Gleichberechtigung in dieser organisierten Freiheit ohne Regelung der Beziehungen zwischen den Organisationen – hier: Es muß gegenüber dem »Absolutismus der Volksvertretung« sichergestellt sein, daß die Medizinalorganisation selbst wiederum Schranken setzen kann. (70) Auch der demokratisch legitimierte Wille des Volkes darf sich nicht gegen die Ärzteinteressen durchsetzen können. Virchow, der unentwegte Vertreter der individuellen Freiheiten und des systematischen Liberalismus, kommt am Ende zu dem gleichen Ergebnis wie Richter, der sich immer ganz kompromißlos als Standespolitiker verstand. Die öffentliche Gesundheitspflege ist also ein Standesproblem, weil die Möglichkeit von öffentlicher Gesundheitspflege und damit die Lösung der sozialen Frage unmittelbar verbunden sind mit der Lösung der Organisation des ärztlichen Standes, denn diese ist der eigentliche Träger dieser Variante von Sozialreform. Dennoch kann andererseits offenbar problemlos darauf beharrt werden, daß hier nichts Partikulares, keine Spezialinteressen von seiten der Ärzte vorliegen: »Wir sind einfach Naturforscher, und als solche verlangen wir nicht nur, daß jeder Einsichtige dazu beitrage, den allgemeinen Naturgesetzen, welche sich aus der Phänomenologie des Menschen ergeben, Anerkennung zu verschaffen, weil nur unter der Herrschaft dieser Gesetze ein befriedigender Zustand aller möglich ist.« (1848/1879, 18) Welcher Art diese Naturgesetze sind, die die Ärzte verwalten wollen, bleibt allerdings überall verschwiegen – wichtig ist offenbar hier auch nur die Rationalitätsattitüde: naturwissenschaftliche Methode versus Spekulation, Analyse versus Dogma.

Bei der Begeisterung der jungen Ärztegeneration für Chemie läßt sich bei den Naturgesetzlichkeiten an chemische Aufbaugesetze denken. Man kann deren Faszination in gewissem Umfang noch in einer Schrift wie der von Liebig von 1840 nachvollziehen, die es unternimmt, die »chemischen Bedingungen des Lebens« zu erforschen. Die Lebensgesetze sind per Definition universell, denn die chemischen Grundbestandteile sind überall gleich. Ernährung ist für die Aufbauprozesse im tierischen und menschlichen Körper genauso wichtig und chemisch nachvollziehbar, wie Düngung und Fruchtwechsel für den pflanzlichen Ernteertrag, den Stoffwechsel des Ackerbodens. Indem die chemische Methode die Gründe des jeweiligen Prozesses herausfindet, macht sie diese kontrollierbar, steuerbar. Indem sie das richtige Maß der Aufbauprozesse findet, macht sie im Prinzip alle als Entwicklung definierbaren Probleme verbesserungsfähig. Wenn Liebig definiert: »Leben [bezeichnet] die Fähigkeit einer Materie, in irgendeiner anderen eine Veränderung hervorzurufen, infolge welcher die erstere in allen ihren Eigenschaften wiedererzeugt wird«, dann hat er einen ehemals homogenen Begriff aufgelöst in universelle Termini der Bewegung, in Angriffspunkte, in Entwicklung. (Liebig 1840, 318) Derlei allgemein verwendbare Begrifflichkeit, die die chemisch-naturwissenschaftliche Weltsicht bietet, macht wohl die Faszination und die Kontroll- und Fortschrittseuphorie der Naturwissenschaft aus. Diese hat also noch nichts mit Darwins Evolutionstheorie zu tun, die später die sozialkonforme Synthese anbietet. Virchow bemerkt im übrigen, daß er für sein fortschrittsoptimistisches Lebenskonzept gut ohne Darwin ausgekommen ist. (Virchow 1862, 31)

Die Grundsätze und Methoden der Naturwissenschaft müssen in die ganze Gesellschaft »gepumpt« werden, das ist für Virchow die zentrale Erziehungsaufgabe aller Wissenschaften. Darüber hinaus wachsen die Aufgabenbereiche der Pädagogik und der Medizin ununterscheidbar zusammen: Es sollen in allen gesellschaftlichen Bereichen, symbolisch gesprochen, Pädagogik im Kleinen und Medizin im Großen herrschen! Virchow bezieht sich hier immer auf die soziale Pädagogik Fröbels (1805-1893), die die Umgestaltung der Sozialisierungsinstanzen nach den Werten der natürlichen Rechte der Menschen fordert. Die prinzipiell gleichen Menschen werden durch die Umstände ungleich, »ein Produkt der Verhältnisse«, dürfen damit nicht der absolutistisch strafenden Gewalt, sondern nur der bessernden, korrigierenden Erziehungsmaßnahme und eben dem medizinischen Zugriff unterliegen. (Fröbel 1847; Virchow 1848/1879, 14, 18, 28) Die Grundannahme abstrakter Gleichheit begründet und verweist sofort auf die notwendige Veränderung des einzelnen mit Hilfe der Pädagogik und der Medizin. Das Programm der Pädagogisierung der Gesellschaft fordert die Durchbildung der Einrichtungen der Gesellschaft nach Kriterien der Gleichheit und Fortschrittsfähigkeit, das ist ein Aspekt. Der andere, umfassendere ist die Umorientierung aller Politik nach naturwissenschaftlichen Kriterien überhaupt. Diese naturwissenschaftliche Politik vertritt damit nicht mehr irgendwelche Sonderinteressen, sondern wendet, als eine Art allgemeine Rationalität, die Regeln der Anthropologie und Psychologie an. Soziale Politik ist damit einerseits Pädagogisierung, andererseits öffentliche Gesundheitspflege. Die Medizin bemüht sich als solche um die »Konstituierung der Gesellschaft auf physiologischer Grundlage«. (Virchow 1849/1879, 58) »An die Stelle des Strafrechts muß jetzt die Psychologie treten, wie die Politik durch die Anthropologie zu ersetzen ist.« (1848/1879, 28f.) Die herkömmlichen Politiker sind natürlich ganz ungeeignet, sind »anthropologische Pfuscher«. (29) Nur der naturwissenschaftliche Arzt erkennt die Entwicklungsmängel, weiß die richtigen Steuerungsmittel: »Epidemien gleichen großen Warnungstafeln, an denen der Staatsmann von großem Stil lesen kann, daß in dem Entwicklungsgange seines Volkes eine Störung eingetreten ist.« (22)

Die soziale Politik, die Politik, die die Lösung der sozialen Frage zu leisten hat, ist Pädagogisierung der Gesellschaft, d. h. die prinzipiell »gleichen« Menschen müssen erzogen werden, um ihre reale Ungleichheit zu ihrem und aller Wohl zu überwinden, und Medikalisierung der Gesellschaft, d. h. die ungleichen gesundheitlichen Lebensbedingungen müssen individuell und kollektiv so umgestellt werden, daß sie den naturwissenschaftlich bestimmten Kriterien von Entwicklung und Fortschritt entsprechen. Diese Positionen sind stets genauso engagiert gegen die alten Herrschaftsformen – die Unfreiheit, das Dogma, die Privilegien – gerichtet als auch neutralistisch gegenüber den eigenen Zielen: Nicht Herrschaft, sondern Wissenschaft soll jetzt dirigieren, nicht Zwang, sondern Erziehung, nicht Willkür, sondern Rationalität, nicht ewige Privilegien, sondern Hilfsmittel zur individuellen Entwicklung für alle. Und die Ärzte liefern zu allem neutralistisch das nötige Know-how, das Personal und die effektivste Organisationsform! Die Phantasmagorie ärztlicher Professionspolitik, Probleme nur als technisches Optimierungskalkül anerkennen zu wollen. In Virchows Rhetorik wird mit der Medizinalreformbewegung allenfalls am Rande ein Standesproblem gelöst, sogar nicht einmal vordringlich die soziale Frage, so wichtig sie ihm auch für den Bestand der bürgerlichen Gesellschaft erscheint. Virchow behauptet, hier sei viel mehr ein Rationalitätsproblem für die bürgerliche Kultur insgesamt gestellt. Warum sollte man die große Geste des die epochalen Umwälzungen schauenden Reformers nicht ernst nehmen? Aber eben wegen dieser epochalen Rationalität ist die Medizinalreform durchzuführen, d. h. es ist der ärztliche Stand zu schaffen, den Armen zu helfen, das Proletariat wieder zu integrieren usw. Und das ist sogar eine pragmatische, keine revolutionäre Politik: »Wohlstand, Bildung und Freiheit für alle! [...] Man kann diese versuchen, ohne damit anzufangen, alles auf den Kopf zu stellen; man kann die öffentliche Gesundheitspflege, den öffentlichen Unterricht und den demokratischen Staat sofort gestalten, wenn man nur will, ohne etwas anderes als einige Persönlichkeiten zu verletzen.« (33) In der Medizinalreformbewegung wird versucht, die Medizin als technische Integrationswissenschaft anzubieten. Aber das Angebot ist verbunden mit der Forderung, durch staatliche Autorisierung einen einheitlichen Ärztestand herzustellen und diesem die Selbstregulation aller Medizinalangelegenheiten zu überlassen. Nicht die »freie« Assoziation, sondern die mit bindenden Regelungsrechten ausgestattete Standesorganisation soll Träger dieser sozialen Medizin sein. Diese heroische Phase der Standespolitik bricht mit dem Ende der Revolutionszeit abrupt ab. Selbst schon ausgehandelte Detailreformen, wie die Gründung von Kreiskrankenhäusern zur ländlichen Armenkrankenpflege werden nicht ausgeführt. Die Perspektive der Medikalisierung der Gesellschaft bleibt an staatliche Regelungsinteressen gebunden, kann nicht durch die Berufsgruppe autonom übernommen werden, wie sich das in den folgenden Entwicklungen bestätigt.

5.4 Arme und Ärzte

Nichts ist ambivalenter, aber auch unklarer in den medizinischen Verhältnissen als die Beziehung zwischen Armen und Ärzten in der ambulanten Armenkrankenpflege. Das liegt an den vielfältigen Rechtfertigungsbedürfnissen in diesem Bereich. Im Prinzip sind alle Ärzte zur Armenpflege verpflichtet, aber es ist sehr unsicher, ob überhaupt Bemerkenswertes getan wurde. Armenärzte sind Spezialisten für Arme, ausdrücklich angestellt zur Medikalisierung der Unterschichten: Hilfeleistung für Wohlverhalten, Moral, Sauberkeit als Gegenleistung. Aber es ist ziemlich unklar, wie sie solche Ziele hätten erreichen können. Auch wenn im Laufe des 19. Jahrhunderts hierfür immer mehr Geld ausgegeben wird, ändert sich wenig an diesem verschwommenen Handlungs- und Verwendungsprofil. Ein bedeutender Nutzen auch in der Armenkrankenpflege ist am ehesten bei äußeren Verletzungen, Brüchen, Geschwulsten ansonsten funktionstüchtiger Körper anzunehmen. Nicht zufällig werden zunächst mehr Chirurgen als innere Ärzte angestellt. Bei Systemerkrankungen, Infektionen, chronischen Mangel- und Abnutzungserkrankungen ist dagegen nicht klar, ob die Armen sich an akademische Ärzte wenden, was diese für sie tun können und was sie auch wirklich tun. Vor allem verschreiben die Ärzte Arzneien, die u. U. als Stärkungs- und Aufputschmittel wirken, auch bestimmte Stärkungsmittel wie Fleischbrühe, Wein, auch Branntwein, die Nahrungsersatz sein können. Aber die in der Armenkrankenpflege des 19. Jahrhunderts wichtigsten Mittel – ausreichende Nahrung, Pflege, Reinlichkeit (Lorinser 1864, Bd. 2, 262; Liersch 1884, 43) – können nicht verschrieben werden. Die Zuteilung von allgemeinen Lebensmitteln ist Aufgabe der Armenbehörden. Die wichtigsten ärztlichen Mittel, die ausgefeilten Systeme der Diätetik, das Regime der Pflege und Organisation der Krankenumgebung sind nicht anwendbar. Dennoch werden viele Arme behandelt, und die Gesundheit der meisten wird wieder hergestellt. Das Wichtigste ist Nahrung, Pflege, Reinlichkeit, dann werden die Armen von selbst wieder gesund, heißt es, was ist also der Anteil der Ärzte? Die Armenpraxis gilt als gefährlich, wegen der hohen Infektionsgefahren, die von den Elendsverhältnissen ausgehen, als undankbar, weil hier ärztliche Maßnahmen oft unnütz, unglücklich, u. U. daher reputationsschädigend sind. Und sie sind schlecht bezahlt. Die Jahrespauschale besoldeter Armenärzte macht diese Tätigkeit zu einem unbedeutenden Nebenerwerb – die aber viel Zeit und Aufwand erfordern könnte. Es gibt viele, auch sehr rationale Gründe für die herablassende Arroganz akademischer Ärzte den Armen gegenüber, die selbst in professionspolitischen Schriften bis ins 19. Jahrhundert beklagt wird.

Ein Beispiel gibt einen guten Einblick in die Probleme ambulanter Armenkrankenpflege. Neumann (1819-1908), ein mit den Problemen der arbeitenden Unterschichten gut bekannter Arzt in Berlin, Exponent der Medizinalreformbewegung, provoziert 1856 einen Skandal in der Berliner Armenpflege. In dieser Auseinandersetzung wird mitgeteilt, daß nominell fast ausschließlich »Hauspflege« stattfindet, daß aber dennoch die behandelnden Ärzte keine Ahnung von den Lebensumständen ihrer Kranken haben und die Wirkung ihrer Tätigkeit nicht einschätzen können, weil sie die Kranken tatsächlich nie besuchen. Als Regel kommt entweder der Kranke selbst zu den festgesetzten Sprechstunden, oder die Verordnungen werden nach alter Sitte aufgrund der Darstellung von Boten gemacht. Die Versorgung der Kranken besteht fast ausschließlich aus Vergabe von Arzneien. Neumann stellt fest, daß diese Art der Krankenpflege falsch und unökonomisch ist. Die Medikamentierung gehe ganz ins »Blaue« hinein, ist von der persönlichen Vorliebe des Arztes geprägt und nicht vom Bedarf des Kranken. Vor allem aber sei die Arzneiwirksamkeit unter den bestehenden Verhältnissen ungenügend und unsicher. Damit seien selbst noch die Kosten für die Arzneien mehr oder weniger unnütz »hinausgeworfen«. Neumann fordert nun schärfstes ökonomisches Vorgehen in der Arzneidispensierung und Umverteilung der eingesparten Gelder, denn »der Mangel an diätetischer Pflege und Wartung [ist] eher Verschwendung als Sparsamkeit! Der arme Kranke bedarf der ärztlichen Hilfe, der Arznei, der Kost, der

Pflege und Wartung, der Wohnung!« (Neumann 1856, 37) Zwar sei Krankenpflege stets unzureichend, könne kein Mittel gegen Armut sein, weil sie auf dem ungenügenden kurativen Standpunkt festgeschrieben ist. Aber unter den gegebenen Bedingungen sei zumindest eine Ausdehnung der Krankenhauspflege notwendig, weil nur so für die Armen die diätetische Infrastruktur gewährleistet ist; in jedem Fall sei zu fordern, überall die Pflegeaspekte auszudehnen. Die Folgen der Erregung der Kollegen über Neumanns Kritik beruht offenbar nicht auf grundsätzlichen Meinungsverschiedenheiten über die zu wünschende bessere Infrastruktur, sondern auf den Rezeptiergewohnheiten. Die Reaktion ist eine wütende Verteidigung des einzigen gesicherten professionspolitischen Autonomiebereichs, der der Medikamentierung. Die ärztliche Freiheit habe die Arzneimittelverschreibung zu dirigieren, heißt es, allgemeine Regeln seien nicht einigungsfähig, und »das neuerdings Mode gewordene reihenweise Abfertigen der Kranken mit Fenchelwasser [...] eine Satire auf die Wissenschaft, ein Hohn auf die Klagen der Kranken« muß zurückgewiesen werden. (46f.) Was auf der einen Seite als professioneller Freiheits- und Dominanzbereich unbedingt verteidigt werden muß, ist für Neumann auf der anderen Seite weder aus heilökonomischen Gründen rational, denn »das Rezept als Surrogat für eingehende Untersuchungen, häufige Besuche und zeitraubende diätetische Anordnungen« ist meist ganz wirkungslos (26), noch aus humanitären Gründen zu rechtfertigen: »Wohin tendiert [...] der Schwerpunkt der Humanität? Etwa auf die Arzneiwirksamkeit? [...] wird da diese Wirksamkeit nicht vielfach gestört oder geradezu vernichtet – durch die Armutsverhältnisse der Hauskranken?« (50) Das Rezeptschreiben als Symbol professioneller Autorität – historisch des akademischen Arztes – kommt aber dennoch in gewisser Weise offenbar Erwartungen der Kranken entgegen: »Der Kranke wird oft dadurch beruhigt und befriedigt, aber die Heilpflege ist keine gute zu nennen«. (378) Die Rezept- und Arzneigläubigkeit des Volkes ist ein alter Vorwurf gegen Pfuschertum und Volksvorurteil, mit unendlichen Anekdoten, was dieses zu schlucken bereit sei. Und dennoch wird irritierenderweise immer wieder geklagt, daß die Kranken die verordneten Arzneien nicht nähmen, ja sogar eine allgemeine Militanz gegen – unbekannte?, vom Apotheker kommende? – Arzneien bestehe. Diese Art Minuten-Medizin jedenfalls paßt in die Zeitökonomie des nur schlecht bezahlten Armenarztes, der seine Zeit für die Privatpraxis braucht, und auch in die Rationalität der allgemeinen Armenpflege, die sowieso am Existenzminimum orientiert ist, nicht Defizite kompensieren will. Ergebnis der Neumannschen Initiative – die insbesondere, weil sie durch die Armenbehörde unterstützt wurde, diesen professionspolitischen Wirbel ausgelöst hatte – war die Einsetzung einer Rezeptprüfungskommission. Es kann davon ausgegangen werden, daß die geforderten Einsparungseffekte an Arzneikosten auch erreicht wurden, von einer Umverteilung der Gelder auf bessere Ernährung und Pflege wird aber nicht berichtet. (Pagel 1904, 22f.) Die ausschließliche Drogentherapie der Armenkrankenpflege wird von einigen beteiligten Ärzten also kritisiert, sie wird aber als Interessenkoalition letztlich problemlos akzeptiert und aus professionspolitischen Gründen entgegen den inhaltlichen Bedenken auch massiv und offensiv verteidigt.

Unter den Bedingungen der Armenkrankenpflege ist unklar, was Medikalisierung der Unterschichten ist, wie diese stattgefunden haben kann. Nur vom Ergebnis her ist diese Wirkung der Medizin, als Vermittlungsinstanz bürgerlicher Werte, als Disziplinierungs- und Erziehungsanstalt zur Integration der Unterschichten fraglos. Die Wirkungsvoraussetzungen dagegen sind ziemlich unklar. Druck, der Zwang zur Kooperation ist in der ambulanten Armenkrankenpflege sehr uneffektiv. Die Disziplinarregeln, etwa in Hamburg der Verlust der Armenunterstützung, damit Entzug der Lebensgrundlage bei Widerständlichkeiten gegen die Armenärzte (Rambach 1801, 387) – und wie empfindlich sind Ärzte bei Einwendungen –, sichern nur Unterwürfigkeit im direkten Arzt-Patienten-Kontakt, erreichen keine Verhaltensänderung der armen Kranken. Das Leistungsangebot des Arztes als weiterer Ansatzpunkt ist schon angesprochen. Seine Position, existentielle, zumindest attraktive Leistungen zu monopolisieren, Leistung an die Übernahme von Werten und Verhaltensstandards zu binden, kann ebenfalls nicht effektiv sein. Schon die Grundvoraussetzung, die Bewertung der ärztlichen Dienste als existentiell für ihren Krankheitszustand, kann bei den arbeitenden Unterschichten im 19. Jahrhundert nicht einfach unterstellt werden. Und die Umerziehung der Armen zu Fleiß, Sparsamkeit, Redlichkeit gelingt nicht einmal in der allgemeinen Armenpflege, warum sollte die Krankendisziplinierung gelingen? Medikalisierung der Unterschichten kann nur Hospitalisierung und Medikamentierung bedeuten. Beides sind Ersatzstrategien, zielen zunächst nur auf einfache Absorption der Armen, irgend etwas muß mit ihnen passieren. Am Bedeutungswandel des Krankenhauses ist das Argument schon entwickelt worden. Es sind soziale Experimente, die am Ende allgemeine Bedeutung bekommen, auf alle Gesellschaftsklassen angewandt werden, wenn die Experimente gelingen. Aber am Anfang handelt es sich fast ausschließlich um symbolische, legitimatorische Wirkungen, die dazu kaum auf die Armenpfleglinge, eher auf die bürgerliche Öffentlichkeit, die noch nicht ganz Armen usw. zielen. Wichtig im engeren Zielbereich ist nur, daß sich irgendwer um sie kümmert, daß zumindest aus der Entfernung im Auge bleibt, was in den Unterschichten passiert. Weder auf Heilung noch auf Umerziehung zielt vordringlich die Armenkrankenpflege. Daraus resultieren ständig die Widersprüche zwischen den Reformprogrammen und den erkennbaren Reformen, z. B. bei den häufigen Darstellungen des Ziels der Salubrität der Gesellschaft, die bei den Armen und ihren versteckten Krankheitsherden beginnen müssen, die ans Licht zu zerren sind, um unschädlich gemacht werden zu können. »Denn wenn das die Generationen vergiftende Heer der chronischen Krankheiten gründlich angegriffen und entkräftet werden soll, so muß es in den Hütten der Armen und Dürftigen aufgesucht werden, wo es am üppigsten wuchert und am gefährlichsten wirkt, weil es am verborgensten ist.« (Heutige Privatarzt 1860, 99f.) Diese Kriegszüge bleiben Sandkastenübungen, die die professionspolitischen Interessen ausdrücken. Dagegen können immer nur die dringlichsten akutesten Nöte und Schäden behandelt werden, und die Antworten bleiben immer Arzneien und Krankenhaus, Ersatzstrategien, denen als solche geringe Überzeugungskraft anhängt.

Der Arzt ist der natürliche Freund der Armen, das ist das wichtigste Element professionspolitischer Selbstdarstellung bis ins 19. Jahrhundert. Zugleich ist die Verpflichtung, die Armen unentgeltlich zu behandeln, weiterhin Teil der Approbationsordnungen. Die Liebe zu den Armen – eine erzwungene Freundespflicht also. Aber das ist nur die oberste ideologische Ebene. Armenkrankenpflege bleibt ein Aspekt in den Kalkülen der kleingewerblichen Orientierung des praktischen Arztes: Ausweis der nicht kommodifizierbaren Menschenliebe, Übungsfeld des jungen Arztes, ohne Zweifel immer den Anforderungen der zahlenden Klientel nachgeordnet. Die Armenbehandlung gibt Gelegenheit, sein Herz für

Kranke zu zeigen. »Beweisen Sie dies (Ihre Uneigennützigkeit) auch vorzüglich durch unausgesetzte Bemühungen bei Armen.« (Liersch 1842, 86) »Wer keine Armen behandeln will, verscherzt auch das Vertrauen der Reichen.« (Volz 1846, 733) Das professionelle Interesse ist über die ideologische Seite hinausgehend gering, diese Aspekte sind bereits ausgeführt worden. Andere und wichtigere Pflichten entschuldigen immer, im Zweifel ist der Arzt auf Krankenbesuch, der Physikatsarzt auf bedeutenden staatsmedizinischen Geschäften, sie sind, wenn es ihnen opportun ist, nicht erreichbar. Nur so ist zu erklären, warum das nahezu während des ganzen 19. Jahrhunderts geläufige professionspolitische Standardargument, die Gemeinden als Träger der gesetzlichen Armenpflege entledigten sich ihrer Pflichten auf Kosten der Ärzte, nie als öffentlichkeitswirksamer Skandal aufgefaßt wurde. Die Armenkrankenpflege ist nur ein sozialer Randbereich der allgemeinen Armenpflege, die selbst so restriktiv und so unangenehm und abschreckend wie möglich gehandhabt wird.

Die Krankheiten der Armen resultieren aus ungünstigen Lebensverhältnissen und aus Mangel an materiellen Mitteln, gewiß auch aus moralischen Ursachen, weil sie mit ihren Mitteln nicht richtig umgehen können oder einen unsittlichen Lebenswandel führen. Das ist die Lehrmeinung der vornaturwissenschaftlichen Medizin. Aber ob sie an ihren Krankheiten selbst schuld sind oder nicht, der Arzt kann nur in Einzelfällen die fehlenden Mittel ersetzen, die außer seinem guten Rat nötig sind, um die Gesundheitslage zu verbessern. Um 1800 ist die ärztliche Versorgung der Unterschichten in der Regel freiwillige Privatwohltätigkeit, d. h. jeder Arzt leistet Hilfe nach seinem Gewissen und seinen materiellen Möglichkeiten, oder er leistet sie nicht. Es sind immer nur einzelne Ärzte, wie Hufeland und Heim, von denen ausdrücklich überliefert ist, daß sie eine »ausgedehnte« Armenpraxis hatten. Diese Situation ändert sich nach 1800, als sich der Charakter der Armen ändert, als von Hamburg ausgehend die Armenpflege öffentlich, strikt durch Bedürftigkeits- und Verhaltenskontrollen und zentrale Leistungsvergabe organisiert wird. (Sachße, Tennstedt 1980) Zumindest in den größeren Städten wird die Mehrzahl der ortsansässigen Ärzte durch die Anstellung spezialisierter Armenärzte von einer unangenehmen Aufgabe entlastet. Die Bezahlung dieser Ärzte ermöglicht es den Anstellungsbehörden, auch im Krankenbereich der Armenpflege nach Disziplinierungsregeln vorzugehen, den Charakter der bisherigen »kostenlosen« Wohltätigkeit in Moralisierungs- und Zivilisierungskampagnen umzustimmen: ärztliche Hilfe gegen Wohlverhalten, Moral, Sauberkeit. (Frevert 1984) Das wäre Medikalisierung der Unterschichten.

Die Strategien der rationellen Armenpflege zielen auf die »neuen Armen«, den mit der Industrialisierung in die Städte gezogenen handarbeitenden Unterschichten, die, solange sie Arbeit haben und gesunde Kräfte, keine große Kinderzahl ernähren müssen, in ausreichenden Lebensverhältnissen stehen, aber sofort in »Dürftigkeit« und Armut fallen, wenn sich ihre Arbeitssituation, ihre Kräfte, ihre Kinderzahl verändern. Diese Armen sind nicht mehr die durch Schicksalsschläge, Katastrophen welcher Art marginalisierten alten, städtischen Armen. Auf diesen handarbeitenden Armen beruht der Reichtum der Gesellschaft, für sie muß auf neue Weise gesorgt werden. (Süßmilch 1752, 111f.; Häberl 1813, 155f.) Sie sind ein Dauerproblem, eine große, im Laufe des Jahrhunderts zunehmende Bevölkerungsmasse, die die Stabilität der bürgerlichen Gesellschaft zu bedrohen scheint, die irgendwie befriedet, kultiviert, absorbiert werden muß. Die Ärzte spielen hier ihre Rolle neben anderen Vermittlungs- und Kontrolleinrichtungen, den Schulen, Gefängnissen, den Fabriken selbst natürlich (Foucault 1977), aber sie scheint zunächst ziemlich geringfügig. Die bezahlten Armenärzte sind die Speerspitze des medizinischen Absorbierungsinteresses. In Berlin z. B. gibt es 1786 einen Armenarzt, 1806 vier besoldete und zwei unbesoldete, dazu zehn besoldete Armenchirurgen, aber dauernd müssen wegen Überlastung der bisherigen Ärzte weitere angestellt werden. 1823 steigt die Ärztezahl auf zwölf und auf ebenso viele Armenchirurgen, 1835 gibt es 31 Armenärzte; etwa 11500 Armenkranke werden 1823 behandelt. (Frevert 1984, 108f., 137) In Hamburg sind seit 1788 sechs Ärzte und sieben Chirurgen angestellt und besoldet, die jährlich zwischen 4500 (1791) und 3000 (1797) Armenkranke behandeln. (Rambach 1801, 382, 389) In Dresden sind es im Jahr 1840 sechs Ärzte und vier Chirurgen, jährlich werden von ihnen etwa 1000 Armenkranke behandelt. (Meyer 1840, 241) Das sind viele Ärzte, viele behandelte Kranke, und die meisten werden auf irgendeine Weise wieder gesund. Dennoch scheint die ambulante Armenkrankenpflege kaum tauglich als Instrument der Medikalisierung. Weder administrative noch professionspolitische Disziplinarziele sind hier wirklich erreichbar. Die Armen sind in ihrer häuslichen Umgebung nicht zu kontrollieren. Die Armenärzte sind viel zu schlecht bezahlt, und da sie in der Regel auch Berufsanfänger sind, fehlt die Erfahrung, als daß sie effektive Verhaltens- und Zustandskontrollen durchführen könnten. Allerdings ist nicht einmal der Hausbesuch verbindlich geregelt, bleibt »dem Gewissen des Arztes überlassen«. (Rambach 1801, 384) Es gibt Hinweise, daß die hauptsächliche Armenbehandlung als Sprechstunde oder über Boten stattfindet, die dem Arzt keinerlei direkte Überwachungsmöglichkeiten geben. (Neumann 1856, 37) Die Armenadministration wird ihre Disziplinierungsziele nicht durchsetzen, denn zu diesem Zweck können sie ihre Ärzte überhaupt nicht bezahlen. Und andererseits gerät der auf Reputation und Privatpraxis bedachte Arzt mit der Armenadministration in Konflikt, wenn er die ihm zum Erfolg notwendig erscheinenden Hilfsmittel verweigert bekommt. Denn nichts kann der Armenarzt selbst entscheiden. Die Annahme eines Kranken als Hilfsbedürftigen entscheidet die Administration, insbesondere wenn er nicht zu den registrierten Armen gehört. Anweisungen für Speisen, »Suppenkarten« und sonstige Mittel müssen gegengezeichnet werden. (Heineken 1837, 66) Die Verschreibung von Arzneien ist u. U. stark limitiert auf eine Billigapotheke (Rambach 1801, 385), z. T. sind aber auch hier die einzigen frei verfügbaren Spielräume. (Horsch 1805, 257; Neumann 1856) Krankenkostgeld ist entweder genau fixiert oder wird sowieso nur von der Armendirektion vergeben. Schon früh wird von den kränkenden Erfahrungen mit der Armenadministration berichtet: Der freiwillige Armenarzt müsse viele Unannehmlichkeiten auf sich nehmen, bei dem besoldeten Armenarzt aber komme der Ärger mit der Verwaltung dazu: »Wer mag Arzt sein, wenn er nur raten soll, und seine Vorschriften nicht durchsetzen kann? Kein Arzt von Ehrgefühl kann seine Reputation so aufs Spiel setzen.« (Horsch 1805, 260) Der besoldete Armenarzt steckt professionspolitisch in einer doppelt schwierigen Lage, er kann seine Ziele und Erwartungen weder den Armen noch der Verwaltung gegenüber verbindlich machen. In der Regel wird er eine Armenpraxis nur so lange betreiben, wie er unbedingt muß. Arzt und Administration treffen sich erst in den Krankenhäusern, nur hier kann die Medizin wirklich Erziehungsanstalt sein.

Ärztliche Hilfe gegen Verhaltensänderung, Medikalisierung der Gesellschaft, hat eine im 19. Jahrhundert nicht durchgängig erfüllte Voraussetzung: Ärztliche Hilfe muß als existentiell gelten, muß von den Betroffenen, wie von den zahlenden oder organisierenden Interessen normativ zu den humanitären Grunderfordernissen gezählt werden. Die Medizinalreformbewegung um 1848 macht die existentielle Bedeutung der Medizin für die Unterschichten noch einmal zum Programm, zu dem der »sozialen Medizin«. Neumann formuliert 1847 die Zusammenhänge richtungsweisend: Das Recht auf Gesundheit ist das einzige Interesse, das die handarbeitenden Unterschichten mit dem bürgerlichen Gesamtinteresse der Wahrung von Freiheit und Eigentum teilen, denn ihre gesunden Kräfte sind ihr einziger »Besitz«. »Die physische Kraft des Menschen [...] ist das allgemeinste Eigentum des Menschen. [...] Der gewöhnliche Tagarbeiter besitzt in der physischen Kraft seines Körpers sein ganzes und einziges Eigentum.« (Neumann 1847, 70f.) Indem die Medizin dieses Eigentum der sonst Besitzlosen schützt, ist sie »in ihrem Kern und Wesen eine soziale Wissenschaft«. Durch diese staatspolitische Integrationsleistung der Arbeiter in die Gesellschaft der Besitzenden erst entfaltet die Medizin ihre »soziale Natur«, ohne die sie nur »Schale«, nur »Schein« ist. (64f.) Allerdings erkennt Neumann, daß diese Sozialmedizin Pflichten reklamiert, die die Behörden leider so nicht sehen: Daß die Heilkunst irgendwie nützlicher ist als ein anderes Gewerbe, »das glaubt der Staat eben nicht, er hat ganz wie alle anderen Gewerbe den Arzte an den Gewinn, den Kranken an den Besitz des Geldes verwiesen«. (25) Es ist das alte Problem ärztlicher Tätigkeit, daß sie privat ist. Denn dadurch ist die »Wirksamkeit der ärztlichen Tätigkeit im Gebiet der Armenkrankenpflege [...] gehemmt, [...] daß die Armen vorzugsweise unter dem Einfluß krankmachender Ursachen leben und zu leben gezwungen sind, um nur zu leben; daß die Armen die geringsten Mittel besitzen, sich vor Krankheiten zu schützen oder sie zu bekämpfen«. (35) Wenn die Gesundheitsprobleme vordringlich aufgrund gesellschaftlicher Zustände bestehen, dann sind sie mit rein medizinischen Mitteln nicht zu lösen – es sei denn, die Medizin würde eine öffentliche, eine soziale Angelegenheit, d. h. sie würde berechtigt, über allgemeine Lebensressourcen zu disponieren.

Neumann gelingt die systematische Verknüpfung von liberalen Staatszwecken und ärztlicher Tätigkeit, aber die Konsequenzen gelten den Staatsbehörden als unakzeptabel. Die Profession entdeckt die Armen um 1848 aber aus viel profaneren, zumindest durchsichtigeren Gründen und begnügt sich in der Regel mit weniger weitreichenden Zielen. Vor allem ist die medizinische Unterversorgung der unteren Schichten und die mangelnde Qualität der Armenkrankenpflege das Fallbeispiel für den gesellschaftlichen Bedarf an ärztlicher Kompetenz. »Überall [...] wo die armen Kranken schlecht versorgt sind und Not leiden, da ist auch der ärztliche Stand schlecht versorgt und leidet Not.« (Klencke 1847, 52) Die angebliche »Überfüllung des Standes« gilt als zentrales Standesproblem – aber die Armen, die Masse der Bevölkerung wird kaum ärztlich versorgt. Hier gibt es arbeitslose, zumindest einkommenslose Kompetenz, dort zahlungsunfähigen Bedarf bzw. auf wenige, schlecht bezahlte Armenärzte verwiesene Kranke. »Der Anblick vieler jugendlicher Jammergestalten mit bleichen, gedunsenen Gesichtern, tränenden Augen, gekrümmten Gliedern, aufgetriebenem Unterleib«, der sich massenhaft in den großen Städten bildet, »das skrofulöse und tuberkulöse Siechtum« sind der lebende Beweis für die gesundheitspolitische Vernachlässigung. (Ztsch. f. d. Staatsarzneikunde 1848, 194) »Tatsache aber ist es, daß die [armen] Kranken hungern, dursten, ohne eine Spur von Hilfe ganz prinzipgemäß sterben, um beim göttlichen Richter Beschwerde zu führen, über die papierne, Kommunal-Nächstenliebe.« (Schmidt 1846, 184) Der Staat, die Kommunen sollen mehr beamtete Armenärzte einstellen und ausreichend bezahlen oder alle die für Arme tätigen Ärzte nach der Medizinaltaxe entlohnen. Dann wird das Überangebot an Ärzten abgebaut, und die Armen bekommen die notwendige ärztliche Versorgung.

Die Einkommensinteressen und die Dominanzinteressen werden in den professionspolitischen Medikalisierungsangeboten immer deutlich formuliert. Das Arzt-Armenkranken-Verhältnis wird als Exerzierfeld der Dominanzfrage vorgeführt, hier wird geradezu symbolisch bekämpft, was der zahlenden Klientel gegenüber nicht durchsetzbar ist:

> »Die armen Kranken stellten an den Arzt, den man ihnen aufgezwungen, den man offiziell zu ihrer Disposition gestellt hat, Anforderungen, wie kaum ein Reicher sie ohne das Versprechen sehr großer Belohnungen zu machen gewagt haben würde, sie begegneten ihm mißtrauisch, barsch, brutal. Während sie nicht selten seine Verordnungen unterließen oder mißachteten, verlangten sie jedoch von ihm jede Aufopferung bei Tag und Nacht, jede Hingebung des Körpers und des Geistes.« (Virchow 1848/1879, 34)

Das ist eine professionspolitische Stereotype. Immer wenn im betrachteten Zeitraum irgendeine Art der Verstaatlichung des Gesundheitswesens diskutiert wird, gilt als eines der Hauptargumente der mögliche Mißbrauch, den die Klientel mit den Ärzten treiben könnte. Man hat auffälligerweise immer die gleichen Ängste, daß die Armen unberechtigt Leistungen erschleichen könnten, daß das allgemeine Publikum die Ärzte nur zum Spaß bemüht, weil es nichts kostet oder schlimmer noch, um ihre Leistungsbereitschaft und ihre Fähigkeiten zu testen. Die von Virchow unterstellte Fähigkeit der Armen, über ärztliche Leistungen zu disponieren, ist lächerlich, aber es wird deutlich, daß es ihm auch nicht vordringlich um die Armen geht. Er sucht eine Koalition der von der Obrigkeit unterdrückten Interessen. Das eigentliche Ziel der Koalition aber ist nicht die freie Arztwahl für die Armen, weil nur so ein befriedigendes Arzt-Patienten-Verhältnis möglich ist, sondern die generelle Handlungsfreiheit der Ärzte, ihr Autonomitätsgewinn ganz allgemein.

»Ebenso wie wir verlangen [!], daß es jedem Arzt freistehen soll, diejenigen Privatkranken zurückzuweisen, die ihm aus irgendeinem Grunde nicht anstehen, wollen wir auch, daß kein Arzt gegen seinen Willen zur [Armen-] Krankenbehandlung genötigt werden soll. Lasse man jeden [Arzt] sich darüber erklären und bilde man aus diesen die Assoziation.« (1849/1879, 46)

Auch diese Position ist wieder strategisch verkehrt. Aus Konkurrenz- und sozialen Abhängigkeitsgründen kann die Privatklientel bzw. deren Versorgungserwartungen kaum abgelehnt werden, hier hilft in der Tat nur straffe Organisation der Ärzte selbst, nicht Abschaffung eines gesetzlichen Behandlungszwangs. Die Armen jedenfalls sind von dem Armenarzt so abhängig, falls sie wirklich Heilung von ihm erwarten, wie von der allgemeinen Armenpflegebehörde für ihr tägliches Überleben. Virchows Forderung der freien Arztwahl für Arme ist wichtig im Rahmen seines allgemeinen Bemühens um die soziale Aufwertung des »Standes«. Die Perspektive, die Armenkrankenpflege durch einen Ärzteverein selbstverantwortlich zu regulieren, damit nicht nur die Dominanz der Armenadministration abzuweisen, sondern vor allem die Dominanz der Kranken, ist hier wichtig nur als Modellfall professionspolitischer Möglichkeiten im allgemeinen.

Seit der Mitte des 19. Jahrhunderts beginnt auch die deutsche Profession die Bedeutung eines großen Armen-Kranken-»Materials« zu schätzen, wenn die klassenspezifischen Körpervorstellungen an Bedeutung verlieren. Für den jungen Arzt sei uneingeschränkt die Armenpraxis zu empfehlen: »Hier hat er die beste Fortsetzung der Klinik, kann selbständiger verfahren, ist weniger den Launen der Kranken ausgesetzt, hat reinere Beobachtung und lernt noch nebenbei Schonung und Sparsamkeit in Verordnung der Arzneien.« (Liehrsch 1842, 60) Die Forderung, überall Distriktkrankenhäuser zur Verbesserung der Armenkrankenpflege einzurichten, wird in den vierziger Jahren allgemein geteilt und ist dann verbunden mit der Erwartung einer besseren Ausbildung der Ärzte: »Baut Krankenhäuser und ihr werdet ordentliche Ärzte haben.« (Klencke 1847, 56) Das »System der Gleichheit« hat jetzt die Armen wenigstens in medizinischer Sicht aufgewertet, wenigstens im Krankenhaus werden sie eine attraktive Bezugsgruppe. Nach der Jahrhundertmitte wird der Ausweis von Menschlichkeit in der ärztlichen Politik nicht mehr offen vertreten, wird gegenüber der staatlichen Obrigkeit in jedem Fall Bezahlung verlangt. Und seit den siebziger Jahren wettert man dann auch gegen besoldete Armenkrankenpflege überhaupt: »Die Leute gewöhnen sich dabei das Bezahlen des Arztes ganz ab.« (Ärztliches Vereinsblatt 1874, 334) Statt dessen sei die Einrichtung einer obligatorischen Krankenversicherung notwendig.

Die Armenkrankenpflege geht in Arbeiterkrankenpflege über, seitdem die städtischen handarbeitenden Unterschichten kategorial als Arbeiter akzeptiert sind, nicht mehr als sozial marginale Arme aufgefaßt werden können. (Sachße, Tennstedt 1980, 257ff.) Und das Instrumentarium dieser Arbeiterpolitik sind Vereine zur Selbsthilfe, dem bürgerlichen Vereinswesen nachgebildet und wie diese aus Privatinitiative hervorgegangen, aber zumindest, wenn sie in Wohlfahrtsbereichen tätig werden, öffentlich konzessioniert. Spätestens seit 1848 ist offensichtlich, daß die Unterschichten nicht mehr oder nicht mehr problemlos in den gesellschaftlichen Kontext eingebunden sind, daß ein zu großer Teil der Bevölkerung zu pauperisieren und der Armenpflege zuzufallen droht und daß die für die Gesellschaftsstabilität nötige neue Integration neue Einrichtungen erfordert. Die »moderne Arbeit« als Lohnarbeit hat die dominierenden alten »auf Besitz begründeten oder doch mit Besitz verbundenen Arbeiterzustände« aufgelöst: »Auflösung, Sprengung, Atomisierung, Individualisierung [sind die Folgen ...] dieser ganzen modernen Entwicklung auf die alten Verhältnisse und Organe der Arbeit«. (Dt. Staatswörterbuch 1857, Arbeitende Klassen, 293) Mit der Ausdehnung der modernen Industrie, insbesondere durch die »Dampfkraft im neuesten Maschinenwesen«, vervielfältigt sich die Masse der besitzlosen Arbeiter, werden diese zu »amphibischen Existenzen«: Die arbeitenden Klassen beginnen, sich nicht mehr von den sogenannten hilflosen oder den gefährlichen Klassen zu unterscheiden, letztlich fallen sie alle der Armenhilfe zu. Aus der Perspektive der Armenpflege ergibt sich so die Notwendigkeit einer vorbeugenden Armenpolitik. Damit ist gemeint, daß geholfen werden muß, Konsum- und Wohnungsbauinitiativen, Rettungs-, Weiterbildungs- und Erbauungseinrichtungen zu gründen, Einrichtungen, die besser als die Armenpflege in der Lage sind, pädagogische und disziplinarische Ziele zu erreichen. Das sind Ergebnisse der Debatte um die neue soziale Frage: Das nach der Seite des »eigentlichen Pauperismus [...] die Grenzen der arbeitenden Klassen [um so weniger] geschwächt und verwischt werden [dürfen], je schwächer und flüssiger sie in der Tat schon sind, [...] die Grenzen [sind] durch künstliche Anlagen zu verstärken«, durch Sparkassenwesen, Kranken- und Unterstützungskassen, Gewerbeschulen, durch »Assoziation« ganz allgemein. (281) Das ist der programmatische Beginn einer neuen Arbeiterpolitik, die sich von der Armenpolitik absetzt. Ihr Gegenstand, eine abgrenzbare Arbeiterklasse, muß allerdings erst noch geschaffen werden. Während Armenpolitik bisher und auch weiterhin als Polizei- und Marginalisierungsprogramm organisiert ist, soll die neue Arbeiterpolitik über diese »negativen Maßregeln« hinausgehen, sie soll »treiben, fördern und heben«. Diese Politik erscheint als Kolonisation exterritorialer Bevölkerungen: »Organisation der Kolonisation im Inneren und nach außen«.(307)

Vorbeugende Armenkrankenpflege ist Arbeiterkrankenversicherung, der angestellte Armenarzt wird zum angestellten Kassenarzt. Seine Tätigkeit bleibt weithin die gleiche, sein Gehalt, meist so schlecht wie das der Armenärzte, wird allerdings aus den Beiträgen der Arbeiter gezahlt. Damit entstehen, bei aller Kontinuität der Arbeiterkrankenversorgung mit der Armenpflege, neue professionspolitisch bedeutende Konstellationen, die aber erst seit 1884 ein relevantes Konfliktszenarium bilden. Diese Übergänge zeigt beispielhaft der Berliner »Gesundheitspflege-Verein der deutschen Arbeiterverbrüderung« (Hansen u. a. 1981, 27ff.; Frevert 1984, 306ff.), eine Eigeneinrichtung der Arbeiterbewegung, die von 1849 bis 1853 bestand und aus politischen Gründen polizeilich verboten wurde. Eine Unternehmung, die gemeinhin und unter politischen Aspekten zu Recht sehr hoch bewertet wird. Schon vorher gab es Gegenseitigkeits- und Unterstützungskassen der Handwerker und Industriearbeiter, aber es handelte sich in der Regel um multifunktionale Einrichtungen, die unter der Voraussetzung ununterbrochen bestehender Arbeitsmöglichkeit die gesamten Risiken der Arbeiterexistenz abzusichern versuchte. Sie waren in der Regel Kranken-, Renten-, Witwen-, Waisen- und Beerdigungskassen in einem. Das ergab ein hohes und vermutlich kaum kalkulierbares Versicherungsrisiko trotz des niedrigen Leistungsniveaus und erforderte, die sonstigen politischen und erzieherischen Kalküle unberücksichtigt, sehr restriktive Regeln der Leistungsgewährung: Altersgrenzen der Beitrittsfähigkeit, Eintrittsgelder, lange, oft einjährige Wartefristen vor Eintritt des Anrechts auf Leistungen, strikte Selbstverschuldensregeln, meist sofortiges Verfallen des Leistungsanspruchs, wenn Beitragszahlungen aussetzten, egal welche Beiträge eingezahlt wurden; bestenfalls beginnt ein neuer Leistungsanspruch wieder nach langen Wartefristen. Der »Gesundheitspflege-Verein« ist dagegen ausschließlich eine »Ankaufsgenossenschaft« zur »gemeinsamen Beschaffung von ärztlicher und wundärztlicher Hilfe, Medizin, Bädern« und den zwei Hilfsmitteln Brillen und Bruchbänder. Die Beitrittsbedingungen sind vergleichsweise großzügig. Es gibt keine Altersgrenzen, und obgleich Gesundheitsatteste verlangt werden, ist das Organisationsziel, große Mitgliederzahlen zu erreichen, nicht die Selektion möglichst hundertprozentig sicherer Gesundheitsrisiken. Ebenso gibt es keine Eintrittsgelder und Wartefristen, der Anspruch auf Leistungen beginnt mit der Zahlung des monatlichen Beitrags und endet nach Ablauf des Monats, falls der fällige Monatsbeitrag nicht entrichtet wird, so daß die Versicherungsdekkung so kurzzyklisch sein kann, wie es sehr häufig die Arbeitsverhältnisse auch sind. Die Beiträge können nur deshalb so niedrig sein – ein Viertel des Beitrags einer anderen Modellkasse (Harkort 1856, 20) –, weil sich die Leistungen auf ambulante ärztliche Dienste und medizinische Hilfsmittel im engsten Sinne beschränken. Vor allem fällt also Krankengeld im Falle von Arbeitsunfähigkeit fort und damit die immer zu knappe Beihilfe zur diätetischen Infrastruktur. Allerdings waren viele Mitglieder zusätzlich in Gewerkskassen versichert, die im Krankheitsfall nur Krankengeld zahlen. Die ärztliche Versorgung ist nach Stadtvierteln organisiert wie in der Armenpflege, allerdings haben die Kranken das Recht, in Streitfällen und bei Unzufriedenheiten auch andere Vereinsärzte zu konsultieren. Dazu gibt es sonntags eine öffentliche Konsultationsstunde der Vereinsärzte und Vereinsvorstände mit Gelegenheit zu Berichten, Beschwerden, Diskussionen der Problemfälle. Die Handlungskoordination in der Armenkrankenpflege ist ähnlich. Hier sind die Ärzte der Armenkommission verantwortlich und berichtspflichtig, haben die Kranken aber sicher kein Einspruchs- und Beschwerderecht. Die Vereinsärzte sind im übrigen mehrheitlich Berufsanfänger, die also, wieder ähnlich der Armenkrankenpflege, die niedrige Jahrespauschale in der Regel dringend brauchen und daneben Privatpraxen betreiben müssen. Allerdings rekrutieren sich die Vereinsärzte aus demokratischen, arbeiterfreundlichen Kreisen, so daß eine kooperative, keine Disziplinarmentalität der Ärzte unterstellt werden muß.

Der »Gesundheitspflege-Verein« ist als Übergang wichtig, weil er unter seinem programmatischen Titel und als Eigenprojekt der Arbeiterbewegung vorbildfähig das komplexe Feld von Soziallage, Gesundheitsbeeinträchtigung, gesundheitsspezifischer Kompensation auf wenige leicht handhabbare Angriffspunkte reduziert, vor allem auf Arzneimittelversorgung. Das, was Neumann, der auch Vereinsarzt war, später für die Armenkrankenpflege fordert, daß »dem armen Kranken zweckmäßig und human zu ersetzen [ist], was ihm trauriger Mangel versagt« (Neumann 1856, 37), ist auch im »Gesundheitspflege-Verein« nicht gesichert. Dem noch gültigen Erkrankungsverständnis, Krankheit als Resultat aus Überlastung, Überforderung ohne parallellaufende ausreichende Ersetzung der verausgabten Kräfte und eine allgemein gegensteuernde Lebensordnung, ist nicht mit Beihilfen zur diätetischen Infrastruktur entsprochen. Die in der Programmatik des »Gesundheitspflege-Vereins« enthaltene präventive, gesundheitspolitische Perspektive – »der Zweck des Vereins ist: erstens seinen Mitgliedern möglichst tatkräftigen Schutz zur Erhaltung ihrer Gesundheit [...] zu gewähren« (Statuten § 2), erst darauf folgt »Beistand in Erkrankungsfällen« – darf unter der Voraussetzung schlechter materieller Lebensbedingungen nicht überschätzt werden. Ein Beispiel: Aufgrund der sich ankündigenden Choleraepidemie geht 1849 ein Rundschreiben an die Vereinsmitglieder, das dazu auffordert, »sofort bei den ersten Zeichen eines Unwohlseins, besonders wenn dasselbe von einem Durchfall begleitet ist, sich an ihren Arzt zu wenden«. Zugleich wird auf allgemeine Verhaltensregeln gegenüber der bestehenden Erkrankungsgefahr verwiesen: »Unter den Gelegenheitsursachen zur Erkrankung [sind] besonders Erkältungen und jede Unmäßigkeit im Essen und Trinken zu vermeiden.« (Erster Bericht über die Wirksamkeit des Vereins, Berlin 1849, 15) Man braucht den Nutzen von Früherkennungsmaßnahmen nicht prinzipiell zu bestreiten, um das Dilemma gerade kritischer Ärzte darin zu sehen, daß für sie zwar der epidemiologische Zusammenhang von Infektionskrankheiten und Armutsfolgen wie unzureichender Ernährungszustand und schlechte Wohnungshygiene fraglos ist, aber ihnen als eigentliche Abhilfemaßnahme gegen die Cholera dann doch nur die Vergabe von »Choleratropfen« bleibt.

Allerdings kann ein Mangel an erfolgsfähigen Instrumenten kein Vorwurf an die beteiligten Ärzte sein, denn mehr als die traditionellen Kenntnisse der Kunst der Lebensordnung auch an die Unterschichten zu vermitteln, also Beratung und Hilfen zur Einstellung und Kontrolle der persönlichen Lebensumwelt als individuelle Gesundheitspolitik, ist hier nicht zu erwarten – und daß das geleistet wurde, muß sicherlich für die beteiligten Ärzte unterstellt werden. Daneben gehört es zum allgemeinen Konsens sozial- und gesundheitspolitisch interessierter Reformer von Harkort bis Virchow, daß die materialen Lebensbedingungen durch ein Netz von Genossenschaftsaktivitäten vom Lebensmitteleinkauf bis zum Häuserbau verbessert werden müssen. Allerdings zeigt sich in den praktischen Bemühungen des Genossenschaftswesens schnell, daß ausschließlich das Segment der kollektiven Arzneimittelversorgung unmittelbar erfolgsfähig und sichtlich vorbild- und weiter rationalisierungsfähig ist. Es können sogar Pläne einer reinen Arzneiversicherung mit noch niedrigeren Beiträgen und Zwangsmitgliedschaft der gesamten Unterschichten aufkommen, wobei jetzt die Verschreibungskosten, die Kosten für die Ärzte also, direkt durch die Kommune getragen werden sollen. (Liman 1852, 80f.) Noch in der Wandlung der Position eines Reformers wie Harkort scheint sich der Erfolg der Gesundheitspflege-Vereine auszudrükken: Harkort hatte 1844 die komplette und ineinander verkettete Organisation der Gesellschaft in Assoziationen, in Produktions- und Konsumgenossenschaften gefordert und als Vorbild einen multifunktionalen Unterstützungsverein empfohlen. (Harkort 1844, 109ff.) Diesen Anspruch gibt er im folgenden auf, verweist 1856 auf die schlechten Erfahrungen mit diesen Einrichtungen und die Notwendigkeit, wenigstens Krankenkassen von anderen Einrichtungen abzutrennen: Die Krankenkasse wird hier ausdrücklich zu der einzig praktikablen Eingangsstufe der sozialen Absicherung. (1856, 10f.)

Armenärztliche Versorgung und arbeiterkrankenkassenärztliche Versorgung sind von Anfang an ausschließlich Drogentherapie, von gesundheitspolitisch engagierten Ärzten nur als schlechter Kompromiß akzeptiert – bis diese viel später erst zur Normaltherapie wird. Drogentherapie wird der Armen- und Arbeiterbevölkerung gegenüber schon zu einem Zeitpunkt durchgesetzt, zu dem für das privat liquidierende Publikum noch immer – oder, wie angesprochen, mit wiederkehrenden Aufmerksamkeitskonjunkturen – die diätetische Lebensordnung große Bedeutung hatte. Drogentherapie erscheint in diesem Bereich vordringlich als Notfallmedizin, selbst im Akutfall kaum ohne die stützende Regulierung der Speisen und Getränke, des Wachsens und Schlafens, der Körperhygiene, der Hygiene des Krankenraums zu verwenden.

»Sind Sie als Hausarzt in einer Familie angestellt, dann können sie in der Zahl ihrer Besuche ungezwungen sein; hier tun sie eher zu viel als zu wenig, denn hier sind Sie meist Freund. Daher ist es Pflicht, auch wenn niemand ihrer Hilfe bedarf, nachzusehen, wie sich die Familie befindet, um vor Krankheiten warnen zu können, Diätetisches anzuordnen usw. Hier muß die größte Kunst darin bestehen zu verhüten.« (Liehrsch 1842, 132)

Die Medikamentierung der arbeitenden Unterschichten findet statt vor dem eigentlichen Siegeszug der Drogentherapie seit den achtziger Jahren. Wenn später die Schulmedizin beansprucht, die Schädigung genau lokalisieren zu können und mit einer spezifischen Droge an einem Schädigungsort anzugreifen, dann steht die Therapie in der Mitte des 19. Jahrhunderts noch auf dem traditionellen Standpunkt, daß es zwar eine Reihe spezifischer Mittel gibt, aber dennoch fast alle Mittel über den Zustand des Gesamtmechanismus des Körpers wirken und somit zu ihrer positiven Anwendung der diätetischen Infrastruktur bedürfen. Die ausschließliche Drogentherapie ist also unabhängig vom Fortschritt der Wissenschaft in der Unterschichtsbevölkerung praktisch erprobt worden, bis sie unter veränderten Prämissen und fortgeschrittener Pharmakologie zur Normalform ärztlicher Versorgung wird. Medikalisierung der Unterschichten ist also auch – im Gegensatz zu ihrer medizinischen Versorgung – die Reduktion der allgemein bekannten Krankenpflege auf Drogentherapie. Das Wunschbild der Profession – der Arzt als gesellschaftlich legitimierter Verteiler »angemessener« Lebensressourcen für breite Bevölkerungsschichten – hat als Realität den Drogenverteiler, eine Art symbolischer Therapie selbst im Sinne des ausschließlich »kurativen Standpunkts«. Und der Armenarzt ist in Betracht dieser vereinfachten Sichtweisen und reduzierten Maßnahmen die medizinische Spezialität für die Unterschichten, wie es im nahtlosen Übergang auch die Kassenärzte der Arbeiterkrankenversicherungen werden. Der Zusammenhang ist noch deutlicher: Die faktische Konzeptionierung des Krankheitsproblems der Unterschichten als Problem der Arzneimittelversorgung und der Kostenaufbringung für die Rezeptionierung beinhaltet einen massiven Rationalisierungsschub zur Versicherungsfähigkeit der Unterschichten überhaupt.

Allerdings stellt sich mit der ausschließlichen Drogentherapie immer wieder das Problem der Erfolgsfähigkeit ärztlichen Handelns.

So wird z. B. um 1900 zugegeben, daß ein Umorientierungszwang bestehe aufgrund der »relativen Mißerfolge und unzureichenden Leistungen der rein medikamentösen Therapie, [...] infolge derer sich die Ärzte gezwungen sahen, mit verschärftem Auge nach neuen [!] Heilfaktoren nichtmedikamentöser Natur auszuspähen. Ihre erhöhte Aufmerksamkeit richtete sich auf das Gebiet der Diätetik und der Krankenpflege.« (Handbuch der Krankenversorgung und Krankenpflege, Bd. 2.1, Berlin 1902, 2)

Auch Prävention statt Kuration bleibt deshalb eine Standardforderung. Andererseits ist aber individuelle Prävention, die Umstellung der unmittelbaren Umgebung nach persönlichen Gesundheitsbedürfnissen, immer schon das Privileg der begüterten Schichten und unter Stadt- und Industriebedingungen immer weniger möglich. Es hat Versuche gegeben, auch in kleinbürgerlichen Kreisen, durch sogenannte Familien-Gesundheitspflege-Vereine ein wirkliches Hausarztsystem einzurichten. Der angestellte Arzt war angehalten, jede Familie einmal im Monat zu besuchen, unabhängig davon, ob ein Krankheitsfall eingetreten war. (Allg. med. Central-Ztg. 1853, 719) Aber diese Regelung hat sich nicht durchgesetzt, vermutlich wegen der zu geringen Bezahlung der Ärzte. In den achtziger Jahren können sich in Berlin nur noch Haushalte mit weit überdurchschnittlichen Einkommen eine solche individuelle Gesundheitspflege leisten, schon das gehobene Beamtentum ist jetzt auf Notfallversorgung angewiesen. (Leixner 1894, 173ff.) Wenn die individuelle, professionell angeleitete Gesundheitspflege ein Oberschichtprivileg ist, dann müßte zumindest die öffentliche

Gesundheitspflege auf die breiten unteren Bevölkerungsschichten bezogen sein. Aber das ist nicht der Fall, wie bereits dargestellt worden ist. Öffentliche Gesundheitspflege wird erst dann umsetzungstauglich, wenn sie durch den naturwissenschaftlich-technischen Ansatz auf allgemeine Gesellschaftsprobleme zugeschnitten werden kann.

Man kann so mit Recht sagen, daß es keine spezifische, auf die unteren Bevölkerungsschichten – das ist die breite Masse des Volkes – zugeschnittene Gesundheitspolitik gibt. Was hier existiert, ist eben Medikalisierung – nicht Gesundheitspolitik –, ist Drogentherapie und Hospitalisierung. Beides sind Ersatzstrategien: Drogentherapie statt Diätetik im umfassenden Sinne, statt vernünftiger Lebensordnung. Hospitalisierung statt Reorganisation der kollektiven Lebensumwelt mit Mitteln und Sichtweisen öffentlicher Gesundheitspflege, Sanierung der Wohnverhältnisse, der Arbeitsverhältnisse, der weiteren Lebensumwelt. Drogentherapie und Hospitalisierung verändern mit der Durchsetzung der naturwissenschaftlichen Medizin allerdings die gesamte medizinische Situation für alle Patientenkreise, von der Konzeptionierung des Interventionsanlasses Krankheit bis zur Definition des Arzt-Kranken-Verhältnisses. Aber diese Veränderungen finden statt – geradezu experimentell – gegenüber den Unterschichten, bevor sie viel später verallgemeinerungsfähig werden. Dieser vorläufige, experimentelle Charakter der Entwicklung bis mindestens in die achtziger Jahre kann zugleich noch einmal die geringe allgemeine gesellschaftliche Verwendungsfähigkeit der medizinischen Profession begründen: Denn niemand wird durch diese Art Medizin gesünder oder bleibt gesund – obgleich die Akutmedizin dadurch zweifellos auch Fortschritte macht. Die Armen- und Arbeiterkrankenpflege jedenfalls dürfte ihre Bedeutung weniger aus materiellen Wirkungen ziehen als aus ihrer symbolischen Interaktion und definitorischen Tätigkeit. Es kümmert sich jemand und bietet Situationserklärungen an, wie immer überzeugend diese auch sein mögen. Medizin bleibt auch nach 1848 noch eine private Angelegenheit, mit der sich keine allgemeinen Gestaltungs- und Entwicklungserwartungen verbinden. Noch 1868, also in der Eingangsphase der Hygienifizierung der Städte in Deutschland, wird Virchow mit seinen Vorstellungen der wirtschaftlichen Bedeutung sinkender Mortalität durch Stadtsanierung – also selbst schon ein reduzierter, aber eigentlich verkaufssicherer Ansatz – im preußischen Abgeordnetenhaus als Ideologe heruntergeputzt: Der Theorie der volkswirtschaftlichen Verluste durch niedrige Lebenserwartung, der qualifizierten Arbeit natürlich, so wird er belehrt, stehe immer noch Malthus' Theorie des volkswirtschaftlichen Verlustes durch eine unnütze Überschußbevölkerung ebenso plausibel entgegen, aber der öffentliche Geist kümmere sich glücklicherweise wenig um die Entgleisungen der Theoretiker. (Virchow 1879, 460ff.) Dieser öffentliche Geist wandelt sich aber dennoch seit den sechziger Jahren, und die Medizin gewinnt ihre öffentliche Reputation tatsächlich über die Sanitärbewegung.

5.5 Fortschritt – Die naturwissenschaftliche Ersatzrevolution

»Das Reich der Tatsachen hat gesiegt«, heißt es 1872 in einem emphatischen naturwissenschaftlichen Glaubensbekenntnis.

> »Die Naturforschung in Verbindung mit ihren Sprößlingen Technik und Medizin schreitet unaufhaltsam vorwärts. Sie hat schon jetzt alle besseren Köpfe in Besitz genommen und hat nur Träumer oder Schurken gegen sich. [...] Sie herrscht nicht bloß in Fabrik, Werkstätte und Küche, sondern auch in der Kriegführung und Diplomatie, in der Kunst und im Handel: Sie herrscht überall!« (zit. Mann 1974, 305)

Die wissenschaftspolitische Situation hat sich in den zwanzig Jahren seit der Jahrhundertmitte vollständig gewandelt, und die biologischen Wissenschaften spielen jetzt eine zentrale Rolle. Man glaubt, in der Biologie die Grundgesetze der Gesellschaft gefunden zu haben und hofft, sie für den Fortschritt verfügbar machen zu können. Alle Wissenschaft scheint in Naturwissenschaft aufzugehen, und diese glaubt sich auf dem Sprung, Gesellschaft und Natur zugleich beherrschen und nach objektiven Zielen umbauen zu können. Zu diesem expansionistischen, fortschrittseuphorischen Szenarium, das die Rahmenbedingungen für die ärztliche Professionspolitik im neuen Nationalstaat darstellt, sind einige grobe Linien und illustrierende Eindrücke zu geben.

Die mechanische, naturwissenschaftliche Weltanschauung, die in der Medizin von Personen wie Virchow oder der Gruppe um Du Bois-Reymond und Helmholtz wirkungsvoll öffentlich vertreten wird, hat in den fünfziger Jahren eine den politischen Status quo beunruhigende Sprengkraft. Es gibt einen Boom für materialistische Schriften (Vogt, Moleschott, Büchner), die große Aufmerksamkeit finden – eine »Art von Tournier um die Seele«. (Du Bois-Reymond 1872, 463; Wittich 1971) Hier wird die bürgerliche Revolution von 1848 auf einer anderen Ebene, der der Naturwissenschaften, wiederholt; nach der verpaßten politischen Revolution also die Hoffnung auf Reform der Verhältnisse durch die Gewalt der materiellen Entwicklungen selbst. In den siebziger und achtziger Jahren übernehmen mechanische und organizistische Evolutionstheorien, von Comte und Darwin inspiriert, diese Rolle. Immer sind die Naturwissenschaften autoritative Referenz. Die Naturwissenschaftler sehen sich im Zentrum der sozialen Entwicklung, und so konnte es erscheinen, als könnten sie, als die eigentlichen Agenten des Fortschritts, durch ihre Arbeit die soziale Machtfrage lösen und den Kampf der Klasseninteressen rückstandslos dispensieren:

»Richtige Verteilung des Stoffes, die müßt Ihr lernen! So ruft mit Recht der Landwirt, so ruft der Arzt, so ruft der Staatsmann, so ruft der Arme, wenn er Einsicht hat in die Ursachen seines Entbehrens, seiner Leiden. Die Naturforscher sind die tätigsten Bearbeiter der sozialen Frage, die sich durch Waffen in der Hand wohl als Bedürfnis kundgeben, als offene Fragen verraten, aber nie und nimmermehr wird beantworten lassen. Ihre Lösung liegt in der Hand des Naturforschers.« (Moleschott 1852, 461)

Man hofft sogar, daß die rationalen Gesetze eines Ameisenstaates die staatliche Unvernunft in Deutschland würde blamieren können. (Vogt 1851) Unabhängig von diesem eher programmatisch-propagandistischen Strang beginnt Pettenkofer mit praktischen Unternehmungen, beginnt z. B. München, nach englischem Vorbild zu hygienifizieren und, wichtiger vielleicht, eine technisch-naturwissenschaftlich orientierte Schule zu gründen. Diese Schule beginnt in den sechziger Jahren – immer in Beobachtung größtmöglicher Öffentlichkeitswirkung –, »die richtige Verteilung des Stoffes«, Stoffwechselprozesse des Körpers zu analysieren und zu messen. Die rationelle Steuerung der Körper durch Ernährung entsprechend den gestellten Anforderungen ist das Ziel: Feststellen von »Erhaltungsfutter, Mast-, Milch- oder Arbeitsfutter« für Tiere und Menschen. (Pettenkofer 1873, 33)

Naturwissenschaft, Technik, Fortschritt sind die zentralen Assoziationen seit der Mitte des Jahrhunderts. In Deutschland paßt das naturwissenschaftlich-technische Weltbild gesellschaftspolitisch aber erst glänzend zu dem Expansionismus und Formierungsbedarf des neuen Nationalstaates zu Beginn der frühen siebziger Jahre. Jetzt kann die Bezugsidee an Bedeutung gewinnen, daß die rationale, d. h. die technische Kontrolle des gesellschaftlichen Verbandes mit Hilfe der statistischen Vermessung der Sozialverhältnisse, der Konstruktion einer »sozialen Physik« möglich ist, die auf gleichen, d. h. nach statistischen Durchschnitten konstruierten Grundeinheiten und deren mechanischer Bewegung beruht.

Quetelet (1796-1874), der belgische Statistiker, hatte schon 1835 den ersten Versuch rein mathematischer Analyse menschlicher, sozialer Verhältnisse vorgelegt (deutsch 1838), mit seinem »durchschnittlichen Menschen« erstmals die alte Maschinenmetapher in ihrer Kontrollsymbolik wirklich ernst genommen und einen europäischen Skandal entfacht. (Sarton, in: Isis 1935, 4) Aber Breitenwirkung und positive Rezeption erhält eine solche »soziale Physik« erst durch Comte (1798-1857) und durch die pointierte Annahme unbeschränkter Reformierbarkeit der nur noch graduell differierenden gesellschaftlichen Zustände. Seit Comte steuern Sozialingenieure die Welt, direkt und stufenlos nach naturwissenschaftlichen Gesetzen. »So besteht der wahre positive Geist vor allem darin zu sehen, um vorauszusehen, zu erforschen, was ist, um daraus aufgrund des allgemeinen Lehrsatzes von der Unwandelbarkeit der Naturgesetze – das zu erschließen, was sein wird.« (Comte 1844, 35) Regierung oder Verwaltung der Gesellschaft ist nichts anderes als angewandte »Gruppenbiologie«. Comtes Steuerungsidee geht auf die physiologische Theorie Broussais zurück, die auch von den deutschen Physiologen geteilt wird. Der zufolge besteht Krankheit »im Übermaß oder Mangel an Reizung der entsprechenden Gewebe im Verhältnis zum Normalzustand«, Krankheitszustände sind also stufenlose Übergänge vom Normalen zum Pathologischen. (Canguilhem 1974, 25) Ist Krankheit so konzipiert, dann stellen die individuellen und gesellschaftlichen Krankheiten kein qualitatives Problem dar, sondern eine graduelle Balancierungsaufgabe: »Heilung« fordert nicht, einen qualitativ anderen Zustand herbeizuführen und keine eruptive, revolutionäre Krisen als Vermittler dieser antagonistischen Zustände, jene Krisen, die in der traditionellen medizinischen Theorie so große Bedeutung haben. Gefordert ist linearer Fortschritt als Weiterentwicklung der bestehenden Ordnung. Für Comte ist die Gesundheit des »Gesellschaftskörpers« zu sichern durch die »Modifikation der wirklichen Ordnung«, und diese »betrifft lediglich die

Intensität der entsprechenden Phänomene«. (zit. Canguilhem 1974, 26) Die Konstitutionsgesetze der »wirklichen Ordnung« zu finden, ist Aufgabe der positiven Theorie. Die geforderte vorausschauende Sozialplanung wird im Sinne eines immer balancierten Gesellschaftszustandes »genau den realen, direkten oder indirekten, privaten oder öffentlichen Einfluß feststellen, der jeder Handlung, jeder Gewohnheit und jeder Neigung oder jedem Gefühl eigentümlich ist, hieraus werden auf natürliche Weise als ebenso viele unvermeidliche Folgesätze, die allgemeinen oder speziellen Verhaltensregeln hervorgehen, die mit der Gesamtordnung am besten übereinstimmen«. (Comte 1844, 145) Diese sittlichen Verhaltensweisen, wissenschaftlich aus den wirklichen Verhältnissen deduziert, auf Wünschbarkeit optimiert – sie sind als solche genauso sicher wie die Schlußfolgerungen der Geometrie –, werden dann der Gesellschaft per Eingriff anerzogen. (147) Mit diesem Vorgehen ergibt sich offenbar kein besonderes Problem, denn: die »menschlichen Phänomene«, d. h. die sittlichen Verhaltensformen, sind »die allermodifizierbarsten«. (123)

Comtes Rezeption ist in Deutschland zunächst erschwert, denn seine konservative, nachrevolutionäre Theorie paßt – trotz der Attraktivität der wissenschaftlichen Steuerung der Gesellschaft, des gesetzmäßigen, kontrollierten Fortschritts – wegen seiner organizistischen Sicht, dem »Primat der Ganzheit vor den Teilen« (Fetscher) schlecht in das Weltbild des deutschen liberalen Bürgertums, das noch mit dem Rest eines feudalen Obrigkeitsstaats zu tun hat. Dennoch wird die Attraktivität seines Weltbildes erkannt und vermittelt. Ein Autor von 1859 z. B. zieht den »Geist« des Positivismus ab von »willkürlichen und zum Teil abenteuerlichen Einzelbestimmungen und voreiligen Zukunftsprospekten« und erläutert Comte als den großen Vertreter einer rationalen, wissenschaftlichen Weltsicht. Er entwickele eine Methode, eine prinzipielle Rationalitätseinstellung, die helfe, die integrierte, gesetzmäßige – wenn auch nicht lineare Entwicklung der gesellschaftlichen Verhältnisse besser zu verstehen bzw. als praktische Politik wirklich zu beherrschen. Die organizistischen Elemente in Comtes Sicht können auch gegen die in Deutschland bestehende Hierarchie interpretiert werden: Der Staat sei »nur eine Funktion des vielverzweigten Organismus der menschlichen Gesellschaft«, keineswegs ein absolutistisch-abstraktes Wesen. (Twesten 1859, 305) Allerdings irritiert die konservativen Kräfte dauerhaft die nackte

Erscheinung von Comtes Steuerungsoptimismus oder -pragmatismus: Einen Autor von 1885 stört z. B., daß Comte seine Basiseinheiten, als Steuerungsobjekte, nur durch Regelmäßigkeit und Gleichheit ausgezeichnet sieht. Es sei dagegen darauf zu beharren, daß die Welt nicht auf Sinn verzichten könne. Die Wirklichkeit dürfe nicht auf physisch-technische Erscheinungen reduziert werden, wichtig seien weiterhin Religion, Idealismus, Bildung, Opferbereitschaft. Comtes Positivismus wird als eine »Philosophie der Unbildung« wahrgenommen, die deshalb auch in Deutschland eine Sensationslehre geworden sei, weil sich in ihr die allgemeinere, »pathologische Krisis [...] in dem geistigen Organismus [!] der modernen Kulturvölker« ausdrücke. (Sommer 1885, 28) Hier spürt man schon, wie sich Fortschrittseuphorie und Distinktionsbedürfnis besser sozialdarwinistisch als mechanistisch-steuerungstechnisch begründen lassen: Comtes organizistische Steuerungstheorie wird abgelehnt, als sei sie mechanistisch-materialistisch und das im Sinne sozialdarwinistischer Selbststeuerungsvorstellungen!

Darwin (1809-1882) hatte 1859 sein Buch über die Entstehung der Arten durch natürliche Zuchtauswahl geschrieben, eine naturwissenschaftliche Schöpfungsgeschichte mit bedeutender sozialer Sprengkraft. Haeckel (1834-1919), der entscheidend für die Verbreitung des Darwinismus in Deutschland war, hatte schon 1863 in seiner Rede auf der Naturforscherversammlung die orientierenden Gedankengänge vermittelt: Fortschritt, Kampf ums Dasein, fortschreitende Vervollkommnung, biologische Gesetze, die auch für die gesellschaftlichen Verhältnisse gültig sind.

»Fortschritt ist ein Naturgesetz, welches keine menschliche Gewalt, weder Tyrannen Waffen noch Priester Flüche jemals dauernd zu unterdrücken vermögen. Und nur durch eine fortschreitende Bewegung ist Leben und Entwicklung möglich. Schon der bloße Stillstand ist ein Rückschritt, und jeder Rückschritt trägt den Keim des Todes in sich selbst. Nur dem Fortschritte gehört die Zukunft.« (Haeckel 1863, 28)

Diese organizistisch-evolutiven Sichtweisen werden zunächst abgelehnt, erst seit den siebziger Jahren wird »Entwicklung« zum allgemeinen Zauberwort, das sich gegen die herrschenden Hierarchien wendet, liberale Wirtschaftspolitik, aber auch sozialdemokratische Entwicklungsperspektiven unterfüttern kann. Der sozialistische Arzt Zadek (1858-1931) schildert seinen darwinistischen Weg zum Sozialismus, der seit den achtziger Jahren von einer Anzahl von Akademikern als wissenschaftlich und zeitgemäß aufgefaßt wird:

Ich machte mir »nachdem ich den Glauben an Gott verloren, einen neuen Glauben zurecht, den Glauben an eine fortschreitende Entwicklung des Menschen im Darwin'schen Sinne, durch Auslese und Anpassung, durch immer weitergehende Möglichkeiten, einer wachsenden Zahl von Menschen Lebensraum, Luft und Sonne, Nahrung, Kleidung, Entwicklungsmöglichkeiten zu geben. Während aber in der Natur der Kampf ums Dasein rücksichtslos tobt und die viel zu vielen unterliegen, habe es der Mensch in der Hand, durch fortschreitende Erkenntnis die Natur zu seiner Dienerin zu machen, immer mehr Menschen zu ernähren und an den Kulturgütern teilnehmen zu lassen.« (zit. Tennstedt 1979, 517f.)

Mechanisch-materialistisch schien seit den fünfziger Jahren die Welt aufgebaut, und die inzwischen arrivierten Reformer werden nicht müde, naturwissenschaftliches Denken als politische Gestaltungskraft zu apostrophieren. Denn es befördere nicht nur den materiellen Fortschritt in bisher unbekanntem Ausmaß, sondern der naturwissenschaftliche Geist sei zugleich klärend, einigend und strukturierend, damit eigentlich staatstragend. Naturwissenschaftliches Denken stehe dem moralischen und religiösen Denken entgegen, das in seiner Verwirrung und dumpfen Spekulation zum Fanatismus treibe oder zum dogmatischen Denken, das ebenfalls die vielen Kräfte der Nation nicht objektiv analysieren und deshalb nicht einigen könne. Diese Vereinheitlichung der Nation im Geistigen durch »richtiges Denken«, die soziale Einigung durch Naturwissenschaft fordert Virchow 1871 z. B., der weiterhin einer der bedeutendsten Meinungsführer ist:

»Wenn es uns gelingt, unsere Methode zu der Methode der ganzen Nation zu machen, sie nicht bloß in immer größerer Ausdehnung den materiellen Arbeitsleistungen zugrunde zu legen, sondern sie auch allmählich zu erheben zu der eigentlichen Maxime des Denkens, des sittlichen Handelns, so wird die wahre Einheit der Nation gewonnen sein.« (In: Sudhoff 1922, 118)

Und Virchow meint reale, soziale Einigung. Er zieht z. B. die Forderung der Sozialdemokratie nach einem Normalarbeitstag heran, die bekanntlich vor allem mit dem Argument der eingeschränkten Produktivität der überlangen Arbeitszeit begründet wurde: Die Möglichkeit der Einigung durch naturwissenschaftliches Denken ist in den objektiven Rationalitätsbestrebungen selbst angelegt, selbst die so verteufelte Sozialdemokratie folgt diesem nur. Hier vertritt Virchow noch den naturwissenschaftlichen Geist durch politische Überhöhung. Dieser sei die eigentliche Humanität, auch und gerade wenn er z. B. dazu zwinge, die alten spirituellen Positionen von einer Geist- oder Seelentätigkeit durch die Gehirnphysiologie aufzuheben, also alltägliche Orientierungspunkte versachliche. Diese offene Politisierung der Naturwissenschaften als sittliche und nationalistische Instanzen gibt Virchow 1877 in einer vielbeachteten Rede auf. Ab sofort habe man sich auf reine Objektivität zurückzuziehen, alle unbegründeten geschichtsphilosophischen Verallgemeinerungen seien abzulehnen usw. Das richtet sich in diesem Fall gegen die populistischen Bemühungen Haeckels, allgemein aber gegen den fortschrittseuphorisch gefärbten Materialismus, den die Arbeiterbewegung zunehmend adaptiert und ideologisch besetzt.

Wie sehr Naturwissenschaft als Produktivkraft sowohl im Materiellen wie im Moralischen alle intellektuellen Instanzen in den Augen ihrer Sprecher zu verdrängen schien, zeigt beispielhaft eine Rede Liebigs. Die Naturwissenschaften und ihre Ergebnisse entstehen aus und gehen zurück auf die Erfahrungsbegriffe einer produzierenden Gesellschaft, einer Gesellschaft also, die direkte und andauernde Erfahrungen im Umgang mit der Natur macht. Die Naturwissenschaften sind in ihren Begriffen, ihren Fähigkeiten und ihren erreichten Handlungsformen abhängig von diesem produzierenden Alltagswissen, den aktuellen industriellen Problemen und materiellen Bedarfslagen. Aber sie sind zugleich deren ideelle Zusammenfassung, Kristallisation der materiellen und ideellen Entwicklung der Gesellschaft und als solche Impulsgeber, Transformator in neue materielle und ideelle Zustände, indem alle ihre Ergebnisse wieder zurückfließen in den gesellschaftlichen »Geschäftsbetrieb«. Die Naturwissenschaften sind die eigentliche zentrale Produktivitätsinstanz, weil sie an den Schnittstellen des gesellschaftlichen Fortschritts die Prosperitätsimpulse synchronisieren und durch die wissenschaftliche Ethik der Objektivität, Allgemeinheit und Öffentlichkeit zugleich, als Instanz rationeller Selektion und gerechter Verteilung fungieren. Damit sind die Naturwissenschaften sittliche Kapazität, die die Funktions- und Zustandsbestimmungen einer wachsenden Gesellschaft sowohl allgemeingültig beschreibt bzw. fordert, aber auch diese in sich selbst schon inkorporiert hat. Naturwissenschaft und gesellschaftlicher Fortschritt leben von Freiheit und Freizügigkeit, sind abhängig von dynamischen Gesellschaftsverhältnissen, dem freien Spiel der eigenen Interessen, der freien Zirkulation von Geld, Wissen, Einfluß und Erfolg. Fortschritt fordert die Chance für die bessere Idee, die rührigeren Hände, das am geschicktesten angelegte Kapital und die Zurücksetzung des Schwach-, Unfähig-, Sattgewordenen. Alles, was diese Zirkulation behindert, seien es restriktive Regeln einer autoritären Obrigkeit oder ein Kernbereich der Bevölkerung, der arm, ungebildet und zurückgeblieben gehalten wird, hemmen den Fortschritt. Dieser ist nur möglich, wenn die verbrauchten Kräfte der Gesellschaft immer wieder durch neue, frische ersetzt werden. Nicht Vererbung von Besitztiteln, sondern »Freiheit, das ist die Lösung aller Bande«, setzt die gesellschaftlichen Naturkräfte frei und stimuliert den »Kreislauf im Staate«, durch den Macht und Reichtum dauernd wachsen. »Darauf beruht in einem freien Staat die Erneuerung der ganzen industriellen Bevölkerung mit jeder Generation und die stetige Wiederbelebung der Industrie.« (Liebig 1866, 19) Naturwissenschaft ist das Symbol für Fortschritt und Befreiung aus körperlicher und geistiger Beherrschung, und als solches macht sie eine separate Moral und Religion überflüssig, ist selbst Sittlichkeit oder Humanität:

»Mit dem Beweis, daß die Erde ein kleiner Planet sei, der sich um die Sonne bewegt, verlor die frühere Vorstellung von ›Himmel‹ und mit der Erklärung des Feuers die Vorstellung von der ›Hölle‹ ihren Inhalt. Mit der Entdeckung des Luftdrucks hatte der Glaube an Hexerei und Zauberei keinen Boden mehr, denn mit dem ›Abscheu‹ vor dem leeren Raum verlor die Natur ihr ›Wollen‹, ihre Liebe und ihren Haß. Mit diesen Entdeckungen begann der Mensch, seine Stärke und Stellung im Universum zu fühlen.« (24f.)

Der naturwissenschaftliche Geist bedeutet eine umgreifende politische Botschaft. Seine Prinzipien sollen allgemein prägende, gestaltende, steuernde Instanz in den Verhältnissen sein, die die Möglichkeit einer objektiven, rationalen Ordnung des gesellschaftlichen »Körpers« beinhaltet. Naturwissenschaft als Symbol für Objektivität und Gerechtigkeit, Initial der anscheinend unbegrenzten materiellen und geistigen Prosperität soll als trainierter Wahrnehmungsraster und als mentale Kompetenz die bisherigen Werte und Einstellungen des »falschen« Denkens ersetzen. Noch 1893 meint Virchow, daß der Mensch, der das »ordnungsgemäße Denken« durch fehlerhafte Erziehung verloren habe, nur noch »zu retten« sei »durch Gewöhnung an streng empirische Arbeit« (Virchow 1893, 28) – und jetzt geht es schon um die Abwehr des »fal-

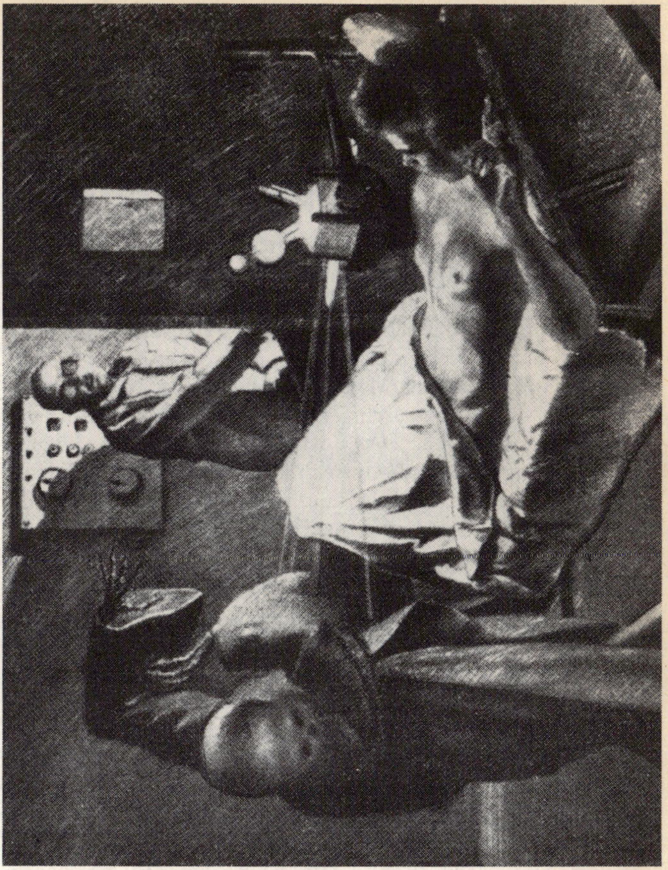

Röntgenologe, I. Saliger um 1921

schen« Denkens des Antisemitismus in der Berliner Universität. Naturwissenschaftliches Denken – die Auflösung aller materiellen und sozialen »Natur«-Vorgänge in berechenbare Mechanik der Atome – soll das bisher als herrschend angesehene moralische Denken ablösen. Die »Weltbesiegerin« Naturwissenschaft ersetzt die Sittlichkeit als eine die Gesellschaft organisierende Instanz. Oder anders gesagt, nicht Erziehung zum sittlich und praktisch Guten, zur Vervollkommnung des Menschen, sondern eine viel bessere Berechnung und technische Steuerung der gesellschaftlichen Ressourcen soll erreicht werden. Wenn Du Bois-Reymond in seiner sehr berühmten Rede von 1872 seinen früheren Optimismus zurücknimmt, daß letztlich die analytische Mechanik leider doch nicht bis zur Willensfreiheit reiche, also diese nicht in berechenbare Funktionen von Materie und Bewegung aufgelöst werden könne – dann enttäuscht er die radikalsten Kontroll- und Steuerungserwartungen. Die Vorwegberechnung des Bewußtseins, also die je variierende Umsetzung der materiellen Bedingungen in gesellschaftliche Tat ist unmöglich! Hier ist der Blick der Naturwissenschaften letztlich auch nur retrospektiv.

»Die Deszendenztheorie im Verein mit der Lehre von der natürlichen Zuchtauswahl drängt ihm [Naturforscher] die Vermutung auf, daß die Seele als allmähliches Ergebnis gewisser materieller Kombinationen entstanden und vielleicht gleich anderen erblichen, im Kampf ums Dasein dem Einzelwesen nützlichen Gaben durch die zahllose Reihe von Geschlechtern sich gesteigert und vervollkommnet habe.« (Du Bois-Reymond 1872, 461 f.)

Die »Welträtsel« seien in die Evolutionstheorie und in den Sozialdarwinismus zu verweisen, aber innerhalb der damit gesteckten »Grenzen ist der Naturforscher Herr und Meister, zergliedert er und baut er auf, und niemand weiß, wo die Schranke seines Wissens und seiner Macht liegt«. (460) Der Rückzug aus den letzten Sinnfragen scheint so dem Selbstbewußtsein der Naturwissenschaften nicht unbedingt zu schaden, dennoch ist ständig Kritik an diesem Rückzug geübt worden. Auf der Naturforscherversammlung 1877 tritt z. B. ein Redner auf und »will niederschmetternde Entsagung nicht gelten lassen und verkündet als Fanfare: ›Wir wissen und wir werden wissen.‹« (Sudhoff 1922, 182)

5.6 Ärztliche Professionspolitik im Nationalstaat

Zwischen demonstrativem Jauchzen und tiefer Betrübnis schwanken die Einschätzungen der professionspolitischen Situation der Ärzte in den siebziger Jahren. Man beklagt, daß die ärztliche Tätigkeit freigegeben worden ist, 1869 für den Norddeutschen Bund, 1871 für das Reich, jeder dürfe nun unbehindert am Kranken herumpfuschen, und die Ärzte stehen da wie einfache Gewerbetreibende. Große Hoffnungen liegen auf dem »Ärztevereinsbund«, mit dem seit 1872 erstmals eine nationale Berufsvereinigung besteht, und auch auf dem Kaiserlichen Gesundheitsamt, das endlich 1876 eingerichtet wird. Man hatte es zur Repräsentation gesundheits- und berufspolitischer Wünsche lange genug gefordert – leider erfüllt es diese dann nur unvollkommen. Man ist stolz auf den wissenschaftlichen Fortschritt, an dem man sich in irgendeiner Weise beteiligt weiß, und es gibt reichlich Gelegenheit, Patriotismus, Wissenschaftlichkeit oder Uneigennützigkeit zu zeigen. Aber gleichzeitig scheint die Situation doch noch unverändert. Die idealen Ziele und berufspolitischen Erwartungen entwickeln sich schneller als die realen Verhältnisse. Die Differenzen zwischen den Ansprüchen der medizinischen Wissenschaft und der täglichen Wirklichkeit, auch zwischen den akademischen Spitzen und der Masse der Ärzte scheinen immer weiter zuzunehmen.

> Die Medizin »leistet jetzt der leidenden Menschheit mehr, als sie es früher imstande war. Wie natürlich würde es sein, wenn damit auch die Träger der Wissenschaft höher im Wert gestiegen wären. [...] Wie sehr dies nicht der Fall ist, weiß ein jeder von uns; das Verhältnis kehrt sich fast um: Je höher die Wissenschaft steigt, desto geringer wird die Achtung vor dem ärztlichen Stand.« (v. Foller 1874, 73)

Gerade noch stellt man befriedigt fest, daß sich 1870/71 auch die Ärzte uneigennützig in den Dienst des Vaterlandes stellen, und dann zeigt sich wieder der Rückfall in die individuellen privatwirtschaftlichen Interessen, immer wieder die gleiche Misere: starke Konkurrenz zwischen den Ärzten, Jagen nach Praxis, Unterbieten der Honorare und Kurpfuschereien aller Art einerseits, staatliche Mißachtung der professionspolitischen Ansprüche, schlechte materielle Ausstattung der beamteten Amtsärzte andererseits. Die Medizin hat »nicht ohne eigenes Verschulden die ihr gebührende Achtung bei der Menge verloren«. (Rigler 1873, 326) Die Voraussetzungen für eine einheitliche Berufspolitik sind weiterhin schlecht, aber es gibt neue Impulse, es werden neue Ärztevereine gegründet, alte wiederbelebt. Es sind wieder die politischen Ereignisse, die Gründung des Norddeutschen Bundes 1866/67 und die folgende Reichsgründung 1871, die auf die Einigung und soziale Stärkung der ärztlichen Standespolitik entscheidenden Einfluß haben. (Richter 1873, 90f.) Es ist bekannt, daß diese Ereignisse eine Art Mentalitätsbruch auslösen, durch den sich große Teile des liberalen Bürgertums dem Bismarckschen Kaiserreich zuwenden. Auch die Ärzteschaft orientiert sich neu. (Ackerknecht 1957, 150ff.) Nationalismus und Patriotismus weisen den privaten Ärzten den Weg zum Ganzen, zum »Organismus des Staates«, als ein wiederentdeckter Bezugspunkt ihres professionspolitischen Denkens.

Der Deutsch-Französische Krieg insbesondere hat wichtige Folgen für die Medizin. Zwar bedeutet jeder Krieg einen Statusgewinn der Profession (Baas), aber jetzt ist dazu ein wissenschaftlicher Krieg geführt worden, hier hat die Medizin wie alle »Naturwissenschaften« ihren Anteil. Das beginnt mit der vergleichsweise hervorragenden Seuchenresistenz des Heeres, die zurückgeführt wird auf Pockenimpfung und rationelle Ernährung. Das deutsche Heer verlor 278 Menschen, das französische 23400 durch eine Pockenepidemie. (Ackerknecht 1963, 58) Das erste Mal werden in großem Umfang Nahrungsmittelkonserven verwandt, Dosenfleisch und Erbswurst vor allem. Langfristig wichtiger vielleicht ist, daß die gesamte Krankenversorgung einen gewaltigen Anstoß erhält. Nicht nur, weil der Krieg erstmals auf hohem technologischen Niveau geführt wird, auf diesem Niveau Opfer produziert werden. In früheren Kriegen sind die Verwundeten und Sterbenden in der Nähe der Schlachtfelder liegengelassen worden, dies bedeutete stets große Verluste, weil hier niemand helfen konnte. Erst mit dem massiven Einsatz der Eisenbahnen für Truppenbewegungen können auch die Verwundeten über das ganze Land verteilt werden. In allen deutschen Städten werden provisorische Feldlazarette, Baracken- und Zeltanlagen errichtet, nachdem man sieht, »daß es sich um einen Krieg im größten Maßstab handele, der alsbald außergewöhnliche Opfer an Menschenleben fordern werde«. (DVföG 1871, 393) Freiwillige Hilfs- und Sanitätsvereine, Vereine »zur Pflege im Felde verwundeter und erkrankter Krieger«, zu diesem Zweck gegründet und aus Privatmitteln finanziert, übernehmen Einrichtung und Betreuung. Die Heimatkrankenhäuser –

meist zu klein und auch für eine andere Klientel eingerichtet – werden einbezogen, ebensoviele Privatärzte. Die Barackenlazarette sind vielfach Grundstock neuer Krankenhäuser. Vor allem weiß die deutsche Krankenhausmedizin jetzt etwas anzufangen mit dem plötzlich reingeschwemmten riesigen Untersuchungsmaterial, den Massen an Verwundeten und Leichen. Alle Arten Wund- und Infektionskrankheiten werden untersucht, Pilze, Keime, Parasiten erregen das Interesse der Forscher. (Gottstein 1901, 262) Die forcierte Suche nach Mikroorganismen als Erkrankungsursache beginnt hier. »In Fluß kam die bakteriologische Forschung zuerst durch den Krieg von 1870/71.« (Naunyn 1925, 370)

Diese Entwicklungen haben sicher noch keine Wirkung auf die tägliche Arbeit der Ärzte, aber es werden Möglichkeiten, Zukunftsperspektiven angedeutet, die sich als organisierbares, professionelles Selbstbewußtsein und soziale Anspruchshaltung darstellen können. Nach Ende des Krieges sind es die Seuchen, die den inneren Feind des Reichsaufbaus darstellen – 1871 grassiert die Cholera wieder in Deutschland – die nach dem gleichen kriegerischen Vorbild angegriffen werden sollen. »Die Cholera, die Pokken und ähnliche Seuchen sind ein Feind, den der Staat mit ähnlicher Energie zu bekämpfen hat, als ein feindliches Heer«; zu hoffen ist, daß die Verantwortlichen »diesselbe Energie in Bekämpfung der verderblichen Seuchen entwickeln, welche sie bei Bekämpfung des äußeren Feindes gezeigt haben«. (Silberschlag 1875, 33, 38) Und der Arzt findet die einfachen Soldaten der vaterländischen Armee wieder in den Armenvierteln der großen Städte – eigentlich müßte ihnen hier genauso geholfen werden wie im Krieg:

»Sie wohnen zusammengedrängt in einer Stube, deren Luft oft keiner Beschreibung fähig ist, Kranke und Gesunde in einem Bett, ohne Pflege, ja manches Mal sogar gemieden und ganz verlassen von aller menschlichen Hilfe und zur Stärkung der Kräfte auf Kartoffeln angewiesen. Man muß einen solchen Jammer angesehen haben, um so recht die Ohnmacht unserer jetzigen Sanitätseinrichtungen zu fühlen und die beschämende Stellung zu empfinden, die der Staat leider immer noch seinen Sanitätsbeamten anweist, [...] man [kommt] sich vor, wie ein Soldat ohne Waffen, und unwillkürlich drängt sich der Ausruf auf die Lippen: Hättest du ein Lazarett zur Verfügung wie deren im Kriege so viele gebildet werden! Was ist ein Physikus ohne Lazarett einem solchen Jammer gegenüber?« (Follen 1874, 90f.)

Die gewonnenen militärischen Kriege werden Vorbild für die noch zu gewinnenden hygienischen und sozialen Kriege.

Die Sanitärfrage ist in den ausgehenden sechziger und folgenden siebziger Jahren Katalysator der ärztlichen Professionspolitik: Methoden der Abfallstoffbeseitigung aus den Städten, Kanalisation, zentralisierte Wasserversorgung, Nachweis von Schadstoffen mit kausalanalytischen Methoden, später »Jagd auf Bakterien«, das ist öffentliche Gesundheitspflege als Integrationsprogramm. »Für das geistige und leibliche Wohl seiner Angehörigen zu sorgen, nötigt den Staat nicht allein irgendein kategorischer Imperativ, sondern das Bewußtsein, daß Wohlbefinden der Kitt ist, welcher die partikularischen Tendenzen auf politischem, sozialem und nationalem Gebiet in der Liebe und Hinneigung zum Staat vereinigen!« (Hobrecht 1868, Vorrede) Es ist ein politisches Programm, das so technisch-objektivistisch ansetzt, daß tatsächlich diese Bereiche bald völlig in Sanitärtechnik und Ingenieurwissenschaften übergehen. Der Kontakt zu ärztlichen Interessen im engeren Sinne geht hier schon vor 1900 verloren. Aber diese nützliche Objektivität, die in diesen Bereichen enthalten ist, diese Verbindung von sozialer Distanz und staatspolitischem Engagement, die sie ermöglichen, machen die Sanitärbewegung um 1870 so attraktiv für breite Teile der ärztlichen Profession. »Nur in dem Grade als sich die Ärzte über das Rezeptschreiben erheben und sich als Naturforscher und Bürger der Gesellschaft und dem Staate nützlich und unentbehrlich zu machen wissen«, werde ihnen der vorenthaltene Preis öffentlicher Anerkennung zuteil werden. (zit. Beneke 1870, 14) Dieser Status sei nur erreichbar, indem sich die in Vereinen zusammengeschlossenen Ärzte zum »Wächter der öffentlichen Gesundheitspflege« machen. Dieses Wächtertum bedeutet aber keine moralische oder pädagogische Instanz mehr, sondern eher Daten sammeln und analysieren: »Beobachtungsstationen« seien einzurichten, die auf der festen Basis der Naturwissenschaften dem modernen Staat unentbehrliches statistisches Material liefern. Unmittelbares soziales Engagement geht auf in neutrale, sachliche Ausschußarbeit, die sozialen Determinanten der Lebensverhältnisse kommen im naturwissenschaftlich orientierten Suchraster nicht mehr vor.

Ein wichtiger Schritt in dieser neuen Etappe der Professionspolitik ist 1869 mit der Gründung der *Deutschen Vierteljahrsschrift für öffentliche Gesundheitspflege* getan. (Fischer 1933, 2. Bd., 354) Sie übernimmt eine Sammlungs- und Orientierungsfunktion für eine Anzahl von Ärztevereinen, die sich jetzt mit Fragen öffentlicher

Gesundheitspflege beschäftigen. (DVföG 1873, 646ff.; Richter 1873) Diese halten nicht mehr nur Vorträge, sondern beginnen Laboratorien einzurichten, Wasser- und Lebensmittelproben zu untersuchen. Sie nehmen also Tätigkeiten auf, für die es noch keine kommunalen Einrichtungen gibt, sieht man einmal von den Physikatsärzten ab, die für alles zuständig sein sollen. In Dresden entsteht 1871 zuerst ein öffentliches chemisches Labor für solche Zwecke, und es bleibt einige Jahre das einzige. Die *Vierteljahrsschrift* dient auch als Plattform zur Erweiterung der professionspolitischen Basis, indem hier Ingenieure und Kommunalpolitiker einbezogen werden, die an Sanitärproblemen interessiert sind. In diesem Organ wird ein umsetzungsorientiertes Gesundheitsprogramm propagandistisch herausgestellt: Die Leistungsfähigkeit der Bevölkerung soll durch öffentliche Gesundheitspflege gesichert und gesteigert werden. Indem sie »anstrebt, allen Staatsbürgern ohne Ausnahme diese physischen Grundlagen gedeihlicher Entwicklung zuzuführen, dient sie damit dem öffentlichen Verkehrsleben: Denn auf der Leistungsfähigkeit des einzelnen beruht die Produktivkraft des Staates«. (Reclam 1869, 1) Die Innovation soll in der rein technisch gefaßten Beihilfe zur Produktivitätssteigerung liegen, diese das gesellschaftliche Interesse an der Medizin verbürgen. »Zu Beginn des laufenden Jahrhunderts war ›Langlebigkeit‹ das Ziel, welches die Diätetiker [...] zu erreichen suchten, dann wollte man durch erhöhtes körperliches ›Wohlbefinden‹ und Lebensgenuß die irdische Glückseligkeitslehre zur Tat werden lassen.« (1) Erst jetzt ist aber »die Leistungsgröße als eigentlicher Zielpunkt der Gesundheitslehre klar ins Auge gefaßt«. Erst jetzt, nach den neuen Entwicklungen der Wissenschaft läßt sich »die nächste Tagesaufgabe der heutigen Hygiene« so formulieren: »Mit Hilfe der von der jetzigen Physiologie gegebenen Unterlagen vermag sie die normale Höhe der ›Leistungsfähigkeit‹ zu messen und die Bedingungen festzustellen, welche gegeben sein müssen, damit unter im übrigen normalen Verhältnissen die normale Leistung ausgeführt werden kann.« (2) Die neue medizinische Wissenschaft profiliert sich als Normfeststellungsinstanz. Sie ermittelt das »Naturbedürfnis der einzelnen«, und d. h. »exakte Festellung [...] in Maß, Zahl und Gewicht« und übergibt diese ermittelten Ergebnisse als Norm der Gesetzgebung zur Regulation der gesellschaftlichen Verhältnisse. (3) Das klingt zwar nicht besonders pragmatisch, sondern eher wie die Wiederkehr der Omnipotenzträume Virchows von 1848/49, aber tatsächlich sind die Prämissen andere: Gesundheit ist als »normaler Stoffwechsel« konzipiert, Lebensbedürfnisse sind Parameter des Stoffwechselprozesses. Dies ist überhaupt der materialistische Zauber- und Lieblingsgegenstand seit der Jahrhundertmitte. »Die Angel, um die die heutige Weltweisheit sich dreht, ist die Lehre vom Stoffwechsel.« (Moleschott 1852, 363) Die traditionellen Determinanten der Lebensprozesse werden einfach als skalierbare Funktionen aufgefaßt. So wird z. B. Luft nicht mehr als qualitatives Medium vernünftiger Lebensordnung begriffen, sondern als ein bestimmtes Respirationsquantum experimentell ermittelt und auf determinierte Bedarfstypen – Kranke, Schüler, Gefangene, Arbeiter – umgerechnet. Hier wird keineswegs angenommen, daß alle Kontrollprobleme schon gelöst seien. So sei zwar bisher nur »das Bedürfnis der Atemgröße« festgestellt und somit der Ventilationsbedarf errechenbar, zur wirklichen Kontrolle fehle noch die »nötige exakte Messung der Luftströmungen«, die Bestimmung der »Bestandteile der Luft«, der notwendigen oder schädlichen »organischen Beimengungen«. (Reclam 1869, 3) Aber das alles scheinen Rechenaufgaben zu sein, und man hat quasi schon die richtigen Versuchsanordnungen im Kopf, mit denen man die Natur »zwingen« wird, wie es in der beliebten Wendung heißt, die erforderlichen Antworten zu geben. Die Entscheidung des technisch angeleiteten Reduktionismus ist natürlich gefallen, bevor man sich an die eigentliche Konstruktion skalierter Funktionsparameter macht. Es wird für möglich gehalten, daß sich Gesundheits-/Krankheitsprobleme nach Vordringlichkeit ordnen und in Skalen tatsächlich darstellen lassen, egal wie die kritischen Werte dann im folgenden bestimmt werden mögen. Der entscheidende Punkt in diesem propagierten Selbstverständnis ist: Die Medizin versteht sich in ihren gesellschaftlichen Ambitionen lange nicht mehr als die moralisch-pädagogische Instanz, die ein Weltbild der richtigen Lebensordnung, der vernünftigen Selbsthilfe, der »natürlichen« Moral vertritt. Die Medizin als die Hüterin der naturgemäßen Ordnung, die aber jeder Bürger dennoch für sich selbst realisieren muß. Aber jetzt tritt sie programmatisch und demonstrativ zurück und verspricht, nur noch einige gesundheitsrelevante Aspekte des Ganzen zu untersuchen, aber beansprucht hier zugleich den ausschließlich autoritativen Urteilsspruch, dessen bescheidene Sicherheit vorher nie erreicht werden konnte. Richtige Ernährung z. B. soll keineswegs mehr die Kunst der Anwendung einer Reihe von moralischen Regeln nach dem je spezifischen Persönlichkeitsprofil sein – Mäßigkeit, Selbstkontrolle und Gegensteuerungstechniken –, sondern Orientierung an Nährwerttabellen, Berechnung des durchschnittlichen Nahrungsbedarfs: »Rationelle« Ernährung also nach »Maß, Zahl und Gewicht«.

Für die ärztlichen Professionspolitiker ist die öffentliche Gesundheitspflege in ihren immer weiter ausdifferenzierten Gegenstandsbereichen das Instrument, um die Entwicklungen der naturwissenschaftlichen Medizin in praktische Erfolge umzusetzen. Die Erfolge der medizinischen Forscher sind in eine öffentlichkeitswirksame, neue Nützlichkeit der Medizin zu verwandeln. Und vor allem wird versucht, im Rahmen einer solchen neuen Nützlichkeit die isolierten, nur an ihren eigenen Interessen orientierten Professionsmitglieder zu einer einheitlichen Standespolitik zu einigen. Das Unpraktische der medizinischen Wissenschaft ist einerseits stolz verkündetes Programm, ist sozusagen die Unabhängigkeitserklärung der Medizin, wie es Naunyn (1839-1925), Professor für innere Klinik, ausdrückt: »So wenig aber die Wissenschaft der Physik und der Mechanik der Entdeckung von Telegrafen und von Dampfmaschinen als ihrem Zwecke nachgehen konnte und nachgegangen ist, so wenig ist das Heilen die Aufgabe der medizinischen Wissenschaften. [...] Kein Physiologe, kein Anatom denkt mehr ans Heilen, wenn er seine Wissenschaft betreibt.« (Naunyn 1869/1909, 1232) Aber das ist auch ihre Schwachstelle: »Die Medizin in ihrer heutigen Richtung fühlt sich aber so überwiegend als wissenschaftliche Anthropologie, als Naturwissenschaft und so wenig als Heilkunst, man braucht nur an den kläglichen und vernachlässigten Zustand der Therapie [...] zu denken.« (DVföG 1869, 130) D. h. dort, wo die Medizin wissenschaftlich ist, ist sie gesellschaftlich gesehen unwirksam, damit auch professionspolitisch nicht durchsetzungsfähig. Dort, wo sie immer noch als private Angelegenheit wirksam ist, wirkt, ist sie unwissenschaftlich, ist sie noch immer Kunst, an der der Fortschrittsgeist vorbeigegangen ist. Die praktische Medizin muß aber – schon allein um die Zurechnung zu den Naturwissenschaften nicht zu verspielen – mehr »in die Entwicklung des Volkslebens« eintreten. Diese Intention wird mit der 1867 eingerichteten Sektion für öffentliche Gesundheitspflege der Naturforscherversammlung – der wichtigsten, einmal jährlich tagenden, akademischen Einrichtung Deutschlands –

förmlich verfolgt. Diese und die 1865 gegründete Sektion für Medizinalreform, die meist gemeinsam tagen, sind jetzt für die Professionspolitik die wichtigsten Organe und Auditorien zugleich, bis diese Funktion ab 1873 vom »Ärztevereinsbund« übernommen werden. Beide Sektionen sind in diesem Rahmen eine Novität. Sie zielen anders als die akademischen Sektionen, die sich als gelehrte und gesellige Zusammenkünfte auffassen, als politische Einrichtung mit Abstimmungsbeschlüssen und Deklarationen auf die politische Öffentlichkeit. Der erste Beschluß dieser Sektion 1868 ist eine Sanitärforderung im technisch-segmentierten Konzept: Die Reinhaltung der oberen Bodenschichten der Städte sei herbeizuführen. (DVföG 1869, 127) Diese Forderung ist eine praktische Ausführung im Rahmen des Programms, das 1865 in der Sektion Medizinalreform eingebracht und verabschiedet wurde:

»1. Es ist wünschenswert, daß der ärztliche Stand eine vom Staate anerkannte Körperschaft bilde; 2. daß diese Körperschaft das Recht besitze, ihre Berufsangelegenheiten selbständig zu beraten und zu verwalten, 3. desgleichen an der öffentlichen Gesundheitspflege teilzunehmen, 4. desgleichen mittels selbstgewählter Abgeordneter bei den Staatsregierungen vertreten zu sein.« (Amtl. Bericht d. Vers. dtsch. Naturforscher und Ärzte 1865, 278)

Es wird eine lebhafte Agitation für ein neues, umfassendes, gesundheitspolitisches Organisationsgeflecht entwickelt, das immer mit den alten Forderungen nach Organisation des ärztlichen Standes verknüpft ist: Sanitärkommissionen oder Gesundheitsausschüsse sollen auf kommunaler und Landesebene errichtet werden, die aus Gemeinde- und Bürgervertretern und Vertretern gesundheitsrelevanter Berufe – Ärzte, Chemiker, Architekten, Ingenieure – bestehen und die Aufgabe haben, gesundheitliche Mängel festzustellen und die bestehenden medizinalpolizeilichen Regelungen und sonstigen nötigen Abhilfemaßnahmen durchzuführen. Alle relevanten gesundheitsbezogenen Bewegungen sollen statistisch erfaßt und an eine Zentralbehörde weitergeleitet werden. Diese vorgesetzte Behörde soll eine nationale Gesundheits- und Sterblichkeitsstatistik erstellen, die Ausführung gesundheitspolitischer Gesetzgebung überwachen, die Gesetzesvorlagen vorbereiten und den kommunalen Kommissionen mit fachlichem Rat und technischer Hilfe zur Verfügung stehen. (DVföG 1869, 296f.) Es könnte verblüffen, wie genau das Tätigkeitsprofil des späteren Kaiserlichen Gesundheitsamtes dem schon hier skizzierten Aufgabenkatalog entspricht. Der organisatorische Unterbau ist aber wegen der föderalen Staatsorganisation in Deutschland nicht erreicht worden. Dieses Problem war schon in den Programmdiskussionen deutlich und hat bei einigen Teilnehmern (Virchow z. B.), die darauf beharrten, daß nur so die notwendige Interessenorganisation auch von unten nach oben zu gewährleisten sei, dazu geführt, auch eine Zentralbehörde abzulehnen.

Das Programm beinhaltet eine professionspolitische Entscheidung mit weitreichenden Konsequenzen, die die naturwissenschaftliche »Bescheidenheit« der neuen Professionspolitik signalisiert: »Die Heilung und Linderung vorhandener Krankheiten ist ausschließlich Sache der Ärzte. Bei der Sorge für die öffentliche Gesundheitspflege haben sich zwar auch vor allem die Ärzte zu beteiligen, dieselbe fordert aber auch ebenso sehr die Mitwirkung staatlicher und kommunaler Behörden«, d. h. des hier auch repräsentierten technisch-ingenieurwissenschaftlichen Fachwissens. (DVföG 1869, 296) Die Professionspolitik spaltet damit den Gesamtbereich ihres gesundheitspolitischen Interesses. Sie gibt gerade die öffentliche Gesundheitspflege als einen traditionell beanspruchten Dominanzbereich ab – obgleich dieser der eigentliche Kernbereich der ganzen Professionsagitation ist – und profiliert sich damit in diesem Bereich als nicht eigensüchtig, nicht in eigener Sache interessiert, sondern eben als neutraler Berater staatlicher Wohlfahrt. Dieses gleiche Motiv hat offensichtlich auch die Petition der einflußreichen »Berliner Medizinischen Gesellschaft« hervorgebracht, die 1869 Anlaß zur Änderung der Gewerbeordnung ist, mit der das sogenannte Kurpfuschereiverbot, bzw. das ärztliche Behandlungsmonopol aufgehoben wird. Das Kurpfuschereiverbot war nie wirklich durchsetzbar, insbesondere natürlich, weil die Pfuscherei der approbierten Ärzte selbst, die die Pfuscherei der Laien nur als berechtigt beglaubigt, auf diese Weise nicht angreifbar war. Das Berufsmonopol als »ständisches« Privilegium konnte dagegen im öffentlichen Bewußtsein immer nur als wirtschaftliche Absicherung wahrgenommen werden und mußte so professionspolitisch sehr hinderlich sein. Sobald der Arzt aber, wie dies durch die Gewerbeordnung des Norddeutschen Bundes herbeigeführt wird, nur noch den Charakter des bürgerlichen »Normaltyps«, des Gewerbetreibenden trägt, dann sind neue Initiativen, den Gemeinwohlcharakter der Medizin zu verankern, moralisch erleichtert. (Fischer 1933, 2. Bd., 303f.; Huerkamp

1980, 363 f.) Ein solcher typischer Versuch, eine Identität von ärztlichem Standes- und allgemein staatsbürgerlichem Interesse zu begründen, stellt auch die Petition des »Ärztevereinsbundes« 1875 an den Preußischen Landtag zur Organisation des Medizinalwesens in Preußen dar: Auch die freien gewerbetreibenden Ärzte seien bereit, Leistungen im Sinne der Gesamtheit zu erbringen, heißt es hier, aber das kann nur akzeptiert werden, wenn der Staat bei der Organisation des Standes behilflich ist, durch Einrichtung von Ärztekammern mit Anhörungs- und Begutachtungsrecht nach oben und Ordnungs- und Disziplinargewalt nach unten. (Ärztliches Vereinsblatt 1875, Beilage, 8 f.) Ein anderes Beispiel ist die aggressive Agitation Richters (1808-1876), der zentralen Figur des »Ärztevereinsbundes«, seit 1838 Medizinprofessor in Dresden, gegen Impfgesetz und Anzeigepflicht bei ansteckenden Krankheiten: Es gelte zu verhindern, daß Privatärzte »unter die Bevormundung und Befehlshaberei von Beamten« geraten, »daß wir Ärzte bald zu völligen Kanzleisklaven herabsinken«! Richter unterstützt das gesundheitspolitische Ziel dieser Unternehmung, aber er sucht hier die Gelegenheit, die Zusammenarbeit zu verweigern, und die berufspolitischen Forderungen durchzusetzen mit dem Motto: Gleiche Rechte und Pflichten für alle Staatsbürger, bei besonderen Verpflichtungen, die die Ärzte gerne akzeptieren, besondere staatliche Zugeständnisse. (Ärztliches Vereinsblatt 1875. 8 f., 135 f.) Die gewünschten staatlichen Zugeständnisse sind zu sehen in der Unterstützung der Vereinsbildung durch Übergabe öffentlich-rechtlicher Funktionen an diese, in einer Politik der Organisation des »Standes« nach innen durch staatlich approbierte und monopolisierte Ärztekammern mit öffentlich-rechtlichen Eigenschaften, vor allem zur Aufstellung und Überwachung von »Standesordnungen«, das Instrument zur normativen Regelung der Berufstätigkeit und in der Wahl von Mitgliedern in staatliche Verwaltungs- und Beratungsgremien, also Absicherung der Berufsinteressen auf staatlicher Ebene. Und Organisation nach außen wird gewünscht durch Gründung und Verflechtung der lokalen Ärztevereine mit Einrichtungen der öffentlichen Gesundheitspflege. National wird durch den 1872 von Richter gegründeten »Ärztevereinsbund« und die seit 1873 jährlich veranstalteten Ärztetage eine neue organisatorische und publizistische Stufe erreicht. Die Ziele bleiben die gleichen wie bisher: Hygienifizierung der Städte und Einrichtung eines Zentralamtes für öffentliche Gesundheitspflege, das für Aufstellung epidemiologisch verwertbarer Statistiken zu sorgen hat – und das bedeutet wieder zunächst Unterstützung der lokalen Ärztevereine! Diese Verknüpfungslogik zwischen Professionspolitik und öffentlicher Gesundheitspolitik ist einmal mehr sprechend: Öffentliche Gesundheitspflege gilt inzwischen als ein allgemeiner, politisch zentraler Zeittrend, aber ohne medizinische Statistik sei keine gesicherte öffentliche Gesundheitspflege möglich, und ohne verbindlich organisierte Ärzteschaft kommt keine medizinische Statistik zustande! (Ärztliches Vereinsblatt 1875, 72f.)

Die Sprecher der Professionspolitik sehen die öffentliche Gesundheitspflege als die gesellschaftliche, öffentlichkeitswirksame Ebene einer erfolgreichen, privat betriebenen Medizin an, ein Bereich der Objektivität, der uneigennützigen Sachlichkeit, das Feld der modernen Wissenschaftlichkeit in der Medizin. Vor allem besteht hier ein Bereich der Verknüpfung staatlicher Kontroll- und Sanierungsinteressen und professioneller Expertise, der eine praktische, neue Nützlichkeit demonstriert, die nicht gegen die individuellen Einkommenspolitiken der Professionsmitglieder verstößt. Dabei kann sich die naturwissenschaftliche Medizin in ihrer Verantwortung als biologische Verwaltungswissenschaft verstehen, die zu den großen gesellschaftlichen und politischen Fragen Antworten finden muß und die mit dem Konzept einer defensiven, rein technisch intervenierenden Sanitärpolitik auch einen in das Staatsinteresse integrierbaren Ansatzpunkt hat, der an die Tradition der immer kasuistisch und an Gerichtsverwertbarkeit denkenden Staatsarzneikunde, und hier vor allem der Gerichtsmedizin, anknüpfen kann.

»Der Arzt ist allerdings auch Heilkünstler; das aber, was er als solcher leistet, würde immerhin nicht genügen, um ihm einen Anspruch auf die hohe Stellung in der Gesellschaft zu sichern, die er zu fordern berechtigt ist. Die Bedeutung des Arztes darf hierin allein nicht gesucht werden; sie liegt vielmehr darin, daß der Arzt überall der Vertreter und meist der vollkommen selbständige und alleinige Vertreter der biologischen Wissenschaften im und gegenüber dem praktischen Leben ist.« (Naunyn 1869/1909, 1238)

Die Perspektive einer Verknüpfung von Berufspolitik und öffentlicher Gesundheitspflege hat Tradition, und der private Charakter der Ärzte illustriert sich darin, daß die Realisierung solcher Ambitionen immer »von oben« ausgehen muß. Die ersten Ärztekammern und Ärztevereine, die über den unverbindlichen Charakter von wissenschaftlichen Diskussionskreisen und Lesevereinen hinausgehen, werden von staatlichen Organen gegründet oder initiiert. Wie immer in solchen Kontaktzonen zwischen Staat und gesellschaftlichen Gruppierungen (Göckenjan 1981a) findet sich auch hier das Organisationsmuster von Interessenverknüpfung und indirekter Institutionierung. Einerseits wird Selbstverwaltung und Selbstorganisation der Interessen im Rahmen einer versprochenen oder in Gang gesetzten Reform des Arztrechtes angeboten, andererseits wird verbindliche Organisation des staatlichen Beratungsbedarfs und Einrichtung bestimmter Minimalprogramme entsprechend den veränderten Verkehrs- und Lebensverhältnissen gefordert. »Die Hervorrufung ärztlicher Vereine durch die Staatsregierung selbst« ist den Standesvertretern vielleicht peinlich, aber dieser Weg erscheint unverzichtbar, da »nur auf diesem Wege eine möglichst zahlreiche Teilnahme der Ärzte zu erzielen ist«. (Richter 1873, 84f.) Drastischer noch: »Die große Indolenz und Bummelei der meisten Ärzte, ihre geringe Neigung, sich irgendwie zum gemeinsamen Besten anzustrengen«, ist durch private Standespolitik nicht zu überwinden. (83) Die Ärzte sind in ihrer Mehrzahl indifferent und passiv gegenüber den »drängenden« Umständen des ärztlichen Standes. (92f.) Die Einigung des Standes muß als ein Nebenaspekt von dem staatlichen Interesse an der Ärzteschaft erwartet werden. Dennoch darf dieser Zusammenhang aus Gründen öffentlicher Wirksamkeit nicht zugegeben werden, in Wirklichkeit dränge alles, auch im ärztlichen Personal selbst, zu höherer Rationalität: »Die Nichtteilnehmer (an den Ärztevereinen) sind nach unseren in Sachsen angestellten Nachforschungen: Hochbejahrte, Verarmte, Kranke, Gewohnheitstrinker und einige Apartetuer; kein einziger, dessen Wegbleiben uns Leidwesen erregen könnte!« Nicht alle Ärzte können und sollen organisiert werden, aber: »Das Material, aus welchem die ärztlichen Vereine zu bilden [...] sind, ist von Jahr zu Jahr besser geworden.« Diese Veränderung zeige sich auch im Auftreten der Ärzte: »Jetzt sind sie im Äußeren und Benehmen einfacher, ihr Gebaren erinnert mehr an einen Techniker, an einen Lokomotivführer und ähnliches als an einen infalliblen Gesundheitspapst und Wundertäter.« (93) Das rationale, technisch orientierte Selbstverständnis gehört mit zur Strategie professionspolitischer Einigung »von oben«, ist eines ihrer Erfolgsbedingungen. Die Sprecher der Profession zielen in den siebziger Jahren auf den Aufbau neuer Kooperationsformen zwischen Staat und Ärzteschaft, wie sie sich in den Ärztekammern andeuten – die aber erst geringe Kompetenzen haben –, nicht um die Zurückweisung bürokratischer Zumutungen. Die forsche antifeudale Agitation von 1848 ist Geschichte.

5.7 Die Bedeutung des Kaiserlichen Gesundheitsamtes

Ein gesundheitspolitisches Zentralamt, das zugleich die Belange der öffentlichen Gesundheitspflege organisiert und zentrale professionspolitische Interessenvertretung ist, wird seit 1869 offiziell von den Ärztevereinen gefordert. Die kleine Variante eines solchen Amtes wird 1876 mit dem von den Ärztevereinen vorgeschlagenen Tätigkeitsprofil eingerichtet. Bismarck als alles entscheidender Reichskanzler hatte sich gegen die Zentralisierung der Gesundheitsverwaltung entschieden, deren Spitze das Zentralamt hätte sein sollen. Die ärztliche Professionspolitik konnte damit einen entscheidenden, wenn auch nicht vollständigen Erfolg verbuchen. (Fischer 1933, 2. Bd., 307f.) Das Kaiserliche Gesundheitsamt (KGA) wird die öffentlichkeitswirksame Demonstrationsinstanz der medizinischen Wissenschaft. Hier ist erstmals der Gemeinwohlcharakter, sind die sozialen Ambitionen der neuen Nützlichkeit der naturwissenschaftlich orientierten Medizin staatlich anerkannt. Die Auswirkungen auf die öffentliche Wahrnehmung der Profession kann kaum unterschätzt werden: Hier reicht sie endlich vom privatisierenden Gewerbe hinüber in eine öffentliche Einrichtung, ist naturwissenschaftlich objektivierbare, nahezu technische Wissenschaft, ist daher statt dominant privat-egoistisches dominant humanitäres, uneigennütziges Tun. Allerdings werden die engeren verbandspolitischen Erwartungen an dieses Amt – autoritative Interessenvertretung und verbindliche Organisation der Professionsmitglieder – nicht erfüllt. Das KGA bleibt damit eine ideelle Zusammenfassung der professionspolitischen Ambitionen.

Das KGA war zunächst nicht viel mehr als eine Institution auf Probe, mit Minimalausstattung und Minimalkompetenz, mehr ein Zeitschriftenauswertungsbüro mit Anhörungsrecht bei der Ministerialbürokratie. (Reichsgesundheitsamt 1920) Auch aus professionspolitischer Sicht bestand nur der Ansatz eines nationalen, medizinischen Beratungsinstituts, aber mit der Erwartung, daß es zum offensiven obersten Organ einer vereinheitlichten Ärzteschaft werden könnte. Für Bismarck verband sich mit dieser Institution kaum mehr als ein symbolischer Schritt der Ärzteagitation, um der allgemeinen Verschlechterung der Gesundheitsverhältnisse und den Aufforderungen, eine neue öffentliche Gesundheitspolitik zu betreiben, auszuweichen. Dabei arbeitet das professionspolitische Hauptargument für das Zentralamt dem defensiven administrativen Handlungsmuster zu: Bevor wirklich Gesundheitspolitik gemacht werden könne, brauche man eine sichere Handlungsgrundlage, eine epidemiologisch verwendbare Statistik. Das KGA hat aber im folgenden sehr zielstrebig und erfolgreich die Argumente, die seiner Einrichtung zugrunde lagen, zur forcierten Expansion genutzt und ist zu einer bedeutenden technisch-naturwissenschaftlichen Untersuchungsbehörde geworden. Die für die weitere Entwicklung zentrale Denkschrift von 1878 teilt mit: Durch die angewandten »exakteren Forschungsweisen« sei die große Bedeutung der öffentlichen Gesundheitspflege zweifellos erwiesen. Den gestellten Anforderungen, durch die »fortschreitende Umgestaltung der sozialen Zustände der Menschen [und die damit] eng verbundene Verschlechterung der allgemeinen Gesundheitsverhältnisse«, hier vor allem die steigende Kindersterblichkeit, kann mit den verfügbaren Einrichtungen der Gesundheitspflege nicht entgegengetreten werden. (Denkschrift 1878, Drucksachen d. Reichstages, 3. Legislaturperiode, II Session, Nr. 13, 3) Das zur Koordination und Kontrolle dieser Aktivitäten eingerichtete Amt brauche eigene technische Untersuchungseinrichtungen, um diesen drängenden Aufgaben gerecht werden zu können. Es sei notwendig, eigenständig an der Ätiologie der Volkskrankheiten zu arbeiten: Krankheits-»Keime« sind festzustellen und unschädlich zu machen im Trinkwasser, in Bodenverunreinigungen, in der »lebensgefährlichen Beschaffenheit der Wohnungen«, in öffentlichen Gewässern. Diese Politik ist technisch-wissenschaftlich orientiert und ressorthaft angelegt, obgleich der Gesamtbereich öffentlicher Gesundheitspflege als Bearbeitungsfeld beansprucht wird. Allgemeine Zielsetzung dieser Arbeit der vorbakteriologischen Ära ist Sauberkeit als Abwesenheit von Mikroorganismen: Zwar sei festgestellt, »daß bei der Massenhaftigkeit der menschlichen Gesundheit sich entgegenstellenden infektiösen Einflüssen eine Unschädlichmachung derselben durch chemische Agenzien wohl niemals durchführbar sein wird, sondern daß Reinlichkeit und Lufterneuerung vorzugsweise« eintreten müsse. (9) Dennoch verspricht das KGA, weiter nach Desinfektionsmethoden als prophylaktischen Maßnahmen zu suchen. Immerhin spricht die Denkschrift jetzt noch die professionspolitischen Ziele der Ärzteschaft als eine zu berücksichtigende Aufgabe an: »Diese von den Ärzten erwartete Leistung [Kooperation und statistisches Material zu sammeln und allgemeine wissenschaftliche Fragen zu behandeln] schließt für das Gesundheitsamt die Verpflichtung der Unterstützung und Förderung des ärztlichen Vereinswesens in sich ein.«(18)

Obgleich 1878 in der Reichstagsdebatte über dieses Programm befürchtet wird, daß die Expansion von der reinen Datensammlung zur eigeninitiativ untersuchenden und forschenden Tätigkeit das Amt zu einer »förmlichen finanziellen Aussagungsmaschine« machen würde, werden die Pläne und nötigen Mittel bewilligt und der Aufbau des KGA sofort begonnen. In schneller Folge werden chemische, hygienische, biologische und technisch-physikalische Laboratorien aufgebaut. Um 1900 werden im Zuge der weiteren Spezialisierung die bestehenden Laboratorien zu einer naturwissenschaftlichen Abteilung zusammengefaßt und u. a. eine medizinische neu gegründet. Das Amt verfügt damit über Einrichtungen der experimentellen Hygiene, die außer bei Pettenkofer in München an den deutschen Universitäten noch fehlen. Koch wird 1880 Leiter des Hygienischen Laboratoriums und entfaltet sofort eine sehr publizitätswirksame bakteriologische Arbeit. Drehpunkte sind hier zunächst Desinfektionstechniken und Methoden zur Cholerauntersuchung. Schon bevor Koch 1885 Professor für Hygiene mit eigenem Institut an der Berliner Universität wird, entwickelt er im Rahmen des KGA eine rege Lehrtätigkeit. Dieser Aspekt der KGA-Tätigkeit, am wichtigsten die Ausbildung von Medizinalbeamten in bakteriologischen Untersuchungsmethoden, wird erst reduziert, nachdem die Universitäten den bestehenden Bedarf befriedigen können. (Reichsgesundheitsamt 1920, 13) Die Rekrutierungspolitik des KGA, die einen Vorzug für ehemalige Militärärzte und beamtete Ärzte zeigt (Tutzke 1976, 97f.), wirkt ebenfalls als effektiver Multiplikationsfaktor. Natürlich vor allem, weil überall neue hygienische und bakteriologische Lehrstühle eingerichtet werden. Das KGA bleibt aber auch nach Einrichtung der Universitätsforschung forschungspolitisch aktiv, insbesondere im Bereich von Mikroorganismen als Verursacher von Infektionskrankheiten. Die hauptsächlichen Arbeitsgebiete des KGA sind bis 1900 die Seuchenbekämpfung, durch Förderung der naturwissenschaftlich orientierten Hygiene und Mikrobiologie, die Entwicklung der Medizinalstatistik und die Überwachung der Reinheit und des Verkehrs mit Lebensmitteln und Arzneien. (Schmauderer 1976, 183ff.; Hickel 1977) Damit ist das KGA eine zentrale Drehscheibe der naturwissenschaftlichen Medizin und eine Geburtsstätte der spektakulärsten Demonstrationen ihrer Gemeinwohlfähigkeit – der Seuchenbekämpfung als Bakteriologie und der daraus folgenden Serumtherapie. Hier ist nun endlich der Anfang der modernen »spezifischen« Therapie, mit der – für die breite Öffentlichkeit – die Medizin unwiderleglich zur Naturwissenschaft werden kann. Die demonstrierbare, sozusagen anfaßbare Wirkungsfähigkeit bestimmter Seren »überzeugte die Laienwelt mehr von den Möglichkeiten der Medizin als jede vorhergehende Entdeckung«. (Ackerknecht 1979, 161)

Cabanis' medizinpolitische Gewißheitsformel – »Das Abführen heilt; der Rharbarber führt ab: Also ist die Arzneiwissenschaft keine erdichtete Kunst« (Cabanis 1799, 165) – konnte jetzt, 100 Jahre später, durch ein (fiktives) Statement Behrings (1854-1917) – Antitoxine heilen Diphterie, also ist die Medizin eine exakte Naturwissenschaft – als triumphal radikalisiert erscheinen. Tatsächlich kann McKeown zeigen, daß der Rückgang der Diphteriemortalität kausal mit Serumtherapie und späterer Routineimpfung zusammenhängt, die Therapieerfolge sind statistisch gewiß. Allerdings zeigt McKeown auch, daß Diphterie die einzige der großen Infektionskrankheiten ist, für deren Rückgang die spezifische Therapie der modernen Medizin den dominanten Erfolg beanspruchen kann. (McKeown 1982, 219, 143f.) Mehr hatte auch Cabanis nicht sagen wollen als: für einen Teil der Erkrankungen gibt es wirkungsfähige Mittel. Allerdings wollte Cabanis sich vor allem über die Voraussetzungen und Möglichkeiten der Medizin verständigen. Die Schulmedizin beabsichtigt jetzt nur noch, die universale Erfolgsfähigkeit der naturwissenschaftlichen Beherrschung der Natur des Menschen beispielhaft zu dokumentieren und damit nicht zuletzt ihre Unabhängigkeit von sozialen Gesichtspunkten. Zum Beispiel bedeutet der Ausbruch von Seuchen nicht mehr die Notwendigkeit, Fragen an die gesellschaftlichen Zustände zu stellen, gefordert ist jetzt nur ein »durch soziale und sozialpolitische Erwägungen ganz unbeirrtes epidemiologisches Studium«. (Behring 1893, zit. Labisch, Ms. 1984, 45) Mit diesen Entwicklungen, die durch das KGA beschleunigt und unterstützt werden, ist eine neue Etappe der ärztlichen Professionspolitik erreicht. Die Lösung von zwei zentralen Problemen in dem Kampf um soziale Etablierung des ganzen Standes – denn individuelle Professionsmitglieder waren in diesem Sinne immer etabliert – ist gelungen: Die demonstrierbare Gewißheit der professionstypischen Kenntnisse, Techniken und Sichtweisen ist »seriös«, kaum mehr zu bestreiten. Die Professionsmitglieder sind insgesamt Vertreter des gleichen, als erfolgfähig, verläßlich und akzeptiert geltenden Wissensbestandes. Zum anderen kann die Profession Tätigkeitsbereiche präsentieren, die ihre allgemeine gesellschaftliche Nützlichkeit und Bedeutung belegen, Tätigkeitsbereiche, die in Aufgabendefinition und Wertorientierung mit den herrschenden gesellschaftspolitischen Sichtweisen kooperieren können.

Wie mehrheitsfähig im übrigen die retrospektiv so einseitig erscheinende Sanitärpolitik der siebziger Jahre war, auch für die Sozialdemokratie, der Fundamentalopposition des Kaiserreichs, läßt sich an Bebels (1840-1913) Schrift zu dem Programm des KGA von 1878 feststellen. (Labisch 1976; Tennstedt 1983) Bebel stellt fest, daß das KGA ein Programm vorgelegt habe, »mit dem wir von Anfang bis Ende vollständig übereinstimmen«, was er selbst als merkwürdig feststellt. (Bebel 1878, 7) Bebel erkennt in dem Programm den rein wissenschaftlichen Geist, der zwar alle politischen Überlegungen ausschalte, aber in Wirklichkeit so revolutionär sei, daß die parlamentarische Mehrheit das Programm »als ein utopisches, auf sozialdemokratische Bestrebungen hinausführendes im stillen ansieht«. (10) Und so ist er natürlich skeptisch: Würden die Programmpunkte in der Realität richtig ausgeführt, also Untersuchungen über die Ursachen der Volksseuchen oder eine allgemeine Medizinalstatistik erstellt, dann würde die Lösung der sozialen Frage ganz unabweisbar gemacht.

Eine statistische Arbeit über die Gesundheitsbedingungen wäre

> »ein revolutionärer Akt von der größten Tragweite und doch ein revolutionärer Akt von durchaus friedlicher Tendenz, denn er würde die Lösung aller Fragen auf das Gebiet der Diskussion und von da zur Formulierung und Promulgierung von Gesetzen führen, obgleich ihrem Wesen nach von revolutionärer Tendenz, weil auf Umgestaltung von Grund auf hinwirkend, doch in ihrer Form und der Art ihres Vollzugs den Charakter von Reformen tragend«. (9f.)

Würden die Ursachen der Volksseuchen wie vorgesehen wissenschaftlich untersucht und alle Ergebnisse veröffentlicht, würde das

»eine förmliche Revolution in der Wohn-, Nähr-, Arbeits- und sonstigen Lebensweise der Menschen« initiieren. (12)

Bebel hat, von der revolutionären Potenz von wissenschaftlichen Ergebnissen überzeugt, später selbst sozialstatistische Untersuchungen durchgeführt, so zur Sonntagsarbeit 1888 und zur Lage der Arbeiter in Bäckereien 1890. Insbesondere bei der Hygiene der Bäcker hat er seinen früheren Optimismus einschränken müssen: Trotz dauernder Agitation von seiten der Sozialdemokratie und relativ großem öffentlichen Interesse ist erst 18 Jahre später, 1908, eine Verordnung erlassen worden, die die Gesundheitsverhältnisse befriedigend regelt – ohne daß damit durch die ewigen Ausnahmebestimmungen und die kleingewerbliche Struktur des Industriezweigs schon befriedigende Verhältnisse erreicht worden wären.

Interessanterweise stört Bebel die reduktionistische Sicht der Sanitärpolitik wenig, aber er unterlegt ihr auch eine abweichende Zielrichtung. Die rationelle Abfallbeseitigung z. B. muß gekoppelt werden mit einer reichlicheren Bodendüngung durch die Verwendung dieser Abfallstoffe, um damit eine Produktivkraftsteigerung der Landwirtschaft zu erreichen und durch diese die unbedingt notwendige Verbilligung der Grundnahrungsmittel. Dieses Ziel, billigere und bessere Lebensmittel – und hier unterstützt er die Aktivitäten des KGA zur Kontrolle der Verfälschung der Lebensmittel uneingeschränkt – also besserer Ernährungszustand der Bevölkerung, ist für Bebel der zentrale Programmpunkt. Dagegen betrachtet er Maßnahmen wie Desinfektion als ein akzeptables, vorübergehend wichtiges Hilfsmittel. Und ähnlich gelassen: Falls sich herausstellen sollte, daß die Bodenverhältnisse eine Krankheitsursache darstellen, dann müssen sie eben geändert werden, warum nicht entwässern oder bewalden oder Berge versetzen? Aber das ist natürlich unter den Verhältnissen des kapitalistischen Gegenwartsstaates unmöglich, überhaupt hält Bebel die Verwirklichung irgendeines der Ziele für unmöglich. Die Problemstellung aber, wenn an ihr gearbeitet wird, verweist von sich aus auf die Zukunftsziele. So wird die Bearbeitung und die Durchführung des Gesetzes gegen Nahrungsmittelfälschung beweisen, daß die Lebensbedürfnisse auf diese Weise nicht zu befriedigen sind, man wird zwingend auf die Assoziation zur kollektiven Herstellung und den Vertrieb von Nahrungsmitteln oder fertigem Essen stoßen. In der Gesundheitswissenschaft allgemein und im KGA insbesondere werden sich mit Programmen wie dem vorliegenden eine große Zahl gesellschaftlich sehr nützlicher Männer hervortun, die am Ende einsehen werden, daß ihre wissenschaftlichen Ziele in der bestehenden Gesellschaft undurchführbar sind, und dann die sozialdemokratischen Ziele als die ihren erkennen können: genossenschaftliche Produktion auf hohem Niveau der Maschinisierung und Arbeitsteilung, dadurch Verkürzung der Arbeitszeit, Entflechtung der großen Industriezentren, Kombinierung industrieller und ländlicher Arbeit, also die Möglichkeit harmonischer Entwicklung aller in allen Belangen. »Damit wäre der Zustand, wo der Mensch in seiner geistigen Tätigkeit mit industrieller und ländlicher, je nach der Jahreszeit und seinem Bedürfnis, wechseln könnte, erreicht, und wie das Reichs-Gesundheitsamt zugeben wird, alsdann die Existenz von Instituten seiner Art kaum noch nötig.« (Bebel 1878, 14) Bebels Gesundheitsverständnis ist ganz traditionell: Wenn die Lebensbedingungen gut sind, ist auch der Gesundheitszustand gut, dann sind nicht einmal größere Überwachungs- und Präventionsinstitute nötig. Allerdings sind diese »normalen Lebens- und Existenzverhältnisse« eine Angelegenheit des Zukunftsstaates! Gesundheit ist normal, keine Interventionssache, kein Interventionsproblem – aber unter den kapitalistischen Lebensbedingungen unmöglich.

Bebels Position zu solch einer technisch-segmentierten Gesundheitspolitik, wie der vom KGA vorgelegten, ist trotz des Lobs als »vortrefflich, revolutionierend«, taktisch, keine prinzipielle Übereinstimmung mit den zugrundeliegenden Werten. Das gilt auch dort, wo Bebel deutlich Wissenschaftsgläubigkeit zeigt. Immer ist die Alternative zum Bestehenden die Anwendung von Wissenschaft, deren Methoden, Gesetzen, Ergebnissen. Bebel verlangt z. B. selbstverständlich auch wissenschaftliche Ernährung, allerdings beharrt er darauf, daß diese vegetarisch sein wird, er teilt nicht die Hochschätzung der Fleischkost, wie es die bestehende Ernährungswissenschaft vertritt. Zumindest im Bereich der Gesundheitspflege hat alles »wissenschaftlich« zu geschehen. Aber der Wissenschaft sind die politischen Ziele und Werte vorzugeben, die behauptete angebliche Objektivität und politische Neutralität wird nicht akzeptiert. Nur im Rahmen dieser strategischen und wertemäßigen Vorbehalte ist Bebels Forderung zu verstehen, daß das KGA in Zukunft nicht nur beratende, sondern Steuerungskompetenz haben müsse. (8) Die Übereinstimmungsfähigkeit von KGA-Programmen und sozialistischer Programmatik liegt für ihn darin, daß überhaupt soziale Problemlagen aufgenommen werden, und zwar zweifellos, daß sie auf dem seinerzeit höchst entwickelten wissenschaftlichen Niveau in Angriff genommen werden. Aber die Argumentationslogik ist letztlich kontemplativ, auch ironisch, denn die Reformfähigkeit der kapitalistischen Gesellschaft, selbst in technisch, sektoraler Hinsicht, wird für absolut unmöglich gehalten. Jedes Aufgreifen der sozialen Frage, wenn auch nur als Desinfektions- oder statistisches Problem, werde nur neue Widersprüche und Unzufriedenheiten auf die alten häufen, die Situation eher radikalisieren und bestenfalls die Produktivkräfte – hier der Gesundheitswissenschaft – entwickeln, aber zu keinen kompromiß- oder konsensfähigen Teillösungen führen. Die Sanitärpolitik ist für die Sozialdemokratie deshalb kooperationsfähig, weil sie politisch akzeptabel ist – prinzipiell gilt auch der Sozialdemokratie Gesundheit als politischer Wert –, aber hier als marginale und zugleich undurchführbare Politik erscheint. Diese Position ändert sich seit den neunziger Jahren, als einerseits auch der Sozialdemokratie die neue Erfolgsfähigkeit der Medizin bzw. der Hygienewissenschaft zunehmend einleuchtet, andererseits Ärzte beginnen, sich in der Sozialdemokratie zu engagieren und mit sozialer Zielsetzung praktisch-pragmatische Positionen nahelegen werden.

Aus Bebels Stellungnahme lassen sich nicht zuletzt die wichtigsten Argumente der herrschenden Parteien ablesen: Diese Art Sozialpolitik kostet fast nichts, im Verhältnis zu den dominierenden Militärausgaben. Es wird erst einmal eine respektable Lobby zufriedengestellt, die mit unangenehmen Argumenten des schlechten, gesellschaftlichen Gesundheitszustandes agitiert, vor allem dem ideologisch und emotional stark besetzten Thema der Zunahme der Säuglingssterblichkeit. Dazu können administrative Kompetenzen in einem, in wissenschaftlicher und sozialer Hinsicht schon in England und Frankreich als zentral angesehenen Bereich errichtet werden. Und alles das bedeutet noch nicht irgendwelche materiellen Reformschritte einleiten zu müssen. Die neue Nützlichkeit der Sanitärpolitik betrifft das öffentliche Ansehen des ganzen »Standes«, die Reputation der naturwissenschaftlichen Sichtweisen in der Medizin, berührt die Masse der Professionsmitglieder in ihrer täglichen Praxis aber kaum. Die Idee der Medizin als eine »öffentlich-rechtliche« Angelegenheit ist durchgesetzt, eine solche Wirklichkeit ist es noch nicht. Die entscheidende Etappe der Professionspolitik beginnt mit der Einführung der Arbeiterkrankenversicherung von 1883. Im Verlauf der Ausdehnung der Versicherungen und unter spezifischen politischen Konstellationen wandelt sich jetzt für die Masse der Professionsmitglieder die konkrete Arbeitsgrundlage. Es wird von ihnen eine neue Nützlichkeit gesellschaftlicher Verantwortung gefordert, die tatsächlich den privaten Charakter der ärztlichen Profession umwälzt.

6. Die Kassenarzt-Frage und die neue Nützlichkeit der Medizin

Die Einführung der gesetzlichen Arbeiterkrankenversicherung seit 1883 gilt allgemein als Beginn eines neuartigen Umgangs mit der Volksgesundheit, als ein Markstein des Sozialstaates mit unendlichen Verbesserungen der Lebensbedingungen der Bevölkerung: Schutz im Erkrankungsfall und bei Unfällen. Erst seither besteht für breite Populationen die Möglichkeit des qualifizierten Schutzes ihrer Gesundheit durch reguläre ärztliche Versorgung. Die Sichtweise, daß »die ärztliche Leistung zu den unentbehrlichen Bedürfnissen der menschlichen Existenz gehört« (Wengler 1909, 444), ist seither offizielle Doktrin und verbindliche Praxis auch für die Unterschichten. Den Erfolg scheinen schon die einfachen Zahlen zu beweisen: Eine »nach vielen Millionen zählende Menschenmasse« ist gegen die als die wichtigsten angesehenen Lebensrisiken versichert, »Riesensummen für die Behandlung von Krankheiten und Verletzungen und ansehnliche Beträge für prophylaktische Zwecke« werden aufgewendet – nichts scheint berechtigter als das offenbar allgemein akzeptierte Vorurteil, daß die Volksgesundheit nie gekannte Fortschritte macht. Aber es gibt auch Autoren, die auf das Mißverhältnis zwischen den hohen Ausgaben und den Gesundheitsverhältnissen hinweisen. (Fischer 1913, 580f.; Landmann 1898, 22) Es ist eine Kranken-Versicherung eingerichtet worden, keine Gesundheitspflege-Versicherung; es werden hier die Folgen von Erkrankungen bearbeitet, es wird nicht Gesundheitspolitik betrieben. Es ist eine Einrichtung zur Finanzierung von Maßnahmen in Notfallsituationen – nicht zuletzt zur Finanzierung der Arztkosten. Eine Einrichtung, die jedenfalls nicht besteht, um Ärzte soweit wie möglich unnötig zu machen. Schon die quantitative Bedeutung dieser Krankenversicherung kann damit kein guter Ausdruck der gesellschaftlichen Verhältnisse sein.

Aber für die Ärzte bedeutet die gesetzliche Krankenversicherung finanzielle und statuspolitische Sicherheit – allerdings stellt sie zunächst neue Anforderungen, die den privaten Ärzten als unerhörte Zumutungen erscheinen. Die Arbeiterkrankenversicherung gilt als Teil der öffentlichen Gesundheitspflege. Der Kassenarzt wird zu einer öffentlich-rechtlichen Einrichtung, die soziale Nützlichkeit

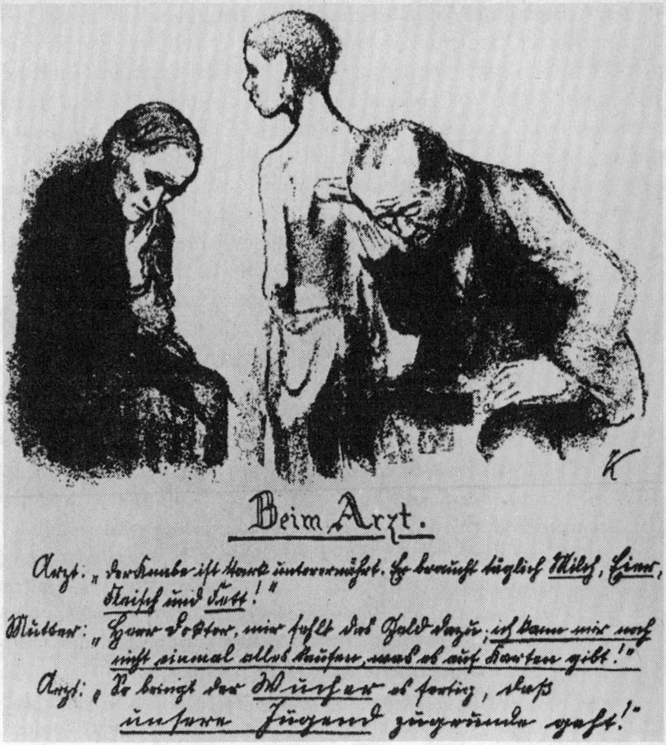

Käthe Kollwitz, Flugblatt 1920

Beim Arzt

ARZT »Der Knabe ist stark unterernährt. Er braucht täglich Milch, Eier, Fleisch und Fett!«

MUTTER »Herr Doktor, mir fehlt das Geld dazu; ich kann mir noch nicht einmal alles kaufen, was es auf Karten gibt!«

ARZT »So bringt der Wucher es fertig, daß unsere Jugend zugrunde geht!«

seiner Sichten und Maßnahmen ist ab sofort gesetzlich bestätigt – ein unerhörter Erfolg und im Sinne der bisherigen Professionsziele also. Dennoch erscheint der organisierten Ärzteschaft um 1900 die Arbeiterversicherung als eine tödliche Bedrohung. Es liege nicht mehr im Belieben des Arztes, ob er eine Kassenpraxis habe oder nicht, er sei, auch weil die Überfüllung des Standes und die Kurpfuscherei der Laien – mal wieder – weiter zunehme, aus Existenzgründen darauf angewiesen. Die Kassenpraxis aber zwinge dem Arzt unwürdige, ja beschämende Verhältnisse auf, die Bezahlung und die Handlungsfreiheit betreffend. Die Krankenkassen versichern tatsächlich einen steigenden Anteil der Gesamtbevölkerung und bilden zunehmend Organisationspotentiale, Nachfragemacht, die den Ärzten Angst macht, solange sie hier nicht ihre eigenen Interessen verankert haben. 1880 sind etwa 5 v. H. der Gesamtbevölkerung in irgendeiner Weise krankenversichert; als 1884 die gesetzliche Krankenversicherung in Kraft tritt, sind es schlagartig 10 v. H. (4,29 Millionen); 1895 sind 16,5 v. H. (7,29 Millionen) versichert; 1911 20,8 v. H. (13,35 Millionen), ohne die Familienmitglieder, die allerdings vor 1900 selten mitversichert sind. 1913 entfallen auf ein Kassenmitglied zwei, drei Mitversicherte, so daß etwa 35,3 v. H. der Reichsbevölkerung direkt oder indirekt in die Leistungen der Krankenversicherung einbezogen sind. (Tennstedt 1976a, 387; 1977, 27) Der größte Teil der jetzt Versicherungspflichtigen hat vorher kaum jemals einen Arzt aufgesucht. (Ärztliches Vereinsblatt 1899, 365) Damit werden der ärztlichen Versorgung vor allem neue Kreise erschlossen, keineswegs aus der privaten Praxis abgezogen. Dennoch kann diese Entwicklung bedrohlich erscheinen. Weil Kassenpraxis zunehmend wichtig wird für die Profession, sie hier aber ihre Interessen nicht genügend gewürdigt sehen – und die Arbeitsbedingungen weichen bedeutend von denen der Privatpraxis ab –, entstehen neue kämpferische Ärzteorganisationen und Konflikte zwischen Kassen und Ärzten. Unter der Rubrik Wiederherstellung der verlorenen »Freiheit« wird mit Kartellbildung, Ehrengerichtsverfahren und Behandlungsstreiks versucht, die Vorteile eines öffentlich-rechtlichen Status und die »Freiheiten« der Gewerbetreibenden zu kombinieren.

Die Arbeiterkrankenversicherung, die zunehmend mehr Ärzte absorbiert, wird zum entscheidenden Bereich gesellschaftlicher Nützlichkeit der Medizin. Die anderen Ebenen öffentlicher Gesundheitspflege – Stadtsanierung, Lebensmittelkontrolle, Bau- und Gewerbeaufsicht – fallen zunehmend in das Aufgabenfeld technischer Spezialisten. Nach 1900 aufgebaute Bereiche – wie Säuglings-, Alkoholismus-, Krüppelfürsorge – stehen schon im Zeichen neuer sozialer Berufe oder erhalten nicht mehr die alte große propagandistische Beachtung – wie Schulgesundheitspflege, Geschlechtskrankenfürsorge, die vielfältigen Tätigkeiten eines Stadtarztes. Die Medizin als technisch-naturwissenschaftliche Spezialität ist zunehmend in allen Sozialbereichen präsent, und die Notwendigkeit der Präsenz ist unbestritten. Die eigentlichen professionspolitischen Auseinandersetzungen finden jetzt um die Arbeiterkrankenversicherung statt. Hier geht es um den konkreten Status und die Versorgung großer Teile der Profession, nicht mehr um allgemeine gesellschaftliche Akzeptanz der medizinischen Wissenschaft und die Honorierung ihrer Spitzenrepräsentanten. Die Medizin als eine spezialisierte Sicht der Gesellschaft und ihrer physisch-psychischen Kapazitäten, der Beurteilung von Gesundheit als politischem Wert und die Perspektive der Möglichkeit sektoraler Steuerung, zumindest Aufbesserung dieser, muß als weitgehend akzeptiert gelten. Das heißt aber letztlich nur, daß sich eine bestimmte medizinische Theorie soweit durchgesetzt hat wie keine vorher. Und auf dieser ideologischen Ebene geht der nächste Schritt der Profession hin zu einer möglichen biologischen Steuerung der Gesellschaft, Rassenhygiene, sozial-biologische Zuchtauswahl, die die »Reinheit und Veredelung des Stoffes« gewährleisten soll und die Verhinderung von »Schunderzeugnissen in Menschengestalt [an denen] hinterher durch sozialhygienische Fürsorge nichts mehr gebessert werden« kann. (Fischer 1925, 201) Auf diese Entwicklung kann nicht mehr eingegangen werden. Erst die Kassenarzt-Frage ist die entscheidende Schnittstelle, an der die Profession in ihrer Mehrheit in der Wirklichkeit der Praxis ihrer einfachen Mitglieder ihre Kooperationsfähigkeit mit den herrschenden sozialen Kräften zeigen muß. Bei dieser Frage müssen sie beweisen, ob sie bereit und fähig sind, die sozialen Verhältnisse »verantwortlich« zu definieren und zu verwalten. Das betrifft vor allem die gleitenden Grenzen zwischen Gesundheit und Arbeitsunfähigkeit, zwischen Zuständen, die »normal« sind, akzeptiert werden müssen und Zuständen, die Hilfe erfordern, kollektive Ressourcen mobilisieren sollen. Es geht um die Art der Definition der Folgen gesellschaftlicher Zustände als »Gesundheit« oder

»Krankheit« und die Rechtfertigung der von der Gesellschaft zur Verfügung zu stellenden Hilfsmittel in der täglichen Praxis. Diese Anforderungen an die Ärzte bedeuten wesentliche Änderungen im Berufsbild und im Professionscharakter, die, obgleich sie lange vorbereitet waren, gravierend genug sind, um einen Teil der Widerstände vieler Ärzte gegen die mit der Arbeiterversicherung gegebenen neuen Arbeitsbedingungen zu erklären. Dennoch sind die Eingriffe der Arbeiterversicherungsgesetzgebung in die ärztlichen Verhältnisse nicht so abrupt und massiv, wie das oft behauptet wird. Diese präsentieren sich zeitgenössisch als ein noch weitgehend offener Prozeß. Das Ergebnis – die Verrechtlichung des Gesundheitsrisikos und eine weitgehende Medikalisierung der Lebensverhältnisse – ist nicht Resultat einer gradlinigen Entwicklung, sondern häufig politischer Ambivalenzen und variierender Interessenkoalitionen. Auch die folgende Entwicklung muß vor allem als Konflikt zwischen dem herrschenden gesellschaftlichen Interesse an der Medizin und dem Interesse der Ärzte beschrieben werden.

Die Strukturbedingungen dieser Auseinandersetzungen werden nur betrachtet bis zur Zeit des Berliner Abkommens zwischen Kassen- und Ärzteverbänden 1913. Die Untersuchung kann hier abbrechen, weil ein entscheidender Punkt der Veränderung der Interessenkonstellationen zwischen Kassen, Staat und Ärzten erreicht ist. (Tennstedt 1976; 1977) Hier fällt die politische Entscheidung, die hinter diesem Abkommen steht, erstmals entschieden zugunsten der Ärzteinteressen aus, d. h. in dieser Situation gegen die häufig sozialdemokratisch verwalteten Kassen und ihre Bemühungen, auch auf Verbandsebene eine sozial pointierte Politik zu betreiben. Diese politische Gewichtsverlagerung zugunsten der Ärzte entsprach der Strategie, Gegenmacht aufzubauen, war also keineswegs selbst erkämpftes Ergebnis der ärztlichen Professionspolitik. Im Gegenteil, es hatte gerade wegen ihrer überzogenen Konfliktpolitik niemand mit staatlichem Entgegenkommen gerechnet. (Stier-Somlo 1912) Mit dem Berliner Vertrag ist zwar die Kassenarzt-Frage noch nicht gelöst, aber der Lösungsweg ist vorgezeichnet: Die Gestaltungsrechte der Kassen werden beschnitten, die Ärzteinteressen werden in koordinierenden Organisationen für die Kassen kooperationspflichtig gemacht, das Gewicht der Ärzteinteressen wird stufenweise ausgebaut, bis die heute bestehenden Paritäten erreicht sind und die Ärzte ihre Interessen »selbst verwalten« können.

6.1 Die Honorarfrage – Ständiges Thema in der Arbeiterversicherung

Das Krankenversicherungsgesetz (KVG) von 1883 bestimmt einen Versicherungszwang für gesetzlich definierte Arbeiterschichten gegen Krankheit und krankheitsbedingte Arbeitsunfähigkeit. Die Leistungen sind vor allem freie ärztliche Versorgung und Krankengeld, falls Arbeitsunfähigkeit eintritt. Träger der Krankenversicherung sind örtliche und berufsbezogene Kassen, die im Regelfall durch die Versichertenvertreter selbst verwaltet sind. Das heißt, die Vertreter der Arbeiter besitzen in den Gremien die Mehrheit, und diesen ist in voller Selbstverantwortung, aber auch in weitgehender Gestaltungsfreiheit, die Organisation der Krankenversorgung überlassen. Die ärztliche Versorgung wird normalerweise mit den ortsansässigen Ärzten durch Pauschalverträge organisiert, entweder über eine bestimmte Anzahl zu behandelnder Versicherter oder bei Einzelabrechnung über pauschale Berechnungsmethoden, oder aber es werden Ärzte direkt als Ganztags-Kassenärzte eingestellt. In jedem Fall ist der vertragschließende Arzt im jeweils vereinbartem Umfang Angestellter der Kasse, in dieser Funktion abhängig von den meist ebenfalls vertraglich fixierten Vorgaben, Regeln oder Sichtweisen der Geschäftsführung. Nichts ist hier neu. Die Leistungsstruktur und die Anstellungsverhältnisse haben viele Vorläufer mit variierenden Ausformungen in den genossenschaftlichen Gegenseitigkeitskassen, den Fabrikkassen, den Gesundheitspflegevereinen. Neu ist im wesentlichen nur der Umfang, mit dem der Staat seine Organisationspotenz in diesem Bereich aufwendet, mehr und mehr Arbeiterkategorien versicherungspflichtig macht, und damit die Kassenpraxis weit über den bisherigen Rahmen ärztlicher Randfiguren hinaus für die Profession wichtig macht. Neu ist natürlich auch, daß die Kassen jetzt im staatlichen Auftrag, im Rahmen immer detaillierterer Rechtsregeln und Verordnungen die Krankenversorgung organisieren, die Kassenärzte die Versicherten behandeln – aber was das bedeutet, ist zunächst unklar.

Das KVG entsprach mit seiner Zielsetzung – der Verbesserung der Gesundheitslage der Arbeiter durch eine bessere ärztliche Versorgung und der Bestimmung »freie ärztliche Behandlung« – dem Interesse und den Forderungen der Ärzteschaft. Mit der Regelung »freie ärztliche Behandlung« war klargestellt, daß es sich hier nicht um eine Versicherung handeln sollte, die nur den Lohnausfall bei Arbeitsunfähigkeit deckte, wie das bei den meisten bestehenden sog. Hilfskassen der Fall war, sondern in der Tradition der Gesundheitspflege-Vereine auch die ärztlichen Dienste. Insofern schien den Ärztevertretern der größte Mangel des KVG, daß es die Existenz dieser Hilfskassen weiterhin ermöglichte. Die aufgenommene Bestimmung, daß diese Kassen statt freier ärztlicher Behandlung ein höheres Krankengeld zu zahlen hatten, erschien sogar noch disfunktionaler: Die Hilfskassen werden »das Schmerzenskind der Ärzte werden«, denn »das erhöhte Krankengeld [wird] auf alle jene Bevölkerungsklassen eine besondere Anziehungskraft ausüben, [...] welche schon bisher nicht gewohnt waren, ärztliche Leistungen zu honorieren«. (Ärztl. Intelligenzblatt 1885, 19f.)

Daß die Hilfskassen 1883 bestehenblieben, hatte vor allem einen politischen Grund: die Rücksicht auf ihre große Beliebtheit im Handwerk und Kleinbetrieb; die Arbeitgeber brauchten hier keine Beiträge zu leisten. Arbeitsverträge enthielten die Klausel, daß sich der betreffende Arbeiter selbst in einer Hilfskasse zu versichern habe. Ebenso war es eine politische Entscheidung, die zur Marginalisierung der Hilfskassen durch die Änderungsnovelle von 1892 führte: Diese waren zur festen sozialdemokratischen Bastion geworden, die »geschliffen« werden sollte. Wenn also 1882 nicht alle professionspolitischen Vorstellungen einer obligatorischen ärztlichen Behandlung erfüllt worden waren, dann wurde jetzt das letzte professionsfeindliche Schlupfloch geschlossen. In der Begründung der Änderungsnovelle heißt es: Im Hinblick auf die öffentliche Gesundheit muß diese Regel der Krankenversicherung aufgehoben werden, die

»es dem Empfänger [von Leistungen] überläßt, ob und in welchem Umfange er sich dafür die ärztliche Behandlung und Arznei verschaffen kann und will. Bei der wirtschaftlichen Lage und bei der geringen Wertschätzung einer rechtzeitigen und ausreichenden ärztlichen Pflege, welche in großen Kreisen der versicherungspflichtigen Volksklassen noch als vorherrschend angesehen werden müssen, kann in der Versicherung bei Kassen der gedachten Art keine ausreichende Sicherung eines vom Gesetzgeber für wesentlich erachteten Gegenstandes der Versicherung anerkannt werden. [...] Der Anreiz [...] sich unter Verzicht auf die freie ärztliche Behandlung und Arznei eine höhere Geldunterstützung zu sichern«, muß abgestellt werden.

Dabei besteht kein Zweifel, daß es nicht um die zu niedrigen Ersatzzahlungen der Hilfskassen an sich geht, die, wie statistisch dargestellt wird, für eine reguläre medizinische Versorgung auf privater Basis nicht ausreichen. Die Alternative, die Barleistungen zu erhöhen, wird ausdrücklich abgelehnt: »Je höher der Geldbetrag [...] desto stärker wird dieser Anreiz und damit der Widerspruch [... zu der] Grundforderung des Gesetzes.« (Verhandlungen d. dt. Reichstages, 8. Legislaturperiode 1892, Akte 151, 896)

Die Grundforderung des KVG ist eine obligatorische ärztliche Versorgung im Krankheitsfall oder, anders ausgedrückt, die Vorstellung der Verbesserung der Gesundheitslage breiter Arbeiterpopulationen durch eine geregelte ärztliche Krankenpflege. Die Realisierung dieser Art der Sozialpolitik bedeutet nicht unbedingt eine hohe staatliche Wertschätzung der Ärzteschaft, allerdings laufen die Professionsinteressen, wie das der Fall der Hilfskassen zeigt, wenigstens z. T. parallel zu den herrschenden politischen Interessen, sie sind in diesem Sinne funktional. Den Kassen ist also die gesetzliche Verpflichtung auferlegt, für eine freie ärztliche Behandlung ihrer Versicherten zu sorgen. Damit ist die immer wieder von ärztlichen Professionsvertretern geforderte obligatorische Krankenversicherung der Unterschichten realisiert. Denn es war offensichtlich, daß die Honorarforderungen der privaten Ärzte von den Unterschichten nur kollektiv aufgebracht werden könnten, daß die Arbeiterbevölkerung nur durch Versicherungen für die reguläre Ärzteschaft zu erschließen war. (Liese 1848; Ärztl. Vereinsblatt 1874, 334f.) Diese Vorstellung der obligatorischen Krankenversicherung als Garant des Arzthonorars bestimmt in den ersten Jahren fast ausschließlich die professionspolitische Debatte um die Arbeiterversicherung. »Die Krankenkasse hat für die Bezahlung der ärztlichen Gebühren zu garantieren! Das ist der einzige Sinn, den die Krankenkasse haben kann.« (Ärztl. Vereinsblatt 1884, 310) Frühzeitig hatte der »Ärztevereinsbund« Material über die bisherigen Erfahrungen mit Krankenkassen gesammelt und auf dem Ärztetag 1884 eine Konvention zum standespolitischen Verhalten gegenüber den neuen Zwangskassen verabschiedet: Vordringlich wichtig ist die Sicherung möglichst hoher Honorarverträge. Es wird als Teil der »Vereinsmoral« angesehen, Einzelleistungsvergütungen zu vereinbaren, aber auch bestimmte Pauschalsätze gelten in zweiter Linie als akzeptabel. Die Konkurrenz um Kassenarztstellen muß kontrolliert werden, indem den Vereinsmitgliedern verboten ist zu konkurrieren bzw. sie gehalten sind, nur unter den vereinbarten Bedingungen abzuschließen.

»Nur festes Zusammenstehen in den Vereinen [...] die unbezwingbare Macht unserer Vereinsverbände kann verhindern, daß wir schwer geschädigt in unseren materiellen Verhältnissen wie in unserer Reputation aus diesem Kampfe ums Dasein hervorgehen.« (Ärztl. Intelligenzblatt 1885, 21) »Es muß zu einem solchen Standesbewußtsein kommen, das jeder, der sich gegen die allgemeinen Abmachungen vergeht, von jedem kollegialen Verkehr ausgeschlossen und ein moralisch toter Mann wird.« (Ärztl. Vereinsblatt 1883, 270)

Schon der Anfang der Arbeiterversicherung wird professionspolitisch als »Kampf« geschrieben. Ein Kampf, der nicht etwa aufgenötigt wird, weil die Arbeiterversicherung immer weitere Kreise der ärztlichen Klientel erfaßt und den Tätigkeitsspielraum der Ärzte immer mehr beschränkt. Der aktive Abwehrkampf einer organisatorisch vereinzelten, hoffnungslos in die Defensive und soziale Abhängigkeit geratenen Ärzteschaft ist ein professionspolitischer Mythos. In Wirklichkeit existieren in vielen Bezirken und Kommunen wohlorganisierte Ärztevereine, die sich insbesondere in den Industriegebieten um die Frage des öffentlichen Gesundheitswesens zusammengeschlossen hatten. In diesen Vereinen wird die zu vertretende Politik beraten, sie wird u. a. über das *Ärztliche Vereinsblatt* verbreitet und insbesondere auf dem Ärztetag von 1884 als verbindliche Empfehlung verabschiedet. Das alle Überlegungen leitende Motiv ist die Klassifizierung der neuen Arbeiterversicherung als »Versicherung« und als solche die Ablehnung des Status einer »Armenkasse«; d. h., die Arbeiter seien keine Armen und wollen auch keine sein, denen »um jeden Preis« zu helfen sei, die Arbeiterversicherten müßten deshalb aber auch diesem Status entsprechend den vollen Arztpreis zahlen. Der volle Preis ist die regionale Minimaltaxe für die Privatpraxis, diese drücke aus, daß »wer diese nicht bezahlen könne, in die Armenkasse gehöre«. (Ärztl. Vereinsblatt 1883, 274) Die Orientierung auf die Taxe bedeutet Einzelleistungsvergütung und Ablehnung der alten Praxis der Vereinbarung von Pauschalsätzen mit Armenpflegeverbänden, kommunalen Einrichtungen, Fabrikkassen und Gesundheitspflegevereinen. Nicht einmal Rabatte, wegen der großen Zahl von Versicherten, seien zu gewähren: Rabatte seien ungerechtfertigte »Schenkungen« an die Arbeiter. (Ärztl. Vereinsblatt 1884, 305)

Die Einzelleistungsabrechnung erscheint als die einzige dem ärztlichen Beruf adäquate Entlohnungsform, weil eine Pauschale erstens zu ungerechtfertigten Leistungsanforderungen von seiten der Versicherten führt, sie zweitens als ein »fixiertes Einkommen« aufzufassen ist, das dem freien Status der Ärzte nicht entspricht, und drittens immer unseriös im Verhältnis zur Minimaltaxe ist, weil ihr eben der Geruch der Armenpraxis anhängt und sie nicht den wirklichen Wert der ärztlichen Leistung ausdrückt.

Immerhin wurde die Möglichkeit, mit Pauschalen abzuschließen, wie gesagt, nicht völlig abgelehnt – bleibt als Zugeständnis an die Tradition, wenn die Honorarsätze hoch genug sind und damit die strategische Wirkung haben, »einen Druck auf die Kassen auszuüben, daß sie die erstere, wahrscheinlich für sie billigere und jedenfalls nicht teurere Art der Bezahlung akzeptieren«. (Ärztl. Vereinsblatt 1883, 275) Gefordert werden 3 Mark als Jahrespauschale pro Kopf der Versicherten, das entspricht als Einzelleistungsvergütung der Minimaltaxe drei Hausbesuchen. Falls die Familienangehörigen mitversichert sind, sollen 9 Mark gezahlt werden. Diese Sätze werden von den Kassen und Aufsichtsbehörden als völlig überhöht, weil für die Kassen ruinös, angesehen. (Mugdan 1895, 17, 19) Nach den in der Diskussion genannten Zahlen wird nur von wenigen kleinen Kassen 3 Mark und u. U. mehr bezahlt, die mitgliederstarken Kassen zahlen von 1,50 bis 2 Mark. Wenige große Knappschafts- und Fabrikkassen, z. B. die Kruppschen Fabrikkassen, zahlen 2,50 Mark. Die große Ortskrankenkasse Leipzig hat nach sprunghaft ansteigenden Arzthonoraren ein System der Mischfinanzierung eingeführt. Sie läßt die Ärzte ihre Leistungen nach der Minimaltaxe einzeln abrechnen, zahlt aber nur einen Pro-Kopf-Pauschalbetrag aus, der anteilsmäßig auf die Ärzte verteilt wird. So weichen die Beträge, die zugestanden werden – auch Familienmitglieder sind mitversichert – deutlich von den geforderten ab: 1888 werden z. B. 5,81 Mark gefordert und 3,70 Mark gezahlt, 1889 6,61 Mark gefordert, 4 Mark gezahlt. (Ortskrankenkasse 1890, 81)

Berichte zeigen nun, daß auch regionale Ärztevereine nach diesen Prinzipien vorgegangen sind, schlechtere Verträge gekündigt, ihre Preise heraufgesetzt und durch »Koalition« durchgesetzt haben. Genau das kritisiert der zuständige Staatssekretär v. Boetticher im Dezember 1885 im Reichstag in einer Debatte zu den Mängeln der Durchführung des KVG. Er wirft dem »Ärztevereinsbund« bzw.

den Vereinen, die die 1884 aufgestellten Regeln befolgten, Kartellpolitik, Mißverständnis des Charakters der Arbeiterversicherung und groben materiellen Eigennutz vor: »Daß die Herren Ärzte [...] die Zwangslage, die durch das Gesetz für die Kassen geschaffen ist, benutzt haben, um eine Forderung zu stellen, deren Befriedigung sie unter anderen Umständen wahrscheinlich nicht zu erwarten haben würden.« (Verhandlungen d. dt. Reichstages, 16. Sitzung, 1895, 334) Er beklagt, daß es den Ärzten in einigen Regionen gelungen sei, die Arbeiterversicherung in eine »Ärzteversicherung« zu verwandeln, die die betroffenen Kassen finanziell ruiniere. Aber v. Boetticher hält ein solches Ergebnis für einen Verwaltungsfehler der Kassenvorstände, die er so ermuntert, »die Scheu, die Ärzte des Ortes [...] zu umgehen, andere Kräfte heranzuziehen«, abzulegen und »gegen solche Assoziationen Front zu machen«. Er empfiehlt, Kassenarztstellen mit fixem Honorar öffentlich auszuschreiben. »Wir haben die Gesetzgebung [...] nicht zugunsten der Ärzte gemacht, und ich finde es nicht recht, daß an der Hand dieser Gesetzgebung ein Druck von den Ärzten ausgeübt wird, der schließlich in der Hauptsache den notleidenden Arbeiter trifft.« (331) Obgleich keiner der Debattenredner das Zentralproblem der Arbeiterversicherung wie v. Boetticher in der Kassenarztfrage sah, konnte er am Ende den Ärztevertreter doch konsensual abkanzeln, daß von sämtlichen zu Wort gekommenen Parteien »das Verfahren der Ärzte [...] ebenso verurteilt ist wie von mir [...] und nun kommt der Herr Vorredner und will diese Konvention rechtfertigen«. (348) Der Ärztevertreter im Reichstag hatte sich zwar auch von der Konvention, dem verbindlichen »Vorschlag« des Ärztetages 1884 als Bemühungen distanziert, die nach »Innungsprivilegien riechen«. Er kritisiert allgemein die Bestrebungen des »Ärztevereinsbundes«, dem er »ganz reaktionäre Gesinnungen und Bestrebungen« konstatiert, um dann aber die konkreten Honorarforderungen und natürlich die Standesehre heftig zu verteidigen: »Die Ärzte wollen, daß die versicherten Arbeiter ebensogut ärztlich behandelt werden wie andere Familien, wie andere Privatleute.« (347) Was wohl aber eher sein Mißverständnis zeigt! Nur der sozialdemokratische Redner ist für die gewerkschaftliche Durchsetzung eines »Minimallohns« eingetreten, hat dann aber – wie unsensibel – dieses Recht für alle gefordert, damit die Arbeiter ihren Ärzten diese Minimallöhne auch zahlen können! (337)

Der »Ärztevereinsbund« verfaßt als Reaktion auf die Debatte eine wütende Denkschrift an den Reichstag, in der die Notwendigkeit verbindlicher professionspolitischer Normen mit dem Ziel, »unseren Stand innerlich und äußerlich zu heben«, gerechtfertigt wird. Die Argumentation der Denkschrift verdeutlicht, wie problematisch die Vorstellung ist, daß Kassen nur Garanten der Honorare seien: Zwar wird zugegeben, daß die von den Kassen gezahlten Pauschalhonorare hoch genug sind – so hoch, daß, wie v. Boetticher sagt, keiner der Kassenärzte unzufrieden ist – aber, wenn man die Pauschale auf die zu betreuenden Versicherten oder auf Patientenkontakte umrechnet, dann seien die Honorare Pfennigbeträge. Diese Berechnungsgrundlage ergäbe aber die reale Bezugsgröße der ärztlichen Leistung und damit ihren »Wert« auch in den Augen der Versicherten! »Es ist ein großer Unterschied, ob man seine Kunst dem Bedürftigen freiwillig zu Gebote stellt oder sie für einen Schächerlohn verkauft. Für die letztere Art der Opferwilligkeit haben wir keinen Sinn!« (Ärztl. Vereinsblatt 1886, 44) Die eine Seite des Honorarproblems ist also das alte professionspolitische Thema der Leistungsbewertung. Die andere Seite ist das Thema einer möglichen Dispensierung des Marktes überhaupt, die dann auch das Problem des wahren Wertes löst: »Einesteils erreichen durch dasselbe (KVG) weite und weitere Kreise eine billige, ja oft spottbillige ärztliche Behandlung, andernteils gerät ein großer Teil der Praxis dadurch in feste Hände, wird monopolisiert.« (45) Die Finanzierungsverhältnisse in der Arbeiterversicherung ermöglichen auskömmliche Pauschalhonorare für feste, hauptberufliche Kassenärzte, eine Regelung, die aber den professionspolitischen Nutzen des KVG monopolisiert. Wird dagegen die Kassenpraxis auf alle ortsansässigen Ärzte verteilt, sind die Patientenzahlen je Arzt und dementsprechend die Pro-Kopf- oder Pro-Krankenschein-Honorare so niedrig, daß keiner der Ärzte aus der Kassenpraxis ausreichenden Nutzen zieht. Die Erwartungen an das KVG, Garant der ärztlichen Honorare zu sein, müssen also fehlschlagen, die Arbeiterversicherung kann schon finanztechnisch nicht die neutrale Finanzierungsstelle einer ansonsten unveränderten Ärzteschaft sein. Die Kassenärzte müssen für ihr Honorar eine völlig andere Praxis akzeptieren.

Das *Ärztliche Vereinsblatt* berichtet 1886 dann, daß sich mehrfach Schwierigkeiten ergeben haben, weil die Ärzte ihre Honorare nach Gründung der gesetzlichen Kassen im Schnitt heraufgesetzt und selbst gegen finanziell schwache Kassen durchgesetzt haben. Besonders ärgerlich und ungerechtfertigt, wenn, wie in überschaubaren Industriegebieten, in denen schon vorher Versicherungszwang bestand, die Versichertenpopulation weitgehend gleichgeblieben ist, ebenso wie auch die ärztlichen Leistungen. Solche Mißstimmungen zwingen dann z. B. den ursprünglich sehr offensiven Bezirksverein Düsseldorf zum Einlenken. Man akzeptiert die ökonomische Sichtweise der Kassen und ist bereit, die Honorarforderungen auf die bestehenden Verhältnisse abzustimmen. Vor allem wird jetzt akzeptiert, daß die verlangten Pauschalsätze zu hoch sind, aber auch, daß die Ärzte selbst bereit sein müssen, bei den von ihnen initiierten Kosten zu sparen, bei Arzneien und Heilmitteln, aber vor allem bei den Ausgaben für Krankengeld. Die neu verabredeten Orientierungslinien enthalten dann u. a. die Formulierung einer neuen Interessenkoalition: »Die Simulation, durch welche die Lebensfähigkeit der Kassen am meisten in Frage gestellt wird, kann nur durch gemeinsame Kontrolle der Arbeitgeber, der Kassenvorstände und der Ärzte und durch gegenseitige Mitteilungen verhütet werden.« (Ärztl. Vereinsblatt 1886, 21)

Die offizielle Standespolitik produziert nur eine Anspruchshaltung, wenn sie versucht, die Honorarsätze der Privatpraxis in der Arbeiterversicherung durchzusetzen. Es ist Irrtum oder Selbsttäuschung, anzunehmen, daß durch die Arbeiterversicherungsgesetzgebung die bisherige ärztliche Privatpraxis ausgedehnt werden sollte. In jedem Fall bedeutet diese Anspruchshaltung den Versuch, die ambulante medizinische Versorgung nach dem alten, individualisierten mittelständischen Zuschnitt zu betreiben, sich nicht auf Arbeitsbedingungen der Massenproduktion von Dienstleistungen einzustellen. Der häufige Ausspruch – die Masse muß bringen, was der einzelne Erkrankungsfall nicht einbringt – ist nicht etwa ein beginnendes Verständnis für die Bedingungen der Massenversicherung, sondern Perhorreszierung der rationalisierten Arbeitsbedingungen. Nicht zufällig werden in der Honorarfrage Krankenhäuser, in denen ja schon lange die Massenversorgungsverhältnisse bestehen, ausgespart: »Eine Ausnahme machen die Krankenhäuser, weil die Ärzte mit Recht ihre Tätigkeit in diesen als eine Gelegenheit zu günstigen wissenschaftlichen Beobachtungen, zur eigenen Fortbildung, auf beide Weise als die Grundlage einer späteren, ausgedehnteren und einträglicheren Praxis betrachten können und dürfen.« (Ärztl. Vereinsblatt 1883, 272) Die seriellen Verhältnisse in den Krankenhäusern sind Vorbereitung, nicht selbst Normalbedingung ärztlicher Tätigkeit. Nur unter diesem Aspekt reduziert sich die dominierende Honorarfrage nicht auf rein finanzielle Interessen. Welche professionspolitischen Würden und Ehren im einzelnen auch im Verhältnis zwischen Kassen und Ärzten berührt sein mögen, es ist fraglos, daß ein Würdeproblem entstehen kann, wenn diese Ebene politisiert wird. Denn im folgenden werden die Kassen offensiv, lehnen die Honorarforderungen ab und schließen Verträge eben mit Außenseitern, Berufsanfängern, Kooperationswilligen aller Art und setzen damit die veränderten Arbeitsbedingungen gegen die Profession durch. Hier wird im übrigen nur so verfahren, wie es auch in der Armenpflege, den Gesundheitsvereinen üblich war. Die anfängliche Gelassenheit: »Die Deserteure unter uns [werden] für die Dauer nicht imstande sein, den Bedarf an Ärzten zu entwürdigenden Schundpreisen zu decken«, stellt sich als Fehleinschätzung heraus. (Ärztl. Intelligenzblatt 1883, 21)

Die Honorarfrage in der Eingangsphase der Arbeiterversicherung ist weniger der Beweis für die sowieso stets bestehende Dominanz der wirtschaftlichen Interessen in der Professionspolitik vor allen anderen Themen und den eigentlich »ethischen«: »Das Ansehen des ganzen Standes [hängt] bei der materiellen Richtung der Zeit immer mehr von dem Grade seiner materiellen Stellung ab.« (Ärztl. Vereinsblatt 1883, 269) Es ist vielmehr der Hinweis, daß die materiellen Würdestandards von Anfang an verlangt, aber nur vorübergehend erfolgreich durchgesetzt werden. Denn die professionspolitischen Forderungen werden von seiten des Staates wie des Kapitals als übertrieben und ungerechtfertigt im Verhältnis zur Bedeutung und Tätigkeit der Ärzte in der Krankenversicherung abgewiesen. Anders gesagt, die allgemeine Nutzanwendung der Profession erscheint noch als durchaus ungesichert, ihre Position unklar. Noch für die ganze Zeit bis zur Jahrhundertwende gilt folgende Erfahrung: Kommt es zum Streit zwischen Kassen und Ärztevereinen, dann entscheiden die Aufsichtsbehörden überwiegend zugunsten der Kassen. Das Ärzteinteresse ist zwar schon zu Beginn der Arbeiterversicherungen in vielen Bezirken gut organisiert und, organisatorisch gesehen, durch Kartellbildung durchaus durchsetzungsfähig. Die Interessenlagen selbst aber stoßen im sozialen Raum auf allgemeine Ablehnung, sind sozial gesehen nicht realisierbar, so daß ein entschlossener Machtkampf zu riskant erscheint.

Die sächsischen Ärztevereine, als ein Beispiel, versuchen sofort, nachdem 1896 ihre Standes- und Ehrengerichtsordnung Gesetz geworden ist, durch Zwangsverpflichtungen die Minimalsätze der Privatpraxis durchzusetzen. Fast alle Kassen sind gezwungen, die Beiträge zu erhöhen, z. T. zusätzlich die Leistungen zu kürzen. Die Staatsaufsicht greift ein gegen die Interessen der Ärzte, ohne damit den gravierenden Anstieg der Kosten für ärztliche Behandlung aufhalten zu können. (Kleeis 1900)

Die Professionspolitik verurteilt von Anfang an alle Honorare, die nicht den Minimalsätzen der Privatpraxis entsprechen, als »wahrhafte Schundpreise« – Preise, die also keineswegs durch die neuen Kassen erst diktiert werden – und versucht während des ganzen Betrachtungszeitraums, jede Gelegenheit zu nutzen, diese Honorarforderungen durchzusetzen. Die Honorarfrage bekommt dadurch die homogenisierende und sozialisierende Bedeutung. Sie ist die Antriebskraft, mit der berufsfremde Interessen wie soziale Kontrolle und Forderungen der Rationalisierung ärztlicher Tätigkeit verknüpft werden können. Honorarzugeständnisse gehen im folgenden mit Forderungen an das ärztliche Tätigkeitsprofil einher. Diese Verkoppelung ist um so leichter, als der Honoraranteil tatsächlich der geringste Teil der durch die Ärzte initiierten Kosten ist. Die Verbindung von institutionellen und ärztlichen wirtschaftlichen Interessen selbst kann nicht neu sein. Aber der Professionscharakter wird um so stärker von Institutionsinteressen bestimmt, je mehr Ärzte ausschließlich Kassenärzte oder Versicherungsärzte werden und nicht mehr nur nebenberuflich Armenärzte, Fabrikärzte, Physikatsärzte sind. Mit der Honorarfrage läßt sich der »Stand« der Ärzte als private Beistände und Berater von Privatleuten auskaufen und wechselt den Professionscharakter.

Die Honorarforderungen können im folgenden sogar zu nackten finanziellen Umverteilungsforderungen zu Lasten anderer Versicherungsleistungen werden:

»Diese Pauschalbeträge [Arztkosten] suchen die Kassen möglichst niedrig zu halten, während sie andererseits für freiwillige Wohlfahrtsleistungen, wie z. B. Versicherung der Familienmitglieder, Errichtung von Genesungsheimen, Ausdehnung der Unterstützungsdauer auf das doppelte der gesetzlichen Vorschrift, ihre Mittel uneingeschränkt zur Verfügung stellen. Alle diese Aufwendungen mögen erfreulich und notwendig sein – sie dürfen aber nicht auf Kosten der berechtigten Honoraransprüche der Ärzte geschehen.« (Wiebel 1909, 326)

Hier ist der Punkt erreicht, wo nach 1900 die Arbeiterversicherten der Profession schon so sehr als Besitzstand gelten, daß sie in erstaunlicher Borniertheit selbst die diätetische Infrastruktur als gesundheitspolitisch sekundär gegenüber den Arztleistungen ansehen möchten.

6.2 Die Stellung des Arztes in der Arbeiterversicherung – Die Kurpfuscherfrage

Die Bestimmung des KVG, daß die Kassen freie ärztliche Versorgung zu leisten haben, ist von seiten der Ärzteschaft nie anders verstanden worden, als daß die Versorgung durch approbierte Ärzte stattzufinden habe. Dies ist die Voraussetzung, der die offensive Interessenvertretung, aber auch die relative Gelassenheit der Anfangsphase möglich macht. Die Ärzte können sich hier auch auf alte Sichtweisen berufen: Welche medizinische Hilfe der Privatmann sucht, muß diesem selbst überlassen sein, weder der Staat noch sonst jemand kann hier eingreifen. Wenn allerdings der einzelne durch Kollektiveinrichtungen zu bestimmtem Handeln gezwungen ist, also durch Zwangszugehörigkeit zu eingeschriebenen Hilfskassen, Fabrikkassen o. ä., dann kann nur eine Krankenversorgung durch staatlich legitimierte Ärzte in Frage kommen. Das ist die herrschende Praxis. Es ist versucht worden, diese im Hilfskassengesetz von 1876 legalisieren zu lassen, aber ohne Erfolg. (Ärztl. Vereinsblatt 1875, Beilage) Diese Einschätzung des KVG ist eigentlich auch selbstverständlich, denn nach der Gewerbeordnung ist das Führen des Arzttitels an Hochschulabschluß und Approbation gebunden, das Gesetz spricht von freier »ärztlicher«, nicht etwa »medizinischer« Behandlung. Als 1886 bekannt wird, daß Krankenkassen auch Kurpfuscher, das sind Homöopathen oder sog. Naturärzte, zur medizinischen Versorgung zulassen, muß das als eine »ganz unverständliche und geradezu ungeheuerliche Auffassung einzelner Krankenkassenvorstände« erscheinen. (Graf 1890, 30f.) Die Beschwerden der Ärzteschaft werden dann aber vielfach von den Aufsichtsbehörden als ein unstatthafter Monopolanspruch auf Behandlung abgewiesen. (In Sachsen wird ein Monopolanspruch ganz abgelehnt, nicht so in

Berlin.) Denn rechtliche Ansprüche der Ärzte an Kassen und Versicherte seien nicht ableitbar aus dem KVG. Die einzigen Ansprüche, die auf Leistung, haben die Versicherten. Die Verpflichtung zur Bereitstellung von Leistungen liegt bei den Kassenvorständen, wie sie ihren Verpflichtungen nachkommen, ist ihre Sache. Falls von den Versicherten Leistungen von Nicht-Ärzten gefordert werden, können diese angeboten werden. 1887 wird diese Sichtweise durch den Staatsminister v. Boetticher reichsoffiziell bestätigt. Die Kassenvorstände haben das Recht, dem in der Bevölkerung noch weitgehend vorhandenen Wunsch nach Behandlung durch Nicht-Ärzte zu entsprechen. Durch diese Situation dominiert nun in der Professionspolitik einige Jahre das Thema »Kampf dem Kurpfuschertum« in der Arbeiterversicherung, durch Ärztetagsbeschlüsse und Petitionen unterstützt. Allerdings ohne jeden Erfolg: Eine Änderung der Rechtsstellung der Ärzte im Deutschen Reich wird von der Regierung nicht als notwendig angesehen. (v. Littrow 1970, 439)

Diese Phase der Auseinandersetzung hilft, die Position der Ärzte in der Arbeiterversicherung zu klären. Ärzte haben keinerlei Rechte und Verpflichtungen außer denen, die ihnen die Kassenvorstände durch Anstellungsvertrag geben. Von ihrer Seite gibt es keinen Anspruch auf medizinische Versorgung der Versicherten, nicht auf Entscheidung über Arbeitsunfähigkeit, nicht darauf, daß das Krankengeld nur auf Bescheinigung des approbierten Arztes gewährt wird. Sie haben keine Gestaltungsrechte in bezug auf Zahlungsmodus und Dauer von Unterstützungszahlungen und erst recht kein Entscheidungsrecht über die Feststellung der Beitragshöhe. Und das sind die Forderungen, die die Profession im Hinblick auf die Reform des KVG stellt. Erst jetzt befindet sich die professionspolitische Anspruchshaltung auf der Ebene der Strukturprinzipien der Arbeiterversicherung, nicht mehr nur einfache Honorarsicherung, sondern Steuerung der Leistungen nach professionspolitischen Interessen ist gefordert. Warum stellen aber jetzt Kassen überhaupt »Pfuscher« an, eine Praxis, die in den älteren Kassen und Pflegevereinen nicht üblich war? Ist dies eine Verschlechterung der bisherigen, schon nicht besonders üppigen Standards? Woher rührt es, daß offenbar im allgemeinen Verständnis die Kassenvorstände zu Recht Entscheidungsbefugnisse haben, die weit über das hinausgehen, was wir heute Bürokraten zugestehen würden, über Gegenstände, die, für uns nahezu selbstverständlich, nur Ärzte entscheiden können? Man muß sich verdeutlichen, daß sich in diesen Bereichen professionspolitische Sichtweisen durchgesetzt haben, die heute unsere Problemwahrnehmung disponieren und die es erschweren, eine Ablehnung der Expertenkompetenzen anders aufzufassen als unverantwortliche Ignoranz oder inhumane Fehlsteuerung.

Was die Profession an der Kurpfuscherfrage in den Krankenkassen so wütend macht, ist, daß die mit der Annahme eines Versorgungsmonopols in den Arbeiterversicherungen einhergehenden ausschließenden, unumgehbaren Kompetenzen bestritten werden. Diese ausschließende Zuständigkeit ist nicht nur eine Sicherung gegen externe Konkurrenz, sondern sie wird vor allem als Sicherung der Dominanz in der medizinischen Situation, dem Arzt-Patienten-Verhältnis selbst aufgefaßt: Falls die Kassenvorstände das Recht haben, Kurpfuscher zur Kassenbehandlung zuzulassen, dann werde es unternommen, so heißt es, »mit Notwendigkeit sämtliche Kassenärzte und somit beinahe den ganzen Stand der Ärzte zu degradieren! Denn damit nehmen sich die Vorstände das Recht, darüber zu entscheiden, ob das Können und Wissen so wie die Zuverlässigkeit eines Kurpfuscher ggf. ebenso zu schätzen sei als das eines Arztes«. Die Vorstände aber sind »oft kaum mehr gebildet als die Arbeiter«, wie sollen diese das Attest usw. eines Kurpfuschers beurteilen können? (Ärztl. Vereinsblatt 1886, 359f.) Diese Einschätzung einer Degradierung des Standes ist keine übertriebene Sensibilität, das behauptete Beurteilungsdefizit kein einfaches Sachproblem, vor dem Hintergrund der üblichen Arzt-Kranken-Verhältnisse. Das Verhältnis des akademischen Arztes zu den Unterschichten ist traditionell ein dominant obrigkeitliches als Armenarzt, Physikatsarzt, als Krankenhausarzt – gerade hier bestehen die einzigen Vorbilder einer gesicherten Dominanz des Arztes über seine Klientel. Wenn jetzt in der Arbeiterversicherung ein Entscheidungsspielraum gegen ihre Kompetenz akzeptiert wird, dann ist der »obrigkeitliche«, der Dominanzstatus gegenüber der Arbeiterpopulation selbst in Frage gestellt. Die Arbeiterversicherung kann so als Bedrohung des erreichten Sozialstatus der Profession gesehen werden. In der Diskussion auf dem Ärztetag 1886 wird dann darauf hingewiesen, daß die eigentliche Zwangsversorgung ja unbestritten eine durch approbierte Ärzte ist: Die Vorstände können keineswegs eine Normalversorgung durch Naturärzte vorschreiben, sie können nur den Wünschen ihrer Versicherten nach anderen Kurarten zustimmen und die entstandenen Kosten übernehmen. (Ärztl. Vereinsblatt 1886, 376) Aber man übergeht diesen Einwurf. Daß die Entscheidungsfähigkeit und letztlich Verhandlungsmacht der bisher abhängigen Arbeiterpopulation durch die Kassenvorstände verstärkt wird, ist der eigentliche Skandal.

Die Kurpfuscherfrage in der Arbeiterversicherung ist nur der markanteste Aspekt in dem ambivalenten Autoritätsproblem. Der Kassenarzt verfügt nicht über die Handlungsfreiheit eines Armenarztes. Er hat ein spezifisches Profil. Der Kassenarzt ist »nicht nur der Arzt, der lediglich für seine Kranken tätig ist, Krankheiten heilt oder zu verhüten sucht, sondern er ist auch vor allem der Sachverständige und Vertrauensmann der Krankenkasse, von dessen gewissenhafter Tätigkeit die Lebensfähigkeit der Krankenkasse und dadurch indirekt wieder das Wohl und Weh der Versicherten abhängt«. (Jaffé 1903, 81) Der Kassenarzt bekommt eine Doppelrolle, er ist Therapeut und Sachverständiger im Sinne der Kassenziele zugleich, er ist Behandler und Kontrollinstanz. Diese Kontrolleurfunktion knüpft an die Armenarzttätigkeit an, ist ansonsten berufsfremd. Die Gutachterrolle des Arztes wird so wichtig, weil die Grenzen zwischen Krankheit und Nichtkrankheit so wichtig werden; weil der Arzt mit jeder Krankenbehandlung auch die Zumutbarkeitsschwelle der Arbeitsunfähigkeit bestimmen soll – diesen Übergang aus der Arbeitsrolle in einen alternativen Subsistenzzustand, der für alle, die keine Alternative zur Arbeit haben, so wichtig ist. Dieser Aspekt wird später im Zusammenhang der zweistufigen Krankheitsdefinition wiederaufgegriffen. Der praktische Arzt war traditionell gewöhnt, auf die Angaben der Klientel einzugehen, deren subjektive Empfindungen ernst zu nehmen, ihren Erwartungen weitgehend nachzukommen. Daß der behandelnde praktische Arzt zugleich Kontrolleurfunktionen haben könnte, autonom Situationen definiert, Verhalten bestimmt, Leistungen verweigert, wird traditionell als unmöglich angesehen. Die neue »Sachverständigen«-Funktion bedeutet ein gegen Kranke gerichtetes »Vertrauens«-Verhältnis. Die Berücksichtigung dieser Anforderungen »mag dem Anfänger lästig, ja widerwärtig sein, weil sie direkt mit der wesentlichen Berufsaufgabe, den Erkrankten zu beraten und ihm zu helfen, nichts zu tun haben«. (Thiersch 1895, 55) Aber es sind nachweisbare Funktionserfordernisse der Krankenversicherung und als solche von dem vertragschließenden Arzt zu akzeptieren. Die Situation bedeutet eine Loyalitätsverteilung, die stark konfliktträchtig ist: »Suchen sie [Kassenärzte] die Wünsche der Verwaltung zu erfüllen, so verderben sie es mit den Mitgliedern. Geben sie letzteren zu sehr nach, so ziehen sie sich die Feindschaft der Verwaltungen zu; und da sie von letzteren angestellt sind, so bildet sich obendrein noch ein des Standes durchaus unwürdiges Abhängigkeitsverhältnis.« (62) Diese so skizzierte Doppelrolle entspricht in keiner Weise dem professionspolitischen Idealbild des neutralen, objektiven Sachverständigen. Der Kassenarzt hat fraglos an Verbindlichkeit gewonnen, ist aber zugleich in neue Ambivalenzen geraten.

Die Autorität wächst durch den obligatorischen Charakter des Kassenarztes bei der Leistungsgewährung. Der Arzt kann von den Versicherten nicht umgangen werden, der Arzt bekommt jetzt diese, uns heute selbstverständliche Funktion des öffentlich legitimierten Verteilers alternativer, erkrankungsbezogener Ressourcen. Fordert der Versicherte medizinische Hilfe oder Lohnausfallgeld, dann findet er feste Zuständigkeitsregeln; der medizinische Bedarf kann nicht nach eigenen Bedarfsdefinitionen gedeckt werden. Die zeitgenössisch übliche ambivalente Dominanzlage zwischen Arzt und privatem Patient ist hier zugunsten des Arztes aufgehoben. Der Kassenarzt gewinnt diese Autorität allerdings nicht aufgrund eigener Kompetenz, sondern durch die Organisations- und Richtlinien-Kompetenz der Krankenkassen bzw. durch deren Vorstände. Das ist das zentrale Autoritätsproblem der Standespolitik. Die Kassenvorstände sind Laien, meist Arbeitervertreter, die üblicherweise in wohlverstandenem, bei den überwiegend kleinen Kassen sogar basisdemokratisch artikuliertem Interesse ihrer Versicherten handeln. Über diese, im heute unbekannt gewordenen Sinne wirkliche Selbstverwaltung bestand die Möglichkeit, direkt auf die die Leistungen und Ziele strukturierenden Handlungsnormen des Vorstandes Einfluß zu nehmen. Klagen über therapeutisches Verhalten und Praxis der Leistungsgewährung der Kassenärzte konnten zum öffentlichen Thema und u. U. zum Auslöser von Disziplinarmaßnahmen gegen Ärzte werden. Zwar haben große Kassen sehr bald spezielle Vertrauensärzte verpflichtet, um diese Unstimmigkeiten zwischen Versicherten und Ärzten, aber auch zwischen Ärzten und Verwaltung selbst zu klären, zumindest um zu vermitteln. Aber durch diese Zwischeninstanz verschärft sich das Problem der Berufsautorität für »abweichende« Ärzte noch, wird die Kooperationspflicht mit den

Besonderheiten der Arbeiterversicherung für den Kassenarzt nur unterstrichen.

Wie stark allerdings der Kooperationszwang der Ärzte mit Versicherten- und Vorstandssichtweisen de facto war, vor allem, in welchen Bereichen ein solcher Druck sich wirklich auswirkte, ist schwer abzuschätzen. Es schien der Profession jedenfalls drastisch genug, eine unendliche und monotone Ärztefolklore zu rechtfertigen: »Sie seien Sklaven der Kasse geworden.« (Thiersch) Es bestehe eine unwürdige Drangsalierung der aus den höheren Sozialschichten stammenden ehrwürdigen Ärzte durch das ungehobelte Volk der »Gevattern« Handschuhmacher und Zigarrendreher in den Vorständen. Immer würden standesunwürdige Zumutungen auferlegt. Vor allem aber wird kritisiert, daß die Anstellungshoheit den Vorständen die Möglichkeit gibt, die Ärzte anzustellen, die ihnen am angemessensten erscheinen, die den richtigen »Ton« treffen, die kompatible medizinische oder politische Weltsichten vertreten, die sich verhandlungswillig zeigen oder einfach niedrigere Honorarforderungen haben und nicht etwa diejenigen Ärzte, die die standespolitischen Idealpositionen vertreten. Es wird facettenreich behauptet, daß sich die Situation der Kassenärzte standespolitisch drastisch verschlechtert habe, weil sich die Ärzte nun den frechen Forderungen der Versicherten gegenüberfänden, die bei Tag und Nacht für jede Kleinigkeit besucht werden wollen, die Atteste fordern, aber sich dann nicht von ihnen, sondern von Kurpfuschern behandeln lassen; die Krankheiten simulieren und die Kasse betrügen wollen – und wenn dann die Ärzte die Leistungen verweigern, dann werden sie auf den Generalversammlungen wegen Vernachlässigung angeklagt und laufen Gefahr, aus ihren Verträgen gekündigt und damit in der Region brotlos zu werden.

»Einzelne Kassenverwaltungen möchten darüber hinaus den Arzt als Hörigen behandeln, sie verlangen, daß er sich in seinem ärztlichen Tun und Lassen nach den Vorschriften oder Wünschen seiner Auftraggeber richtet, die arzneiliche, die arzneilose, die operative, die ›fersikalische‹, die ›hypnolische‹ Methode befolge, vorgedruckte Rezepte von befreundeten Heilmittelfabrikanten signiere, Diätzettel heilkundiger Naturräte verteile usw. usw.« (Sticker 1913, 9)

Die Litaneien der Knechtung der Ärzte folgen zwanglos dem alten Muster ärztlicher Professionspolitik und sind ohne Überzeugungskraft, immer stark ideologische Positionen des Kampfes gegen wirkliche und angebliche Autoritätsstellungen des Publikums im 19. Jahrhundert: gegen das Lakaiendasein, das die Reichen und Mächtigen auferlegen, gegen den Legitimationsdruck, den die Vernunftschlüsse des räsonierenden Bürgertums ausüben, dem sich der akademische Arzt eigentlich zugehörig fühlt, gegen die Schikanen, die angeblich die Armenkranken aushecken, weil sie die Leistungen gratis bekommen. Aber es ist auch ein qualitativer Wandel ausgedrückt, die Kampffronten der alten Machtbalance zwischen Arzt und Patient haben sich wesentlich verschoben. Der latente Kampf um Dispositionsgewalt, also um physische und psychische Zumutbarkeit der auszuhaltenden Schmerzen, um moralische und ökonomische Risikozuweisung in der Auswahl von Therapien usw., aber auch der Kampf um Interpretation von Krankheit besteht nicht länger zwischen Arzt und Patient (bzw. der familiären Partei des Patienten), sondern zwischen Arzt und Kassenverwaltung. Hier liegt jetzt das Feld der Verhandlungen und Kompromisse. Der Arbeiterversicherte erreicht seine Stellung im Arzt-Patienten-Verhältnis nur durch Vermittlung der Kasse, nur durch die auf das gemeinsame Wohl der Versicherten verallgemeinerten Handlungsnormen des Vorstandes. Damit ist das Arzt-Arbeiterversicherten-Verhältnis kein privates mehr, sondern ein öffentlich-rechtliches. Denn auch die Kassen üben ihre Tätigkeit als eine öffentlich-rechtliche Aufgabe aus, sind hier zunächst nur durch sehr lockere Regeln gebunden, die aber mit jedem neuen Konflikt und jeder neuen Problemlösungsform durch immer konkretere Ausführungsbestimmungen und bindende Sichtweisen laufend spezifiziert werden. (Tennstedt 1976; Göckenjan 1981a) Der Kassenarzt übernimmt also, indem er seinen Anstellungsvertrag unterschreibt, eine neue, bisher durchaus berufsfremde autoritative Stellvertreterrolle, und indem er Sachverständiger der Kasse wird, formalisiert sich das Verhältnis zu seinen Patienten, werden diese tatsächlich in gewissem Umfang zum Objekt.

Aus der Sicht des Versicherten ist die Autoritätsfrage in der Arbeiterversicherung ebenfalls sehr viel ambivalenter als in den alten Arzt-Kranken-Verhältnissen. Der Arbeiterversicherte ist kein Armenkranker. Er hat für die Leistung bezahlt, die er im eingetretenen Versicherungsfall als sein Recht einfordert. Er fordert Leistungen natürlich im Sinne zeitgenössischer Übung, also im Prinzip wie ein Privatpatient: Eingehen auf seine Lebenslage, Kooperation mit seinen spezifischen weltanschaulich-medizinpolitischen Ansichten. Da die medizinische Kultur nicht in der heute geläufigen Weise standardisiert ist, die »Schulmedizin« noch nicht eine unbezweifelbare Autorität ist, ist eine solche Kooperation problemlos. In breiten Arbeiterkreisen bestand eine Vorliebe für naturheilkundliche Methoden und Sichtweisen. Auch die neu in die Städte strömenden ländlichen Arbeiterpopulationen haben sich vor Einrichtung der Arbeiterversicherung in den meisten Krankheitsepisoden an die landläufigen volkskundlichen Kenntnisse und Praktiken gehalten. Solche spezifischen medizinpolitischen Ansichten der Unterschichten gehen auch in die Forderungen an die Versicherungsleistungen ein, und diesen soll ja auch Raum gegeben werden. (Zadek 1898) Die Ortskrankenkasse Frankfurt/M. z. B. hat 1899 166 approbierte Ärzte, vier »Naturärzte« und zwei Homöopathen zur Kassenpraxis zugelassen, was aber vermutlich weder den Umfang des naturheilkundlichen Bedarfs, noch deren Praxis ausdrückt. (Graef 1898, 821) Hier existiert nicht zwingend ein Kollisionspunkt mit den approbierten Ärzten. Der traditionell individualisierte Professionscharakter erlaubt, ja fordert als »ärztliche Politik« das Eingehen auf Publikumsphilosophien, eine Korrespondenz der Sichtweisen und Praktiken des einzelnen Arztes mit seiner je spezifischen Klientel. Es hat auch immer approbierte Ärzte gegeben, die sich den naturheilkundlichen Methoden zugewandt haben und diese nun auch als Klassenleistung anbieten. Diese zwanglose Kooperation mit Ansichten der Arbeiterversicherten ist aber den Professionspolitikern mehr als suspekt und wird bekämpft, wo es möglich ist: Denn der Bewerber um eine Kassenarztstelle erhöht seine Anstellungschancen, wenn er erwähnt, daß er für »natürliche« Heilmethoden sei, keine »Gifte« verschreibt oder lieber Bäder verordnet. Der Bewerber geht also auf den erwarteten Bedarf ein und bietet seine Kooperation mit diesen medizinpolitischen Ansichten an. Diese eigentlich selbstverständliche Praxis gilt standespolitisch als Kurpfuscherei. Der Aspirant rede dem Publikum nach seinen Erwartungen, kümmere sich nicht um standespolitische Standards. Diese fordern jetzt, die Indikation nur nach wie immer gearteten »objektiven« Regeln zu stellen. Der Bewerber betreibe aber Spaltung in der Ärzteschaft, indem er einen prinzipiellen Unterschied zu seinen Kollegen konstatiert, und diese Spaltung ist um so gravierender, als hier nicht eine private Klientel monopolisiert wird – das versucht schließlich jeder Hausarzt, jeder praktische Arzt –, sondern eine öffentlich-rechtlich zwangsversicherte Klientel. (Ärztl. Vereinsblatt 1895,

326, 424, 513, 544) Unter den Bedingungen der Zwangsversicherung bedeutet diese Professionspolitik: Falls die eventuell vom Versicherten geforderten naturheilkundlichen Leistungen nicht erbracht werden, weil der Kassenvorstand die Leistungen von sog. Naturärzten nicht vergüten darf (in Berlin durch die Aufsichtsbehörde verboten), oder die regulären Kassenärzte nicht auf die Forderungen eingehen, dann bleibt dem Versicherten nur, auf freie ärztliche Versorgung zu verzichten, und mit eigenen Ressourcen, dem Krankengeld, die erwarteten Dienste privat zu kaufen.

Die Möglichkeit einer Anwendung der Naturheilkunde als Kassenleistung ist abhängig von dem Ergebnis des Machtkampfes zwischen Ärzteschaft und Kassenvorständen. Die Kassenvorstände können Leistungen durch nicht-approbierte, irreguläre Heilpersonen, übrigens auch durch Frauen, die im Ausland studiert haben, aber in Deutschland noch nicht approbiert werden, oder durch reguläre Kassenärzte zur Verfügung stellen. Kurpfuscher, also irreguläres Heilpersonal anzustellen, ist traditionell eher unüblich gewesen. Die Kassenvorstände als gewählte, ehrenamtliche Vertreter ihrer Genossen haben stets vorzugsweise »besseres« Heilpersonal verpflichtet, eben unter der Bedingung, daß diese Ärzte mit den spezifischen Zwängen der Lebenslage der betroffenen Arbeiterbevölkerung und ihren allgemeinen Sichtweisen kooperierten: also keine ungebremste Medikamentierung, kein Experimentieren mit neuen und kostbaren Arzneien, Verwendung landläufiger Heilmittel oder Hausmittel, Orientierung auf Hygiene (Bäder) und Diätetetik. Die Naturheilfrage ist in der kassenärztlichen Tätigkeit vor allem interessant, weil sie zeigt, daß die Profession auch im inneren therapeutischen Bereich keineswegs Sichtweisen und Konditionen diktieren kann, sondern sich Versicherteninteresse, falls es durch die Vorstände verstärkt wird, durchsetzen kann und die je betroffenen Ärzte zur Kooperation gezwungen sind.

Die Naturheilfrage wird im übrigen langsam zu einer »alternativen Medizin«, wenngleich sich die Schulmedizin erst ab 1939 (Heilpraktikergesetz) als ausschließlich kompetent durchsetzt. Um 1900 jedenfalls gibt es weiterhin Versuche, die Schulmedizin offen zu halten, »naturheilkundliche« Perspektiven und Praktiken, nicht zuletzt durch das Interesse an der Hygiene zu integrieren. (Hueppe 1896; Sticker 1909)

Die Kassenarzt-Frage, die aus der Sicht der Standespolitik unwürdige Stellung der Ärzte gegenüber den Kassenvorständen hat entscheidend zur Entwicklung der berufspolitischen Organisation beigetragen. Die starke Verhandlungsmacht großer Kassen und deren eindeutige Politik, diese nicht im Interesse der frei-praktizierenden Ärzte zu verwenden, stärkt in der Ärzteschaft das Interesse an strikter professionspolitischer Organisation, mit Zwangsmitgliedschaft aller niedergelassenen Ärzte und korporativer Disziplinargewalt. Noch auf dem Ärztetag 1876 ist eine solche Disziplinargewalt abgelehnt worden. (Ärztl. Vereinsblatt 1876, 125 ff.) Auf dem Ärztetag 1880 wird erstmals mit einer Majorität der Stimmen eine verbindliche deutsche Ärzteordnung gefordert und auf dem Ärztetag 1882 eine solche verabschiedet. Unter der Überschrift, die Kurpfuscherei der Laien zu beenden, geht es darum, anerkannte »Standesvertretungen« einzusetzen, die in allen staatlichen Gesundheitsbelangen gehört werden und entscheidendes Stimmrecht bekommen sollen. Unter der Überschrift der Regelung der eigenen Standesangelegenheiten wird ehrengerichtliche Befugnis gefordert – hier geht es um die Beendigung der Kurpfuscherei der Kollegen bzw. um die Durchsetzung verbindlicher Ehren- und Würdestandards. Diese »Ärzteordnung« soll das 1869 aufgehobene Behandlungsmonopol wiederherstellen, ohne die Vorteile der Gewerbefreiheit – Freizügigkeit der Niederlassung, Freiwilligkeit der ärztlichen Hilfeleistung, freie Vereinbarung der Honorare – einzubüßen. Andererseits aber sollen die Nachteile der freien Berufstätigkeit, die mit der Konkurrenz einhergehen – also freie Vereinbarung von Verträgen, Unterbieten von Honoraren usw. – durch interne standespolitische Regularien abgestellt werden. (Graf 1890, 40ff.; v. Littrow 1970, 438) Der Entwurf dieser Ärzteordnung ist als Petition dem Reichstag unterbreitet und von diesem 1883 zustimmend an den Reichskanzler zur Regelung weitergegeben worden. Allerdings erfolgt 1889 eine abschlägige Antwort des Reichskanzlers. Mit Verweis auf die Gewerbefreiheit, an deren Prinzipien man ja festzuhalten gedenke, und die Landesgesetzgebung, die zunächst tätig werden sollte, wird festgestellt: »Ein dringendes Bedürfnis, von seiten des Reichs, zum Zwecke der Begründung einer ehrengerichtlichen Gewalt dem ärztlichen Stande eine nach einheitlichen Gesichtspunkten gestaltete reichsgesetzliche Organisation zu geben, erscheint durch die seitherigen Erfahrung nicht dargetan.« (zit. Graf 1890, 49)

Die Geschichte der Ablehnung der Forderung nach Selbstregulation professionspolitischer Ansprüche ist noch nicht zu Ende. Weiterhin wird großes Mißtrauen gegen die beteuerten selbstlosen »patriotischen« Einstellungen der Ärzteschaft gezeigt – wenn auch die Staatsseite die Ärzte vielleicht nicht unbedingt als »eine Art von kostgängerischem Parasiten« ansah, wie es dem Betrachter später schien. (Sticker 1913, 6) Auch nachdem in Preußen als letztem Bundesland Ärztekammern eingerichtet werden, ohne die Wünsche der organisierten Ärzteschaft zu berücksichtigen, bleibt die Disziplinarfrage unentschieden. Und wenn 1899 in Preußen doch endlich eine Ehrengerichtsbarkeit eingerichtet wird, dann offenbar mit der leitenden politischen Motivation, ein Instrument zur Paralysierung der sozialdemokratischen Bestrebungen in der Ärzteschaft zu entwickeln, jedenfalls nicht, um standespolitischen Formierungsbedürfnissen zu entsprechen, auch jene Intention wird nach langen Auseinandersetzungen nicht realisiert. (Luther, 1975, 21, 24) Diese Ehrengerichtsbarkeit ist im Sinne der professionspolitischen Ziele nur eine Halbheit geworden, denn die Einrichtung zieht keine Zwangsmitgliedschaft in den Ärztekammern oder Ärztevereinen nach sich, und die standespolitischen Regularien werden von der Ehrengerichtsbarkeit nicht als verbindlich für Nicht-Mitglieder angesehen. Dadurch ist der Nutzen dieser Einrichtungen im Kampf gegen die Kassen sehr beschränkt. Zu diesem wird in den neunziger Jahren ganz offensiv aufgerufen. Noch 1886 wurde während der Reichstagsdebatte über die Ausführung des KVG die Existenz von Ärztekartellen gegen die Kassen rhetorisch bemäntelt, aber nun wird diese Kampfform offen propagiert und organisatorisch vorwärts getrieben. Die Kartellierung der »freien« ärztlichen Gewerbetreibenden kann aber von den Kassen zunehmend routiniert unterlaufen werden, weil die verschärfte Konkurrenz der Ärzte genügend Dissidenten produziert. Eine der zentralen ehrengerichtlich verfolgten Verhaltensnormen wird zwar die Mißachtung des kollegialen Besitzstandes, das aktive Verdrängen eines Kollegen aus dem »Besitz« seiner Kassenarztstelle. Aber Kündigung und Neuabschluß von Kassenverträgen mit einem Außenstehenden, die Boykottierung der Kartellabsprachen über geforderte Vertragsinhalte oder die Umgehung von verabredeten Verfahren zur Besetzung von Kassenarztstellen konnte auf diese Weise den Kassen nicht unmöglich gemacht werden. Nur falls der dissidente Arzt einem Ortskartell, später dem überregionalen »Schutz und Trutz-Bündnis« des Hartmann-Bundes beigetreten war, die geforderte ehrenwörtliche Verpflichtungserklärung unterschrieben hatte, dann war er ehrengerichtlich belangbar. (Entscheidungen Ehrengerichtshof 1908, 72ff., 128f.; 1911, 52ff., 157ff.) Aber selbst diese Politik war nicht immer erfolgreich, etwa wenn der betreffende Arzt seinen Austritt und Widerruf erklärte, bevor er gegen diese Absprachen zu verstoßen gedachte. Die andererseits so geschätzte Gewerbefreiheit stand immer im Weg. Die ehrenwörtlichen Bindungsklauseln sind in der Zivilgerichtsbarkeit dann als Verstoß gegen die guten Sitten – und insbesondere gegen die sittliche Würde des ärztlichen Berufs – abgelehnt worden! (Geldern 1912, 11f.) Falls es aber zu einem Ehrengerichtsverfahren gekommen ist, blieb das Risiko kalkulierbar. Die Mehrzahl der Strafen ist symbolisch – Verwarnung, Verweis, Entziehen des Wahlrechts zur Ärztekammer – die Geldstrafen erscheinen niedrig, zumindest, wenn durch den Verstoß eine standespolitisch »gesperrte« Kassenarzt- oder Krankenhausstelle erreicht wird.

Hohe Geldstrafen von bis zu 1000 Mark werden nur für Sexualdelikte verhängt, aber hier selbst z. T. erst nach Intervention und Berufung durch die Aufsichtsbehörde; z. B. wird ein gravierender Fall zunächst nur mit 50 Mark bestraft. (Entscheidungen Ehrengerichtshof 1908, 106f., 147) Nach 1907 scheint eine zunehmende Verrechtlichung einzutreten. Der Ehrengerichtshof achtet zunächst forciert auf Formalkriterien, urteilt explizit nach Standards geltenden Rechts, kritisiert unsachlich und schlecht recherchierte Beweisaufnahmen der ersten Instanzen und die daraus resultierenden Gesinnungsurteile. (1911, 63, 65) Die Aufsichtsbehörde legt z. B. Berufung ein in einem Fall, in dem ein Arzt wegen der Annahme einer gesperrten Krankenhausstelle mit einer hohen Geldstrafe belegt wurde, die Stelle beanspruchte der vorher gekündigte Arzt. Das Urteil wurde von 1000 Mark auf einen Verweis reduziert! (1911, 71ff.) Ähnliche Fälle, in denen sich die organisierte Ärzteschaft versucht, mit Hilfe der Ehrengerichtsbarkeit gegen die Kommunalverwaltungen durchzusetzen, sind relativ häufig. Das staatliche Interesse an der Ehrengerichtsbarkeit zielt darüber hinaus auf Formalisierung der ärztlichen Umgangsstandards. (Kade 1906, 55ff.) Tatsächlich zeigen die verhandelten Konflikte noch das alte Klima der Auseinandersetzungen mit allen Mitteln der Rufschädigung und Verleumdung, offene Herzhaftigkeit! Das Attestwesen – hier stehen in der Regel auch die Tätigkeiten und Einschätzungen der Kollegen in Frage – spielt dabei die zentrale Rolle.

Fahrlässigkeit im Ausstellen von Attesten wird »als besonders schwere Verfehlung« der standesgemäßen Berufsausübung angesehen und bestraft. (Entscheidungen Ehrengerichtshof 1911, 125) Wichtig ist hier, daß es nie um Inhalte geht, immer nur um Formstandards: Es ist wissenschaftlich, sachlich und kollegial zu begutachten – d. h. es geht darum, festzulegen, welche Form nötig ist, damit ein Gutachten als wissenschaftlich, sachlich und kollegial gilt. (1908 52ff., 83ff.; 1911, 124ff.)

Standespolitik und Staatsinteresse in der Ärzteschaft stimmen auch in der Ehrengerichtsbarkeit nicht nahtlos überein. Diese ist eher so angelegt, daß sie auf die Verkehrsstandards der Ärzte einwirken muß, Benehmen formalisiert: Dezente Kollegialität und moderates Wirtschaftsverhalten, Umgangsstandards in der neuen Rolle als wissenschaftlich orientierte Experten, als Gutachter, wird erwartet. Eine Vereinheitlichung der Ärzteschaft wird so fraglos unterstützt, aber nicht erreichbar sind auf diese Weise die wichtigsten professionspolitischen Ziele wie Durchsetzung bestimmter Arbeitsformen und -inhalte oder Erzwingung entsprechender Honorarsätze in vorteilhaften Verträgen gegen die Kassen. Das Ehrengerichtsverfahren erfüllt den gewünschten Hauptzweck nicht, die alte »Kurpfuscherei« der Berufsgenossen durch festgelegte Wertmaßstäbe, von denen nicht abgewichen werden darf, aufzuheben. Im Gegenteil, das Verfahren wird selbst als Mittel der Kurpfuscherei benutzt: um Kollegen zu bestrafen, wenn ein Patient zu diesem überwechselt (1908, 34, 36f.), um Kunstfehler in der Öffentlichkeit zu decken (1911, 38), als vielfältiges Diffamierungsmittel, um sich gegen jede Kritik abzusichern, um im Kündigungsfall den nachfolgenden Kollegen des widerrechtlichen Erschleichens und Verdrängens zu bezichtigen. (1911, 71ff.)

6.3 Die Forderung nach »freier Arztwahl«

Die Antwort der organisierten Ärzteschaft auf die Unmöglichkeit, die entscheidenden Autoritätsfragen in der Krankenversicherung in ihrem Sinne zu lösen, ist die Forderung nach »freier Arztwahl«, die durch Kartellbildung erzwungen werden soll. Die Forderung hat eine finanzielle Seite, es sollen nicht nur einzelne Ärzte an den Kassenstellen profitieren. Und sie hat eine disziplinarische Seite, es soll verhindert werden, daß der fest angestellte Kassenarzt gezwungen ist, einseitig einen Kassenstandpunkt einzunehmen, gegen die Patienten und gegen die Standespolitik, denn dieser ist für die weiteren Ziele der Standespolitik verloren. Die Forderung, die so sehr im Interesse der Kranken zu sprechen scheint, führt bewußt auf eine falsche Spur, denn das KVG bestimmt einen Kooperationszwang zwischen Ärzten und Kassen im Sinne allgemeiner Ziele, und in diesem Rahmen kann die Person des behandelnden Arztes gewählt werden, nicht ein beliebiger Handlungsmodus. So nötigt diese Forderung, die allgemeinen Einstellungen zur Krankenversicherung und ihrer Versicherten zu klären.

Die Forderung nach »freier Arztwahl« ist eine alte liberalmarktwirtschaftliche Gegenposition immer dann, wenn staatlich oder genossenschaftlich gebündete Nachfrage nach ärztlichen Dienstleistungen auftritt, am frühesten somit in der Armenpflege. Virchow z. B. hält 1848 die »freie Arztwahl« für eine professionspolitische Prinzipienfrage. (Virchow 1879, 34ff.) Aber schon jetzt wird diese aus praktischen Gründen von Kennern der Armenpflege abgelehnt: Es werden spezifische Anforderungen an den Armenarzt gestellt, die eine längere Erfahrung verlangen und nur durch feste Anstellung erfüllbar sind. Später wird bei Auftreten großer Hilfskassen die gleiche Forderung erhoben. Alle örtlichen Ärzte sollen zur Behandlung zugelassen werden, damit keine besonderen spezialisierten Ärzte aufkommen. Die sowieso nur vage Einheit des Standes soll möglichst gewahrt werden. (Ärztl. Vereinsblatt 1884, 310) In einzelnen Orten ist diese Praxis auch von Anfang an in den neuen Zwangskassen des KVG eingeführt worden. Insbesondere bei den Ortskrankenkassen sollen möglichst alle ansässigen Ärzte zugelassen werden. Die offizielle professionspolitische Position, daß einzelne Kollegen durch diese Regelung verlockt werden, aus Konkurrenzgründen verschwenderisch mit Kassenressourcen umzugehen, wird offen zugegeben und gilt als regelbar durch vereinsinterne Maßnahmen. (Ärztl. Vereinsblatt 1886, 18f.; Jaffé 1903, 143ff.) Dennoch gilt die »freie Arztwahl« zunächst nicht als Prinzipienfrage, sie ist eine Lösungsvariante, um ärztliche Dienstleistungen nach regionalen Gegebenheiten und Angebot und Nachfrage richtig zu verteilen.

Erst seit Anfang der neunziger Jahre, insbesondere seit dem Ärztetag 1895, wird »freie Arztwahl« zum dominanten Schlachtruf der Professionspolitik. Nicht weil sich neue Probleme ergeben haben oder sich auf diese Weise veränderte Erfahrungen ausdrücken, die »freie Arztwahl« wird zum übergreifenden Motto der prinzipiell expansiven Forderungsmentalität der organisierten Professionspolitik: höhere Honorare, freie Hand bei der Bestimmung von Arbeitsinhalten und Arbeitsformen, keine professionsfremde Beaufsichtigung. Das zeigt sich an dem Begriff selbst, der eher Verschleierungsfunktionen hat, eher den Begriff für demagogische Finesse und politische Unlauterkeit abgibt, als daß er die reale Forderung ausdrückt. Eigentlich wird gar keine »freie« Arztwahl gefordert, sondern immer nur Schattierungen dieser, nämlich wie immer »beschränkte« und »bedingte« freie Arztwahl. »Eine absolut freie Arztwahl [ist] überhaupt nicht möglich«, sagt der Hauptreferent für »freie Arztwahl« auf dem Ärztetag 1895. (Ärztliches Vereinsblatt 1895, Nr. 308, Beilage, 7) »Die unbeschränkte freie Arztwahl ist eigentlich von den Ärzten niemals gefordert worden«, wird später resümiert. (Jaffé 1903, 141) Betrachtet man die mit großer Verbissenheit und Emotionalität vertretenen Positionen von ärztlichen Vertretern und Gegnern der »freien Arztwahl«, dann bleibt der materielle Kern des Konflikts zuerst unklar. Beide Seiten betonen die Besonderheit der Arbeiterversicherung gegenüber der Privatpraxis, die Motive der Versicherung und die Notwendigkeit der Kooperation mit den ökonomischen Zwängen der Kassen und selbstverständlich die Notwendigkeit, die Würde und den Status der Ärzte zu wahren, zu heben und gegen Zumutungen zu verteidigen. Dennoch scheint der einen Seite »das Grab der freien Arztwahl zum Teil mit das Grab unserer Freiheit« zu sein, dagegen der anderen die Behauptung der »Knebelung unserer Freiheit durch die Ablehnung der freien Arztwahl«, Legende, Übertreibung und bewußte Verdrehung der wirklichen Verhältnisse selbst für die Privatpraxis.

Der wichtigste, je nach Kontext strategisch profilierte oder auch verdeckte Streitpunkt ist die Kontrollfrage, die Frage, wieweit der Arzt als Disziplinarfaktor in der Arbeiterversicherung akzeptiert werden kann und unter welchen Bedingungen. Das ist notwendig wegen der fließenden Grenzen zwischen Krankheit und Nicht-Krankheit. Im Prinzip sind fast alle Arbeiter krank, aber es kann nicht alles behandelt werden, was möglich ist, der Kassenarzt hat auszuwählen, Prioritäten zu setzen. Das war schon so in der Armenkrankenpflege. Um 1900 ist es zwar einem großen Teil der Ärzteschaft unbestreitbar klar, daß die Wandlung vom »freien«

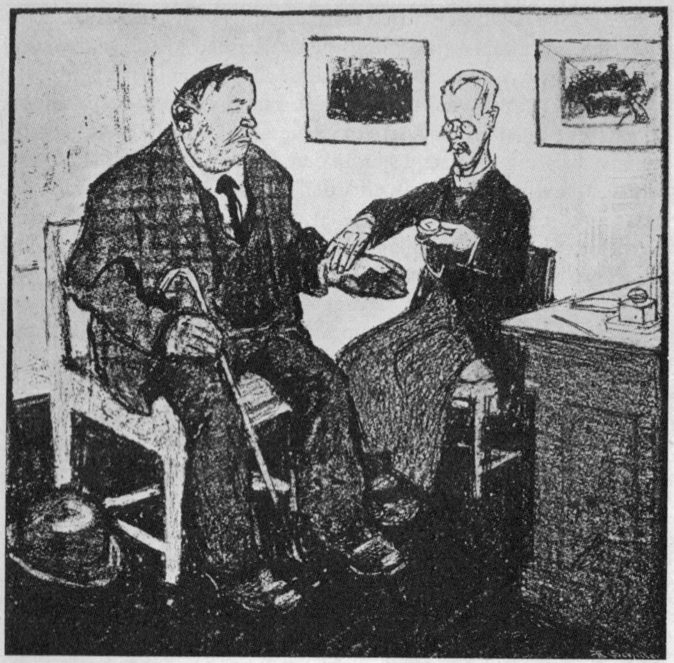

»Zur Lage deutscher Ärzte: Meine ärztliche Hilfe haben Sie nicht länger nötig; darf ich Sie vielleicht von jetzt ab rasieren?«

Simplicissimus 1903, Schulz

praktischen Arzt in eine »kassentechnische Spezialität« (Jaffé) vollzogen werden muß. »Die Disziplinarfrage, die Notwendigkeit, daß die Ärzte, die sich bei freier Arztwahl den Krankenkassen zur Verfügung stellen, [sich] einer Beaufsichtigung ihrer Tätigkeit bei den Krankenkassen unterwerfen müssen. [...] Diese Beaufsichtigung ist unbedingt notwendig.« (Ärztl. Vereinsblatt 1895, Nr. 308, Beilage, 7) Bei der Art der Beaufsichtigung will man sich aber so wenig wie möglich eingeschränkt sehen. Das aus dem Arbeitsvertrag resultierende Disziplinarrecht der Kassenvorstände wird natürlich ganz abgelehnt als Knebelung und »Knechtschaft«, als ein Anreiz für die Vorstände, sich einem »Machtkitzel« hinzugeben. Es werden spezielle, kassenärztliche Vereine gegründet, die sich zwischen Kassen und einzelne Ärzte schieben, deren Geschäfte kollektiv abwickeln sollen und Konflikte ausgleichen. Aber hier entsteht das gleiche Problem. Diese kassenärztlichen Vereine dürften sich den Kassen gegenüber nicht vertraglich verpflichten, sonst müssen sie den Ärzten gegenüber Kasseninteressen durchsetzen, sind verlängerte Disziplinargewalt der Kassen. Diese Lösung wird mehrheitlich abgelehnt, weil es so zu sehr schädlichen Kämpfen und Spaltungen in der Ärzteschaft komme. Die bestehenden kassenärztlichen Einrichtungen in Berlin z. B., die 1895 Anlaß zu der Debatte geben, werden wechselweise abgelehnt: Das eine Modell, die Geschäfts- und Beschwerdekommissionen des »Gewerkkrankenvereins«, gilt den Standespolitikern trotz der Beteiligung der Ärzte, als einseitiges Instrument der Kassen. Die Beschwerdekommission des »Vereins für freie Arztwahl«, das andere Modell, ist in ihrer Tätigkeit so unabhängig von den Kasseninteressen, daß das Recht der Kassen, die Kassenversorgung sicherzustellen, verletzt ist, zumindest schreitet die Aufsichtsbehörde deshalb ein. (Mugdan 1895; Blätter f. soziale Praxis 1895, 105 ff.) Diese Kontroverse unterstreicht eine zentrale Tatsache: Das KVG hat einen strukturellen Kooperationszwang zwischen Kassen und Ärzten geschaffen, diesem können die Ärzte durch keine Organisationsform entgehen. Die Disziplinaranforderungen müssen irgendwie konsensual, »freiwillig« gelöst werden. Tatsächlich bedeutet ja die Anstellungs- und Vertragsfreiheit der Kassenvorstände nur ein sehr beschränktes Dispositionsrecht der Kassen über die mögliche ärztliche Leistung, die Rahmenrichtlinienkompetenz ist nicht die Realisierung der Leistung selbst. In Wirklichkeit sind die Vorstände schon in bezug auf die finanziellen

Verhältnisse der Kassen abhängig von ihren Ärzten: »Reine Bosheit und Tücke« der Kassenvorstände gegen ihre Ärzte, sagt ein Vertreter des fixierten Kassenarztsystems, schlechtes Benehmen oder grundlose Kündigung seien selten.

»Sie tun das schon in eigenem Interesse nicht, weil sie wissen, daß das Gedeihen der Kasse nicht bloß von der Tüchtigkeit der Ärzte abhängt, sondern ganz wesentlich auch davon, daß dieselben Zeit und Gelegenheit finden, diejenigen Befähigungen zur Kassenpraxis zu erwerben, die [...] keineswegs jeder Arzt von vorneherein besitzt.« (Ärztl. Vereinsblatt 1895, Nr. 308, Beilage, 4)

Der für die Kassenpraxis notwendige Konsens besteht nicht bei allen Ärzten, und er wird von den Vertretern der »freien Arztwahl« offensiv verweigert. Der »freien« Profession müssen im Prinzip alle Optionen offen stehen! Dabei ist es nie klar, ob diese Position nicht nur dazu dient, die Honorarinteressen optimal zu vertreten. Vorbehalte gegen »Monopolisierung« und bindende Verträge fallen zusammen: Die ärztliche Tätigkeit soll nicht Disziplinarregeln unterliegen dürfen und auch selbst nicht Disziplinarfaktor sein müssen. Aber das ist eben wieder nur die »ethische« Seite. Die Versicherten sollen ein Recht darauf haben, den Arzt ihres Vertrauens und dessen jeweilige Dienste in Anspruch zu nehmen und nicht etwa einen ihnen vom Kassenvorstand diktierten, der sich an die Regeln des Vorstandes hält. Die Ärzte sollen ein Recht darauf haben, zur Kassenpraxis zugelassen zu werden und ihre je spezifischen Kenntnisse und Fähigkeiten anzubieten. Das ist das marktwirtschaftliche Recht auf freie Konkurrenz, »gleiche Luft für alle«: »Der Patientenfang bestand auch schon vor dem Krankenkassengesetz, wo alle Ärzte in freier Konkurrenz ihre Praxis begangen, diese Verhältnisse wollen wir so viel wie möglich wiederhaben.« Es darf nicht zugelassen werden, daß ein Arzt »mit einem Schlag durch Erjagen einer fixen Kassenarztstelle frei von jeder Sorge gestellt werden kann«. (5) Entsprechend ist die Reaktion der ärztlichen Gegner der »freien Arztwahl«, insbesondere der angestellten Kassenärzte: Die Forderung ist der reine Brotneid, notdürftig mit einem ethischen Mäntelchen verhüllt!

Die anscheinend so sehr auf Patienteninteressen zielende Forderung dürfte professionspolitisch vor allem legitimatorische Bedeutung gehabt haben, wie das auch immer in der Frage der freien Arzneidispensierung der Fall ist. Sie vermittelt zwischen der nur noch residual bestehenden »freien« Tätigkeit des Privatarztes und den unumgänglichen Realitäten des Kassenarztes. »Freie Arztwahl« in der Kassenpraxis bedeutet nur, daß die Person zur Wahl steht, nicht das ärztliche Leistungs- und Tätigkeitsspektrum. Die Person der Arztes ist nicht unwichtig, auch wenn man die professionspolitische Konzeption des Vertrauensverhältnisses zwischen Arzt und Krankem ablehnen muß. Die materialen Spielräume einer Kassenpraxis sind gering, aber Sympathien, Informationsbereitschaft, Zuwendungsfähigkeit variieren bedeutend. Auch bei einer großen Anzahl zur Kassenpraxis zugelassener Ärzte ist die Wahlfreiheit in der Regel kaum genutzt worden, haben sich die Patienten meist auf wenige Ärzte konzentriert. Bekannte sozialdemokratische Ärzte sollen so großen Andrang gehabt haben, daß sie ihre Praxis nur mit Assistenten bewältigen konnten. Auch hier wieder sehr zum Ärger der Kollegen, die dann verlangten, daß die Patienten pro Kassenarzt beschränkt werden müssen, also daß hier das sonst so propagierte Recht der Versicherten auf »freie Arztwahl« zu beschränken sei! (3) Die Forderung nach »freier Arztwahl« ist so keineswegs das Hausmotto der Freihändler, schon der Hintergrund der Bemühungen um eine einheitliche Organisation des »Standes« mit Zwangsmitgliedschaft und Disziplinargewalt steht dagegen. Wenn ab 1900 mit der aggressiven Kartellpolitik des Hartmann-Bundes erstmals die Chance einer solchen effektiven Organisation vor Augen gestellt wird, die Forderung nach »freier Arztwahl« deutlich nicht der Stärkung der Kassenpatienten dienen soll, sondern sich als Kollektivanspruch gegen die Kassen Patienteninteressen zu verwalten herausstellt, dann stehen die Vertreter des alten liberal-marktwirtschaftlichen Arztbildes auf der anderen Seite: Der durch Methoden der Zwangskoalition geformte »organisierte Arzt«, wie es der Hartmann-Bund vorschlägt, ist ein moralisches Monstrum!

»Dadurch nämlich, daß die Organisation die Regelung des Vertragsverhältnisses zwischen Arzt und Mensch für sich allein in Anspruch nimmt und so diesem Verhältnis den Charakter des Persönlichen raubt, verliert der Begriff Arzt völlig die Bedeutung, welche er seit Jahrhunderten gehabt hat. Die organisierten Ärzte sind eben nichts als ärztliche Techniker.« (Wengler 1909, 457)

Gegenüber dieser Spezies sei selbst noch das rigideste Kassenarztmodell human. Denn das fixierte Kassenarztsystem, hier ist der Kranke an einen Arzt, meist an den, der ihm am nächsten wohnt, gebunden, sei dem Hausarztsystem nachgebildet und ermögliche die gleichen notwendigen Gewöhnungen und dann auch die Kumulation von Kontextkenntnissen. Falls aber ein Versicherter mit seinem Kassenarzt nicht zurechtkommt, kann er mit der Zustimmung des Kassenvorstandes den Arzt wechseln oder im letzten Notfall Leistungen privat kaufen. Aber einer organisierten Ärzteschaft steht der Patient völlig hilflos gegenüber, er ist den jeweils adaptierten Professionspolitiken ausgeliefert. Damit ist 1909 die Angelegenheit zu Ende gedacht.

Mit der Forderung nach »freier Arztwahl« versucht die Profession, ihre alten Qualitäten zu kapitalisieren: Individuelle Zuwendung und Vertrauen auf das ärztliche Fürsorgeinteresse, mit dem Ziel, die unentscheidbare Dominanzfrage durch Schwächung der institutionellen Interessen der Kassen und Aufsichtsbehörden zu lösen. Aber alle Voraussetzungen zur Realisierung dieser Qualitäten fehlen in der Arbeiterversicherung. Es herrscht Mißtrauen auf der Seite der Versicherten und Verhaltensunsicherheit auf der Seite der Kassenärzte. Gerade das, was eine Vertrauensbasis schaffen könnte, wird durch die »freie Arztwahl« noch unmöglicher. Solange Ärzte nicht vollberufliche und angestellte Kassenärzte sind, so Landmann (1864-1931), Kassenarzt, Lebensreformer und profilierter Kritiker der »freien Arztwahl« (Tennstedt 1977a), ist Vertrauen in der Kassenpraxis »demagogisches Geflunker«. Nichts ist deutlicher, auch für die versicherten Arbeiter, als die Ohnmacht der Ärzte »gegenüber dem millionenfältigen Krankheitsjammer des Proletariats«. An dieser Unfähigkeit zu helfen scheitert zuerst jedes mögliche Vertrauen. Es mache »für den Kranken keinen Unterschied [...], ob er zwangsärztlich mit einem oder vertrauensärztlich mit zwei wertlosen Rezepten abgefunden wird«. (Landmann 1898, 11f.) Es fehlt weithin die Loyalität der Ärzte zu den Arbeiterversicherten, so daß die hilflose Medizin des Rezepteschreibens betrieben wird, die für die Ärzte, die in ihrer Ausbildung meist auch keine andere Therapieform gelernt haben, bequem und zeitsparend ist. »Daß die übergroße Mehrzahl der Krankheiten lediglich den elenden wirtschaftlichen und sozialen Zuständen entspringt«, (15) verschweigt oder bestreitet die Schulmedizin, denn sie ist eine »Lehre von der Heilbarkeit der Krankheiten vermittels Arzneien«. (17) Der Zustand der Medizin und ihre Unfähigkeit in der Kassenpraxis bedingen sich. Alternative Therapieformen, Hygienemaßnahmen, weiterreichende gesundheitspolitische Perspektiven werden ignoriert oder unterdrückt.

»Man geht vielmehr vorsichtig um diese heikle Frage (›Einfluß mangelhafter gesellschaftlicher Zustände auf die Entstehung der Krankheiten‹) herum, predigt den Windmühlenkampf gegen die Bazillen und schwört im übrigen auf dasjenige Dogma, welches dem Staate und seinen Stützen am angenehmsten ist.« (15)

Die fehlende Loyalität der Ärzte zu den Versicherten ist darüber hinaus Folge der scharfen Konkurrenz der Ärzte bzw. den schlechten finanziellen Verhältnissen vieler. Eine Kassenpraxis wird übernommen aus finanziellen Erwägungen, obgleich sie als anstrengend, unangenehm und unbefriedigend gilt, ähnlich wie die Armenkrankenpflege, ohne alle Sympathie und Interesse für die Lage der zu behandelnden Arbeiter. Die Kassenpraxis wird in der Regel als Nebenamt übernommen, in der Hoffnung, diese, sobald die Privatpraxis umfangreich genug ist, wieder aufzugeben. So schwankt ein solcher Arzt immer zwischen den Klasseninteressen, zwischen dem Eingehen auf die Arbeiterversicherten und der Furcht, daß dieses Engagement hier der bürgerlichen Privatpraxis abträglich ist. Insbesondere wenn er als sozialpolitisch engagiert bekannt würde – was seiner Aufgabe als Kassenarzt entspräche, sich um Gesundheitsverhältnisse in Fabriken zu kümmern, u. U. den Bestimmungen der Gewerbeordnung entsprechend den Fabrikinspektor zum Einschreiten veranlassen würde –, dann könnte er seine Hoffnungen auf eine Privatpraxis aufgeben. Wenn der bürgerliche Hausarzt die spezifische Pathogenität »im Hause« vor sich sieht, insbesondere wenn hier noch keine räumliche Trennung von Arbeit und Wohnung besteht, dann hätte der Kassenarzt diese bei seinem Klientel vor allem in der Fabrik zu suchen. Andererseits lebt der Arzt, der einen bestimmten Anteil Kassenpatienten benötigt, in der ständigen Furcht, bei diesen unbeliebt zu werden, ohne daß seine Mittel positive gesundheitliche Effekte hätten: Er verschreibt viele und teure Medikamente, er überweist auch Patienten mit geringfügigen Krankheitsepisoden in stationäre Behandlung, oder er behindert die Überweisung von Tbc-Kranken in Sanatorien, immer entsprechend den Wünschen der Patienten und gemäß den günstigsten Abrechnungsmodi mit seiner Kasse. Wenn er damit allerdings weit über dem Durchschnitt der Kosten pro Kassenarzt liegt, riskiert er, vom Vorstand gekündigt zu werden. Alles, was zur Voraussetzung einer Loyalität der Kassenärzte mit den Arbeiterversicherten gehörte, wie Sympathie und spezielles Fachwissen über die gesundheitliche Lage der Versicherten und die Bereitschaft und Fähigkeit, die Kassenmitglieder über Krankheitsfragen aufzuklären und in persönlicher Gesundheitspflege zu beraten, sind nicht durch »freie Arztwahl« zu erreichen. Diese bedeutet noch mehr Konkurrenz zwischen den Ärzten, größere Distanz zwischen den Ärzte- und Kasseninteressen, weitere Zersplitterung der Ressourcen.

Allerdings, so wiederum Landmann, erfüllt eine Ärzteschaft, die sich hinter der Forderung nach »freier Arztwahl« organisiert, wichtige Funktionserfordernisse im Sinne der »herrschenden Staats- und Gesellschaftsform«. Indem sie behauptet, daß es auf ihre individuellen Sichtweisen und Potenzen ankommt, hilft sie, den Zusammenhang von Gesellschaft und Krankheit zu verschleiern! »In demselben Maß, wie dem Untertan der Zusammenhang zwischen den Schattenseiten seines Daseins, insbesondere den Krankheiten und den verfehlten Grundlagen der heutigen Gesellschafts-Ordnung klar würde, müßte ja die ihm wohlweislich anerzogene Verehrung für die Träger derselben in die Brüche gehen.« Die individuelle Medizin und die Kräfte der bestehenden Gesellschaftsverhältnisse haben das gemeinsame Interesse, die Bevölkerung über die wirklichen Ursachen der schlechten Lebensbedingungen im unklaren zu lassen. Eine solche Ärzteschaft, die den Nimbus einer autonomen Heilfähigkeit, einer Abart der Fähigkeit über Tod und Leben zu entscheiden, zu verteidigen hat, muß zu den »staatserhaltenden Berufsständen« gezählt werden, die kooperiert, weil sie »von dem sozialen Elend und der Unmündigkeit der Bevölkerung lebt«. (Landmann 1898, 15f.) Jetzt endlich scheint dem Professionscharakter das so lange erwünschte Merkmal »staatserhaltend« zuzukommen! Der in der Arbeiterversicherung notwendig zu überwindende individualistische Charakter der privaten Ärzte scheint nun auch real disfunktional zu sein, gemessen an den kollektiven Problemlagen der hier versicherten Bevölkerung. Die alte individualistische Medizin, deren ätiologischer Wahrnehmungsrahmen auf die Lebensverhältnisse der je spezifischen Klientel ausgerichtet war, die das Ziel hatte, diese entsprechend den individuellen Bedürnissen umzustellen, ist gegenüber der Arbeiterbevölkerung, der hierzu alle Mittel fehlen, ein konservatives Herrschaftsinstrument!

6.4 Die zweistufige Krankheitsdefinition in der Krankenversicherung

Krankenkassen treten im Erkrankungsfall für die Unkosten aus der Heilbehandlung und für Folgekosten wie Lohnausfall und Beerdigungskosten ein. »Krankheit« ist aber eine ziemlich unbestimmte Sequenz im Lebensablauf. Die Definition einer solchen als »Krankheit« ist abhängig von einer Anzahl sozialer Determinanten. Welche Auffälligkeiten oder Abweichungen vom Normalfall als Krankheiten gelten, welche physischen, psychischen und sozialen Zustände unter diesem Ordnungskriterium einer spezifischen Behandlung unterliegen sollen, ist vor allem abhängig von den zur Verfügung stehenden gesellschaftlichen Ressourcen und den sich mit diesen entwickelnden Konventionen. Unterernährung und die damit zusammenhängenden Mangelerscheinungen z. B. sind keine »Krankheit«, nicht behandlungsbedürftig, solange solche sozialen Zustände für bestimmte Bevölkerungsteile oder bestimmte Zeiträume typisch sind. In welchem Umfang allerdings psycho-physische Beeinträchtigungen als Nicht-Krankheit hingenommen werden und hingenommen werden müssen, also keine Ressourcen mobilisieren, ist abhängig von dem gesellschaftlichen Kräfteverhältnis zwischen den diese Mittel steuernden sozialen Gruppen. In diesem Sinne ist es Bestandteil einer Wirtschaftskrise, wenn möglich den Krankheitsbegriff neu zu definieren: »Trotz gebrochener Finger und aufgeschnittener Hände [sei weiter zu arbeiten], wie das früher allgemein üblich war.« (zit. Unternehmerverhalten 1982, 66) Die Krankenversicherung, die auf der solidarischen Finanzierung des Gruppenrisikos basiert, ist seit ihren Anfängen mit dem Problem der sozialen Abgrenzung von Krankheit konfrontiert. Schon vor Inkrafttreten der gesetzlichen Arbeiterversicherung ist das Problem als Kompromiß gelöst worden, indem als Wahrheitsprobe dieses sozialen Zustandes Krankheit die Unfähigkeit angesehen wurde, die Erwerbsarbeit fortzusetzen, meist in der Form organisiert, daß die Kassen keine freie ärztliche Hilfe, sondern nur Lohnersatz boten. Ob eine solche Arbeitsunfähigkeit vorlag, blieb der Beurteilung der Versicherungsgenossen überlassen und konnte diesen vermutlich überlassen bleiben, weil die Kassen als Gegenseitigkeitskassen überschaubar regional und berufsspezifisch begrenzt, also genaue Kontextkenntnisse der individuellen Lebens- und Arbeitsbedingungen vorhanden waren. Noch sehr spät werden solche

Kontextkenntnisse – sehr herablassend allerdings – von der Profession selbst zugestanden: »Es ist aber unverkennbar, daß bei solchen Kassenvorständen und -unterbeamten vermöge ihrer großen Lebenserfahrung eine instinktiv richtige Empfindung dafür existiert, ob ein Mitglied wirklich oder nur angeblich krank ist; der Arzt kann diese Laienurteile, ohne sich mit seiner Wissenschaft etwas zu vergeben, [...] mitverwerten.« (Gumprecht, Pfarrius 1913, 8) Die »Krankschreibung« bzw. die Festlegung, daß die Kasse für den Betroffenen Leistungen gewähren wird, war also Aufgabe der gewählten und ehrenamtlichen Kassenvorstände, der Altgesellen oder der Obermeister, wie etwa in Fabrikkassen üblich. Ein Erkrankter oder Verletzter hat sich persönlich bei den Kassenvertretern oder Obermeistern vorzustellen, um einen »Krankenschein« zu erhalten. Ohne diese Bestätigung darf auch ein angestellter Kassenarzt nicht behandeln. Nur bei bedeutenden Unglücksfällen und Notlagen, die dann für sich selbst sprechen, kann von dieser Regel abgewichen werden. Der Zugang zu nicht über Arbeit vermittelten Reproduktionsmitteln war für Besitzlose in der »vorprofessionellen« Zeit das Mitleid. Später soll der Experte versuchen, nach »sachlichen« Momenten zu entscheiden. »Aus Mitleid darf die Frage (Leistungsgewährung) nicht bejaht werden, denn es ist nicht gestattet, Humanität mit fremden Mitteln zu üben.« (9)

Die anscheinend hohe Toleranz in der Hinnahme von »Krankheit« erklärt sich vor allem durch eine andere Statuszuweisung von Krankheit als der heute geläufigen. Krankheitsepisoden sind in einem großen Umfang »private« Angelegenheiten in dem Sinne, daß sie keine spezifischen Ressourcen mobilisieren, keine spezifische Schon- und Schutzsphäre definieren. Diese Episoden bleiben in der Selbsthilfe der Familie, der Nachbarschaft, meist ohne den Ablauf der Geschäftstätigkeit zu unterbrechen. Oder aber, falls die betroffene Person zur Behandlung einer Krankheitsepisode einen Arzt und professionelle Mittel mobilisieren will und zahlen kann, ist auch das ihre private Angelegenheit. Die »Benutzung« medizinischer Hilfen, Ratschläge, Mittel ist ebenso schichtspezifisch und abhängig von Gruppenkonventionen wie die anderer Hilfsmittel für das psycho-physische Wohlbefinden, seien dies Nahrungs- und Genußmittel oder Mittel der Körperhygiene. Es gibt keine als Krankheit definierte, allgemein verbindliche Schnittstelle zur sozial legitimierten Schutzzone. Anders ausgedrückt: Während es im »Krankheits«-Fall jeder halten kann, wie er möchte bzw. wie es seiner Soziallage entspricht, ist der Arbeitsunfähigkeitsfall die eigentlich Ressourcen mobilisierende Situation und insofern ein Fall für die Kontrolle durch das Gruppeninteresse der Versicherten. Diese Unterscheidung ist deshalb wichtig, weil sie deutlich macht, daß tatsächlich nicht »Krankheit« als das Vorliegen einer behandlungsbedürftigen Episode kontrolliert wird, sondern Arbeitsunfähigkeit, also die Frage, inwieweit die Krankheitsepisode eine Zumutbarkeitsschwelle überschritten hat und damit das Eintreten von Alternativressourcen rechtfertigt. In der Regel wird das bei »entzündlichen« Akutkrankheiten der Fall gewesen sein, während chronische Krankheiten mit Sicherheit ausgeschlossen sind. Rheumatismus gilt noch in der gesetzlichen Krankenversicherung als Simulationskrankheit (Ortskrankenkasse 1890, 210), mit Tuberkulose ist es nicht wesentlich besser. (Arbeiter-Versorgung 1900, 70) Sogenannte unheilbare Krankheiten waren vor dem Krankenversicherungsgesetz grundsätzlich von der Behandlung ausgeschlossen – übrigens auch in der Armenkrankenpflege. (Frevert 1984, 312; Rambach 1801, 387) Die mit der Zumutbarkeitsfeststellung verbundenen normativen Entscheidungen scheinen ein weniger gravierendes Problem in den älteren, vor dem KVG bestehenden Gegenseitigkeitskassen gewesen zu sein, die allerdings in gewerkschaftlich-sozialdemokratische Beziehungsnetze eingebunden waren. Es muß selbstregulative, solidarische Verantwortlichkeiten von seiten der Versicherten wie der kontrollierenden Kassenvertreter gegeben haben, die nicht in die späteren, nur noch rechtlich geregelten Leistungsverpflichtungen aufgehen, obgleich Kranken-Verhaltenskontrollen schon jetzt üblich sind. Die Kassenverwaltung konnte offenbar selbst noch in den freien Hilfskassen nach 1883 durch Appelle wie dem folgenden solidarisches Verhalten ihrer Versicherten hervorrufen:

»Durch die Influenza wird unsere Kasse sehr in Anspruch genommen. Es kommt daher darauf an, unsere Mittel möglichst zu schonen, wir Maurer leiden alle an Reißen, bei gutem Willen gelingt es vielen, ihrer Beschwerden Herr zu werden. Sollten sie auch dazu imstande sein, so würden sie im Interesse unserer Kasse handeln, der jetzt die Sorge für viele schwerkranke Kollegen obliegt.« (zit. Becker 1908, 106)

Die Krankenkassen versichern also eigentlich nicht das Risiko »Krankheit«, sondern das Risiko krankheitsbedingte Erwerbsunfähigkeit, also erst ab einer hoch angesetzten Beeinträchtigungsschwelle. Dieser Tatbestand ändert sich auch nicht durch die gesetzliche Krankenversicherung seit 1884, obgleich jetzt auch freie ärztliche Behandlung zur Regelleistung wird und dadurch die Schon- und Schutzsphäre tendenziell erweitert wird. Diese Ausdehnung wirkt aber zunächst eher als solche einer disziplinierenden Sichtweise in dem Bereich allgemeiner ärztlicher Tätigkeit: Auch »Krankheit« wird einer objektivierenden Bewertung unterzogen. Die gesetzliche Krankenversicherung ist bei ihrer Einsetzung mit einer Vielzahl politischer Erwartungen und pädagogischer Vorstellungen überlastet worden, die u. a. dazu geführt haben, daß die Krankenkontrolle bzw. ein allgemeiner Simulationsverdacht geradezu zum organisierenden Prinzip der Krankenversicherung geworden ist. In der Begründung des Gesetzentwurfes von 1882 heißt es:

»Die gegenseitige Krankenversicherung der Berufsgenossen ist bei der relativen Gleichheit der Krankheitsgefahr die rationellste, übt durch die bei ihr am leichtesten durchzuführende Selbstverwaltung einen moralischen Einfluß aus und erleichtert durch die nahe Beziehung der Kassenmitglieder zueinander die zur Bekämpfung der Simulation unentbehrliche Kontrolle.« (zit. Freund 1887, 450)

Die Planung der gesetzlichen Krankenversicherung auf der Basis kleiner überschaubarer Einheiten beruht auf politischen Kalkülen, nicht auf Überlegungen, einen möglichst günstigen Risikoausgleich zu sichern, die große mitgliederstarke Sozialkassen gefordert hätten. Die begrenzten Ressourcen erzwingen eine rigide Kassenökonomie, die aufgewandte staatliche Organisationspotenz und die Zwangsmitgliedschaft breiter Bevölkerungskreise hilft nichts. Der versorgungspolitische Ermessensspielraum der Kassen ist durch feste ökonomische Daten eingeschränkt: Nicht nur Mindest-, auch Höchstleistungen sind festgesetzt. Die Beitragssätze sind fixiert auf Basis der ortsüblichen Mindestlöhne, so daß die verfügbare Finanzmasse z. T. viel niedriger ist als sie sein könnte – ein Anlaß zu häufigem Streit. Dazu müssen Reserven angelegt werden, wobei Nichtbefolgen der Regeln und defizitäre Kassenfinanzen immer die Drohung beinhalten, die Selbstverwaltungskompetenz an einen bestellten kommissarischen Verwalter zu verlieren. Alle Leistungen unterliegen damit einem prinzipiellen Solvensvorbehalt – jetzt allerdings als verstecktes, strukturelles Mißtrauen: Jeder einzelne Versicherte, der Leistungen nachfragt, jeder Arzt, der diesen entspricht, könnte das Bestandsinteresse der Kasse gefährden, könnte das Kollektivvermögen schädigen – obgleich er nur seine gesundheitsbezogenen Rechte einfordert bzw. bei der Realisierung behilflich ist. Zentrale Aufmerksamkeit erfährt in der Krankenversicherung das »Simulantentum, dieser Krebsschaden des ganzen Versicherungswesens«. (Becker 1908, 9) »Im Versicherungsverhältnis [ist] geradezu eine Prämie gesetzt auf das Vorhandensein von Krankheiten und Gebrechen, bieten sich doch gerade hier verlockende, leicht zu benutzende Möglichkeiten zur Ausbeutung gemeinnütziger Einrichtungen.« (2)

Die Verteilung der kollektiven Ressourcen wird zu regeln versucht durch eine zweistufige Definition von Krankheit. Von Anfang an ist in der gesetzlichen Krankenversicherung ein allgemeiner Krankheitsbegriff eingeführt: Behandlungsbedürftigkeit, Behandlungsfähigkeit, aber das ist nur eine Generalklausel ärztlicher Zuständigkeit im allgemeinen. Diese wird dann durch die »Zwecke« der Kasse operationalisiert. Die Rechtsprechung unterscheidet in den »rein medizinischen Begriff«, der Störung des Normalzustandes, und einen spezifischen Begriff, der sich aus den Aufgaben der Kassen ergibt. Der medizinische Begriff ist für die Kassen nicht handlungsanleitend,

»denn die Herstellung des Normalzustandes ist für die Kasse nicht Selbstzweck. [...] Aufgabe und Zweck der Kasse ist demnach darauf gerichtet, die wirtschaftlichen Nachteile auszugleichen, welche durch eine auf Gesundheitsstörung beruhende Beeinträchtigung der Erwerbsfähigkeit [...] herbeigeführt werden. (Arbeiter-Versorgung 1900, 752f.)

In dem hier dargestellten Fall wird daher die Kariesbehandlung noch nicht schmerzender Zähne abgelehnt. Gesundheitsstörungen müssen nicht unbedingt schon direkt Einschränkung oder Aufhebung der Arbeitsfähigkeit bedeuten, auch »Störung des Wohlbefindens« ist deckungspflichtig, aber sie müssen als aktuelle, nicht nur als eine mögliche, zukünftige Gefährdung der Arbeitsfähigkeit darstellbar sein. Ähnlich kommt es bei der Feststellung der Arbeitsunfähigkeit nicht auf die »subjektiven Klagen« der Meinung der Versicherten an, sondern auf »objektive Merkmale«, die der sachverständige Arzt festzustellen hat. (Fiebig, Hanauer 1903, 10f.) Als wichtigstes Entscheidungskriterium für Arbeitsunfähigkeit gelten die Anforderungen aus der Berufstätigkeit des Versicherten:

»Es kann also ein Uhrmacher wegen einer leichten Fingerverletzung, ein Flötenbläser wegen eines Lippenherpes, ein Schreiber wegen einer Bindehautentzündung arbeitsunfähig sein, während andererseits ein Büroarbeiter mit einer stationären Lungentuberkulose oder einem großen Beingeschwür voll arbeitsfähig sein kann.« (Gumprecht, Pfarrius 1913, 9)

An solchen Relativierungen ist wichtig, daß sowohl Krankheit als auch Arbeitsunfähigkeit beurteilt wird, daß Krankheit selbst nicht an sich, nicht an der Subjektivität des Betroffenen oder der Solidarität des Kollektivs, sondern nur an dem Kriterium der Arbeitsfähigkeit gemessen wird. Und das beeinflußt den ganzen Bereich der ärztlichen Tätigkeit: Eine leichte Fingerverletzung, die Bindehautentzündung, die Tuberkulose hat bei einem Grobschmied eine andere Qualität als bei einem Uhrmacher. Und was folgt daraus? Die verordneten Hilfsmittel und Arzneien sollen der scharfen Ökonomie der Knappheit unterliegen, wird also der Grobschmied statt der Medikamente auf die Hausmittel verwiesen, weil den nichtmedikamentösen Verordnungen, wenn möglich, der Vorzug zu geben ist – wäre das schlimm? Aber die Hausmittel muß er selbst bezahlen. Warum ist bei ihm die Krankheit eine Bagatelle, außer daß seine Arbeitsfähigkeit weniger direkt bedroht ist? »Es gibt genug Kassen, [...] die selbst an der Schwindsucht leiden, wo die Ärzte gewissermaßen auf ›Lakritzenwasser‹ abonniert sind, und jeden wieder fortschicken, der nicht schon halbtot ist.« (Thomas 1908, 8) Die Gleichsetzung von Krankheit und Arbeitsunfähigkeit existiert offensichtlich von seiten der Versicherten genauso, aber aus anderen Gründen. Diese scheinen sich wie in vergangenen Zeiten zu verhalten, indem für sie Krankmeldung und Arbeitsunfähigkeitsmeldung zusammenfallen. Der Anstoß, zum Arzt zu gehen, ist wohl viel weniger das Eintreten von Krankheitsepisoden an sich, diese werden weiterhin wesentlich mit Hausmitteln selbst behandelt, sondern entweder die alte reale Notsituation, oder aber Zwangslagen, die eigentlich nicht zum Risiko der Kassen zählen, wie das Eintreten von Arbeitslosigkeit. »Die Arbeitslosenversicherung schleicht sich mit jeder Krankenversicherung unbeabsichtigt ein, und den Ärzten ist die z. T. unerfüllbare Aufgabe gestellt, beide wieder zu trennen.« (Gumprecht, Pfarrius 1913, 8)

Die zweistufige Krankheitsdefinition ist insgesamt gesehen wichtig als Instrumentarium, mit dem die Zugangsschwelle zu den kollektiven Ressourcen undurchsichtig flexibilisiert wird. Krankheit im ehemals privaten Zuständigkeitsbereich wird fähig, kollektive Ressourcen zu mobilisieren, zugleich bleibt der eigentliche Zumutbarkeitstest die Feststellung von Arbeitsunfähigkeit. Die professionelle Aufmerksamkeit organisiert sich um diese und entwikkelt hier Kriterien und Normen, die auch auf die Definition von »Krankheit« zurückstrahlen. Durch die Übernahme von Definitionstätigkeit zwischen diesen beiden Polen durch die ärztliche Expertise werden die herrschenden Normen verwirrt und neu formiert. Morbiditätsepisoden werden zu Krankheiten, die vorher nicht als solche galten, der Akzeptanzkreis und die professionelle Zuständigkeit werden über die in den Arbeiterkreisen geltenden Normen hinausgehend erweitert. Dieser Expansionstrend entspricht ganz dem alten »hausärztlichen« Professionscharakter, mit dem Unterschied, daß die entscheidende Bedarfsdefinition bei den privaten Patienten lag. Andererseits erfolgt die Zumutbarkeitsprüfung auf Arbeitsunfähigkeit nicht mehr durch eine dritte Instanz, sondern durch die Gegenpartei im Arzt-Patienten-Verhältnis und erfordert damit »sachliche«, also Objektivierungs- und Legitimierungsstrategien, die nicht als ökonomische und politische erkennbar sind, diese sollen das Krankheitsverhalten der Versicherten beurteilen und strukturieren. Das ist eine gravierende Anforderung zur Veränderung des individualistischen Professionscharakters, die Expertise soll »objektiv« sein, soll nicht die Sympathie, Zuwendung, »Liebe« des Arztes zu seiner Klientel ausdrücken.

Die richtige Benutzung ärztlicher Hilfe war seit der Aufklärung das Standardthema der Professionspolitik, nun erhält der Kassenarzt Mittel, diese zu beeinflussen. Lohnersatz, Krankengeld wird nur gegen ärztliche Behandlung gewährt, er kann einen Versicherten durch sein Recht auf Krankschreibung zwangsweise zum Kranken machen. Diese letzte Regelung scheint aber eher hinderlich zu sein, wegen der unzureichenden »Belohnung« des Krankenstatus, d. h. wegen der zu niedrigen Lohnersatzzahlungen. Diese entsprechen normalerweise der Hälfte des örtlichen Durchschnittslohns, eine Summe, die nach häufigen Darstellungen kaum für die monatliche Miete ausreicht. Das Recht des Arztes auf Krankschreibung konnte offenbar als Hindernis wirken, sich überhaupt in die Behandlung zu begeben. Das Risiko, krankgeschrieben zu werden, damit üblicherweise auch die Arbeitsstelle zu verlieren, ohne adäquaten Lohnersatz zu erhalten, erschien hoch. Dagegen kann angenommen werden, daß auf die Dauer eine Gewöhnung an regelmäßigen Arztbesuch – z. B. bei chronischen Krankheiten – erreicht wird. »Behandlungsfähigkeit« wird als Patientenerwartung möglichst im Bereich der Krankheitsepisode vor dem Eintritt legitimierter Arbeitsunfähigkeit trainiert.

Die richtige »Terminierung« der Erkrankung war zu erlernen, das funktionelle Umgehen mit den Versicherungsdeckungsregeln. Diese tritt erst nach drei Wochen Arbeit ein. Bei drohender Arbeitsunfähigkeit ist es notwendig, sich noch während der Fortführung der Arbeit krankzumelden, sich erst danach arbeitsunfähig zu melden, weil dann die Karenztage fortfallen. Eine Arbeitsunfähigkeitsmeldung darf nicht erst erfolgen, wenn die Arbeitslosigkeit schon eingetreten ist, weil dann die Deckung entfällt. Andererseits besteht ein Zwang, sich vor Wiederaufnahme der Arbeit »auszukurieren«, da bei wiederholter Erkrankung, insbesondere der gleichen, die Deckung ebenfalls gestrichen wird. Selbst bei verschiedenen Erkrankungen muß eine bestimmte »krankheitsfreie« Zeit nachgewiesen werden. Allerdings muß vor dem Arbeitsantritt, der in jedem Fall wegen des niedrigen Krankengeldes dringlich ist, eine attestierte »Besserung«, wenn schon nicht Heilung eingetreten sein, damit ein folgender Erkrankungsfall gedeckt ist.

Krankheit ist jetzt nach den Regularien keine Privatsache mehr, die im Entscheidungsbereich des einzelnen und seiner Ressourcen liegt. Es ist keine Angelegenheit, die der hinzugezogene Arzt an sich ernst nimmt, weil er schließlich für diese Beistandsleistung gerufen und bezahlt wird, egal wie ernsthaft die Episode sich in professionellen Normen darstellen mag. Die Simulationsfrage – das strukturelle Mißtrauen der ungerechtfertigten Ausnutzung kollektiver Mittel – bringt einen neuen »Ton« in die Krankenversorgung, die diese vorher nicht kannte. Allerdings besteht das alte professionelle Problem fort, daß dem Kranken tatsächlich nicht zu trauen ist; z. B. wenn sie Symptome vortäuschen, während sie die eigentlich wichtigen verschweigen, aus Scham, Dummheit oder weil sie eine bestimmte Kurart herbeiführen wollen. Der »eingebildete Kranke« kann auch als Kranker behandelt werden, aber er bleibt eine permanente Bedrohung für das professionelle Selbstbewußtsein und den vermarktbaren Ruf. Der Kranke, der hinter dem Rücken des behandelnden Arztes über dessen Einfältigkeit lacht bzw. durch mangelnde Kooperationswilligkeit einen skandalträchtigen Mißerfolg produziert, ist ein Alptraum, der durch die professionspolitische Literatur geistert. Dennoch ist das Behaftetsein mit »Zufällen«, den wie immer gearteten Krankheitsepisoden, eine Angelegenheit, die keine Objektivität hat außerhalb des Kranken, die vielleicht wissenschaftlichen, aber sonst keinen Wert oder

Sinn hat. Der Simulationsverdacht ist ein Problem aus der Armenpflege. Die Simulation von Hilfebedürftigkeit ist ein Rechtsproblem, mit dem u. U. der Gerichtsarzt befaßt ist, aber hier tritt er als Kriminologe gegen einen vorgeführten Angeklagten auf. Daß das Simulationsproblem in der Arbeiterversicherung einen so zentralen Stellenwert hat, in allen Kommentaren zum Sinn dieser Versicherung darauf Bezug genommen wird, liegt an seiner Kontinuität zur Armenpflege. Hier wie da regeln abstrakte, »sachfremde« Kriterien die Verteilung der knappen Kollektivressourcen. Wie in der Armenpflege ist alles um Arbeitsfähigkeit und Arbeitsbereitschaft organisiert. Hier wie da unterliegen die Leistungen und Bedürftigkeitsdefinitionen einem allgemeinen Gemeinwohlvorbehalt, werden die Leistungen in der Krankenversicherung nicht so sehr aufgrund des Leistungsanpruchs als aufgrund der professionellen Zumutbarkeitsfeststellungen gewährt.

»Es ist eine Hauptaufgabe einer Krankenkassenverwaltung, die Gesamtheit ihrer Kassenmitglieder vor Schädigungen durch Simulanten zu schützen. Sie muß bei der Erfüllung dieser Aufgaben in erster Linie natürlich auf das sachgemäße Urteil und das strenge Mitgefühl der Ärzte rechnen.« (Fiebig, Hanauer 1903, 33)

Den »Bedarf« definiert nicht der Betroffene, auch nicht das durch gemeinsame Verpflichtungen, Ziele und Werte verbundene Kollektiv, sondern eine allgemein sachrationale Instanz nach angeblich objektiven Kriterien. Indem jetzt in der Krankenversicherung der »neutrale«, sachverständige Arzt die Zumutbarkeitsfeststellung übernimmt, diese von der Gruppe auf den Experten geschoben wird, wird diese nicht unbedingt exakter oder auch nur liberaler. Sie wird in jedem Fall aber undurchsichtiger: Die den professionellen Normen zugrundeliegenden Kompromisse über Ziele und Mittel sind nicht mehr auf der wirklichen Ebene von Ziel- und Machtbalancen zu erkennen, werden zu eher fiktiven »gesicherten Erkenntnissen der Wissenschaft« oder »üblicher Praxis«.

Als Beispiel kann man auf die schon genannte Tuberkulose zurückkommen. In der zweistufigen Krankheitsdefinition ist die Tbc nicht schon an sich ein Arbeitsunfähigkeitsgrund – und es wäre auch sinnlos, hier prinzipiell Arbeitseinstellung zu fordern, denn niemand trägt die Kosten einer monatelangen Alternativexistenz. Aber diese Tbc kann unter bestimmten Umständen zum dekkungsfähigen Versicherungsfall werden, etwa wenn der Betroffene seine seriöse, stabile Arbeiterexistenz nachweist (etwa vier Jahre müssen versicherungspflichtig gearbeitet worden sein), die Heilaussichten optimistisch eingeschätzt werden und noch eine längere Lebensarbeitszeit zu erwarten ist. Diese Personen werden normalerweise in die Lungenheilanstalten geschickt. Ein verschlissener Mensch mit fortgeschrittener »Schwindsucht« z. B. ist ebenfalls »krank« und wird Kassenleistungen bekommen, falls er nicht als unberechtigter Nutznießer und notorischer Kassenausbeuter identifiziert wird:

»Durch das gegenwärtige System der Zersplitterung wird der Simulation so wie der Ausbeutung der Krankenkassen Tür und Tor geöffnet. Ein Arbeiter, der mit einem chronischen, unheilbaren Leiden behaftet ist, und von seiner Krankenkasse die statutenmäßigen Unterstützungen erhalten hat, nimmt nach Beendigung derselben für kurze Zeit eine leichte Beschäftigung auf, vermöge derer er Mitglied einer anderen Krankenkasse wird, von der er dann wiederum für 13 Wochen Krankenunterstützung bezieht. In Städten wie Königsberg i. Pr., in denen es zur Zeit 21 Orts- und 36 Betriebskrankenkassen gibt, kann dieses Experiment beliebig oft wiederholt werden.« (Arbeiter-Versorgung 1900, 70)

In jedem Fall muß nach Ausschöpfung der Krankengeldregelleistung wieder gearbeitet werden, letztlich bis die Kräfte so verfallen sind, daß Ansprüche auf Invaliditätsrente geltend gemacht werden können. »Die Verpflichtung der Krankenkassen hat aufgehört, die Grenze der Heilbarkeit ist eben überschritten, die der Invalidität ist noch nicht erreicht.« (Gumprecht, Pfarrius 1913, 184)

»Es gibt Ärzte, die in jedem sich krankmeldenden Kassenpatienten den Simulanten wittern, ihn kurz und barsch behandeln und nach oberflächlicher Untersuchung für arbeitsfähig erklären.« (Jaffé 1903, 139) Das um »Simulation« organisierte Mißtrauen in der Arbeiterkrankenversicherung, das zusammen mit dem Vorwurf einer routinemäßigen Massenabfertigung das soziale Stigma der Kassenmedizin ausmacht, basiert auf der Ambivalenz der zweistufigen Krankheitsdefinition: Eigentlich sollten alle Krankheiten behandelt werden, und je länger die Versicherung existiert, desto plausibler scheint es zu werden, alle möglichen Folgen der Arbeits- und Lebensverhältnisse als Krankheit zu definieren und behandeln zu lassen. Zugleich muß aber Krankheit so ungemütlich wie möglich gemacht werden, aus den gleichen Gründen wie in der Armenpflege, so daß die Existenz von Erkrankungen heruntergespielt oder mit irgendwelchen Arzneien abgespeist werden muß.

Ausgerechnet den Ärzten fällt – zuerst nur in delegierter, später in weitgehend selbstbestimmter Autorität – diese Regulationsrolle zu. Die Ärzte, die ihrem alten Professionscharakter entsprechend alles behandeln würden, alles leisten würden, was ihre Klientel fordert, oder was als Innovation gerade verfügbar ist – wobei selbstverständlich hier das Profitprinzip die Humanität normalerweise verstärkt. So ist es nicht verwunderlich, daß diese alte Serviceleistungsmentalität zu Beginn des KVG nur mühsam mit den Anforderungen der Kassen koordinierbar ist, scheint es doch berechtigt zu sagen: »Je mehr Ärzte eine Kasse hat, desto mehr hat sie Patienten und Arzneikosten.« (Ärztl. Vereinsblatt 1895, Nr. 308, Beilage 1) Offenbar gibt es vor allem eine beeindruckende Übermedikamentierung, werden Medikamente in großen Mengen und täglich wechselnd verschrieben, so daß ein Ärztevertreter auf dem Ärztetag 1895 sagen kann, »daß recht viele Herren Kollegen in ihren Patienten die wandelnden Arzneibehälter sehen«, daß man bei der verabreichten Menge »den Ausdruck staunender Bewunderung für die Leistungsfähigkeit der resp. Magen nicht unterdrükken kann«. (2) Arzneimittel und Hilfsmittel sind eben gratis und leicht einsehbar als Mittel der Patientenfreundlichkeit einzusetzen, aber andererseits ist es ja tatsächlich die einzige – wohl überwiegend nutzlose Hilfe – die der Arzt gegenüber den defizitären Lebensbedingungen der Versicherten von sich aus zu leisten in der Lage ist.

Da es also systematisch darauf ankommt, »Begehrlichkeit« zu unterdrücken, nicht »Krankheit« zu bestreiten, stimmen alle mit Simulation befaßten Autoren überein, daß Simulation im engeren Sinne, das Vortäuschen von nichtvorhandenen Krankheiten also, ganz selten ist, der wesentliche Faktor ist eben »Übertreibung aus Begehrlichkeit«. (Becker 1908, 3) Und die Irrtumswahrscheinlichkeit ist hier ziemlich hoch, wie ebenfalls mitunter zugestanden wird: »Welcher Kassenverwaltung wäre es noch nicht passiert, daß Kranke fortgesetzt in Verdacht der Simulation standen, bis der eingetretene Tod des Kranken bewies, daß diesem bitter unrecht getan wurde.« (Fiebig, Hanauer 1903, 14) Simulanten oder Übertreiber sind, wie schon angesprochen, vor allem chronisch Kranke. »Gewiß die Hälfte aller Kassenmitglieder sind in medizinischem Sinne nicht völlig gesund!« (Mugdan 1895, 26) Es finden sich als häufigste Krankheiten alle Stadien der Tuberkulose, chronische Katarrhe der Luftwege und des Magens, Rheumatismus in vielen

Formen, Nervenkrankheiten und bei den weiblichen Mitgliedern Bleichsucht. Das diese chronischen Krankheiten, wenn auch vielleicht nicht kausal, aus den Arbeits- und Lebensbedingungen resultieren, zumindest sich durch diese unentwegt verschlechtern, somit zum Charakter der industriellen Lohnarbeit gehören, ist eine dominierende Einschätzung. So ist es nicht erstaunlich, daß zumindest einige Autoren ein Problem darin sehen, daß bei der Krankenkontrolle doch fast immer aus humanitären und gesundheitspolitischen Gründen eher »Gnade vor Recht« gelten müßte. Die einzige, wegen der niedrigen Leistungen kaum kompensatorisch wirkende Entscheidungsvariante vieler Arbeiter, deckungsfähige Arbeitsunfähigkeit zu beanspruchen, statt arbeitslos zu werden, sollte in gewissem Umfang toleriert werden:

»Ein großer Teil der in den Krankenkassen versicherten Arbeiter geht trotz schwerer Krankheiten seiner Berufstätigkeit nach. Durch das ›Krankmelden‹ geht ihnen nicht nur die Arbeitsstelle in vielen Fällen verloren, sondern sie haben auch schwere materielle Verluste, [...] sie werden immer wieder zu arbeiten versuchen, bis sie entweder zusammenbrechen oder bis eine Arbeitseinstellung erfolgt. [...] Diese Arbeiter werden die ersten sein, welche bei eintretender Arbeitslosigkeit sich dem Arzt vorstellen und mit vollem Recht ihren Teil an den Leistungen der Krankenkassen verlangen.« (Fiebig, Hanauer 1903, 12f.)

»Ihr Teil an den Leistungen« ist aber letztlich ein moralisches Recht, und dieses ist »ganz bestimmt begrenzt, und zwar durch die Finanzlage der Kassen«. (32) So wird weiter diszipliniert, z. B. durch Annoncen in der Standespresse forciert, die etwa mitteilen, daß in der Betriebskrankenkasse der Heeresverwaltung Berlin, der Bäckerinnung, der Ortskrankenkasse Lichterfelde der Krankenstand »auffallend hoch« sei:

»Wir ersuchen unsere Mitglieder [Verein der freigewählten Kassenärzte Berlin] dringend, bei der Erklärung der Arbeitsunfähigkeit mit größter Sorgfalt und Vorsicht zu verfahren, jedem Simulations- und Übertreibungsversuch streng entgegenzutreten, sowie die Arbeitsunfähigkeit nur aufgrund genauester Prüfung zu bescheinigen und in zweifelhaften Fällen eventuell die Nachuntersuchung zu beantragen.« (Medizinische Reform 1910, Heft 10)

Der Simulationsverdacht ist eine flexibel handhabbare Hürde, ein Disziplinarmittel mit vermutlich breitem Wirkungsspektrum, das an die traditionell hohe Erkrankungstoleranz der Unterschichten anschließt und das Ignorieren der aus chronischen Belastungen resultierenden chronischen Schädigungen unterstützt. Das ist aber dennoch nur der eine Pol der Ökonomie der Krankenkassenmedizin: Dem generellen Simulationsverdacht steht das Kurieren unter Zwangsbedingungen gegenüber. »Heilung« selbst bekommt im Kontext einer Disziplinarmentalität den Anstrich der Simulationsbekämpfung. Der einzelne Versicherte ist zur Befolgung der ärztlichen Anordnungen gezwungen, und diese Kooperation wird durch Krankenkontrolleure beaufsichtigt, die die ältere kollegiale Kontrolle ablösen und seit den neunziger Jahren zu den prägnantesten Erscheinungen, insbesondere der großen Kassen, werden. Wenn durch den Simulationsverdacht eine hohe Krankheitstoleranz unterstützt wird, dann wird durch die Krankenkontrolle versucht, das Krankheitsverhalten extern zu dirigieren, einen ordentlichen, moralischen, folgsamen Kranken herzustellen, der den Ärzten immer fehlt. Die Kontrolleure haben die Aufgabe, darüber zu wachen, »daß die Anordnungen der Ärzte richtig befolgt, Arzneien und Heilmittel möglichst vorschriftsmäßig gebraucht werden«. Sie haben sicherzustellen, daß »absichtliches Hinauszögern einer Krankheit« unterbleibt, »die Krankheit beeinträchtigende Handlungen nicht vorgenommen werden [...] und die Kranken überhaupt eine mäßige und nüchterne Lebensweise führen«. Es ist darauf zu achten, daß die Kranken bestimmte Ausgehzeiten »in freier Luft« bei guter Witterung benutzen, andererseits »solche Ausgehzeiten nicht überschreiten«. (Fiebig, Hanauer, 1903, 7f.) Diese Ausgehzeiten sind ein typisches Steuerungsproblem: Einerseits ist gerade im traditionellen Verständnis von Krankheit die diätische Infrastruktur, und in dieser die »Ordnung« oder Hygiene des Krankenzimmers zentral – auch die Kontrolleure haben über diese zu wachen. Unter den schlechten Wohnbedingungen der Arbeiterschaft ist also der Ausgang in die frische Luft unzweifelhaftes Bedürfnis. Andererseits kann die Ausgehzeit überhaupt nicht vordringlich therapeutischen Zwecken dienen. »Denn sie ist nötig, um die wirksame Krankenaufsicht zu ermöglichen«, daher ist die Ausgehzeit »während der üblichen Geschäftszeiten des Erkrankten zu verbieten«, um Fortsetzung der Arbeit unmöglich zu machen, zugleich muß die Ausgehzeit bei Dunkelwerden zu Ende sein, »um Verführungen zum Wirtschaftsbesuch zu vermeiden«. (Jaffé 1903, 107, 111) Hier bleibt also wohl kaum viel Zeit, um ins Freie zu gehen. Eine andere Regelung unterscheidet nur noch nach zwei Kriterien, die verschärfte Disziplinierung bedeuten: Wenn

»durch die Art der Krankheit [Simulation] nicht ausgeschlossen ist«, dann ist »keinerlei Ausgehzeit zu bewilligen«. Kommen jetzt noch bestimmte Persönlichkeitsmerkmale hinzu, so daß »eine Wahrscheinlichkeit der Simulation vorliegt«, dann ist vorzuschreiben, daß der Kranke »während der Dauer der Erkrankung im Bett zu bleiben« hat, höchstens darf er ein paar Stunden aufstehen. (Ortskrankenkasse 1890, 209f.) Dem Simulationsverdacht steht damit der des absichtlichen Hinauszögerns einer Krankheit oder Erwerbsunfähigkeit gegenüber. (Jaffé 1903, 110) Und für diesen Verdacht des »Nicht-gesund-werden-wollens« gibt es als letztes Disziplinarmittel die Zwangseinweisung in ein Krankenhaus. Dieses Mittel kann in zwei Richtungen verwandt werden: wenn der Versicherte trotz der Arbeitsunfähigkeitsbescheinigung des Arztes seine Arbeit wieder beginnt und wenn der Versicherte sich den Verhaltensauflagen nicht unterwirft. Diese Zwangseinweisungsbefugnis liegt beim Kassenvorstand, nicht beim behandelnden Arzt. Der Versicherte muß dieser Einweisung nicht Folge leisten, aber wenn er sich weigert, verliert er für die Dauer dieser Weigerung alle Ansprüche auf Kassenleistung. (Ein Beispiel: Eine Betriebskrankenkasse bestreitet eine attestierte Lungenkrankheit und weist den Versicherten »zur Beobachtung« in ein Krankenhaus ein. [Arbeiter-Versorgung 1900, 549ff.]) Da die Krankenhauskosten schon sehr hoch sind, ist diese Pressionsart in der Regel eine symbolische Geste der Verfügungsgewalt über die »Gesundheit« der Versicherten. So droht z. B. eine Kasse 1910 bei hohen Medikamentenforderungen, den betreffenden Versicherten ins Krankenhaus einweisen zu lassen, weil der Verdacht besteht, daß dieser die Medikamente überhaupt nicht selbst eingenommen hat, sondern diese für andere Familienmitglieder u. ä. verwandt werden. (Annonce in: Medizinische Reform 1910, Nr. 26) Die »Abneigung« und Furcht der Unterschichten vor dem Krankenhaus besteht weiterhin, trotz der gravierenden Verbesserungen durch Hygiene, Antiseptik und Anaesthesie, die die Überlebenschancen verbessern, trotz der auffällig luxuriösen Verpflegung, mit der gezielt der Ernährungszustand der Eingewiesenen verbessert werden soll, denn das Krankenhaus ist weiterhin und ungebrochen eine Zwangsanstalt für rechtlose und resignierende »Arme«, – selbst wenn die Versicherten es von ihrem Sozialstatus her nicht mehr sind – denn die Krankenhaus-Kranken sind aus dem sie schützenden sozialen Kontext herausgerissen.

6.5 Krankenversicherung und somatische Kultur der Versicherten

»Wenn man einmal in einer Fabrikstadt, zur Zeit, wo die Betriebe und Geschäfte eine Pause machen, zur Mittagszeit etwa, den Strom der Arbeiterbevölkerung an sich vorbeiziehen läßt und dabei die Scharen aufmerksam auf ihr Äußeres mustert, so wird man sofort bemerken, welche auffällig hohe Zahl von bleichen, hohlwangigen Gesichtern, von gebückten, kraftlosen, ausgezehrten Gestalten, von Verkrüppelungen und Verkrümmungen, von siechen und vorzeitig gealterten Körpern sich darunter befindet. Die wenigen blühenden und kraftstrotzenden Erscheinungen, die etwa dabei sind, gehören fast alle erst kurze Zeit diesem Beruf an, in wenigen Jahren sind sie abgearbeitet, schwach und blaß, krank oder tot.« (Zeuner 1894, 1)

Von der Arbeiterkrankenversicherung ist oft erwartet und auch von einigen bedeutenden Kassenvertretern propagiert worden, daß sie die materiellen Verhältnisse der Arbeiterschaft verbessern hilft. Sie sollte in diesem Sinne eine hygienische oder gesundheitspolitische Instanz werden, die also psychisch-physisches Wohlbefinden fördernde und unterstützende Verhältnisse herbeiführt. Das KVG von 1883 betrachtet tatsächlich als seinen Minimalzweck die Durchsetzung von Maßnahmen, die der Verarmung der Versicherten vorbeugen sollen, aber als der zentrale Bedarfspunkt gilt frühzeitige und ausreichende ärztliche Hilfe und kostenlose Medikamente. Selbst das Krankengeld ist absichtlich nur als »Beihilfe«, also nicht als volle Lohnersatzleistung ausgelegt, soll nur eine Rahmenleistung zu der ärztlichen Versorgung sein. Mängel und Probleme der Lebensbedingungen müssen erst zu einer legitimierten Krankheit werden, d. h. die Arbeitsfähigkeit muß konkret bedroht sein, bevor sie ein Fall für die Krankenversicherung sind. Damit ist die Reichweite der Krankenversicherung als gesundheitspolitische Instanz von Anfang an stark beschränkt, obgleich einzelne Kassen versuchen, übergreifend tätig zu sein, z. B. Wohnungsenquêten zusammenstellen, um auf die hier bestehenden Mißstände aufmerksam zu machen. (Asmus 1982, 271 f.) Je länger aber die gesetzliche Krankenversicherung besteht und je mehr sich eine homogenere Ärzteschaft (aber erst der Faschismus schafft es vollständig, eine solche herzustellen!) als verläßliche Vertreter allgemeiner Interessen beweisen kann, um so eindeutiger wird das Handlungsspektrum der Versicherung festgelegt auf das, was in den Rahmen des ärztlichen Tuns hineinpaßt, hier initiierbar oder zuzuordnen ist. Damit kann die Krankenversicherung nichts anderes als Medikalisierung sozialer Probleme erreichen, es ist ihre explizite Funktion. Je mehr sie sich als allgemeine gesundheitspolitische Instanz gibt, desto schärfer forciert sie diese spezifische Sicht gesellschaftlicher Probleme, die als Medikalisierung zu bezeichnen ist. Sie schließt dort an, wo die Armenkrankenpflege aufgehört hatte und macht diesen sozialen Definitionsmodus zum allgemein gültigen Prinzip: Ein zunehmender Teil des sozialen Elends ist als »Krankheit« erklärlich, und für diese stellt der Gesellschaftsverband ein zunehmend elaborierteres System offiziell akkreditierter Experten und esoterisches Wissen zur Verfügung. Medikamentierung und Hospitalisierung sind die beiden zentralen Elemente für alles, was sich als »Krankheit« definieren läßt, zunehmend für alle Bevölkerungskreise. Die wichtigsten diesbezüglichen Entscheidungen sind auf ideologisch-konzeptioneller Ebene bis 1883 gefallen, die institutionellen bilden sich nach 1900 heraus, 1913 – der Berliner Kooperationsvertrag zwischen Kassen- und Ärzteverbänden – ist das entscheidende Datum. Alle gesellschaftlichen Probleme werden definiert durch die für sie eingerichteten gesellschaftlichen Institutionen, die Probleme bestehen als legitimierte, offizielle durch die, die sie bearbeiten. Die gesetzliche Krankenversicherung erfüllt diese strukturierende, erzieherische Funktion auch nur langsam. Die Versicherten müssen sich erst daran gewöhnen, Ärzte zu benutzen: Langsam steigen die »Krankheits«-Häufigkeiten, und die »Krankheits«-Dauer pro Fall sinkt. (Ortskrankenkasse 1890, 82f.) Ob das Verhalten der Versicherten ihrem Körper und dessen psychisch-physischen Bedürfnissen gegenüber dadurch wesentlich verändert wird, ist aber ziemlich unklar, weil die Motive der Versicherten, Kassenleistungen zu beanspruchen, unklar sind. Man darf jedenfalls größeren Wirkungsvermutungen gegenüber skeptisch sein, denn der »Lebensmittel«-Bedarf der Versicherten, der auch ihre Erwartungen bestimmt haben muß, weicht stark ab von dem, was die Kassen bieten können. Die Voraussetzungen für eine »glaubwürdig« medikalisierte Gesellschaft bestehen vermutlich erst, wenn der wichtigste materielle Lebensbedarf für alle Bevölkerungsschichten ebenfalls gesichert ist.

Es ist von vornherein offensichtlich, daß der zentrale Bedarf der materiellen Lage der Arbeiterschaft vom ärztlichen Tätigkeitsprofil überhaupt nicht getroffen wird, der materielle Bedarf und die Leistungen der Krankenkassen schneiden sich nur an Extrempunkten mit durchaus zweifelhaften Wirkungen. Die materielle Lage breiter Arbeiterkreise läßt sich als hygienischer Pauperismus zusammenfassen: »Der Pauperismus setzt in seinen Wirkungen dort ein, wo aus Mangel an Subsistenzmitteln die Erreichung gesunder hygienischer Lebensbedingungen unmöglich wird.« (Rubner 1895, 722) Die zentrale gesundheitspolitische Aufgabe wäre die Veränderung eines Komplexes von Lebensbedingungen als Voraussetzung von Gesundheit und nicht Beseitigung von einzelnen Krankheitsrisiken. Grundlagen dieses hygienischen Pauperismus-Syndroms sind schlechte, schwankende Erwerbsverhältnisse, die vor allen Dingen zu ungenügenden Ernährungs- und Wohnverhältnissen führen. Hauptsächliche Nahrungsmittel sind Kartoffeln, Brot und Kaffee-Ersatz. Die zu niedrige Eiweißzufuhr besteht aus minderwertigen Fleisch- und Wurstwaren. Die Nahrungsaufnahme ist, oft durch Arbeits- und Wohnverhältnisse erzwungen, unzweckmäßig, zumeist fehlen warme Speisen (»Brötchen-Nahrung«) oder sie müssen außer Haus zu überhöhten Preisen eingenommen werden. Eine Anzahl billiger, aber nahrhafter Lebensmittel sind nicht vorhanden oder aber werden aufgrund kultureller Vorbehalte nicht konsumiert (Hülsenfrüchte z. B.). Die niedrige Qualität der Speisen führt zu gesteigerten Bedürfnissen nach Genußmittel. »Der Schnaps ist billig, das anregende Volumen gering, es wird zum Begleiter der Arbeit, demjenigen, dem die warme Kost fehlt, ersetzt er durch Wärmegefühl den sonst empfundenen Mangel.« (724) Die ungenügenden Einkommensverhältnisse erzwingen es, einen gesundheitsgefährdenden Wohnstandard zu akzeptieren, mit unzureichender Heizung und Belüftung, vielfältiger Überbelegung durch Untervermietung, durch das Kost- und Schlafgängerwesen, sie erzwingen zusätzliche Heimarbeit in dem gemeinsamen Wohn- und Schlafraum, häufig ohne Kochgelegenheit und mit nur unzureichenden Sanitärverhältnissen. Dazu kommen noch immer zusätzliche Kosten durch die erzwungenen häufigen Wohnungswechsel. Die Kinderzahl ist oft zu groß für die Einkommensverhältnisse, schon kleinere Kinder werden meist zur Heimarbeit herangezogen. Schwangere arbeiten zu lange und zu schwer vor der Niederkunft und beginnen die Arbeit zu früh nach der Geburt. Zusammengenommen verschlechtern sich so die physischen Verhältnisse der nachwachsenden Generation anscheinend sichtbar und zunehmend.

Mittelpunkt der hygienischen Mißstände der Arbeiterexistenz sind die Arbeitsbedingungen, die allgemein als den Gesundheitsbedürfnissen spottend angesehen werden. Hier findet sich ein Großteil der Belastungen aus den allgemeinen Lebensbedingungen wieder und ist z. T. riesenhaft gesteigert. Zu viele Menschen sind in geschlossenen, ungenügend belüfteten und beleuchteten Werkstätten beschäftigt. In dumpfen, schmutzigen Räumen, bestenfalls mit Gasbeleuchtung, ohne Tageslicht und Sonneneinfall, wird unter ohrenbetäubendem Lärm und unter großer Hitze oder großer Staub- und Gasentwicklung in immer gleichförmiger Art und Weise und ohne irgendeine Aussicht auf Veränderung gearbeitet. »Ganz vereinzelt hört man ab und zu in den Lagerräumen die Pakkerinnen singen, sonst gibt es bei der Fabrikarbeit kaum Gesang. Die Leute stehen an den surrenden Maschinen, bücken sich über ihre Werkzeuge oder sitzen in Reihen bei der Handarbeit, ohne Abwechslung, ohne Aufheiterung, ohne eine Aussicht, jemals weiterzukommen.« (Zeuner 1894, 3) Gesang ist ein Gesundheitsindikator, der erst ins Auge fällt, wenn er nicht mehr existiert. Er ist heute nicht einmal mehr als solcher erinnerlich! Berufsarbeit bedeutet immer einseitige Belastung, in Fabrik- und Heimarbeitsverhältnissen ist diese aber zur ungeheuren Überarbeitung gesteigert, ungünstige Körperhaltungen und Überanstrengung einzelner Glieder und Organe sind auf Dauer gefordert. Die Arbeitszeit ist grundsätzlich viel zu lang, es wird unentwegte Anspannung verlangt, ohne den unumgänglichen Ermüdungen Raum zu lassen. Ruhe, Kräfte sammeln, Verdauungstätigkeit ist selbst in den zu kurzen Pausen gestört.

Auf diesen Bedarf des hygienischen Pauperismus breiter Arbeiterschichten kann die Krankenversicherung nicht eingehen. Die Mittel der überwiegenden Zwergkassen reichen kaum für den eng definierten, rein kurativen Bedarf. Das sanitäre oder gesundheitspolitische Gewissen engagierter Kassenvertreter, insbesondere der wenigen großen Ortskrankenkassen, zielt dann auch vor allem auf gesundheitspolitische Aufklärung im weiteren politischen Raum und auf Verhaltenseinstellungen ihrer Versicherten. Die Kasse erbringt Leistungen und verknüpft diese mit spezifischen Verhaltensanforderungen. Sie tut das mit der Verteilung von Flugschriften, der Zusammenstellung von Enquêten, mit den Krankenordnungen und dadurch, daß den Krankenkontrolleuren die Aufgabe einer allgemeinen Hygienepolizei zugewiesen wird. (Bruhns, Jacobs 1930) Die Frage nach der gesundheitspolitischen Wirkungsmöglichkeit der Krankenversicherung im engeren Sinne konkretisiert sich also auf die Frage, wie weit sie über die Beeinflussung des Verhaltens auf die somatische Kultur der Arbeiterversicherten – als die Gesamtheit der auf den Körperzustand zielenden Strategien und Hilfsmittel – einwirken konnte. Hier können nur einige Elemente angesprochen werden. Die Tatsache, daß die somatische Kultur der Unterschichten völlig abweicht von der der höheren Schichten, ist in den gesundheits- und medizinpolitischen Schriften vor 1800 noch so selbstverständlich, daß die Autoren häufig den Eindruck vermitteln, sie handelten von physiologisch ganz verschiedenen Körpersystemen: Der Körper selbst, nicht nur die auf ihn zielenden Strategien, ist klassenspezifisch. Nicht einmal der Körper hat in den gesellschaftlichen Verhältnissen den Charakter des Gleichen und damit des Vermittelnden zwischen den Klassen. Die somatische Kultur der Unterschichten wird zunächst in der Aufklärung zum öffentlichen gesundheitspolitischen Gegenstand und damit in gewisser Weise zum Beginn moderner Gesundheitspolitik überhaupt. Der ideale, der »gesunde« Bürger kombiniert den starken leistungsfähigen Körper des einheimischen »edlen Wilden« mit der aufgeklärten Vernunft der großbürgerlichen Salons. Kommt allerdings die Wirklichkeit der somatischen Kultur, insbesondere die der städtischen Unterschichten zur Sprache, dann wird häufig sehr großes Elend geschildert, aber auch schon sehr frühzeitig ihre ungebremste Genußsucht und Verschwendung behauptet. Man könnte sagen, daß das gefestigte bürgerliche Idealbild einer haushälterischen Lebensökonomie auf die Unterschichten zurückprojiziert wird und an diesem sich deren abweichende Lebensökonomie verdeutlicht. Der Bedarf an Lebensgenuß und der Mangel ausreichender Ressourcen geht bei den städtischen Unterschichten auf Kosten der Lebensdauer eine »ungesunde« Balance ein. Es ist mit einer kurzzyklischen eigenständigen Lebensgenußkultur der industriellen Schichten zu rechnen, die in gewisser Weise als Korrelat der von ihnen geforderten, maximalen physischen Ausnutzung des Körpers im Arbeitsprozeß angesehen werden kann. (Peuckert 1931) Belege hierfür findet man eigentlich überall, z. B. wenn vergleichsweise gut situierte Arbeiterfamilien an Sonntagen standeswidrig »prassen« und dann in der Woche von dem üblichen, ungenügenden Kartoffel-, Brot-, Zichorienbrühe-Dreiklang leben müssen oder wenn wirklich ganz arme Fabrikmädchen alles am Essen sparen, um am Sonntag »aufgeputzt« zum Tanz gehen zu können, wenn Überschüsse in den Kneipen in spendablen Gesten vertan, statt für Notzeiten aufgespart werden (z. B. Meinert 1880, Bd. 2, 171 ff.). Das hohe, immer festgestellte Belastungs- und Krankheitstoleranzniveau der Unterschichten – »wer achtet bei uns Arbeitern auf Fieber?« – ist bestimmt keine Ermessensentscheidung, aber es ist nur ein integraler Aspekt einer komplexen somatischen Kultur, die nicht nur als Elend buchstabiert werden darf. Sie ist auch mit Ehr- und Standesbegriffen verknüpft, wie die »Idee der Kraft« (Boltanski 1976), die keineswegs so ohne weiteres medizin- und gesundheitspolitisch »abgehandelt« werden können.

In der Mitte des 19. Jahrhunderts wird die somatische Kultur der Unterschichten als moralisches Problem konzipiert, als Charakterschwäche, die immer »wohltätige« Zwangserziehungseinrichtungen fordert. (Harkort 1844) Der Bau von Arbeiterwohnungen etwa ist nicht nur ein Mittel der Behebung von Not, sondern auch der »Besserung«. Die Arbeiter werden durch Arbeiterwohnungsbauprogramme »dem Schutz der gewöhnlichen Mietwohnungen und dem Wucher der Wohnungs- und Schlafstättenvermieter entzogen (und können, durch die Arbeitgeber oder Wohltätigkeitsvereine als Bauträger) in Beziehung auf Reinlichkeit, Ordnung und Pünktlichkeit einer wohltätigen Überwachung unterworfen werden«. (Schüz 1851, 367) Die offen ökonomische und sittliche Überwachungsforderung tritt gegen Ende des 19. Jahrhunderts zurück, ist nur noch Grundierung einer neuen gesundheitspolitischen Rationalität: Die somatische Kultur breiter Arbeiterschichten ist ein Gesundheitsproblem, ein falsches Umgehen mit Körperkräften, wem auch immer die Schuld zukommt. Die Basis dafür hat die naturwissenschaftliche Medizin gelegt, sie hat die Bezugsgrößen formalisiert, hat die Körper gleichgemacht, sie sind wirklich gleiche physiologische Systeme, mit gleichen Funktionsanforderungen. Die auf die Erhaltung dieser Systeme gerichteten Strategien und Mittel allerdings sind bei den Unterschichten falsch. Wie wenig »gleich« die physiologischen Systeme dann doch sind und wie sehr das die naturwissenschaftlichen Mediziner überrascht, zeigt ein extremes Beispiel: Naunyn, ein hervorragender Vertreter dieser Richtung, erinnert sich an seine Typhus-Kampagne 1868 in

Gumbinnen, Ostpreußen. Er hatte eine einheimische Wärterin in seinem Notlazarett angestellt, die zu seinem Entsetzen den Kranken als »Diät« getrocknetes Obst und Speck kochte; diese wurden dadurch aber weder umgebracht, wie er, aus Berliner Verhältnissen kommend, erwartete, sondern waren sehr zufrieden und machten gute Genesungsfortschritte: »Sie waren nicht nur krank, sondern ausgehungert!« (1925, 168)

Die Egalisierung der Bezugsgrößen in der medizinischen Wissenschaft wirkte sich wohl zuerst in der Ernährungsfrage aus. Die allgemein als schlecht angesehene Ernährungslage der Unterschichten wurde entsprechend neuer ernährungsphysiologischer Gesichtspunkte als einseitig festgestellt, und eine an Ballaststoffen arme, an tierischem Eiweiß reiche Mischnahrung wurde als wissenschaftliche Norm propagiert. Diese »städtische Kostform« (Rubner) ist durchaus in der Art gesundheitspolitischer Kampagnen und für Arbeiterkreise u. a. durch die Volksküchen, Suppenanstalten und Fabrikkantinen verbreitet worden. Diese öffentliche Orientierung, die sich schließlich als allgemeiner »Heißhunger nach Fleisch« darstellte, hat vermutlich stark zur Auflösung der auf eiweißreichen Vegetabilien beruhenden regionalen Ernährungstypen beigetragen – ohne daß aus Mangel an Mitteln ihre vollständige Ersetzung durch eine ausreichende Mischnahrung möglich wurde. Diese Ernährungsnorm bildet dann die wissenschaftliche Basis der seit den siebziger Jahren immer wieder geäußerten Behauptung, daß die Nahrungsdefizite der Unterschichten nicht aus Mangel an Mitteln, sondern aus Mangel an rationeller Mittelverwendung resultieren, daß die einseitige Kartoffelnahrung, die schweren Klöße, das schlecht verdauliche grobe Brot ersetzt werden könnten durch eine ausgewogenere Mischnahrung – wenn die Betroffenen nur wollten. Aber hier besteht eben der Widerspruch – als z. B. 1883 eine Fabrikküche eingerichtet wird, die den Arbeitern eine wissenschaftlich richtige Kost entsprechend ihrer gesundheitsgefährdenden Tätigkeit anbietet –, daß die Teilnahme aus ökonomischen Gründen nicht freigestellt werden konnte, sich gegen den Teilnahmezwang dann eine Agitation entwickelte, so daß die Küche schließlich eingestellt werden mußte. Warum? Weil die Nahrung den Werten der somatischen Kultur widerspricht, diese nicht in dem Sinne »nährt«, »kräftigt«, »sättigt« wie erwartet? Weil sie vom Fabrikherren erzwungen wird? (Individuelle Hygiene 1895, 247f.)

Ein zweiter Schritt der Egalisierung der psycho-physischen Bezugsgrößen, das Eintreten von Hygiene-Kampagnen im engeren Sinne, sind die Sauberkeitsforderungen auf bakteriologischer Basis, die als Gesundheitsnorm propagiert werden. Dabei unterscheiden sich die Reinlichkeitsvorstellungen von den älteren moralisch-sittlichen Forderungen an die Integrität und Selbstorganisationskompetenz der Betroffenen durch die Fixierung auf einen einzelnen materiellen Ausschnitt aus Lebensumwelt und Verhalten, dem kausale Zerstörungs- und Krankheitsverursachungspotenz zugeschrieben wird. Schmutz ist nicht subjektiv Belästigung des Wohlgefühls – und insofern u. U. auch krankheitsverursachend –, sondern ist Ansteckung, Herd demonstrierbarer, objektiver Bedrohung durch Bakterien oder giftige Stoffe. Nicht die Forderung nach Hautpflege z. B. ändert sich mit diesen Sichtweisen, aber die Virulenz der Forderung: Waschen, Baden, Kleiderwechsel werden zur Existenzfrage stilisiert. Gesundheit ist Sauberkeit, Unsauberkeit ist Krankheit, ist Bedrohung für den einzelnen und die Gesamtheit, so daß auch Zwangsmaßnahmen notwendig und berechtigt erscheinen. So enthält etwa die Bundesratsverordnung von 1897 über die Begrenzung von Bleierkrankungen im Druckereigewerbe nicht nur die Auflage, für ausreichenden Luftraum in den Arbeitsräumen zu sorgen, sondern auch Vorschriften zur persönlichen Hygiene der Arbeiter. Faktisch wird ein Waschzwang verordnet, dem der Arbeitgeber durch Bereitstellung von Handtüchern, Seife und Waschgefäßen in bestimmter Zahl entsprechen muß. Diese Regelungen entfachen einen großen Entrüstungssturm. (202f.) Aber warum sind die betroffenen Arbeiter nur durch Kontrollen und Zwangsmaßnahmen dazu zu bringen, sich am Ende der Arbeit von schädlichen Bleirückständen des Arbeitsprozesses zu reinigen, weil sie sich »lieber in den Zellen gemütlich hinsetzten und ihre Pfeife rauchten, statt zu baden« – warum eigentlich? Weil es sich um ein fremdes Kulturelement handelt – denn warme (Wannen-)Bäder machen schwach und schlaff –, das sich auch nicht integrieren läßt in die Hygienebedingungen der Familie, z. B. wegen der schlechten Wohnverhältnisse? Weil Baden doch nichts gegen Bleivergiftungen nützt? Werden diese Maßnahmen nur deshalb nicht befolgt, weil es wieder Zwangsmaßnahmen sind? Denn öffentliche Brausebäder werden akzeptiert. (247)

Daß Existenzfragen wesentlich durch Sauberkeit, durch Überwindung der »Abneigung [...] gegen die grundsätzlichen Regeln der körperlichen Reinlichkeit« mit entschieden werden, ist natürlich unter den Bedingungen eines hygienischen Pauperismus nicht unbedingt einzusehen. Entscheidend ist aber nicht die exakte Kausalitätsvermutung, wichtiger ist in der Hygienepolitik das Angebot kompensatorischer Kompromißlinien. Wenn schon zugegeben werden muß, daß eine Anzahl von Determinanten der Lebensbedingungen unter den bestehenden Verhältnissen nicht geändert werden kann – wie z. B. die schädlichen Arbeitsverhältnisse, niedriges Lohnniveau, Wohnungsnot –, dann müssen wenigstens einige andere bewegt werden: sauberes Trinkwasser, Kanalisation, Anlagen von Toiletten, Sauberkeit der Milch, und hier bietet die naturwissenschaftlich orientierte öffentliche Gesundheitspflege unentwegt Detaillösungen an. Nicht die enthaltene, individualisierende Schuldzuweisung ist das Entscheidende der Hygienepolitik, wenn angenommen wird, daß der Verstoß gegen verhaltensbezogene Gesundheitsregeln keine Frage knapper Ressourcen ist, denn die soziale Wirklichkeit dementiert das vermutlich noch zu oft und zu eindeutig. Zentral ist die Unterstellung der Möglichkeit einer sozialen Sanierung der Gesellschaft durch naturwissenschaftlich orientierte Gesundheitspolitik, der Kleinarbeit an Gesundheitsparametern mit dem Ziel der reformerischen Umwandlung der Gesellschaft zum Wohle aller, zu Lasten höchstens einiger, dann gemeinschädlicher individueller Freiheitsspielräume.

Wie sind nun die Krankenkassen an dieser Art Gesundheitspolitik als soziale Reformpolitik beteiligt? Es kann plausibel argumentiert werden, daß die auf den körperlichen Zustand der Arbeiterpopulationen zielenden Strategien als ein Verweisungsgeflecht, als Kultur angesehen werden müssen, die daher mit Detailmodifikationen nur wenig zu bewegen ist. Gesundheitsrelevantes Verhalten ist offensichtlich, selbst wenn alternative Einrichtungen angeboten werden, nicht beliebig zu steuern, u. a. weil das Gewebe der Normen, die das tägliche Verhalten bestimmen, auf den Gesamtkomplex der Lebensverhältnisse bezogen sein müssen, die die Integration von stark abweichenden Detailregeln erschweren werden. So wird man großen Einflußerwartungen der ärztlichen Versorgung gegenüber skeptisch sein dürfen. Die Kassenärzte können nicht das anbieten, was gebraucht wird, und solange die Medizin das fordert, was unerreichbar ist, ist sie ohne Sozialkompetenz: »Als ich ihr tröstend sagte, daß sie durch kräftige Ernährung wieder gesund

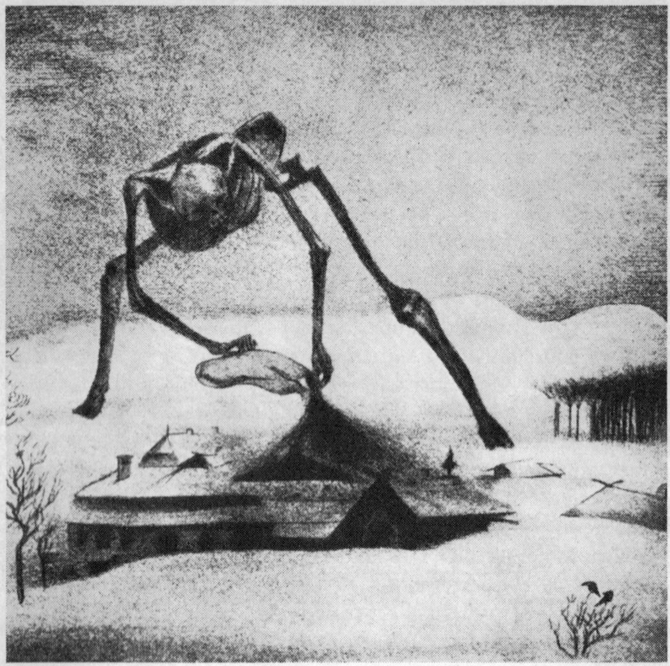

»Der Tod streut Bakterien unter das Dach eines Hauses«,
A. Kubin, Epidemie 1903

werden würde, lächelte sie ungläubig und bitter, ebenso der Mann, sie wußten seit langer Zeit nicht mehr, was kräftige Kost bedeutet. Dieses bittere Lachen hört man oft, wenn man den Armen gegenüber von gesunder Nahrung spricht.« (Zeuner 1894, 16)

Was erreichen die Ärzte aber? Die wichtige Frage der Medikamentierung zeigt widersprüchliche Aspekte. Einmal ist bekannt, daß die Wirksamkeit von Arzneien vom allgemeinen Gesundheits- und Ernährungszustand abhängig ist, eine Tatsache, die auch den Versicherten nicht entgehen kann und vermutlich die traditionelle Abneigung zumindest von Teilen der Arbeiterkreise gegen Apotheker-Medizin unterstützt bzw. bestätigt haben muß. Zum anderen steigen tatsächlich die Arzneimittelumsätze der Kassen bedeutend. (Z. B. Ortskrankenkasse 1890, 87) Eine großzügige Medikamentenverschreibung durch die Kassenärzte ist auch fast ihr einziges Mittel der Patientenfreundlichkeit. Dieser Trend könnte an eine gewisse Arzneigläubigkeit anschließen, die auf einer traditionellen Krankheitskonzeption basiert: Der Körper ist von einem Krankheitswesen ergriffen, das mit möglichst kräftigen Mitteln vertrieben werden muß. Es erscheint daher berechtigt, die Aufmerksamkeit der ärztlichen Versorgung durch die gesetzliche Krankenversicherung vor allem in diesem Bereich zu sehen: Es findet eine Medikamentierung der Unterschichten statt, ein Versuch, das Erkrankungsgeschehen als Problem frühzeitiger, richtiger und ausreichender Versorgung mit Arzneimitteln zu definieren. Aber das ist um 1900 wohl weder von der Akzeptanz der Versicherten noch von den professionellen Normen her entschieden. Große Erwartungen werden statt dessen an den Bau von Krankenhäusern, Sanatorien und Rekonvaleszenten-Heimen gesetzt, letztere ganz im Sinne der traditionellen medizinischen Sichtweisen:

»Wie helfen Sie sich – verehrte Anwesende [Ärzte, Kommunalbeamte] – bei chronischen Erkrankungen ihrerseits über derartige Zustände hinweg? Sie machen alljährlich eine Badereise. [...] Der Kassenarzt [...] muß am Ende seine Ohnmacht einsehen, weil ihm nicht therapeutische Methoden zur Seite stehen, wie wir sie in unseren Sanatorien finden. [...] Die Erfolge der Anstaltsbehandlung [sind] bei weitem zahlreicher und besser als die allgemeinen Sprechstundenbehandlungen.« (Schütze 1899, 26)

Denn in diesen Anstalten werden die Kranken wenigstens vorübergehend aus ihren krankmachenden Verhältnissen herausgeholt, obgleich auch frühzeitig erkennbar ist, wie wenig diese Einrichtungen nutzen, wenn die Betroffenen anschließend wieder in ihre alten Verhältnisse entlassen werden müssen. Die Einrichtung der Krankenversicherung ist also in ihrer Gesamtheit betrachtet auf Notfallmedizin zugeschnitten, mit allen hiermit gesetzten und auch für die Benutzer durchschaubaren Zufällen ihrer Erfolgschancen. Diese Einrichtungen sind zwar mit ausreichender Zwangsgewalt ausgerüstet, um die Kooperation der Versicherten zu erzwingen, aber wahrscheinlich ohne durch Leistungsfähigkeit zu überzeugen. Dies scheint das übliche Krankheitsverhalten auszudrücken, wenn noch 1910 berichtet wird, daß die Arbeiterschaft auch bei gravierenden Symptomen zuerst alle Hausmittel verwendet, bevor sie sich an den Arzt wendet:

»Besonders wird Hoffnung auf den Sonntag gesetzt, daß er das Unwohlsein beseitigen und die geschwundene volle Arbeitsfähigkeit wiederherstellen solle. Da wird man einen Tag ausruhen und in die Sonne gehen, oder den ganzen Tag zu Bett bleiben, einmal recht gründlich ausschlafen oder schwitzen, daß die Matratze trieft, kalte Einpackungen mit nassem Tuch auf Hals oder Brust anwenden, Flieder-, Brust- oder Kamillentee trinken und Abführmittel einnehmen.« (Medizinische Reform 1910, 196)

6.6 Der Kassenarzt als gesellschaftliche Regulationsinstanz

Nach 1900 wird der Kassenarzt die dominante Erscheinungsform der Profession. Schon 1913 sind etwa 35,3 v. H. der Reichsbevölkerung in den Kreis der Krankenversicherungs-Medizin einbezogen, der Kassenpatient wird zum vorherrschenden Bild des Kranken. Damit bestehen noch nicht unsere heutigen Verhältnisse. Erst der Faschismus sichert für lange Zeit endgültig eine homogene Ärzteschaft, indem die Professionsinteressen mit staatlich-obrigkeitlichen gleichgeschaltet werden und dissidente Ärzte, jüdische und politisch linksstehende, häufig gleichzeitig auftretende Merkmale, ermordet oder vertrieben werden. (Tennstedt, Leibfried 1979) Der kassenärztlichen Vereinigung wurde 1933 als Ertrag ihrer Gleichschaltung die alleinige Vertretung der Ärzteinteressen gegenüber den Kassen und damit die Organisation der kassenärztlichen Versorgung übertragen. (Tennstedt 1976a, 406f.) Obgleich also erst durch den Faschismus die Organisationsform unserer heutigen Krankenversorgung festgeschrieben wird, sind schon um 1900 die wesentlichen Elemente sichtbar. Die Darstellung kann also öfter ohne exaktere Terminierung in die Gegenwart übergreifen, wenn im folgenden die gesellschaftliche Nützlichkeit der Medizin an der Figur des Kassenarztes in ihren Konsequenzen noch einmal zusammengefaßt wird.

»Der Kassenarzt soll gewissermaßen Polizeiart der Kassenregierung sein« (Sticker 1913, 9), so beklagt ein Betrachter die professionspolitische Situation wortreich als angebliche Zerstörung des »Standes«, während er zugleich jubelt: »Jeder Arzt gilt heute als eine unentbehrliche Zelle im Organismus des Staates«, denn der Arzt hat eine Vielzahl von unentbehrlichen Funktionen in der Gesellschaft übernommen, gilt auch im Staat nicht mehr als »kostgängerischer Parasit«. (6)

Beide Aspekte gehören zusammen. Die erfolgreiche Übernahme der Rolle des Verwalters der Grenzstelle sozial akzeptierter Belastungen, Zumutungen des psycho-physischen Wohlbefindens in der Gesetzlichen Krankenversicherung erfordert allerdings zuerst die Disziplinierung der Profession selbst. Diese Verwalterrolle hat die zentrale Disziplinarfunktion in der Krankenversicherung, hier wird die Beziehung von Gesellschaftsverhältnissen und ihren gesundheitspolitischen Wirkungen definiert, kanalisiert und kompensiert. Dabei ist die immer weniger als Zwang durchgeführte Gewöhnung der Arbeiterschaft und immer größerer Teile der Gesamtbevölkerung an die Definitions- und Regulationskompetenz der Ärzte gesundheitspolitisch nicht weniger relevant als die eigentliche Kurationsleistung: Schon frühzeitig ist erkennbar gewesen, daß die Medizin ihre öffentliche Bedeutung nicht aus ihrer Heilerrolle würde ziehen können, sondern nur aus ihrer Rolle als Interpret des »biologischen« Menschen, d. h. des durch die sozial engagierten Augen der »Naturwissenschaft« und nicht durch die transzendierenden der Theologie betrachteten Menschen. Beide Rollen waren immer verknüpft, sie sind zusammengehörende Segmente der »Natur« der Medizin. Durch die Gesetzliche Krankenversicherung werden die »natürlichen«, a-gesellschaftlichen Interpretationsmuster öffentlich-rechtlich fixiert und konsensbildend im Laufe der Zeit auch etabliert.

Professionspolitisch bedeutet diese Aufwertung zugleich, daß der Verlust von Freiheitsspielräumen, Frustrationen am alten Ärzteideal hinzunehmen sind. Läßt man diesen, im kollektiven Gedächtnis der Profession wahrscheinlich objektiv schmerzlichen Wandel des Professionscharakters außer acht, dann sind die zeitgenössischen Klagen über die Arbeiterversicherung ganz unverständlich. Der Wandel also vom »freien« Künstler oder Wissenschaftler, nur sich und seiner individualisierten Klientel verantwortlich, der ungehindert seinen Verwertungschancen folgt, zum disziplinierten, selbst disziplinierenden Kassenarzt mit hohem Patientendurchlauf und gesichertem, aber kaum prosperierenden Einkommen. Unsere Gegenwart kommt auf dieses Problem zurück: Seit der Finanzierungskrise in der Mitte der siebziger Jahre ist offensichtlich, daß die Zeit der Spitzeneinkommen aus angeblich »frei«-unternehmerischer Tätigkeit in der Gesetzlichen Krankenversicherung sehr bald vorbei sein muß.

Der Kassenarzt erhält in der neuen medizinischen Situation eine Stellung, die er vorher und mit unvergleichbar geringeren sozialen Konsequenzen nur in der Armenkranken- und damit verbundenen Krankenhauspflege hatte. Ein altes professionspolitisches Ideal – der Arzt als Verteiler von Lebensressourcen – ist hier tatsächlich in großem Umfang realisiert: Der Arzt disponiert nicht nur über die ärztliche Leistung im engeren Sinne, sondern auch über allgemeine Reproduktionsmittel. Im Prinzip kann er für alle psycho-physischen Zustände, die sich als »Krankheit« definieren lassen, per Gutachten vorübergehend zumindest kollektive Mittel mobilisieren. Daß diese Kompetenz zunächst nur im Auftrag des anstellenden Kassenvorstandes ausgeübt wird, und auch später nie wirklich autonom wird, ist im Vergleich zu der ambivalenten Machtlage des älteren Arzt-Patienten-Verhältnisses keine Einbuße. Um 1900 können die Versicherten über Generalversammlungen noch mitentscheiden und mit Hilfe des Vorstandes eigene Sichtweisen und Vorstellungen kooperationspflichtig machen. Später ändern sich die Korrekturinstanzen, findet auf Professions- und Verbändeebene die Überwachung nach den Regeln herrschender Lehre und Rechtsvorschriften statt. Für den einzelnen Versicherten ist der Arzt absolut obligatorisch, und weil das so ist, ist es bei allem Zwang zur Neutralität gegenüber den spezifischen Versichertenwünschen nicht gleichgültig, wer Kassenarzt ist, nicht unbedeutend, ob bei dem betreffenden Arzt sympathisierende soziale und medizinpolitische Weltsichten angenommen werden können bzw. ein sympathisierender, nicht-obrigkeitlicher Ton herrscht. Das kann noch heute gelten, obgleich Kassenmedizin nicht mehr Arme-Leute-Medizin heißt. Durch die Arbeiterversicherung wird den Ärzten eine veränderte soziale Funktion zugewiesen: Sie werden von der alten Existenz als privater Beistand bei Privatleuten in deren privaten Lebensumständen zu öffentlich-rechtlich bestellten Verwaltern eines zunehmenden Teils der gesellschaftlichen Arbeitsfähigkeit. Damit ist das professionspolitische Ziel, das das Programm der neuen Nützlichkeit der Medizin im neuen Nationalstaat formulierte, auf einer noch konkreteren und verbindlicheren Ebene als der der ursprünglich angezielten, der öffentlichen Gesundheitspflege, erreicht worden. Es ist keineswegs eine terminologische Zufälligkeit, daß die Arbeiterversicherung um 1900 als Zweig der öffentlichen Gesundheitspflege behandelt wird: Die Arbeitsfähigkeit der Arbeiterpopulation ist öffentliches Interesse!

Die dargestellte Disziplinierungslogik – Formung des Krankheitsverhaltens durch Simulationsverdacht einerseits, Verdacht der Gesundungsverzögerung andererseits und damit Übernahme der individualisierten medizinpolitischen Weltsicht – wird erreicht mit der Konstruktion eines sozialisierenden Engpasses, den die ärztliche Profession besetzt. Zunächst ohne Einfluß darauf, ob dieser Engpaß von den Versicherten auch so existentiell gesehen wird. Ohne daß die Gesundheitsschädigungen wirklich kompensiert werden könnten, werden Hilfen angeboten, die offensichtlich auch zunehmend akzeptiert und auch nützlich werden. Damit sind institutionelle Vorkehrungen geschaffen, von denen angenommen wird, daß mit diesen nach dem jeweiligen Einzelfall »vorzeitige« Verluste der Arbeitsfähigkeit aufgefangen und ihr Eintreten wie immer effektiv verzögert werden kann. Krankheiten sind oft nicht zu heilen, häufig kaum zu lindern, d. h. ihre Symptome erträglich zu machen, vor allem nicht die klassenspezifisch verteilten chronischen Erkrankungen. Verbesserungen hier sind wichtig. Aber der strukturelle Sinn der staatlichen Einrichtung besteht nicht darin, sondern in der durch ihre Existenz behaupteten Möglichkeit, individuelles Schicksal mit gesellschaftlichem Bedarf zu verknüpfen. Krankheiten als individuelle Hypothek auf einem gesellschaftlichen Gut, Arbeitsfähigkeit, müssen kalkuliert werden im Hinblick auf die prospektive Lebensarbeitszeit. Der psychisch-physische Verschleiß soll nicht das Gut vor der erwarteten Gesamtzahlung zerstören. Dieser Bezug des kurzen individuellen Lebenszyklus auf den übergreifenden gesellschaftlichen wird heute nur als Sorge für die individuelle »Gesundheit« thematisiert, wie ehemals besonderes Gewicht auf den Sozialcharakter von Krankheit gelegt wurde, als es darum ging, einen gesetzlichen Gesundheitsschutz einzuführen bzw. die von der Arbeiterversicherung verursachten steigenden Kosten zu legitimieren.

»Der Mensch muß bis zu seiner vollständigen Entwicklung ernährt, gekleidet, unterrichtet und gepflegt werden, ohne daß er dafür etwas leistet, und er ist in seinen mannbaren Jahren ein aufgehäuftes Capital, welches erst anfängt Zinsen zu tragen. Diese müssen aber ziemlich hoch sein und ziemlich lange bezahlt werden können, wenn sie außer dem laufenden auch nach und nach das Capital amortisieren sollen, was doch nötig ist, da dasselbe durch den Tod à fonds perdu angelegt ist.« (Rotteck-Welcker, Staats-Lexikon, Gesundheitspolizei, 1838, 763) »Die soziale Versicherung ist nur eine Übertragung bewährter kaufmännischer Grundsätze vom sachlichen auf das menschliche Gebiet, nämlich des Grundsatzes der Amortisation von Werten, die der Abnutzung unterworfen sind.« (Potthoff 1914, 415)

Der Wert der »Gesundheit« variiert demnach mit dem Wert der Arbeitskraft. Aber diese Behauptung obrigkeitlicher Überwachung und Direktion gesellschaftlicher Arbeitsfähigkeit kann nur allgemeine Institutionsstruktur sein. Das wirkliche Handlungsspektrum zeigt statt dessen eine Mischlage materieller und symbolischer Elemente, mit denen zwar bestimmte Konditionen im Verständnis von Gesundheit und Krankheit trainiert, aber viel weniger die Voraussetzungen von Gesundheit und Krankheit beeinflußt werden. Und hier gibt es notwendigerweise weiterhin Ambivalenzen und die Gefahr von Prestigeverlust. Es ist Aufgabe der Kassenärzte, für kontinuierliche Verausgebbarkeit der Arbeitskraft zu sorgen, und sie können das machen durch Medikamentierung und kurzfristigen Einbau von u. U. gesundheitsstabilisierenden Erholungszeit-Puffern.

Um 1900 besteht allerdings schon ein weitgehend akzeptiertes Verständnis über die unzulängliche Wirkung der Kompensationsstrategien der kurativen Medizin. Und es gibt auch eine Perspektive, wie hier Abhilfe zu schaffen wäre: Die vereinigten Regionalkassen, vor allem der Ortskrankenkassen und ihre Zentralverbände, sollen zu Einrichtungen der Selbstorganisation der Interessen der Arbeiterschaft aktiviert und zu Instrumenten der Verbesserung ihrer Lebensbedingungen gemacht werden. Das soll geschehen durch die Festlegung und Durchführung von allgemeinen »Krankheitsverhütungsvorschriften«, insbesondere im Wohn- und Ernährungsbereich; durch den Aufbau eines ganzen Netzes von Alternativeinrichtungen, die den Bedürfnissen des Proletariats verpflichtet sind, wie eigene Krankenhäuser, Sanatorien, Zentralapotheken, Zentraleinrichtungen zur Direktion und Kontrolle von Arzneien, Hilfsmitteln, technischen Apparaten, Nährpräparaten; durch veränderte Arbeitsbedingungen der Ärzte, durch eine Sozialisierung der Profession, die diese zu wirklichen »Gesundheitsfaktoren« machen, indem diese nicht mehr mit den ökonomisch und politisch herrschenden Interessen parallel laufen sollen. Statt dessen wird gefordert, »daß sie auf seiten des Volkes stehen, daß sie mit dem Volke darin arbeiten, die Schädigungen der Volksgesundheit klarzulegen«, mehr Zeit, mehr Motivation, mehr Kompetenz haben sollen, sich mit ihren Versicherten zu befassen, statt durch Medikamentierung wirklich den Ernährungszustand zu beeinflussen, auf naturgemäße Lebensbedingungen zu achten, den sozialen Krankheitsursachen nachzugehen usw. (Arbeiter-Versorgung 1900, Beilage, Reden von Friedeberg 1899, 1900) Die hier betonte Rolle der Ärzte ist bezeichnend für eine historische Übergangssituation. Ärzte gelten auch hier, wie in der offiziellen Professionspolitik, als zentral für die Gesundheitsverhältnisse und die Steuerung der notwendigen Sanierungsstrategien. In diesem Sinne beklagt der Sprecher des Zentralverbandes der Ortskrankenkassen den Motivationsverlust der Kassenärzte durch schlechte Bezahlung und Behandlung durch die Kassenvorstände, beklagt die Beschränkung der ärztlichen Tätigkeit durch die oft »kurzsichtigen« Vorstände, die sich Krankenhauseinweisungen vorbehalten, sparsam sind mit Hilfsmitteln, die Ernährung und Hygiene beeinflussen können. Diese sind eben stets auf »kurzfristige« finanzielle Ziele fixiert und nicht auf langfristige Volksgesundheit. Ärzte sind hier die einzig kompetenten Experten, sie müssen volle Entscheidungsbefugnis haben, sie müssen sogar viel weitergehende Zwangsbefugnisse erhalten als bisher, nicht nur bei Krankenhauseinweisungen, sondern auch um kleinere Schäden rechtzeitig zu behandeln: Die Arbeiterversicherten sollen sich nicht vor der Behandlung »drücken« können. Aber die Ärzte sind in dieser Konzeption fest in das Institutsgefüge der Krankenkasse eingebaut, und diese »Krankenkassenbewegung«, die »eine proletarische Bewegung« sein soll, wird die Funktionsrichtung der Ärzte bestimmen und ihre Kontrolle gewährleisten.

Damit stehen sich um die Jahrhundertwende zwei Modelle der Krankenversorgung der Arbeiterpopulation gegenüber, beide sind auf hohem, staatlichem Niveau organisiert, in beiden sind die

Ärzte Garanten dieses verallgemeinerten – staatlichen – Interesses: die staatsoffizielle Politik, die im Sinne der Sicherung eines abstrakten gesellschaftlichen Arbeitsvermögens fungiert und die Alternative, die sich als Realisierung »proletarischer Interessenpolitik« versteht. Und letztere kann auch angeben, unter welchen materialen Bedingungen sich eine derartige Gesundheitspolitik nur würde realisieren lassen. Allerdings werden den Kassen dann nicht zufällig die nötigen legalen Kompetenzen und die freie Verwendbarkeit ihrer kumulierten Ressourcen durch die Aufsichtsbehörden verweigert. Nach 1900 werden die Kompetenzen der Selbstverwaltung der Kassen rechtlich eingeschränkt, der Leistungsbereich fixiert, der systematische Aufbau von Machtpositionen durch die organisierten Ärzte zunehmend akzeptiert. Diese werden dann gegen die gewonnenen Organisationspotenzen der Kassen und ihrer Verbände eingesetzt, schließlich die Balance zugunsten der Ärzteverbände ganz aufgegeben. (Tennstedt 1977a) Wenn nach 1900 weder die soziale Zuständigkeit und materielle Interventionskraft der Kassen ausgedehnt werden, noch die soziale Verantwortlichkeit der Ärzte durch eine andersgeartete institutionelle Einbindung gesichert und gestaltungstauglich wird, dann bekommt der sozialisierende Engpaß zwischen Simulationsverdacht und Verdacht der Gesundungsverzögerung, im Gegensatz zur eigentlichen Zielsetzung, ganz überwiegend symbolische Bedeutung: Die Ärzte verwalten vor allen Dingen Einstellungen zu Gesundheit und Krankheit, zu den Folgen von Industriearbeit, von Lebensverhältnissen unter industriellen Bedingungen usw., als daß sie wirklich Lebensressourcen verteilten oder verteilen könnten!

Die Delegation der Probleme von Gesundheit und Krankheit an die (formal) ausschließliche Kompetenz der medizinischen Profession bedeutet die Zuweisung von Zuständigkeit an eine Gruppe, die diese nicht tragen kann und die aufgrund ihrer sozialen Lage stets eigene professionspolitische Strategien entwickelt, die mit den dominanten gesellschaftlichen Herrschaftsverhältnissen kooperieren können. So daß dann nicht Krankheitsursachen überwacht werden, sondern die Körperreaktionen der Betroffenen. Es wird versucht, im Sinne der naturwissenschaftlich orientierten »spezifischen« Therapie die Krankheits-»Ursache« im Körper selbst zu zerstören, um nicht auf die multi-faktoriellen, ökologischen Bedingungen einzugehen, die die Voraussetzungen der Erkrankung sind. Aber das ist um 1900 noch nicht entschieden, wenngleich, wie Landmanns wütende Kritik an der vorherrschenden Medizin von 1898 zeigt, absehbar. Die Orientierung der Profession an den eigenen medizin-typischen Gestaltungskräften tritt ein, da sie auf die externen, sozialen Verhältnisse sowieso nicht einwirken können. Krankheiten werden durch die introvertierte Sicht »konstitutionell«, durch die Körperschwächen der Betroffenen bedingt – und es gibt immer Belege, daß eine Krankheit nicht alle Personen in gleicher Weise oder gleichem Umfang trifft. Damit dominiert dann eine eigene Sichtweise über den Überwachungsgegenstand, mit der immer wieder die Verantwortlichkeit für den Gesundheitszustand an die betroffenen Personen zurückgegeben wird, denn die behandelten Funktionsschwächen des Körpers oder die durch die Erkrankung ganz offensichtliche Krankheitsdisposition gehören zu diesem Körper, nicht in Umwelt-, Arbeits-, Lebensverhältnisse.

Systematisch, so kann gesagt werden, entscheidet sich die offizielle Gesundheitspolitik nach 1900 gegen eine Kontrolle der Krankheitsursachen im sozialen Bereich, wie es die sozialdemokratischen Kassen und Kassenverbände fordern. Statt dessen wird die auch von der Sozialdemokratie sehr stark betonte Expertenrolle der Ärzte gestärkt und seit 1913 dann als politische Gegenmacht zu den sozialdemokratischen Bestrebungen in den Kassen aufgebaut. Damit ist auch zugleich in der Rollendefinition der Ärzte ein neuer Wendepunkt erreicht. Statt wie bisher die offene Disziplinarfunktion des Kassenarztes zu beklagen, wird professionspolitisch jetzt wieder die angeblich freie und objektive Neutralität des Arztes betont, ohne daß sich an den Tätigkeitsbestimmungen etwas geändert hätte. Indem die Ideologie des »neutralen Experten« in der folgenden Entwicklung eine fast allgemein gesellschaftliche Akzeptanz findet, ergibt sich daraus zwar für den Kranken auch eine größere gesellschaftlich akzeptierte Schutzzone – solange genügend gesellschaftliche Ressourcen zur Verfügung stehen und solange der Kranke mit den Werten und Verhaltensanforderungen der Profession kooperiert. Zugleich ist damit auch das Verständnis des gesellschaftspolitisch bestimmten Charakters des ärztlichen Wissens und Tuns abhanden gekommen, so daß die medizinische Situation, das Arzt-Patienten-Verhältnis, im Normalfall völlig undurchsichtig ist. Die »verinnerlichten« Wirkungen der äußeren gesellschaftlichen Verhältnisse, die zwischen Arzt und

Krankem zur Sprache kommen, sind als solche nicht mehr erkennbar. Und sie können auch nicht erfolgreich thematisiert werden, weil die vermittelnden Konventionen und die dem Problem entsprechenderen Strategien fehlen. So bleibt es bei falschen Erwartungen an die Fähigkeit der Ärzte und falschen Antworten auf die Probleme ihrer Patienten. Und das ganz unabhängig davon, welche politische, weltanschauliche oder ökonomische Sympathie ein Arzt im Einzelfall vertritt.

7. Gesundheit, Ärzte, Staat – Ein Überblick

Das alte italienische Sprichwort gibt es in zwei Varianten: »Ove non entra il sole, entra la morte.« Die Sonne, eine natürliche Ressource, symbolisiert Gesundheit; reicht diese nicht aus, kommt sie nicht zur Geltung oder führt zu einer negativen Veränderung ihrer Einflüsse: Der Tod tritt ein. In der zweiten Variante, »entra il medico«, tritt der Arzt statt des Todes auf. Er hat die Aufgabe, den bestehenden Mangel auszugleichen, er wird selbst Symbol des Mangels und des drohenden Todes. Die historischen Streifzüge haben gezeigt, daß Gesundheit und Medizin in den älteren Sichtweisen nicht zusammengehören, geradezu entgegengesetzte Konzepte sind. Aber sie bewegen sich aufeinander zu, bis die Gesundheit die vermittelnde Ideologie der Ärzteinteressen wird. Die Medizin macht in der bürgerlichen Welt auf sich aufmerksam, nicht, weil sie manche Krankheiten heilen kann, weil sie Mittel kennt, die Schmerzen lindern – das können andere auch: die Empiriker, z. T. mit den akademischen Ärzten konkurrierende Berufe, z. T. einfache Personen der Nachbarschaft mit einer glücklichen Hand, einem guten Gedächtnis, die die heilkundlichen Kenntnisse des Volkes anwenden, für die es keine eigenen Professionisten gibt. Nur der akademische Arzt faßt den Menschen »wissenschaftlich«, entdeckt seine »Natur«. Aber auch hiermit sind zunächst andere beschäftigt, vor allem die Theologen, fest eingesessen, die eine sehr esoterische Menschen-Natur verwalten: die Bewegungskräfte der Sünden, die Heilskräfte der Metamorphosen, aber eben dennoch am Ende nur das Entsetzliche – aus Staub bist du Mensch, zu Staub wirst du – anbieten. Die Medizin seit Harvey (1578-1657) macht auf sich aufmerksam, weil sie für die gegenständliche Natur des Menschen ein Modell entwickelt, das diesseitige Erlösung hoffen läßt. Der Körper ist eine Maschine, die funktioniert nach den gleichen physikalischen (und chemischen) Prinzipien wie alle anderen, »die Uhren, kunstvolle Wasserspiele, Mühlen«, und deshalb, wenn man sie kennt, wie jene kontrollierbar und steuerbar. Erst im 18. Jahrhundert hat die Medizin den Mut, nicht nur die Möglichkeit eines solchen Konzepts zu behaupten, sondern auch zu überlegen, welches die Ursachen des Lebens sind, die Kraft, die die Maschine bewegt – denn diese müßte beherrscht werden. Am Ende des 18.

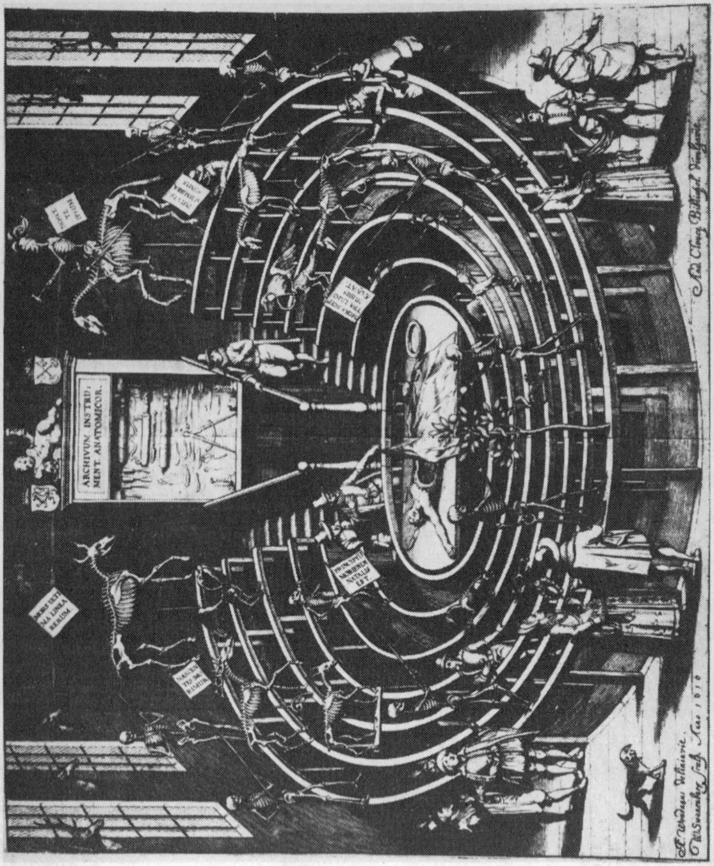

Anatomisches Theater, 1616

Jahrhunderts ist man stolz darauf, wenigstens mit systematischen Versuchen beweisen zu können, daß alle Körperprozesse nahezu beliebig beeinflußt werden können, und man faßt den Mut, direkt in den Körper einzudringen, dort selbst systematisch zu sehen.

Dieses Modell der Beherrschung der Natur am Menschen kommt dem Interesse der staatlichen Beherrschung der Natur der Gesellschaft entgegen, das nur »um ihre gemeinschaftliche Glückseligkeit zu befördern« existieren soll. Auch hier wird der Körper entdeckt, die Körper der Arbeitenden, und das Bild des steuerbaren Gesamtorganismus: der Staat als ein »gesamter Körper, der in allen seinen Gliedern einen genauen Zusammenhang hat«. (Justi 1760, 213) Ein »einfacher moralischer Körper«, in dem die Städte »die großen Haupt- und Pulsadern [sind], und das Geld oder vielmehr die beweglichen Güter, stellen das Blut in demselben vor, dessen Umlauf die Pulsadern in dem Körper befördern und dadurch demselben Kräfte, Leben und Tätigkeit verschaffen.« (302) Die Leistungsfähigkeit des arbeitenden Körpers vermittelt den Blutkreislauf des Staates.

»Der arbeitsame Teil des Volkes ist es eigentlich, welcher den ganzen Staat unterhalten muß, und aus der Handarbeit der Landleute und des gemeinen Volkes in den Städten entspringt die ganze Tätigkeit des Staats und selbst der Reichtum derjenigen, so nicht arbeiten. Wenn man diesem arbeitsamen Teil des Volkes seinen Unterhalt umsonst geben wollte, so würde gar bald alle zur Glückseligkeit des Staates erforderlichen Güter ermangeln, und die Quelle aller Tätigkeit würde vertrocknen.« (266)

Neue Anforderungen an die Produktivkräfte, richtiger wohl, die genauere, buchhalterische Übersicht über die eigentlich produktiven gesellschaftlichen Kräfte, würde die Kooperation von Medizin und Staat nahelegen. Die Staatswissenschaft ist auch sehr interessiert an der Medizin, aber leider taugen die Ärzte nichts; im Moment müsse »die Arzneikunst mehr für eine Zuflucht der Stümper und schwachen Geister gehalten werden«. (252) Die Medizin ist nie schlechter als in einem älteren Stadium; aber die Empfindlichkeit, die Aufmerksamkeit ihrem Tun gegenüber ist größer, wenn jetzt die Anforderungen an die Körper und ihre Leistungsfähigkeit größer sind, wenn nicht nur das individuelle, sondern auch das gesellschaftliche Glück davon abzuhängen scheint. Zu Beginn des 18. Jahrhunderts ist die Sorge für die körperliche Leistungsfähigkeit noch eine private Angelegenheit, gegen Ende des Jahrhunderts scheint sie bereits ein Objekt von größter staatlicher Bedeutung werden zu können. Aber die Ärzte können in Deutschland an diesem Bedarf noch nicht partizipieren. Die erste vorläufige Antwort der Ärzte ist die Wiederbelebung des alten Arsenals der Diätetik. Hiermit sollen die vermuteten Zivilisationsschäden, richtiger, die Schäden einer noch nicht ganz vollzogenen Zivilisation abgemildert, der behaupteten Entvölkerung der Länder vorgebeugt werden. Aber es ist trotzdem die optimistische Entdeckung des Bürgertums, die den Sog für die medizinischen Aufklärungsvorschriften darstellt: Schon allein durch den vernünftigen Gebrauch der allerselbstverständlichsten Lebensmittel kann jeder seine eigene Leistungsfähigkeit, Körpertauglichkeit, ja die Dauer seines Lebens selbst beeinflussen! Der nützliche Ansatz der Steuerung des Körpers durch die Steuerung der unmittelbaren Lebensumwelt behält aber ihre Oberschicht-Affirmation. Auch im 19. Jahrhundert ist das dominierende gesellschaftliche Problem eher das Fehlen der selbstverständlichen Lebensmittel für breite Gesellschaftskreise und die Zerstörung der natürlichen Ressourcen. Das limitiert die ärztliche Verwendungsfähigkeit, ja diskreditiert ihren materiellen Kenntnisbestand. Dennoch gibt es kein anderes Modell als das Optimierungskalkül, solange die psycho-physischen Kapazitäten über den ausschließlich bedeutsamen Erfolg in der Gesellschaft entscheidend sein sollen. Und wird um so unersetzlicher, je mehr der Tod nur noch als Bankrott einer Investition gilt, der »Anbruch des Nichts« (Flaubert) ist. Die Realisierungswege des Steuerungsoptimismus müssen andere werden. Die Mittel müßten universaler und zugleich einfacher werden, exakt, berechenbar und verläßlich – aber vielleicht kommt es viel weniger auf die realen Wirkungen und Erfolge an, als vielmehr darauf, daß die Formen der Kontrolle der Natur am Menschen mit denen der Natur der Gesellschaft zusammenpassen?

Eine neue, breitere Nützlichkeit der medizinischen Positionen in Deutschland ergibt sich erst seit der Mitte des 19. Jahrhunderts mit der Durchsetzung der Naturwissenschaft als objektivistische Universalmethode auch in der Medizin. Jetzt werden die Wahrheiten exakter und selektiver, die Zusammenhänge unsicherer und unwichtiger. Auch aus der Medizin wird die Subjektivität und Moral verdrängt. Die Gesundheitslehre, die »vernünftige Lebensordnung«, wird als Ansammlung unbeweisbarer Vermutungen, Phantasievorstellungen abgetan. Die Medizin gegen Ende des 19. Jahrhunderts weiß viel mehr über die inneren Ablaufprozesse, über die

Abwehrkräfte des Körpers, über Immunisierungsabläufe, über Drüsenfunktionen, aber der alte, ganzheitliche, »moralische« Impuls einer Gesundheitslehre bleibt verloren. Das ist kein Zufall. Die Wissenschaft glaubt, in allen gesellschaftlichen Bereichen die überkommenen ethischen und religiösen Sichtweisen, die nur Streit und Verwirrung schaffen, ablösen zu können und behauptet, die Wahrheit sei die objektive Methode schon selbst. Man nimmt an, die schlechten gesellschaftlichen Zustände seien zumindest auch ein Ergebnis des falschen Denkens. Die einzig gültige öffentliche Moral scheint die der exakten Wissenschaft sein zu können, eine mechanische, unspirituelle, auf einem technischen Kalkül quantifizierbarer Leistungen/Gegenleistungen beruhend. Das Leitbild des guten Menschen, ob in der Form des arbeitsamen, genügsamen Untertans oder des väterlichen, autokratischen Fabrikherrn, scheint antiquiert. Im Rahmen dieser »weltlichen«, objektivistischen Moral nimmt auch das Konzept der Gesundheit eine neue Wendung. Es ist nicht mehr Aufforderung zum Selbst-Tun, wird vielmehr objektivierender Maßstab. Das Erreichen einer Norm muß attestiert werden, um Leistungen, Schutz, Status, Chancen zu bekommen, ist abstraktes Kriterium, durch das individuelle Zustände in Beziehung zu allgemeinen Zwecken und den für sie eingerichteten Institutionen gesetzt werden können. Biostatistische Normen, physikalisch-chemische Gesetze sind gesucht, Leistungsgrößen »in Maß, Zahl und Gewicht« – das ist die zweite eigentlich erfolgreiche Antwort der Medizin auf die Zeitforderung. Das Quantifizierungsdiktat entspringt den veränderten industriellen Verkehrsverhältnissen, die auch die staatlichen Anforderungen an die Medizin verändern. Nicht mehr nur diese alten singulären Anforderungen polizeilich-strafrechtlicher Art sind zu bewältigen – Giftmordverdacht, Kindsmord, Unglücksfälle mit unbekannten Ursachen. Auch nicht die alten Probleme der Seuchenbekämpfung, obgleich diese in einem Staat mit starken Militärinteressen wie Preußen hohe staatspolitische Präferenz haben. Im Krieg gegen Österreich 1866 verloren die Preußen noch 120000 Menschen allein durch die Cholera; Kriege sind durch die einhergehenden Seuchengefahren ein kaum kalkulierbares Risiko. Viel wichtiger sind auf die Dauer die vielfältigen Gefahren aus Industrie und Verkehr, die Unfälle, Verschleiß, Qualitätsverlust, Zerstörung von Potenzen und Qualitäten, die in der bürgerlichen Gesellschaft immer Verletzung von Eigentumstiteln bedeuten, deshalb

Güterabwägung und Kompensation, Schmerzensgeld, Abfindungen, Schweigegeld fordern und im folgenden die Notwendigkeit, Belastungstoleranzen zu dekretieren. Die gesetzliche Arbeiterversicherung ist die Schule für die Profession, diese neuen Qualitäten zu lernen. Jetzt erst gelingt die Kooperation zwischen Medizin, der Mehrzahl der Ärzte und den staatlich vertretenen Formierungs- und Funktionsinteressen.

Die Medizin muß hier ihre Aufgabenstellung präzisieren – in dem alten Rahmen der Kontroll- und Steuerungserwartung. Ihr Handeln ist nicht mehr so sehr ausgerichtet auf die Interpretation der Schnittstelle zwischen äußerer Natur und dem einzelnen Menschen, als, an der gleichen Stelle, auf die zwischen dem einzelnen und der Gesellschaft. Hier sind bei aller Ähnlichkeit der verwendbaren Metaphern die zu interpretierenden Gesetze ganz andere. In der »Natur« waren die undurchschaubaren Wege des »Schöpfers« zu interpretieren, in der »Gesellschaft« ist es das Verhältnis von Steuerbarkeit und Steuerungsressourcen in bezug auf die »natürlichen« Abnutzungsprozesse, wie Krankheit und Tod es sind. Die hiermit gesetzte öffentliche Verantwortung ist deutlich, es müssen Belastungs- und Leidenstoleranzen, Ressourcen- und Glücksforderungen verwaltet werden. Nicht erst die Kassenärzte, diese aber auf einem solchen Verallgemeinerungsniveau, daß man von einer veränderten Tätigkeitsrichtung sprechen kann, übernehmen diese widersprüchliche und letztlich unlösbare Aufgabe: Sie haben die Folgen der Arbeits- und Lebensbedingungen als »medizinische« Probleme aufzufassen und in ihrem Bereich bearbeitbar zu halten. Sie müssen also statt sozialer medizinische Lösungsformen anbieten, d. h. kompensatorische, lokalistische, kurzzyklische Maßnahmen. Sie haben in eigenem Interesse immer wieder neue Strategien, Sichten, Kenntnisbestände zu entwickeln, die die Beherrschbarkeit der Körperprozesse optimieren könnten oder dies zumindest suggerieren – eine Geste, die die Abwendbarkeit des Sterbens behauptet und wichtiger vielleicht, die Glücksforderungen bei einem zu deutlich knapp bemessenen Leben abzuweisen hilft damit das »organische, leise, leidenschaftslose und muskulöse Glück« der Gesellschaft, wie Foucault sagt, zu gewährleisten.

Gesundheit in der Objektivierungsintention scheint also die Stelle der Sittlichkeit als gesellschaftlicher Orientierungswert und praktische Handlungsanleitung einnehmen zu können. Tatsächlich ist es nur ein politisches Unterscheidungskonzept, denn sie hat alle positiven Merkmale abgestreift: Irdische Glückseligkeit, das ist die Marotte, das Privatvergnügen unvernünftiger Traumtänzer! Die Figur des Gesundheitsfanatikers tritt anstelle des veralteten Hypochonders in der öffentlichen Aufmerksamkeit auf, beginnend mit dem halbnackten Propheten, der schon in den vierziger Jahren des 19. Jahrhunderts in Wäldern friedlich spazierende Damen erschreckt, oder der asketische Wühler der neunziger Jahre, der Konsumverzicht und Sozialdemokratie predigt – soziale Mißgeburten in jedem Falle. Aber Gesundheit formuliert in »Maß, Zahl und Gewicht« kann nicht naturalistisch werden. Es zeigt sich, daß sie als Konzeption ganz zerfällt, niemand in naturwissenschaftlicher Sicht weiß mehr, was Gesundheit ist: »Gesundheit ist das Leben im Schweigen der Organe.« (Zit. Canguilhem 1974, 58) Gesundheit soll der seltsame Zustand sein, der sich durch Leere auszeichnet. Richtiger, ein freigehaltener Zustand, der sich erst mit Sinn und Materialität füllt, wenn sein Gegenteil – Krankheit – eintritt oder zynisch gesagt, der Arzt etwas Interessantes am Körper findet. Denn mit Krankheit besteht das gleiche Problem: Gesundheit und Krankheit sind definitorische Gegenpole. Die definierte Norm aber, der exakte und künstliche Bezugspunkt, erscheint ähnlich ausweichend. Die Inhalte des Krankheitsbegriffs changieren, je nachdem, welche Normsegmente der Betrachter bevorzugt: Klinische Befunde und pathologische Substrate, vielleicht psychologische und soziale Devianz – immer entsprechend den objektiven oder subjektiven oder sozialen Leistungserwartungen. Diese wiederum korrespondieren, je nachdem, welche Strategien zur Normerfüllung unterstellt werden – mit Hilfe und Aufmerksamkeit oder mit Verweis auf Selbstdisziplin und Askese, am Ende u. U. mit aktiver Repression und Marginalisierung. Dieses Willkürliche und Ausweichende der Konzeption zwischen Stigmatisierung und sozialer Schutzzone wird allerdings durch die modische These von dem »zum Schweigen gebrachten Körper« nur romantisiert. Denn die leitende Vorstellung einer durch Zivilisation ruinierten vitalen Innerlichkeit führt in die Irre. Es gibt keine »unzivilisierten« Körper, die nicht für die je spezifischen Lebensbedingungen tauglich gemacht wären oder tauglich gemacht werden müßten. Wie unzufrieden auch jeder mit seinem eigenen Körper sein mag, sobald dieser ihm durch Glücks- oder Mangelgefühle zum Bewußtsein kommt.

Die Geschichte des Gesundheits-Diskurses ist zugleich die Geschichte der sozialen Obsessionen des Bürgertums: zu Beginn das Pathos der Selbstregulation, die Kultivierung der Gesellschaft durch die Kultivierung der Vernunft des einzelnen, die zuallererst den eigenen Körper und Geist zum Gegenstand und die Entfaltung aller Fähigkeiten und unbegrenzten Fortschritte zum Ziel hat. Hier redet das Bürgertum selbstbewußt mit sich selbst. Nur ein Rest davon bleibt auch weiter erhalten, eine kleine Spur von Sehnsucht und Utopie. Später, je mehr die Gesundheitslehre ein Orientierungsprogramm für andere werden soll, für die absinkenden Mittelschichten und Unterschichten, verkehrt sich die Moral. Nicht mehr die Selbstregulation, die Aufforderung, eine eigene Welt nach eigenem Plan zu bauen, zumindest eine zu erobern, ist das Zentrum der Aufmerksamkeit, sondern die Dringlichkeit von Ratschlägen, wie im Rahmen der Notwendigkeiten zurechtzukommen sei. Auch hier herrscht Beunruhigung. Darüber, daß die Arbeiterpopulation tatsächlich einem hygienischen Pauperismus überlassen sein könnte, der sich rächt. Das generiert billige Ratschläge für eine eiserne Ökonomie der Kräfte, die zugleich prophylaktische Unschuldsbeteuerungen sind: Arbeit und noch mal Arbeit wird empfohlen, aber nicht als diätetisches Mittel, als Schlüssel zur Welt, sondern als Überlebensaufgabe. Und die Anforderungen zum Genuß, die andere Seite der Diätetik, die die Belohnung der Askese ist? Hier gibt es keinen Gegenpol, nur noch einmal eine harte Ökonomie der Freizeit mit dem Ziel, die Arbeitsbelastung auszuhalten. Aber es ist eben nicht nur die Macht des Faktischen, die hier informiert. Die Konzeption der Enthaltsamkeit verweist vielmehr auf die großen Ideen des Vaterlandes: der vaterländische Stolz, die Begeisterung für das Interesse der Gesamtheit, die Staatsgloriole setzen die Fluchtpunkte des Gesundheits-Diskurses. Die »Pflicht« zur Gesundheit ist nicht mehr eine moralische, sondern eine eminent staatspolitische. Auf die »Gesundheit« des ganzen Staates zielt die Kalkulation. Für den einzelnen scheint nur die »Natur« dann das Schicksal auszusprechen: Überleben der Angepaßten, Absterben der Unfähigen, Kranken, wie Spencer (1820-1903) das stellvertretend formuliert: »The whole effort of nature is to get rid of such – to clear the world of them, and make room for better.« (1851, 379) Aber dieser Rigorismus wird sofort wieder kleinlaut, wenn mit der Anwendung von Evolutionstheorie und Bevölkerungsstatistik sich herausstellt, daß die unerschöpflichen Menschenressourcen knapp werden, physische Dekadenz, ja das Aussterben des ganzen Volkes als Resultat der Zivilisationsverhältnisse zu drohen scheint. Eine neue Obsession mit neuen staatspolitischen Aufgaben und der Wiedereinsetzung der Sicht der Gesundheit als gesellschaftliches Produktivitätsproblem: Körperliche Ertüchtigung, Städtesanierung, Arbeiterversicherung, alles zur Stärkung des Vaterlandes, das macht man vor 1900 zur Parole. Immer wieder lebt der Gesundheits-Diskurs von dem gleichen rhetorischen Trick: Gesundheit ist möglich, nicht mehr durch die Vorkehrungen der Natur, aber durch die der Gesellschaft. Alle rationellen Subsistenzmethoden, Präventionstechniken, die ungeheuer entwickelte Krankenversorgung sind für jeden verfügbar. Nicht zuletzt durch diesen Aufwand wird mit den Institutionen behauptet, daß Abweichen von der Norm, Krankheit und Verfall individuelles Schicksal ist, Selbstverschulden. Der Verfall der Körper zeigt keineswegs die Überlebtheit der Verhältnisse! Die unermüdlichen Träger des Diskurses, die Ärzte, bemühen sich seither um neue Orientierungen: Es gibt gar keinen Verfall der Körper, sagen sie uns, die Natur-Geschichte des Menschen hat in Wirklichkeit einen großen Fortschritt gemacht, nicht weil die Menschen gesünder sind, sie müssen deshalb auch in Zukunft nicht gesünder werden, sondern weil Krankheit besser zu beherrschen ist.

Das ist das Problem. Der Gesundheits-Diskurs, die Sehnsucht nach Fähigkeit und Glück, hebt an mit dem Arzt als Träger, Multiplikator, wenn auch vielleicht nicht als Initiator. Er ist Teilnehmer des Diskurses, kann nicht als Gegenstück von Gesundheit dienen. Schon dort, wo er am uneigennützigsten ist, nur Sprecher von Gesundheit, Agitator für Selbstregulation, programmatisch sich selbst überflüssig zu machen verspricht, betreibt er Politik, indem er hofft, daß seine Stimme gehört wird. Er verweist auf die mörderischen Umtriebe der kurpfuschenden Laien, der verderblichen Heilpraktiken, die bisher die Menschen immerhin am Leben gehalten haben. Es sind seine Konkurrenten. Der Arzt buchstabiert das Arsenal der Gesundheit fördernden und schädigenden Dinge, er lobt den richtigen Umgang mit diesen, den nur jeder Bürger selbst für sich herausfinden kann, obgleich er sich auch dazu bereit erklärt, Ratschläge zu geben – falls man ihn fragen würde. Dort, wo der Bürger seinen versteckten Stolz trägt, greift er ihn: Die Vernunft diktiert den richtigen Gebrauch aller Ressourcen. Richtiger Gebrauch des geschickten Arztes bedeutet, ihm zu gehorchen, seine Arzneien zu nehmen, seine Situationsdefinition zu akzeptieren, ihn vor allem nicht durch Gebrauch anderer Ärzte und sonstige Einflüsterungen zu prüfen, sich selbst vergewissern zu wollen. Der Arzt möchte unabhängig werden, vor allem von den Frauen, denen in Heildingen vornehmlich geglaubt wird, von den »Umstehenden« im Krankenzimmer, die die Öffentlichkeit bilden, wo er seine Kunst zeigen muß. Dennoch, er behauptet nie, seine Kenntnisse seien der wichtigste Gesundheitsfaktor – wenngleich u. U., er sei sein wichtigstes Medikament, falls der Kranke Vertrauen zu ihm aufbringt. Die Profession erreicht Unabhängigkeit von den Kranken nur, wenn sie sich in den Dienst des Staates stellt, ihnen gegenüber diese allgemeine gesellschaftliche Autorität vertreten kann. Die Voraussetzungen dazu fehlen aber zunächst.

Die Objektivität, die sich fortschrittseuphorisch gibt, ist der Schlüssel zum sozialen Erfolg der Medizin. Das ist den Vertretern der naturwissenschaftlichen Medizin von Anfang an klar. Aber die professionspolitische Wirklichkeit ist doppeldeutig, und daher steht die Objektivität immer auf tönernen Füßen. Das professionspolitische Gesamtinteresse – immer wieder in medizinischen Polizeiordnungen ausgedrückt, die dem Staat angedient werden, und Vereinsregeln, Konventionen, mit denen die Zusammenfassung von unten versucht wird – steht gegen das privatwirtschaftliche Eigeninteresse, das sich individuell verwendungsfähig machen muß, auch verdienen will, wo es geht. Mit der Entdeckung des »ganzen Standes« wird seit der Jahrhundertmitte versucht, diese nie überwindbare Interessenspaltung zu kaschieren, richtiger, eine sozial akzeptable Bewegungsform der Widersprüche zu schaffen. Hier wird Gesamtinteresse artikuliert, der prospektive Beitrag der modernisierten Medizin zu den gesellschaftlichen Verhältnissen wird mit den dominierenden Interessen verhandelbar. Aber noch hier ist die Profession nicht selbst in der Lage, sich durchzusetzen, auch nicht ein wie immer fragiles standesmäßig organisiertes Gesamtinteresse herzustellen, sie wird gesellschaftlich gesehen kooptiert. Die oft bemerkte Tatsache, daß die Entwicklung der Medizin abhängig ist von den kulturellen und ideologischen Entwicklungen der Gesellschaft als Ganzes, formuliert das Abhängigkeitsverhältnis auf der Ebene der Wissenschaftsgeschichte. Die Etappen der Professionspolitik korrigieren die Wissenschaftsgeschichte auf der banalen Ebene des täglichen Ablauschens und Antizipierens der gesellschaftlich dominierenden Interessen, die Anpassung an erwartete Wirkungserfordernisse, die jede »freie« Profession aufzubringen hat. Nichts besonderes also, es ist nur zu bemerken, daß die »Retter der Menschheit« den gleichen vulgären Mechanismen unterliegen. Der Gewerbecharakter der Medizin, die hier generierten professionspolitischen Interessen sind die vermittelnde Ebene zwischen dem gesellschaftlichen Bedarf und den Wandlungen des Professionscharakters, ihres Wissens, ihrer sozialen Rolle.

Heute und schon seit einiger Zeit steht die Gesundheits-Debatte, die professionspolitisch mit der Intention, eine richtige Benutzung der Ärzte herbeizuführen, an dem Punkt, wo die sozial kooptierte Medizin im Namen eines hochpolitisierten Wertes Medizinpolitik treibt, »Gesundheit« spielt nur die Rolle einer generellen Zuständigkeitsklausel. Wieweit sich die Medizin in dieser Entwicklung den gesellschaftlich dominierenden Interessen angepaßt hat, wird nicht zuletzt deutlich in dem Abstand, den sie schon erreicht hat gegenüber dem Bedürfnis des Kranken, um das sich der alte, individualistische professionspolitische Charakter der Ärzte organisierte. Die Qualitäten des individuellen Beistandes, der mit Zuwendung, Pflege, Fürsorge, die »Liebe« zu seinem Patienten ausdrücken wollte und mit dieser u. a. zu heilen, zu lindern und vorbeugend zu verhindern gedachte, sie sind in der Arztrolle aufgegeben.

»Aber es liegt doch auch etwas Großartiges in der sachlichen Klarheit, mit der etwa ein Kliniker den Bakteriologen ›ansetzt‹, dieser dann einen Mikroorganismus identifiziert, dessen Stoffwechsel vom Biochemiker aufgeklärt wird – und der Biochemiker bestellt beim Chemiker Antimetaboliten nach Maß, die von Pharmakologen geprüft und endlich für die Klinik freigegeben werden.« (Eulner 1970, 26)

Die Verkümmerung der eigentlichen »Arzt«-Funktion wird auch von der Profession selbst thematisiert als Beschwörung des alten Hausarztes, der geforderten sozialen Stärkung der »praktischen« Arztqualifikationen gegenüber den Organ- und Funktionsspezialisten, nicht zuletzt als »Humanisierung« der Krankenhausversorgung. Aber solche Bemühungen verweisen nur auf ein doppeltes Dilemma. Es sind gerade die Konservativen in der Profession, die ein »dienendes« Arztbild propagieren, die die Betonung von Dienen mit einer Überbewertung von Individualität kombinieren und zugleich die wohlfahrtsstaatlichen »Begrenzungen« und »Dirigismen« abgeschafft sehen möchten. In diesem Kontext geht es keineswegs um die Stärkung des Patienten. Diese notwendige Stärkung wäre nur durch mehr Öffentlichkeit der ärztlichen Tätigkeit erreichbar. Nicht die Öffentlichkeit von Gerichtsverfahren, in denen Patientenrechte gegen Kunstfehler verrechnet werden – das ist nicht mehr als die letzte Fluchtinstanz. Sondern halbformelle Arzt-Patienten-Gruppen in Krankenhäusern und Kollektivpraxen, in denen Ärzte erklären müssen, was sie tun, in denen die Gruppe Unterstützung und Korrektiv sein kann. Die Propagierung des alten Arztbildes ohne solche institutionelle Unterstützung ist nichts als Moralisierung des bestehenden Arztrechtes, ein untauglicher Versuch, mit dem Ruf nach mehr »Vertrauen« das bestehende Abhängigkeitsverhältnis des durchschnittlichen Patienten von seinem Arzt mit wiederentdecktem Legitimationsstoff aufzufrischen. Das alte Arzt-Patienten-Verhältnis ist mit den diesen tragenden sozialen Verhältnissen verschwunden und durch keine Remoralisierung wieder zu erwecken. Die wichtigen Elemente dieses alten Verhältnisses, die alte, direkte Verantwortlichkeit des Arztes für sein Tun, seine Pflicht, professionelle Werte erklärbar und mit den Patientensichtweisen kooperationsfähig zu machen, sind heute nur durch kollektive Organisationsformen der Krankenversicherung zu erreichen, die den einzelnen Kranken stützen. Die Atmosphäre von Patientenassoziationen, wie sie in amerikanischen Neighbourhood-Health Centers existiert, könnte als Vorbild dienen – das aber auch zeigt, wie schwer sich diese Verhältnisse auf deutsche übertragen lassen werden. Denn veränderte Arzt-Patienten-Verhältnisse können nicht Ergebnis des selbständigen, »freiwilligen« Bemühens einzelner Ärzte sein. Die notwendige bedarfsgerechtere Krankenversorgung, die sich den Arztqualitäten im Beruf wieder annähert, ist aber immer noch kein Ersatz für Gesundheitspolitik. Es könnte sein, daß die Krankenversorgung, auf ihren eigentlichen Tätigkeitsbereich verwiesen, den Bedarf an Gesundheitspolitik noch deutlicher bemerkbar werden läßt. Ob eine solche Gesundheitspolitik, die nicht Medizinpolitik ist, unter dem Sog und der organisatorischen Hilfeleistung einer Umweltschutzpolitik entstehen bzw. diese sein wird, muß sich zeigen.

Literatur

Abel, W., 1981: *Stufen der Ernährung*, Göttingen

Abholz, H.-H., 1980: *Welche Bedeutung hat die Medizin für die Gesundheit?*, in: H.-U. Deppe (Hg.), *Vernachlässigte Gesundheit*, Köln, 15-57

Ackerknecht, E. H., 1932: *Beiträge zur Geschichte der Medizinalreform von 1848*, in: *Sudhoffs Archiv für Geschichte der Medizin*, 61-183

Ders., 1948: *Anticontagionism between 1821-1867*, in: *Bull. Hist. Med.*, 562-593

Ders., 1948a: *Hygiene in France 1815-49*, in: *Bull. Hist. Med.*, 117-155

Ders., 1957: *Rudolf Virchow, Arzt, Politiker, Anthropologe*, Stuttgart

Ders., 1963: *Geschichte und Geographie der wichtigsten Krankheiten*, Stuttgart

Ders., 1967: *Medicine at the Paris Hospital 1794-1848*, Baltimore

Ders., 1979: *Geschichte der Medizin*, 4. Aufl., Stuttgart

Adickes, F., 1883: *Die Bestrebungen zur Förderung der Arbeiterversicherung in den Jahren 1848-1849 nach Rodbertus-Jagetzow*, in: *Zeitschrift f. d. ges. Staatswissenschaft*, 560-592

Alexander, S., 1903: *Geschichte des Verbandes der Berliner ärztlichen Standesvereine. Festschrift anläßlich des 25jährigen Bestehens*, Berlin

Altmann, F., 1900: *Ärztliche Ehrengerichte und ärztliche Standesorganisation in Preußen*, Berlin

Des Armen Landmanns Arzt, 1744: *Worinne gezeiget wird, wie jedermann sein eigener Arzt ohne große Kosten, bei denen Krankheiten auf dem Lande, in Ermangelung eines erfahrenen und wohlfeilen Arztes sein könne*, Leipzig

Der Arzt und der Afterarzt, 1783: *Zur Belehrung und Warnung fürs Publikum (Johann Jakob Heinrich Buecking)*, Stendal

Der Arzt und der Staat, 1929: *Vorträge des Instituts f. Geschichte der Medizin an der Universität Leipzig*, Leipzig

Der aufrichtige und sichere Arzt, 1717: *das ist: Wahre und umständliche Nachricht von denen vornehmsten und meist jährlich im schwange gehenden Krankheiten, wie man selbige mit leichten, sichern und offt erfahrenen Medicamenten in aller Kürtze behutsam begegnen und nechst Gott curieren könne*, Quedlinburg, Aschersleben

Asmus, G. (Hg.), 1982: *Hinterhof, Keller und Mansarde. Die Wohnungs-Enquête der Ortskrankenkasse für den Gewerbebetrieb der Kaufleute, Handelsleute und Apotheker*, Reinbek

Baas, J. H., 1873: *Die Sociale Frage innerhalb des ärztlichen Standes, mit Berücksichtigung der Vorschläge, welche in dieser Beziehung auf der letzten Naturforscherversammlung zu Leipzig gemacht wurden*, Frankfurt/M.

Ders., 1879: *Zur Geschichte der öffentlichen Hygiene*, in: *Dtsch. Vierteljahrsschrift f. öffentl. Gesundheitspflege*, Bd. XI, 325-347

Ders., 1870: *Die geschichtliche Entwicklung des ärztlichen Standes und der medizinischen Wissenschaften,* Stuttgart (Neudruck 1967)
Baldinger, E. G., 1768: *Neue Arzneien wider die medicinischen Vorurteile,* Langensalza 1. Bd. 1768; 2. Bd. 1769
Ders., 1782: *Über Medicinal-Verfassungen,* Offenbach
Bebel, A., 1878: *Das Reichsgesundheitsamt und sein Programm,* Berlin
Becher, W., 1905: *Geschichte der Krankenhäuser. Handwörterbuch der Geschichte der Medizin,* in: Neuburger, Pagel (Hg.), Jena, 3. Bd. 1023-1041
Becker, L. (Hg.), 1908: *Die Simulation von Krankheiten und ihre Beurteilung,* Leipzig
Beneke, F. W., 1870: *Zur Geschichte der Associationsbestrebungen auf dem Gebiete der wissenschaftlichen und praktischen Heilkunde. Ein Beitrag zur Förderung d. öffentl. und privaten Gesundheitspflege,* Marburg
Bettmann, O. L., 1979: *A Pictoral History of Medicine,* 5. Aufl., Springfield, Illinois USA
Billroth, Th., 1876: *Über das Lehren und Lernen der medicinischen Wissenschaften an den Universitäten der dtsch. Nation,* Wien
Biographisches Lexikon der hervorragenden Ärzte aller Zeiten aller Völker, Hg. A. Hirsch, 1962 3. Aufl., München, Berlin, 8 Bde.
Bleuler, E., 1919: *Das autistisch-undisziplinierte Denken in der Medizin und seine Überwindung,* Berlin
Boltanski, L., 1976: *Die soziale Verwendung des Körpers,* in: Kamper, Rittner (Hg.), *Zur Geschichte des Körpers,* München, Wien, 138-183
Brand, U., 1977: *Ärztliche Ethik im 19. Jahrhundert. Der Wandel ethischer Inhalte im med. Schrifttum. Ein Beitrag zum Verständnis der Arzt-Patient-Beziehung,* Freiburg
Braudel, F., 1977: *Capitalism and Material Life 1400-1800,* Glasgow, Fontana (franz. 1967)
Brentano, L., 1888: *Die beabsichtigte Alters- und Invalidenversicherung für Arbeiter und ihre Bedeutung,* in: *Jhb. f. Nat. u. Stat.,* Bd. 50, 1-46
Brinkmann, J., 1778: *Patriotische Vorschläge zur Verbesserung der Medicinalanstalten,* Düsseldorf
Bruhns, A./Jacobs, C., 1930: *Die Krankenaufsicht, Fortbildungsschriften f. Angestellte in der Sozialversicherung,* Heft 19, Berlin
Buchan, W., 1774: *Hauß Arzneykunst,* Altenburg
Buchner, H., 1896: *Biologie und Gesundheitslehre. Verhandlungen der Gesellschaft Deutscher Naturforscher und Ärzte,* Leipzig, 1. Teil, 39-56
Cabanis, P. J. G., 1799: *Über den möglichen Grad der Gewißheit in der Arzneiwissenschaft,* Göttingen (franz. 1789)
Canguilhem, G., 1974: *Das Normale und das Pathologische,* München
Casper, J. L., 1825: *Beiträge zur medizinischen Statistik und Arzneikunde,* Berlin
Coleman, W., 1974: *Health and Hygiene in the Encyclopédie: A Medical*

Doctrine for the Bourgeoisie, in: *Journal of the Hist. of Med.*, 391-421
Ders., 1977: *The People's Health: Medical Themes in 18th century, French Popular Literature*, in: *Bull. Hist. Med.*, 55-74
Ders., 1982: *Death is a Social Desease, Public Health and Political Economy in Early Industrial France*, Madison, Wisconsin
Comte, A., 1844: *Rede über den Geist des Positivismus*, Hamburg 1966
Conze, W./Engelhardt, U. (Hg.), 1981: *Arbeiterexistenz im 19. Jahrhundert. Lebensstandard und Lebensgestaltung deutscher Arbeiter und Handwerker*, Stuttgart
Le Bégue de Presle, A., 1766: *Abhandlung von Erhaltung der Gesundheit und Verlängerung des menschlichen Lebens*, Nürnberg
Dihle, H., 1931: *Bernhard Christoph Faust und seine Zeit*, in: *Sudhoffs Archiv* 24, 283-311
Doll, K., 1923: *Dem Hausarzt zum Gedächtnis*, in: *Sozialhygienische Mitteilungen*, 2-7
Dronke, E., 1846: Berlin (Neudruck Darmstadt/Neuwied 1974)
Du Bois-Reymond, E., 1848: *Über die Lebenskraft*, in: ders., *Reden*, Leipzig 1912, 1. Bd., 1-26
Ders., 1872: *Über die Grenzen des Naturerkennens*, in: ders., *Reden*, Leipzig 1912, 1. Bd., 441-473
Ders., 1877: *Der physiologische Unterricht sonst und jetzt*, in: ders., *Reden*, Leipzig 1912, 1. Bd., 630-653
Dubos, R., 1959: *The Mirage of Health*, New York
Dubos, R. u. J., 1952: *The white plague*, London
Ebstein, W., 1891: *Über die Kunst das menschliche Leben zu verlängern. Verhandlungen der Gesellschaft Deutscher Naturforscher und Ärzte*, Leipzig, 1. Teil, 53-74
Ehrenreich, J. (Hg.), 1978: *The cultural crisis of modern medicine*, New York, London
Ehrenreich, B./Deidre English, 1979: *For her own good. 150 years of the Expert's Advice to Women*, London
Elias, N., 1969: *Über den Prozeß der Zivilisation*, 2. Aufl., Bern, München
Emmerich, R., 1894: *Die Wohnung*, in: *Handbuch der Hygiene und der Gewerbekrankheiten*, Leipzig, 1. Teil, 2. Abt., 4. Heft.
Entscheidungen des preußischen Ehrengerichtshofes für Ärzte, 1908, 1911, Berlin, Bd. 1 und 2
Erhard, J. B., 1795: Über das Recht des Volkes zu einer Revolution München (Neudruck 1970)
Ders., 1799: *Versuch eines Organons der Heilkunde*, in: *Magazin zur Vervollkommnung d. theoretischen und praktischen Heilkunde*, 2. Bd., 3-32; 3. Bd., 3-25
Ders., 1799a: *Über die Möglichkeit der Heilkunst*, in: *Magazin zur Vervollkommnung d. theoretischen und praktischen Heilkunde*, 1. Bd., 23-86

Ders., 1800: *Theorie der Gesetze, die sich auf das körperliche Wohlsein der Bürger beziehen und der Benutzung der Heilkunde im Dienst der Gesetzgebung*, Tübingen

Ders., 1830: *Denkwürdigkeiten des Philosophen und Arztes J. B. E.*, Stuttgart

Esche, vor dem, T., 1954: *Die Versorgung der Bevölkerung mit Krankenhäusern in Deutschland von 1876 bis zur Gegenwart*, in: *Archiv f. Hygiene und Bakteriologie*, 386-398

Eschenmayer, K. A., 1799: *Deduktion des lebenden Organismus*, in: *Magazin zur Vervollkommnung der praktischen und theoretischen Heilkunde*, 2. Bd., 329-390

Esquirol, G. E. D., 1838: *Von den Geisteskrankheiten*, (Neudruck Bern, Stuttgart 1968) (franz. 1838)

Eulenberg, H., 1881: *Handbuch des öffentlichen Gesundheitswesens*, Berlin (1. Bd. 1881, 2. Bd. 1882)

Eulner, H.-H., 1970: *Die Entwicklung der medizinischen Spezialfächer an den Universitäten des deutschen Sprachgebietes*, Stuttgart

Faust, B. Ch., 1802: *Gesundheits-Katechismus zum Gebrauche in den Schulen und beim häuslichen Unterricht*, Leipzig

Feuchtersleben, E. v., 1838: *Zur Diätetik der Seele*, Wien

Fiebig, C./Hanauer, W., 1903: *Die Krankenkontrolle*, Frankfurt/M.

Figlio, K., 1976: *The methaphor of organization: An historiographical perspective on the bio-medical sciences of the early 19th century*, in: *History of Science* 14, 17-53

Ders., 1977: *The historiography of scientific medicine: An invitation to human sciences*, in: *Comparative Studies in Society and History* Vol. 19, 262-286

Finkenrath, K., 1929: *Die Medizinalreform. Die Geschichte der ersten Deutschen ärztlichen Standesbewegung*, Leipzig

Fischer, A., 1913: *Vermißte Folgen der deutschen Sozialversicherung*, in: *Jahrbücher f. Nationalökonomie und Statistik*, 3. Folge, 46. Bd., 577-602

Ders., 1914: *Gesundheitspolitik und Gesundheitsgesetzgebung*, Berlin, Leipzig

Ders., 1925: *Grundriß der Sozialen Hygiene*, Karlsruhe i. B.

Ders., 1933: *Geschichte des deutschen Gesundheitswesens*, Berlin (Neudruck Hildesheim 1968)

Fischer-Homberger, E., 1980: *Ärztliche Ethik und ärztliche Standespolitik – Ein Aspekt der Geschichte der ärztlichen Ethik*, in: *Bull. Schweiz. Akad. Med. Wiss.*, 395-410

Dies., 1983: *Medizin vor Gericht. Gerichtsmedizin von der Renaissance bis zur Aufklärung*, Bern

Flügge, C., 1891: *Grundriß der Hygiene*, Leipzig

von Foller, F., 1874: *Die Stellung des ärztlichen Standes im Vergleiche zu anderen Ständen*, in: *Deutsche Klinik*, 73-75, 89-91, 99f.

Formey, J. L., 1821: *Vermischte medicinische Schriften*, Berlin
Forster, G., 1788: *Über Leckereyen*, in: *Werke*, Berlin (Ost), 1974, 8. Bd.
Forster, 1882: *Ernährung und Nahrungsmittel. Handbuch der Hygiene und der Gewerbekrankheiten*, Leipzig, Teil 1, Abt. 1
Foucault, M., 1973: *Wahnsinn und Gesellschaft*, Frankfurt/M.
Ders., 1973: *Die Geburt der Klinik*, München
Ders., 1977: *Überwachen und Strafen*, Frankfurt/M.
Frank, J. P., 1783: *Etwas über die Zwistigkeiten der Ärzte und ihre Ursachen*, in: *Archiv d. med. Polizei*, 1. Bd., 133-150
Ders., 1790: *Akademische Rede vom Volkselend als der Mutter der Krankheiten*, Pavia (Neudruck Leipzig 1960)
Ders., 1791, 1804: *System einer vollständigen medicinischen Polizei*, 9 Bde., 1779ff.; zit. 1. Bd., Frankenthal 1791, Mannheim 1804
Fraatz, P., 1939: *Der Paderborner Kreisarzt Joseph Hermann Schmidt*, Berlin
Freidson, E., 1975: *Dominanz der Experten. Zur sozialen Struktur medizinischer Versorgung*, München u. a.
Freund, R., 1887: *Das berufsgenossenschaftliche Prinzip im Krankenversicherungsgesetz*, in: *Schmollers Jahrbuch*, 449
Frevert, U., 1984: *Krankheit als politisches Problem 1770-1880*, Göttingen
Friedrich, E., 1864: *Gesundheitspflege für das Volk. Ratschläge zur Erhaltung der Gesundheit*, Berlin
Fröbel, J., 1847: *System der socialen Politik*, 2. Aufl. der *Neuen Politik*, Mannheim
50 Jahre Berliner Stadtentwässerung 1878-1928, 1928, Hg. Hahn, H./ Zangbein I., Berlin
Fürst, M., 1903: *Stellung und Aufgabe des Arztes in der öffentlichen Armenpflege. Handbuch d. Sozialen Medizin*, Jena, 1. Bd.
Ders., 1909: *Der Arzt. Seine Stellung und seine Aufgaben im Kulturleben der Gegenwart. Ein Zeitfaden der Sozialen Medizin*, Leipzig
Galaty, D. H., 1974: *The Philosophical Basis of Mid-Nineteenth Century German Reductionism*, in: *Journ. of the Hist. of Med. a. All. Sc.*, S. 295-316
Geigel, A., 1874: *Öffentliche Gesundheits-Pflege*, in: *Handbuch der öffentl. Gesundheits-Pflege und der Gewerbekrankheiten*, Leipzig, 3-408
Geist, J./Küvers, K., 1980: *Das Berliner Mietshaus 1740-1862*, München
Geldbach, E., 1980: *Die Philanthropen als Wegbereiter moderner Leibeskultur*, in: Ueberhorst, H. (Hg.), *Geschichte der Leibesübungen*, Berlin u. a., Bd. 3/1, 165-196
van Geldern, W., 1912: *Ärzte und Versicherungskassen. Die Regelung des Verhältnisses der Ärzte zu den Versicherungsträgern unter Berücksichtigung der RVO und ihrer Entwürfe*, in: *Jahrbuch für Gesetzgebung und Verwaltung*, 36 Bd., 171-217
Gesundheitsbüchlein. Gemeinfaßliche Anleitung zur Gesundheitspflege,

1894, Hg. Kaiserliches Gesundheitsamt
Göckenjan, G., 1981: *Über den Umgang mit der Macht der Ärzte. Erfahrungen mit Neighbourhood Health Centers in den USA*, in: Soziale Welt, 465-490
Ders., 1981a: *Verrechtlichung und Selbstverantwortlichkeit in der Krankenversicherung*, in: Leviathan, 8-38
Gottstein, A., 1901: *Geschichte der Hygiene im 19. Jahrhundert*, Berlin
Gräf, E., 1897: *Die Krankenversicherung in Deutschland*, in: *Die Neue Zeit* 16, 2. Bd., 1897/98, 714-719
Ders., 1898: *Zur Arztfrage bei den Krankenkassen*, in: *Die Neue Zeit* 17, 1. Bd., 1898/99, 816-825
Graf, E., 1890: *Das ärztliche Vereinswesen in Deutschland. Festschrift des Deutschen Ärztevereinsbundes*, Leipzig
Grotjahn, A., 1902: *Über Wandlungen in der Volksernährung. Staats- und sozialwissenschaftliche Forschungen*, Hg. G. Schmoller, Leipzig, 20 Bd.
Ders., 1902a: *Die hygienische Kultur im 19. Jahrhundert*, Berlin
Gruner, Ch. G., 1772: *Gedanken von der Arzneiwissenschaft und den Ärzten*, Breslau
Güntz, E., 1895: *Gegen eine disziplinäre Beaufsichtigung der Ärzte. Denkschrift zu den Verhandlungen des hohen Landtags*, Dresden
Gumprecht, F./Pfarrius, G. (Hg.), 1913: *Lehrbuch der Arbeiterversicherungsmedizin*, Leipzig
Häberl, F. X., 1813: *Abhandlung über öffentliche Armen- und Krankenpflege*, München
Hansen, E. u. a., 1981: *Seit über einem Jahrhundert: Verschüttete Alternativen in der Sozialpolitik*, Köln
Harkort, F., 1844: *Bemerkungen über die Hindernisse der Civilisation und Emanzipation der unteren Klassen*, Elberfeld
Ders., 1845: *Die Vereine zur Hebung der unteren Volksklassen nebst Bemerkungen über den Central-Verein in Berlin*, Elberfeld
Ders., 1856: *Armenwesen, Kranken- und Invalidenkassen*, Hagen
Heineken, Ph., 1836: *Die freie Hansestadt Bremen und ihr Gebiet*, 2 Bde., Bremen 1836 und 1837
Heischkel, E., 1956: *Der Alltag des Arztes*, in: *Ciba-Zeitschrift* 7, 2665-2674
Helmholtz, H., 1877: *Das Denken in der Medizin*, Berlin
Henle, J., 1844: *Medizinische Wissenschaft und Empirie*, in: *Zeitschrift für rationelle Medizin*, 1. Bd., 1-35
Henriques, U. R. Q., 1979: *Before the Welfare State*, London
Herz, M., 1801: *Über die Brutalimpfung und deren Vergleichung mit der humanen*, Berlin
Der heutige Privatarzt, 1860: *Von einem schleswigschen Arzte*, Husum
Hickel, E., 1977: *Das kaiserliche Gesundheitsamt und die chemische Industrie im Zweiten Kaiserreich (1871-1914)*, in: *Studien zur Medizinge-*

schichte d. 19. Jahrhunderts, Göttingen, 64-86
von Hippel, Th. G., 1774: *Über die Ehe,* (Neudruck Leipzig 1884)
Hirsch, A., 1893: *Geschichte der medizinischen Wissenschaften in Deutschland,* München
Hirschfeld, E., 1930: *Romantische Medizin. Zu einer künftigen Geschichte der naturphilosophischen Ära,* in: *Kyklos,* 1-89
Hobrecht, J., 1868: *Über öffentliche Gesundheitspflege und die Bildung eines Central-Amts für öffentliche Gesundheitspflege im Staate,* Stettin
Hoffmann, F., 1715: *Gründliche Anweisung wie ein Mensch vor dem frühzeitigen Tod und allerhand Arten Krankheiten durch ordentliche Lebens-Art sich verwahren könne,* 3 Teile, Halle 1715, 1716, 1717
Ders., 1752: *Politischer Medicus, oder Klugheitsregeln, nach welchen ein junger Medicus seine Studien und Lebensart einrichten soll, wenn er sich will berühmt machen, auch geschwinde eine glückliche Praxin zu erlangen und zu erhalten begehret,* Leipzig
Horsch, Ph. J., 1805: *Versuch einer Topographie der Stadt Würzburg,* Arnstadt, Rudolstadt
Hueppe, F., 1896: *Naturheilkunde und Schulmedizin,* in: *Zeitschrift für Sociale Medizin,* 65-87
Huerkamp, C., 1980: *Ärzte und Professionalisierung in Deutschland, Überlegungen zum Wandel des Arztberufes im 19. Jahrhundert,* in: *Geschichte und Gesellschaft* 3, 349-382
Hufeland, Ch. W., 1798: *Makrobiotik oder die Kunst das menschliche Leben zu verlängern,* Frankfurt, Leipzig (gekürzte Fassung München 1978)
Ders., 1812: *Die Geschichte der Gesundheit nebst einer physischen Karakteristik des jetzigen Zeitalters,* Berlin 1812, abgedruckt: *Sozialhyg. Mitteilungen 1/1933,* 19-28
Imhof, A. E., 1981: *Die gewonnenen Jahre,* München
Die individuelle Hygiene des Arbeiters, 1898: *Schriften der Centralstelle für Arbeiterwohlfahrtseinrichtungen* Nr. 16, Berlin
Jaffé, K., 1903: *Stellung und Aufgabe des Arztes auf dem Gebiete der Krankenversicherung,* als: *Handbuch der sozialen Medizin,* Jena, 2. Bd.
Jewson, N. D., 1974: *Medical Knowledge and the patronage System in 18th Century, England,* in: *Sociology* 8, 369-385
Ders., 1976: *The disappearance of the sick-man from medical cosmology, 1770-1870,* in: *Sociology* 1, 225-244
Jeggle, U. (1978): *Alkohol und Industrialisierung,* in: Caneik, H. (Hg.), *Rausch – Ekstase – Mystik,* Düsseldorf, S. 78-94
von Justi, J. H., 1760: *Die Grundfeste zu der Macht und Glückseligkeit der Staaten oder ausführliche Vorstellung der gesamten Policey-Wissenschaft,* 2 Bde., Königsberg, Leipzig 1760/61 (Neudruck Aalen 1965)
Kade, C., 1906: *Die Ehrengerichtsbarkeit der Ärzte in Preußen,* Berlin
Kampffmeyer, P., 1903: *Die Mission der deutschen Krankenkassen auf dem Gebiete der öffentlichen Gesundheitspflege,* Frankfurt/M.

Kantorowicz, M., 1932: *Die Tuberkulosesterblichkeit in England und Wales*, in: *Ergebnisse der Sozialen Hygiene und Gesundheitsfürsorge*, 2. Bd., 180-224
Kleeis, F., 1900: *Der Kampf zwischen Ärztevereinen und den Krankenkassen im Königreich Sachsen*, in: *Die Arbeiterversorgung* XVIII, 225-227
Klencke, Th. H., 1847: *Offene Briefe mit unleserlichen Adressen*, Kassel
Ders., 1855: *Selbstbekenntnisse oder 40 Jahre aus dem Leben eines oftgenannten Arztes*, 3 Bde., Leipzig
Ders., 1864: *Die physische Lebenskunst*, Leipzig
King, L., 1982: *Medical Thinking: A Historical Preface*, Princeton, New Jersey
Klöden, K. F., 1976: *Von Berlin nach Berlin, Erinnerungen 1786-1824*, Berlin (Ost)
Knieke, H., 1903: *Die Klassenfrage und das öffentliche Gesundheitswesen in Beziehung zur sozialpolitischen Gesetzgebung*, Berlin
Knies, K., 1859: *Über den Wohnungsnotstand unterer Volksschichten und die Bedingungen des Mietpreises*, in: *Zeitschrift f. d. ges. Staatswissenschaft*, 83-107
Krabbe, W., 1974: *Gesellschaftsveränderung durch Lebensreformbewegung im Deutschland der Industrialisierungsperiode*, Göttingen
Kratzmann, E., 1846: *Die neuere Medizin in Frankreich nach Theorie und Praxis*, Leipzig
Kudlin, F., 1976: *Medicine as a »Liberal Art« and the Question of the Physician's Income*, in: *Journ. Hist. Med. All. Sc.*, 448-459
Ders., 1979: *Die Unschätzbarkeit ärztlicher Leistungen und das Honorarproblem*, in: *Medizinhist. Journal*, 3-16
Kußmaul, A., 1899: *Jugenderinnerungen eines alten Arztes*, Stuttgart
Labisch, A., 1976: *Die gesundheitspolitischen Vorstellungen der deutschen Sozialdemokratie von ihrer Gründung bis zur Parteispaltung (1863-1917)*, in: *Archiv für Sozialgeschichte* XVI, 325-370
Ders., 1981: *Das Krankenhaus in der Gesundheitspolitik der deutschen Sozialdemokratie vor dem Ersten Weltkrieg*, in: *Medizinsoziologisches Jahrbuch*, 126-151
Ders., 1984: *Die Wiederaneignung der Gesundheit – Zur sozialen Funktion des Gesundheitsbegriffs*, in: *Argument-Sonderband AS 113*, 13-32
de La Mettrie, J. O., 1748: *Der Mensch eine Maschine* (Neudruck Leipzig 1875)
Landmann, F., 1893: *Ursprung, Wesen und Heilung der Krankheiten. Eine Aufklärungsschrift für Kassenmitglieder*, Elberfeld
Ders., 1898: *Die Lösung der Kassenarztfrage*, Elberfeld
Lee, R. W., 1980: *The Mechanism of Mortality Change in Germany 1750-1850*, in: *Medizinhist. Journal*, 244-268
von Leixner, O., 1894: *Soziale Briefe aus Berlin. Mit besonderer Berücksichtigung der sozialdemokratischen Strömungen*, Berlin

Lesky, E., 1954: *Cabanis und die Gewißheit der Heilkunde*, in: *Gesnerus*, 152-182
Dies., 1959: *Von der Staatsarzneikunde zur Hygiene*, in: *Wiener klinische Wochenschrift* 71, 168-171
Dies., 1977 (Hg.): *Sozialmedizin. Entwicklung und Selbstverständnis*, Darmstadt
Leupoldt, J. M., 1828: *Die Diätetik des physischen und psychischen Menschenlebens*, Berlin
Ders., 1868: *Ein Lebenslauf und sein Ergebnis für die allgemeine Bildung*, Erlangen
Liebig, J., 1840: *Die organische Chemie in ihrer Anwendung auf Agrikultur und Physiologie*, Braunschweig
Ders., 1866: *Die Entwicklung der Ideen in der Naturwissenschaft. Fest- und Gedenkreden der bayerischen Akademie*, München
Ders., 1874: *Reden und Abhandlungen*, Leipzig/Heidelberg, (Neudruck 1965)
Liehrsch, B., 1842: *Bilder des ärztlichen Lebens oder die wahre Lebenspolitik des Arztes*, Berlin
Liersch, L. W., 1884: *Über Armenkrankenpflege im Allgemeinen und dem Regierungsbezirk Frankfurt/O. im Besonderen*, Cottbus
Liese, E., 1848: *Über öffentliche Versorgung der arbeitenden Volksklassen in Tagen der Krankheit und Not*, Arnsberg
Liman, C., 1852: *Beitrag zur Reorganisation des Armen-Medizinal-Wesens der Stadt Berlin*, in: *Vierteljahresschrift gerichtl. und öffentl. Medizin* 2, 59-84
Lippe-Weissenfeld, Graf, 1866: *Die rationelle Ernährung des Volkes*, Leipzig
von Littrow, C., 1970: *Die Stellung des Deutschen Ärztetages zur Kurpfuscherfrage in Deutschland von 1869-1908*, in: *Wiss. Zs. Humboldt-Universität Berlin 19, Math.-Natur. R.*, H. 4, S. 433-447
Locke, J., 1693: *Gedanken über Erziehung* (Neudruck Stuttgart 1980) (engl. 1693)
Lorinser, K. L. 1864: *Selbstbiographie*, Regensburg
Loudon, I. S. L., 1981: *The Origins and Growth of the Dispensary Movement in England*, in: *Bull. Hist. Med.*, 322-342
Luther, E., 1975: *Die Herausbildung und gesellschaftliche Sanktionierung der ärztlichen Standesauffassung in der 2. Hälfte des 19. Jahrhunderts*, in: *Wiss. Zs. Universität Halle 24, Math.-Natur. R.*, H. 2, 5-28
Macpherson, C. B., 1967: *Die politische Theorie des Besitzindividualismus*, Frankfurt/M.
Mann, G., 1975: *Biologie und Geschichte. Ansätze und Versuche zur biologischen Theorie der Geschichte im 19. Jahrhundert und beginnenden 20. Jahrhundert*, in: *Medizinhist. Journal*, 281-306
Ders., 1980: *Ernst Haeckel und der Darwinismus: Popularisierung, Propa-*

ganda und Ideologisierung, in: *Medizinhist. Journal*, 269-283
Martin, A., 1906: *Deutsches Badewesen in vergangenen Tagen nebst einem Beitrag zur Geschichte der deutschen Wasserheilkunde*, Jena
Marx, K. F. H., 1845: *Über die Abnahme der Krankheiten durch Zunahme der Zivilisation*, Göttingen
Matschke, C. G., 1817: *Ideen zu einer allgemeinen Staatskrankenpflege*, Breslau
May, F. A., 1803: *Die Kunst die Gesundheit der Handwerker gegen die Gefahr ihres Handwerks zu verwahren*, Mannheim
McKeown, Th., 1982: *Die Bedeutung der Medizin. Traum, Trugbild oder Nemesis?* Frankfurt/M. (engl. 1979)
Ders./Record, R. G., 1974: *Reasons for the decline in mortality in England and Wales during the nineteenth century*, in: *M. W. Flinn/T. C. Smont (ed.), Essays in Social History*, Oxford, 218-250
Meinert, C. A., 1880: *Armee- und Volksernährung*, 2 Bde., Berlin
Meyer, E. J. J., 1840: *Versuch einer medizinischen Topographie der Haupt- und Residenzstadt Dresden*, Leipzig
Moleschott, J., 1852: *Der Kreislauf des Lebens. Physiologische Antworten auf Liebigs Chemische Briefe*, Mainz
Mosse, M., Tugendreich, G., 1913 (Hg.): *Krankheit und soziale Lage*, München (Neudruck Göttingen 1977)
Mugdan, O., 1895: *Die freie Arztwahl in Berlin*, Berlin
Naschold, F., 1967: *Kassenärzte und Krankenversicherungsreform*, Freibg.
Nasse, F., 1823: *Von der Stellung der Ärzte im Staate*, Leipzig
Naunyn, B., 1900: *Die Entwicklung der inneren Medizin mit Hygiene und Bakteriologie im 19. Jahrhundert*, Jena
Ders., 1909: *Gesammelte Abhandlungen 1862-1908*, 2 Bde., Würzburg
Ders., 1925: *Erinnerungen, Gedanken und Meinungen*, München
Der Neuearzt, 1754: *Eine Anweisung wie er seyn soll, entworfen von C. L. N. D.*, Leipzig
(Neumann, C.), 1853: *Aus einer Fabrikstadt. Schicksale und Erfahrungen eines Fabrikarbeiters von ihm selbst niedergeschrieben und hrsg. von Tobias Leberecht*, Zwickau
Neumann, S., 1847: *Die öffentliche Gesundheitspflege und das Eigentum*, Berlin
Ders., 1856: *Zur Berliner Armen-Krankenpflege*, in: *Monatsblatt f. medizinische Statistik und öffentl. Gesundheitspflege*, Nr. 7, Beilage zur: *Deutschen Klinik* Nr. 36, 45-52
Nipperdey, Th., 1983: *Deutsche Geschichte 1800-1860*, München
Oesterlen, F., 1851: *Handbuch der Hygiene für den einzelnen wie für eine Bevölkerung*, Tübingen
Ders., 1868: *Choleragift und Pettenkofer. Als Beitrag zum heutigen Stand der Cholerafrage*, Tübingen
Die Ortskrankenkasse für Leipzig und Umgebung, 1890, Leipzig

Orwell, G., (1937): *Der Weg nach Wigan Pier*, Zürich 1982 (engl. 1937)
Ders., 1946: *How the Poor Die*, in: *Decline of the English Murder and other Essays* (Neudruck Hammondsworth 1979)
Osterhausen, J., 1798: *Über medicinische Aufklärung*, Zürich
Ders., 1799: *Über das praktische Gefühl*, in: *Magazin zur Vervollkommnung der theoretischen und praktischen Heilkunde* (Hg. Röschlaub), 1. Bd., 224-243
Otto, C., 1825: *Reise durch die Schweiz, Italien, Frankreich, Großbritannien und Holland*, 2 Bde., Hamburg
Pagel, J., 1904: *Zur Geschichte des Vereins Berliner Armenärzte*, Berlin
Pappenheim, L., 1859: *Handbuch der Sanitätspolizei*, 2. Bd., Berlin
Parry, N. und J., 1976: *The Rise of the Medical Profession, London*
Parsons, T., 1973: *Struktur und Funktion der modernen Medizin*, in: König, Tönnesmann (Hg.): *Probleme der Medizin-Soziologie*, in: *KZfSS*, Sonderheft 3, 10-57
Pettenkofer, M., 1855: *Unternehmungen und Beobachtungen über die Verbreitungsart der Cholera nebst Betrachtungen über Maßregeln derselben Einhalt zu thun*, München
Ders., 1873: *Über den Werth der Gesundheit für eine Stadt, 2 populäre Vorträge*, Braunschweig
Peuckert, W.-E., 1931: *Volkskunde des Proletariats, Aufgang der proletarischen Kultur*, Frankfurt/M.
Pfeufer, Ch., 1811: *Welches sind die vorzüglichsten Quellen der ärztlichen Pfuscherei im Allgemeinen und die der Landbader insbesondere?*, in: *Jahrbuch d. Staatsarzneikunde*, 1-53
Pickering, J., 1892: *Which? Sanitation and Sanitary Remedies or Vaccination and the Drug Treatment?*, London
Piechocki, W./Kaiser, W., 1976: *Gesundheitserziehung in den Schriften von Johann Christian Reil 1759-1813*, in: *NTM., Ztsch. Gesch. Nat. wiss. Techn. Med.*, 51-65
Pistor, M., 1908: *Geschichte d. preußischen Medizinalverwaltung*, in: *Dtsch. Vierteljahrsschrift f. öffentl. Gesundheitspflege* 40, 500-554
Ploucquet, W. G., 1797: *Der Arzt oder über die Ausbildung, die Studien, Pflichten, Sitten und die Klugheit des Arztes*, Tübingen
Potthoff, H., 1914: *Wer trägt die Kosten der sozialen Versicherung*, in: *Soziale Praxis* 23, 414-418
Powles, J., 1973: *On the limitations of modern medicine*, in: *Science, Medicine and Man* Vol. 1, 1-30
Quetelet, L. A. J., 1838: *Über den Menschen und die Entwicklung seiner Fähigkeiten oder Versuch einer socialen Physik*, Stuttgart
Rademacher, J. G., 1804: *Briefe für Ärzte und Nichtärzte über die Aftermedizin und deren Nothwendigkeit im Staate*, Köln
Rambach, J. J., 1801: *Versuch einer medizinischen Beschreibung von Hamburg*, Hamburg

Rather, L. J., 1976: *Systematic medical treatises from the 9th to the 19th Century: The unchanging scope und structure of academic medicine in the West,* in: *Clio Medico,* 289-305
Rau, W. Th., 1764: *Gedanken von dem Nutzen und der Notwendigkeit einer medizinischen Polizei,* Regensburg
Reclam, C., 1869: *Die heutige Gesundheitspflege und ihre Aufgaben,* in: *Deutsche Vierteljahrsschrift f. öffentl. Gesundheitspflege,* 1. Bd., 1-5
Ders., 1877: *Lebensregeln, Ernstes und Heiteres aus der Gesundheitspflege,* Berlin
Reich, E., 1874: *Die Hygiene deren Studium und Ausübung,* Würzburg
Das Reichsgesundheitsamt 1876-1926. Festschrift, 1926, Hg. Reichsgesundheitsamt Berlin
Reil, J. Ch., 1785/1787: *Diaetischer Hausarzt für meine Landsleute,* 2 Bde., Aurich
Ders., 1795: *Von der Lebenskraft* (Neudruck Leipzig 1920)
Reimarus, J. A., 1781: *Untersuchung der vermeintlichen Nothwendigkeit eines autorisiertes Kollegii medizi und einer medizinischen Zwang-Ordnung,* Hamburg
Richter, H. E., 1865: *Schriften zur Medicinalreform,* Dresden
Ders., 1873: *Geschichte und Literatur der Ärztevereine,* in: *Ärztliches Vereinsblatt,* 65-74, 82-93
Rickmann, Ch., 1771: *Von dem Einfluß der Arzneiwissenschaft auf das Wohl des Staats und dem besten Mittel zur Rettung des Lebens,* Jena
Rigler, J., 1873: *Das medizinische Berlin,* Berlin
Roberts, J. (1980): *Alkoholkonsum deutscher Arbeiter im 19. Jahrhundert,* in: *Geschichte und Gesellschaft* 2, 222-242
Röschlaub, A., 1802: *Über die Medizin, ihr Verhältnis zur Chirurgie nebst Materialien zu einem Entwurfe der Polizei der Medizin,* Frankfurt/M.
Rosen, G., 1941: *Disease and Social Criticism. A Contribution to a Theory of Med. Hist.,* in: *Bull. Hist. Med.,* 5-15
Ders., 1946: *The Philosophie of Ideology and the Emergence of Modern Medicine in France,* in: *Bull. Hist. Med.,* 328-339
Ders., 1976: *A History of Public Health,* New York (zuerst 1958)
Ders., 1974: *From Medical Police to Social Medicine, Essays on the History of Health,* New York, N. Watson
Rosenberg, Ch., 1983: *Medical Text and social context: Explaining William Buchan's Domestic Medicine,* in: *Bull. Hist. Med.,* 22-42
Roser/Wunderlich, 1842: *Über die Mängel der heutigen deutschen Medizin und über die Notwendigkeit einer entschiedenen wissenschaftlichen Richtung in derselben,* in: *Archiv f. physiologische Heilkunde,* 1. Bd. I bis XXX
Rothschuh, K. E., 1975: *Was ist Krankheit,* Darmstadt
Ders., 1983: *Naturheilbewegung, Reformbewegung, Alternativbewegung,* Stuttgart

Rousseau, J.-J., 1762: *Emile, oder über die Erziehung* (Neudruck Stuttgart 1980)
Rubner, M., 1895: *Lehrbuch der Hygiene, Systematische Darstellung der Hygiene und ihrer wichtigsten Untersuchungsmethoden*, 5. Aufl., Leipzig, Wien
Ders., 1905: *Zur Vorgeschichte der modernen Hygiene, Rede am Geburtstage seiner Majestät des Kaisers*, Berlin
Ders., 1908: *Volksernährungsfragen*, Leipzig
Ders., 1913: *Wandlungen in der Volksernährung*, Leipzig
Rüschemeyer, D., 1980: *Professionalisierung. Theoretische Probleme für die vergleichende Geschichtsforschung*, in: *Geschichte und Gesellschaft* 3, 311-325
Ruff, P. W., 1981: *Emil du Bois-Reymond*, Leipzig
Sachs, 1873: *Die freie Vereinstätigkeit auf dem Gebiete der öffentlichen Gesundheitspflege*, in: *Vierteljahrsschrift f. öffentl. Gesundheitspflege*, 646ff.
Sachße, Ch./Tennstedt, F., 1980: *Geschichte der Armenfürsorge in Deutschland*, Stuttgart
Saint-Simon, 1977: *Die Memoiren des Herzogs von Saint-Simon* 1691-1723, 4 Bde., Frankfurt/M. u. a.
Schaefer, H., 1979: *Plädoyer für eine neue Medizin*, München
Schipperges, H., 1962: *Medizinische Fastenpredigten*, in: *Gesnerus* 19, 1-14
Ders., 1968: *Utopien der Medizin*, Salzburg
Ders., 1977: *Geschichte und Gliederung der Gesundheitserziehung*, in: M. Blohmke u. a. (Hg.), *Handbuch der Sozialmedizin*, 2. Bd., 550-567
Schlesinger, S., 1782: *Gedanken vom Nutzen und Schaden der medizinischen Schriften für den Laien und gemeinen Mann*, Berlin
Schmauderer, E., 1976: *Die Beziehungen zwischen Lebensmittelwissenschaft, Lebensmittelrecht und Lebensmittelversorgung im 19. Jahrhundert problemgeschichtlich betrachtet*, in: E. Heischkel-Artelt (Hg.), *Ernährung und Ernährungslehre im 19. Jahrhundert*, Göttingen, 131-197
Schmidt, J. H., 1846: *Die Reform der Medizinal-Verfassung Preußens*, Berlin
von Schönberg, M., 1782: *Regeln für die Gesundheit aus der Vernunft- und Religionslehre*, München
Schöpf, J. D., 1799: *Über den Einfluß des Medizinalwesens auf den Staat und über die Vernachlässigung desselben in den meisten deutschen Staaten*, Hof
Scholz, F., 1927: *Von Ärzten und Patienten. Lustige und unlustige Plaudereien*, München (zuerst 1899)
Schütze, C., 1899: *Die sociale Reichsgesetzgebung und ihre sanitären Postulate*, Jena
Schüz, 1851: *Über die sittlichen Ursachen der Armuth und ihre Heilmittel*,

in: Ztsch. f. d. ges. Staatswiss., 7. Jg., 356-394
Schulz, D., 1767: *Vorläufige Abhandlung von den wahren Mitteln ein hohes Alter zu erlangen,* Hamburg
Seidler, E., 1977: *Der politische Standort des Arztes im Zweiten Kaiserreich,* in: *Studien zur Med. Geschichte d. 19. Jahrhundert,* Hg. Mann/Winau, Göttingen, 87-101
Senfft, A. A., 1781: *Gesundheitskatechismus für das Landvolk und den gemeinen Mann,* Berlin, Stettin
Shryock, R. H., 1979: *The Developement of Modern Medicine,* Madison, Wisconsin (zuerst 1936; dtsch., Stuttgart 1939, 1947)
Ders., 1957: *Nineteenth Century Medicine: Scientific Aspects,* in: *Journal of World History* Vol. 3, 881-908
Ders., 1961: *The History of Quantification in Medical Science,* in: *Isis,* 215-237
Sigerist, H. E., 1952: *Krankheit und Zivilisation. Geschichte der Zerstörung der menschlichen Gesundheit,* Frankfurt/M., Berlin
Silberschlag, C., 1875: *Die Aufgabe des Staates in bezug auf die Heilkunde und die öffentliche Gesundheitspflege,* Berlin
von Simson, J., 1978: *Die Flußverunreinigungsfrage im 19. Jahrhundert,* in: *Vierteljahrsschrift f. Sozial- und Wirtschaftsgeschichte,* 370-390
Sonderegger, L., 1873: *Vorposten der Gesundheitspflege,* Berlin
Spencer, H., 1851: *Social Statics or The Conditions Essential to Human Happiness,* (Neudruck New York 1969)
Spree, R., 1981: *Soziale Ungleichheit vor Krankheit und Tod,* Göttingen
Staum, M. S., 1980: *Cabanis. Enlightenment and Medical Philosophy in the French Revolution,* Princeton, New Jersey
Stark, J. Chr., 1823: *Versuch einer wahren und falschen Politik der Ärzte,* Jena
Über die Stellung der Ärzte zum Staate, zum Publikum und unter sich selbst, 1825: in: *Journal der praktischen Heilkunde* LX, 1. Teil, 1-126
Sticker, G., 1909: *Über Naturheilkunde. Vier Reden,* Gießen
Ders., 1913: *Die Ausgestaltung der Medizin in Deutschland während der letzten 25 Jahre,* München
Stieglitz, J., 1798: *Über das Zusammensein der Ärzte am Krankenbett und über ihre Verhältnisse unter sich überhaupt,* Hannover
Stier-Somlo, F., 1910: *Die Ärztefrage und der Staat,* Frankfurt/M.
Stromeyer, G. F. L., 1875: *Erinnerungen eines deutschen Arztes,* 2 Bde., Hannover (Neudruck 1977)
Stürzbecher, M., 1976: *Allgemeine und Spezialkrankenhäuser, insbesondere Privatkrankenanstalten im 19. Jahrhundert in Berlin,* in: *Studien zur Krankenhausgeschichte im 19. Jahrhundert,* Göttingen, 105-120
Sudhoff, K., 1907: *Philipp Begardi und sein Index Sanitatis,* in: *Archiv für Geschichte der Medizin* 1907/08, 102-121
Ders. (Hg.), 1922: *Rudolf Virchow und die deutschen Naturforscherver-*

sammlungen, Leipzig
Süßmilch, J. P., 1752: *Berlins schnelles Wachstum und Erbauung*, (Auszüge abgedruckt in: *Sozialhygienische Mitteilungen* 1928), 109-112
Temkin, O., 1929: *Studien zum »Sinn«-Begriff in der Medizin*, in: *Kyklos*, 2. Bd., 21-105
Ders., 1977: *The Double Face of Janus and other Essays in the History of Medicine*, Baltimore
Tennstedt, F., 1976: *Zur Ökonomisierung und Verrechtlichung in der Sozialpolitik*, in: A. Murswieck (Hg.), *Staatliche Politik im Sozialsektor*, München, 139-165
Ders., 1976a: *Sozialgeschichte der Sozialversicherung*, in: M. Blohmke u. a. (Hg.), *Handbuch der Sozialmedizin*, 3. Bd., Stuttgart, 385-492
Ders., 1977: *Sozialismus, Lebensreform und Krankenkassenbewegung*, in: *Soziale Sicherheit*, 210-214, 306-310, 331-336
Ders., 1977a: *Soziale Selbstverwaltung, Geschichte der Selbstverwaltung in der Krankenversicherung*, Bonn (Verlag der Ortskrankenkassen), 2. Bd.
Ders., 1979: *Alfred Blaschko – das wissenschaftliche und sozialpolitische Wirken eines menschenfreundlichen Sozialhygienikers im Deutschen Reich*, in: *Zeitschrift f. Sozialreform*, 513-523, 600-667
Ders., 1981: *Sozialgeschichte der Sozialpolitik in Deutschland*, Göttingen
Ders., 1983: *Vom Proleten zum Industriearbeiter. Arbeiterbewegung und Sozialpolitik in Deutschland 1800 bis 1914*, Köln
Tennstedt, F./Leibfried, St., 1979: *Sozialpolitik und Berufsverbote im Jahre 1933*, in: *Zeitschrift f. Sozialreform*, 129-153, 211-238
Teuteberg, H. J., 1976: *Die Nahrung der sozialen Unterschichten im späten 19. Jahrhundert*, in: E. Heischkel-Artelt (Hg.), *Studien zur Medizingeschichte im 19. Jahrhundert*, Göttingen, 205-287
Teuteberg, H. J./Wiegelmann, G., 1972: *Der Wandel der Nahrungsgewohnheiten unter dem Einfluß der Industrialisierung*, Göttingen
Thiersch, J., 1895: *Der Kassenarzt. Eine Darstellung der Gesetze für die Versicherung der Arbeiter und ihre Bedeutung für den praktischen Arzt*, Leipzig
Thomas, D., 1908: *Proletarierkrankheit und kranke Proletarier*, Frankfurt/M.
Thompson, E. P., 1980: *Plebeische Kultur und moralische Ökonomie. Aufsätze*, Frankfurt/M.
Thornton, J. R., 1801: *Über die Natur der Gesundheit und die Gesetze des Nerven- und Muskelsystems*, Göttingen
Tiedemann, F., 1836: *Untersuchungen über das Nahrungsbedürfnis, den Nahrungstrieb und die Nahrungsmittel des Menschen*, Darmstadt
Tissot, S. A. D., 1767: *Anleitung für das Landvolk in Absicht auf seine Gesundheit*, Hamburg
Ders., 1770: *Von den Krankheiten vornehmer und reicher Personen an Höfen und in großen Städten*, Nürnberg

Triller, D. W., 1783: *Diätische Lebensregeln, oder Belehrung wie es anzufangen ein hohes Alter zu erreichen*, Frankfurt/M.
Trilling, E., 1895: *Die sociale Lage der deutschen Ärzte und ihre Verbesserung durch die Verstaatlichung der kassenärztlichen Praxis*, Leipzig
Tutzke, D., 1976: *Inhaltliche und methodische Entwicklungstrends der Gesundheitserziehung von der Renaissance bis zum ausgehenden 19. Jahrhundert*, in: *NTM Ztsch. Gesch. Nat. wiss. Techn. Med.*, 16-36
Tutzke, D./Engel, R., 1978: *Tätigkeit und Einkommen eines Allgemeinpraktikers vor der Mitte des 19. Jahrhunderts*, in: *Zeitschrift f. d. gesamte Hygiene und ihre Grenzgebiete*, 460-465
Unschuld, P. U., 1978: *Professionalisierung und ihre Folgen*, in: Schipperger u. a. (Hg.), *Krankheit, Heilkunst, Heilung*, Freiburg, München 517-555
Unternehmerverhalten in der Krise, 1982, Hg. IG Metall, Frankfurt/M.
Virchow, R., 1845: *Über das Bedürfnis und die Richtigkeit einer Medizin vom mechanischen Standpunkte*, in: *Virchows Archiv f. pathologische Anatomie*, 188. Bd., 1907, 5-21
Ders., 1847: *Über die Standpunkte in der wissenschaftlichen Medizin*, in: *Archiv f. pathologische Anatomie und Physiologie und für klinische Medizin*, 1. Bd., 3-19
Ders., 1849: *Die Einheitsbestrebungen in der wissenschaftlichen Medizin*, in: Ders., *Abhandlungen zur wissenschaftlichen Medizin*, Berlin 1856, 1-56
Ders., 1859: *Atome und Individuen*, in: *Vier Reden über Leben und Kranksein*, Berlin 1862, 35-76
Ders. (Hg.), 1873: *Reinigung und Entwässerung Berlins. Generalbericht über die Arbeiten der städtischen gemischten Deputation für die Untersuchung der auf Kanalisation und Abfuhr bezüglichen Fragen*, Berlin
Ders., 1879: *Gesammelte Abhandlungen aus dem Gebiete der öffentlichen Medizin und der Seuchenlehre*, Berlin, 2 Bde.
Ders., 1893: *Die Gründung der Universität Berlin und der Übergang aus dem philosophischen in das naturwissenschaftliche Zeitalter*, Berlin
Vogel, M., 1930: *Entwicklungslinien der hygienischen Volksbelehrung*, in: *Hyg. Wegweiser*, 170-183
Vogt, C., 1851: *Untersuchungen über Thierstaaten*, Frankfurt/M.
Ders., 1854: *Physiologische Briefe*, 2. Aufl., Gießen
Ders., 1896: *Aus meinem Leben*, Stuttgart
Vogt, H., 1978: *Das Bild des Kranken. Die Darstellung äußerer Veränderungen durch innere Leiden und ihre Heilmaßnahmen von der Renaissance bis in unsere Zeit*, Berlin
Voigt, F. W./Behrend, F. J., 1860: *Über die Ausleerung der Latrinen großer Städte in sanitätspolitischer und ökonomischer Hinsicht mit besonderem Bezug auf die desfallsigen Verhältnisse in Berlin*, in: *Henkes Zeitschrift f. d. Staatsarzneikunde*, 79. Bd., 70-94

von Voit, C., 1876: *Über die Kost in öffentlichen Anstalten*, München
von Vollmar, G., 1888: *Der Einfluß der oberschlesischen Zinkindustrie auf die Gesundheit der Arbeiter*, in: *Die Neue Zeit*, 6. Bd., 351-356
Volz, R., 1846: *Die ärztliche Armenkrankenpflege in Baden*, in: *Annalen der Staats-Arzneikunde* 11, 717-740
Ders., 1870: *Der ärztliche Beruf*, Berlin
Waddington, L., 1973: *The role of the hospital in the development of modern medicine: a sociological analysis*, in: *Sociology* 7, 211-224
Ders., 1975: *The development of medical ethics – a sociological analysis*, in: *Medical History* 19, 36-51
Wawrzyn, L. (Hg.), 1976: *Der Automaten-Mensch, E. T. A. Hoffmanns Erzählung vom Sandmann*, Berlin
Weber, A. G., 1788: *Briefe an Ärzte und Weltweise, darin: Über den Umfang und die Grenzen der Volksarzneikunde*, Halle, 63-106
Wedekind, G. v., 1789: *Über das Betragen des Arztes – der Heilungsweg durch Gewinnung des Zutrauens und durch Überredung des Kranken*, Mainz
Wengler, J., 1909: *Das Unsoziale der gegenwärtigen Ärztebewegung*, in: *Preußische Jahrbücher* 135, 439-459
Wernich, A., 1881: *Die Medicin der Gegenwart in ihrer Stellung zu den Naturwissenschaften und zur Logik*, Berlin
Wernicke, E., 1913: *Die Wohnung in ihrem Einfluß auf Krankheit und Sterblichkeit*, in: Mosse, M./Tugendreich, G. (Hg.), *Krankheit und soziale Lage*, München, (Neudruck Göttingen 1977), 45-120
Wiebel, Carl, 1909: *Die soziale Bedeutung der gegenwärtigen Ärztebewegung*, in: *Preußische Jahrbücher* 136, 321-329
Wittich, D. (Hg.), 1971: *Schriften zum kleinbürgerlichen Materialismus in Deutschland*, Berlin
Wright, P./Treacher, A. (ed.), 1982: *The Problem of Medical Knowledge. Examining the social construction of Medicine*, Edinburgh
Wunderlich, C. A., 1841: *Wien und Paris. Ein Beitrag zur Geschichte und Beurteilung der gegenwärtigen Heilkunde in Deutschland und Frankreich* (Neudruck Stuttgart, Wien 1974)
Zadek, I., 1895: *Die Arbeiterversicherung. Eine socialhygienische Kritik*, Jena
Ders., 1898: *Sozialdemokratie und Naturheilkunde*, in: *Sozialist. Monatshefte*, 514
Ders., 1902: *Die Medizin im 19. Jahrhundert*, Berlin
Ders., 1911: *Die Proletarierkrankheit: Ihre Entstehung und Verbreitung, Verhütung und Heilung*, Berlin
(Zeuner, R.), 1894: *Die Not des vierten Standes von einem Arzte*, Leipzig
Zimmermann, J. G., 1763/64: *Von der Erfahrung in der Arzneikunst*, Zürich, 2 Bde.
Ders., 1767: *Von der Ruhr unter dem Volke*, Zürich

Abbildungsnachweis

S. 9 Leveling, Anatomische Erklärung der Original-Figuren von Andrea Vesal, Ingolstadt 1783; S. 11, S. 175, S. 266, S. 366 Hollaender, Karikatur und Satire in der Medizin, Stuttgart 1905; S. 20 L. L. Finke, Versuch einer allgemeinen medicinisch-praktischen Geographie, Leipzig 1792; S. 24 E. Diederichs (Hg.), Deutsches Leben in der Vergangenheit, Bd. 2, Jena 1908; S. 60 J. P. Frank, System einer vollständigen medicinischen Polizey, Bd. 3, Mannheim 1783; S. 92 Vogt, Medizinische Karikaturen, (Lehmann Verlag) München 1960; S. 106 Department of Health, City of New York 1864; S. 125, S. 224 Bildarchiv Preußischer Kulturbesitz; S. 134 Süddeutscher Verlag Bilderdienst; S. 144, S. 313 W. Block, Der Arzt und der Tod, (Enke Verlag) Stuttgart 1966; S. 239 A. Fischer, Geschichte des deutschen Gesundheitswesens, Bd. 2, Berlin 1933; S. 247 G. Aldini, Essai théorique et expérimental sur le Galvanisme avec une série d'expériences, Paris 1804; S. 337, S. 396 © Bild-Kunst, Bonn 1985; S. 409 Rijksuniversiteit Leiden.

edition suhrkamp. Neue Folge

231 Paul Feyerabend, Wissenschaft als Kunst
232 Meret Oppenheim, Husch, husch der schönste Vokal entleert sich. Hg. v. Christiane Meyer-Thoss
233 Politik der Armut. Hg. von Stephan Leibfried u. Florian Tennstedt
234 Die Ökologie des Körpers. Hg. v. R. Erben, P. Franzkowiak, E. Wenzel
235 Die wilde Seele. Hg. von Hans Peter Duerr
236 Ignácio de Loyola Brandão, Kein Land wie dieses
237 Gerold Foidl, Scheinbare Nähe
238 Kriegsursachen. Red. Reiner Steinweg
239 Reform und Resignation. Gespräche über Franz L. Neumann. Hg. v. Rainer Erd
240 Tim Guldimann, Moral und Herrschaft in der Sowjetunion
241 Werner Abelshauser, Wirtschaftsgeschichte der Bundesrepublik Deutschland 1945–1980
242 Dirk Blasius, Geschichte der politischen Kriminalität in Deutschland 1800–1980
243 Kurt Kluxen, Geschichte und Problematik des Parlamentarismus
244 Peter Marschalck, Bevölkerungsgeschichte Deutschlands im 19. und 20. Jahrhundert
245 Wolfgang Wippermann, Europäischer Faschismus im Vergleich 1922–1982
246 Michael Geyer, Deutsche Rüstungspolitik 1860–1980
247 Volker Hentschel, Geschichte der deutschen Sozialpolitik 1880–1980
248 Detlef Lehnert, Sozialdemokratie zwischen Protestbewegung und Regierungspartei 1848–1983
249 Jürgen Reulecke, Geschichte der Urbanisierung in Deutschland
250 Peter Alter, Nationalismus
251 Margret Kraul, Das deutsche Gymnasium 1780–1980
252 Manfred Botzenhart, Reform, Restauration, Krise. Deutschland 1789–1848
253 Jens Flemming, Deutscher Konservatismus 1780–1980
254 Hans-Ulrich Wehler, Grundzüge der amerikanischen Außenpolitik 1750–1900

255 Heide Wunder, Bäuerliche Gesellschaft in Deutschland 1524–1789
256 Albert Wirz, Sklaverei und kapitalistisches Weltsystem
257 Helmut Berding, Antisemitismus in Deutschland 1870–1980
258 Konrad H. Jarausch, Deutsche Studenten 1800–1970
259 Josef Mooser, Arbeiterleben in Deutschland 1900–1970
260 Dietrich Staritz, Geschichte der DDR 1949–1984
261 Gilbert Ziebura, Weltwirtschaft und Weltpolitik 1922/24–1931
262 Ulrich Kluge, Die Deutsche Revolution 1918/1919
263 Horst Dippel, Die Amerikanische Revolution 1763–1787
264 Karl-Egon Lönne, Politischer Katholizismus
265 Volker R. Berghahn, Unternehmer und Politik in der Bundesrepublik
266 Wolfram Siemann, Die Revolution 1848/49 in Deutschland
267 Dietrich Thränhardt, Geschichte der Bundesrepublik 1949–1984
268 Peter Christian Witt, Die deutsche Inflation 1914–1924
269 Horst Möller, Deutsche Aufklärung 1740–1815
270 Gotthard Jasper, Von der Auflösung der Weimarer Republik zum NS-Regime
271 Klaus J. Bade, Europäischer Imperialismus im Vergleich
272 Dieter Grimm, Deutsche Verfassungsgeschichte 1803–1980
273 Hanna Schissler, Geschichte des preußischen Junkertums
274 Jürgen von Kruedener, Deutsche Finanzpolitik 1871–1980
275 Rüdiger vom Bruch, Deutsche Universitäten 1734–1980
276 Reinhard Sieder, Geschichte der Familie
277 Heinz-Günther Reif, Sozialgeschichte des deutschen Adels
278 Michael Mitterauer, Sozialgeschichte der Jugend
279 Hans-Christoph Schröder, Die Englische Revolution 1640–1688
280 Ernst Hinrichs, Die Französische Revolution 1789
281 Bernd Wunder, Geschichte der deutschen Bürokratie
282 Wolfgang Hardtwig, Vereinswesen in Deutschland 1780–1980
283 Hans-Peter Ullmann, Wirtschaftliche und politische Interessenverbände in Deutschland 1870–1980
284 Ute Frevert, Geschichte der deutschen Frauenbewegung
285 Hartmut Kaelble, Europäische Sozialgeschichte 1880–1980
286 Dieter Langewiesche, Deutscher Liberalismus
287 Klaus Schönhoven, Deutsche Gewerkschaften 1860–1980
288 Martin Greschat, Politischer Protestantismus

290 Octavio Paz, Zwiesprache
291 Franz Xaver Kroetz, Furcht und Hoffnung der BRD
292 Wolfgang Hildesheimer, The Jewishness of Mr. Bloom/ Das Jüdische an Mr. Bloom. Engl./Dt.
293 György Konrád, Antipolitik
294 Alexander Kluge, Neue Geschichten
295 Reto Hänny, Ruch
296 Atomkriegsfolgen. Der Bericht des »Office of Technology Assessment«
297 Peter Sloterdijks »Kritik der zynischen Vernunft«
298 Die Selbstbehauptung Europas. Hg. von Willy Brandt
299 Konrad Wünsche, Der Volksschullehrer Ludwig Wittgenstein
300 edition suhrkamp. Ein Lesebuch

edition suhrkamp. Neue Folge